全国高职高专临床医学专业"器官系统化课程"规划教材

（供临床医学、预防医学及口腔医学等专业用）

呼吸系统疾病

主　　编　罗　彬　徐仁良

副 主 编　易敏春　王卒平　陈珊珊

编　　者　（以姓氏笔画为序）

　　　　　王卒平（重庆医药高等专科学校）

　　　　　刘　永（重庆医药高等专科学校）

　　　　　刘　波（重庆市人民医院）

　　　　　吴国成（安庆医药高等专科学校附属海军安庆医院）

　　　　　陈珊珊（楚雄医药高等专科学校）

　　　　　张　燕（重庆市人民医院）

　　　　　易敏春（楚雄医药高等专科学校）

　　　　　罗　彬（重庆医药高等专科学校）

　　　　　赵　艳（重庆医药高等专科学校）

　　　　　夏　瀛（重庆医药高等专科学校）

　　　　　徐仁良（安庆医药高等专科学校附属海军安庆医院）

中国健康传媒集团

中国医药科技出版社

全国高职高专临床医学专业"器官系统化课程"规划教材

内容提要

本教材是全国高职高专临床医学专业"器官系统化课程"规划教材之一,根据临床执业助理医师和全科医师教学大纲的基本要求和课程特点编写而成。本书分为上下两篇。上篇为呼吸系统疾病基础,包括呼吸系统的解剖与组织学、呼吸系统疾病辅助检查等内容;下篇为呼吸系统常见疾病的诊断与治疗,包括支气管哮喘、肺炎等内容。本教材为书网融合教材,即纸质教材有机融合电子教材、教学配套资源(PPT 等),题库系统、数字化教学服务(在线教学、在线作业、在线考试)。

本书供高职高专院校临床医学、预防医学及口腔医学等专业使用。

图书在版编目(CIP)数据

呼吸系统疾病/罗彬,徐仁良主编. —北京:中国医药科技出版社,2019.1

全国高职高专临床医学专业"器官系统化课程"规划教材

ISBN978 – 7 – 5214 – 0603 – 0

Ⅰ.①呼… Ⅱ.①罗… ②徐… Ⅲ.①呼吸系统疾病 – 诊疗 – 高等职业教育 – 教材 Ⅳ.①R56

中国版本图书馆 CIP 数据核字(2018)第 282784 号

美术编辑 陈君杞
版式设计 友全图文

出版 **中国健康传媒集团** | 中国医药科技出版社
地址 北京市海淀区文慧园北路甲 22 号
邮编 100082
电话 发行:010 – 62227427 邮购:010 – 62236938
网址 www.cmstp.com
规格 889 × 1194mm ¹⁄₁₆
印张 21 ¼
字数 444 千字
版次 2019 年 1 月第 1 版
印次 2024 年 1 月第 2 次印刷
印刷 三河市万龙印装有限公司
经销 全国各地新华书店
书号 ISBN978 – 7 – 5214 – 0603 – 0
定价 **58.00 元**

数字化教材编委会

出版说明

为深入贯彻落实国务院办公厅《关于深化医教协同进一步推进医学教学改革与发展的意见》（〔2017〕63号）《国家中长期教育改革发展规划纲要（2010－2020年）》和《教育部关于全面提高高等职业教育教学质量的若干意见》等文件精神，推动整合医学器官系统化课程改革，推进信息技术与职业教育融合，对接岗位需求，使教材内容与形式及呈现方式更加切合现代职业教育需求，以培养高素质技术技能型人才，在教育部、国家药品监督管理局的支持下，中国医药科技出版社组织全国十余所高职高专院校近100名专家、教师历时1年精心编撰了"全国高职高专临床医学专业'器官系统化课程'规划教材"，该套教材即将付梓出版。

本套教材按器官系统化纵向整合，全套共计13门，主要供临床医学、预防医学、口腔医学等专业教学使用。

本套教材定位清晰、特色鲜明，主要体现在以下方面。

一、整合课程，强调医学知识的整体性

本套教材为"器官系统化课程"规划教材，即人文社科与专业有机衔接，基础与临床结合，临床与预防结合。在内容设置上，实现基础医学知识与临床医学知识纵向贯通，在保持器官系统基础医学与临床医学完整性与科学性的基础上，减少低效的知识重复，培养学生从基础到临床的综合知识结构和以器官系统为主线的综合临床思维，实现医学生"早临床、多临床、反复临床"的目标。

二、定位准确，体现教改精神及职教特色

教材编写专业定位准确，职教特色鲜明，各学科的知识系统、实用。以高职高专临床医学专业的人才培养目标为导向，以职业能力的培养为根本，突出了"能力本位"和"就业导向"的特色，以满足岗位需要、学教需要、社会需要，满足培养高素质综合型人才的需要。

三、适应行业发展，与时俱进构建教材内容

教材内容紧密结合新时代行业要求和社会用人需求，与国家执业助理医师资格考试紧密对接，吸收临床医学发展的新知识、新技术、新方法，适当拓展知识面，为学生后续发展奠定了必要的基础。

四、遵循教材规律，注重"三基""五性"

遵循教材编写的规律，坚持理论知识"必需、够用"为度的原则，体现"三基""五性""三特

定"。结合高职高专教育模式发展中的多样性，在充分体现科学性、思想性、先进性的基础上，体现教材的器官系统化整合特色。

五、创新编写模式，增强教材可读性

体现"器官系统化整合"特色，编写模式上以案例导入引出正文内容，章下设置"学习目标""知识链接""考点提示"等模块，以培养学生理论联系实际以及分析问题和解决问题的能力，增强了教材的实用性和可读性，从而培养学生学习的积极性和主动性。

六、书网融合，使教与学更便捷、更轻松

全套教材为书网融合教材，即纸质教材与数字教材、配套教学资源、题库系统、数字化教学服务有机融合。通过"一书一码"的强关联，为读者提供全免费增值服务。按教材封底的提示激活教材后，读者可通过电脑、手机阅读电子教材和配套课程资源（PPT 等），并可在线进行同步练习，实时反馈答案和解析。同时，读者也可以直接扫描书中二维码，阅读与教材内容关联的课程资源（"扫码学一学"，轻松学习 PPT 课件；"扫码练一练"，随时做题检测学习效果），从而丰富学习体验，使学习更便捷。教师可通过电脑在线创建课程，与学生互动，开展布置和批改作业、在线组织考试、讨论与答疑等教学活动，学生通过电脑、手机均可实现在线作业、在线考试，提升学习效率，使教与学更轻松。

编写出版本套高质量教材，得到了全国知名专家的精心指导和各有关院校领导与编者的大力支持，重庆医药高等专科学校在器官系统化课程改革实践中所积累的宝贵经验对本套教材的编写出版做出了重要的贡献，在此一并表示衷心感谢。出版发行本套教材，希望受到广大师生欢迎，并在教学中积极使用本套教材和提出宝贵意见，以便修订完善，共同打造精品教材，为促进我国高职高专临床医学专业教育教学改革和人才培养做出积极贡献。

中国医药科技出版社
2019 年 1 月

前　言

为了适应医疗卫生工作重点向基层和社区转移的新医疗体制改革，我们依据国家执业助理医师资格考试大纲的要求，结合基层和社区医疗服务需求，打破传统的"以学科"为中心的教材建设模式，构建"系统化"医学教材，应用于高等职业医药院校临床医学专业的教育改革中，以探索出一条创新型医学人才培养的新途径。全书根据临床需要，立足基础医学，综合并重组与呼吸系统相关的基础与临床医学各学科的知识内容，力图实现微观与宏观、形态与功能、生理与病理、疾病诊断与治疗的有机整合，从而帮助临床医学专业学生理顺并优化知识结构，促进其知识与能力提升的统一。

本教材在内容的选取上，紧紧围绕行业需要、高等职业教育对理论知识学习的需要和国家执业助理医师资格考试大纲的要求来进行。全书共有两篇。上篇为呼吸系统疾病基础。内容包括呼吸系统的解剖与组织学、呼吸系统的功能及其调节、呼吸系统疾病病理和病理生理、呼吸系统疾病常见症状和体征、呼吸系统疾病辅助检查等。下篇为呼吸系统常见疾病的诊断与治疗。内容涵盖呼吸系统常见疾病的病因、发病机制、临床表现、诊断、鉴别诊断及治疗等。通过对呼吸系统从"正常到异常""生理到病理""基础到临床"保持一种思维连贯的"整合式"学习过程，使临床医学生能够熟悉呼吸系统的结构与功能、呼吸系统疾病发生与发展的特点，掌握相关疾病的症状和体征，了解疾病的治疗原则。

本书的编写汇聚了解剖学、组织胚胎学、生理学、病理学、病理生理学及临床呼吸相关教师和临床医师的辛勤劳动与努力，并得到各级教学管理部门的支持与指导。本书力图成为一本融合呼吸系统基础与临床、简洁明了、实用性强的教科书，不足之处，敬请广大教师、学生和读者批评指正。

编　者
2018 年 11 月

目 录

下篇　呼吸系统常见疾病的诊断与治疗

绪　　论

呼吸系统疾病是一项重要的临床医学内容，与各学科联系密切。内容包括呼吸系统的解剖结构、组织结构、呼吸生理、病理、病理生理、常见症状和体征、常用辅助检查、常用药物及呼吸系统疾病的病因、发病机制、临床表现、诊断、治疗和预防。通过对本课程的学习，使学生掌握诊治疾病的实际本领，达到基础理论与临床知识融会贯通的目的。

一、呼吸系统疾病的临床地位

在临床医学范畴内，呼吸系统疾病具有十分重要的地位。

1. 呼吸系统疾病的特点　呼吸系统与其他器官系统存在各种密切关系。炎症、血栓形成等，可通过血液循环和淋巴系统侵入肺部；全身免疫性疾病、尿毒症和其他内环境异常变化，也可累及肺组织或引起呼吸功能异常。相反，肺部疾病也可以在肺内或全身播散。呼吸系统疾病有以下特点：①呼吸系统易罹患疾病。②人类的常见病、多发病在呼吸系统疾病中所占比例高。③多数呼吸系统疾病症状明显，即使病情较轻也能明显影响患者的生活质量和正常工作。④呼吸系统感染性疾病种类繁多，急性和严重病例病死率较高。⑤呼吸系统疾病发展的共同结果，第一是可以出现程度不同的缺氧，能影响全身各器官系统的代谢和功能；第二是发展为呼吸衰竭，成为疾病难治或死亡的原因。呼吸衰竭也是各种疾病致死时的临终表现。临床死亡或脑死亡的诊断中，不可逆性的自主呼吸停止，是不可或缺的重要标准之一。

2. 呼吸系统疾病的流行病学特点　在我国，除肺癌外的呼吸系统疾病占城市死亡病因的第 4 位，在农村占第 1 位；在内科疾病中呼吸系统疾病占 1/4。近数十年来，呼吸系统疾病的流行病学和临床正发生着以下方面的变化。①肺癌、慢性呼吸道疾病的发病率显著增加。其中慢性阻塞性肺疾病（chronic obstructive pulmonary disease，COPD）的发病率居高不下。慢性阻塞性肺疾病、职业性肺病和间质性肺病常引起慢性肺功能障碍并易致残，这些疾病已成为许多中老年患者生活质量严重下降的重要原因之一。②肺结核仍是严重危害人类健康的主要传染病。我国结核病（主要为肺结核）患病人数已居全球第 2 位；每年死于结核病的人数高达 15 万。③肺血栓栓塞、肺部弥漫性间质纤维化与免疫低下性肺部感染也成为呼吸系统的常见多发病种。④某些肺部感染病原的变异和耐药性增加，由耐药菌株引起的医院获得性或社区获得性肺部感染趋于增多；对病毒感染缺乏有效防治方法，因而其发病率无明显降低。因此，这些呼吸系统疾病的防治形势十分严峻，对于许多呼吸系统常见病多发病的预防、诊断和治疗方面，尚有待于积极的努力与提高。

二、呼吸系统疾病诊断治疗的进展

随着医学新理论的发展与新技术的应用，我国各医学学科临床工作的面貌发生了较大的改观，呼吸系统疾病的诊治工作取得较大的进展，主要表现在以下三方面。

1. 诊断新技术的应用　呼吸系统疾病的诊断有赖于对病史、症状和体征的了解以及通

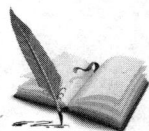

过必要的实验室和其他检查所得结果的分析。近年来，影像学和内镜技术的发展与应用，大大地推动了呼吸系统疾病的诊断与治疗。例如，在普通体层电子计算机分层扫描（CT）基础上应用高分辨率 CT（HRCT）、螺旋 CT、超高速 CT，提高了胸部疾病影像学诊断的广度和深度，对肺内孤立性结节病灶、肺癌和弥漫性肺疾病的检查诊断与疗效评估有特殊的应用价值。CT 也已成为胸部介入技术如肺活体组织检查、支气管支架安装、肺动脉溶栓与血栓摘除术等的监视与导向系统的主要设备。放射性核素显像的应用对肺栓塞、肺部感染、肺部肿瘤和急性肺损伤的诊断有重要作用；研究中的特异性浓集于肺肿瘤细胞的某些试剂，除用作显像外也可能用于治疗。

2. 机械通气和呼吸监护技术的应用 这些方面技术的发展和设施的完善大大提高了对难治和重症患者的救治率。机械通气是指利用呼吸机产生气流和提供适当氧浓度，增加通气量、改善换气功能和减少患者能量消耗的治疗措施，对于功能衰竭或即将衰竭的呼吸系统起支持作用，可维持患者的生命，并为基础疾病的治疗及呼吸功能的改善与康复创造条件。呼吸监护是指对重症患者呼吸功能的监护，包括呼吸动力机制和气体交换监测，近来也包括对呼吸中枢和呼吸肌的功能监测。

3. 呼吸系统常见病、多发病病理机制认识的深化和防治方法的进步 随着分子生物学、蛋白质和酶生物化学研究的深入，以及其他各种研究与应用技术的开发、创新和应用，人们对 COPD、支气管哮喘、急性呼吸窘迫综合征（ARDS）、肺炎、间质性肺炎、肺结核、肺癌和呼吸衰竭这些疾病在发病机制、流行病学特征、病理与临床特点等方面的认识在不断深化，并由此推动了对它们进行预防、诊断和（或）治疗新方法的研究与应用，从而使各种呼吸系统常见多发病的防治效果得到不同程度的提高。

三、呼吸系统疾病的学习方法

1. 掌握好"三基" 掌握好基本理论、基本知识、基本技能是十分重要的。在学习呼吸系统疾病的过程中，学生要经常复习和深入了解病因、发病机制、病理解剖和病理生理等方面的知识，重点掌握疾病的临床表现、诊断方法和防治措施。在实践中，要注意基本技能的锻炼，熟练掌握病史的采集，熟练掌握体格检查中视、触、叩、听诊的正确应用及呼吸系统疾病诊疗基本操作技术。掌握"三基"，有助于更好地进行临床实践，也是学生临床课程学习的基础。

2. 树立正确的临床诊断思维 临床诊断就是临床医生对患者所患疾病做出判断性结论，这是一个复杂的认识过程。一般来说，临床诊断要经过以下步骤。首先，获得能够反映疾病本质的病史、特征、实验室检查等病情资料，要求这些资料全面系统、客观真实。其次，对所获得的资料进行综合分析，得出判断性结论，即诊断。然后，根据诊断进行相应的治疗，通过动态观察来检验、修正和补充已有的诊断。经过实践–认识–再实践–再认识的多次反复，逐渐接近疾病的客观实际。

诊断疾病的过程是一个富于探索性、能动的思维过程，不仅要求临床医生要有必要的医学知识储备、丰富的临床实践经验，还要有较强的临床思维能力。从思维方法来看，要遵从三个基本原则，即认识疾病的个性；在整体联系和动态观察中认识疾病；坚持实践性的原则。

3. 适当应用辅助检查 随着科学技术的发展，在生命科学领域的重大发现与创新不断

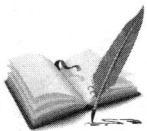

涌现。从血液及体液中发现和诊治各种疾病的诊疗仪器层出不穷，并不断被更加快捷和智能化的检测方法所取代。以 X 射线为基础辅之以现代计算机应用技术而产生的 CT，得到普遍推广。二维超声、三维超声及多普勒显像技术、生物电监测技术、各种腔镜技术，在各级各类医院普遍开展，为临床医师在疾病的诊疗过程中提供重要线索和依据。

　　然而，我们要正确认识和把握的是：①翔实的病史询问、体格检查和临床逻辑思维判断是基础，任何时候都是临床医师诊断疾病不可缺少的基本要素。②任何一项辅助检查都有特定的适应证，如过分依赖辅助检查，无的放矢，该做的检查没做，没有价值的检查做了很多，这样既浪费了大量医疗资源，又延误了对疾病的及时诊断。③各项检查是现代科学技术发展在医疗领域的充分体现，有其严格的科学性和适应证，是临床医师不可或缺的科学知识的一部分，应了解熟悉并得到科学合理的应用。

（罗　彬）

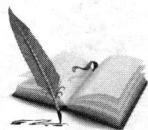

上 篇

呼吸系统疾病基础

第一章　呼吸系统的解剖与组织学

📖 学习目标

1. **掌握**　掌握呼吸系统的组成和上、下呼吸道的划分；鼻旁窦的名称、位置、开口及临床意义；喉的位置，喉腔的分部和结构；气管的位置、形态和组织学结构；左、右主支气管的特点及临床意义；肺的位置、形态和分叶；肺的导气部、呼吸部的组成。

2. **熟悉**　鼻腔外侧壁的结构；肺的导气部、呼吸部的结构变化规律；支气管哮喘发病部位；肺与胸膜下界的体表投影；胸膜、胸膜腔和纵隔的概念；胸膜的分部及肋膈隐窝的位置。

3. **了解**　外鼻的形态；鼻黏膜；喉的构成；喉软骨的名称；支气管肺段。

4. 能运用所学知识解释为何异物易坠入右主支气管。

5. 能在活体上触摸喉结、气管颈段；体会气管切开；指出肺、胸膜下界的体表投影。

👉 案例导入

患者，男，壮年。发热 2 天。患者 2 天前全身乏力，畏寒，鼻塞、流轻鼻涕，咽痛、声音嘶哑，无咳嗽，无腹泻，体温最高达 38.9℃。既往体健，近期未到疫区，未有密切接触史，无药物过敏史。查体：T 38.7℃，神志清，精神可，咽充血，右扁桃体Ⅱ度肿大，全身未见皮疹，双肺未闻及干湿啰音。心率 110 次/分。

问题：

1. 从解剖学角度解释患者的发病部位。

2. 利用解剖学知识分析该疾病的诊断及诊断依据。

呼吸系统（respiratory system）（彩图1）由呼吸道和肺组成。呼吸道是传送气体的通道，肺是气体交换的器官。呼吸系统的主要功能是进行气体交换，即吸入氧气、呼出二氧化碳。此外，鼻还有嗅觉功能，喉是发音器官，咽是消化道和呼吸道共用器官。

第一节　呼吸道

呼吸道包括鼻、咽、喉、气管、主支气管及肺内各级支气管。临床上常将鼻、咽、喉称为上呼吸道，将气管、主支气管及肺内各级支气管称为下呼吸道。

一、鼻

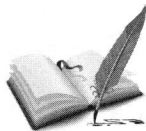

鼻由外鼻、鼻腔和鼻旁窦三部分组成，其既是呼吸道的起始部，又是嗅觉器官，并辅助发音。

（一）外鼻

外鼻位于面部中央，以骨和软骨作支架，外覆皮肤。外鼻上端位于两眼之间狭窄的部位称鼻根，中部称鼻背，下端称鼻尖，其两侧扩大称鼻翼。呼吸困难时，鼻翼可出现明显的扇动。鼻尖和鼻翼的皮肤较厚，皮下组织发达致密，与皮肤结合较紧，含有丰富的汗腺和皮脂腺，是痤疮和疖肿好发的部位。

（二）鼻腔

鼻腔是由骨和软骨围成的腔，内衬黏膜和皮肤。鼻腔被鼻中隔分成左、右两腔，每侧鼻腔又以鼻阈为界，分为前部的鼻前庭和后部的固有鼻腔两部分。

1. 鼻前庭　由鼻翼围成，内衬皮肤，生有鼻毛，有滤过和净化空气的作用。因其缺少皮下组织，所以发生疖肿时疼痛剧烈。

2. 固有鼻腔　为鼻腔的主要部分，由骨性鼻腔内衬黏膜而成。鼻中隔是两侧鼻腔的共同内侧壁，由犁骨、筛骨垂直板和鼻中隔软骨被覆黏膜而成，位置通常偏于一侧，其前下部黏膜内血管丰富而位置表浅，受外伤或干燥的空气刺激，血管易破裂而出血，称易出血区（Little 区）。鼻腔外侧壁由上而下有上、中、下三个鼻甲，各鼻甲下方的间隙分别为上、中、下鼻道。上鼻甲的后上方的凹窝称蝶筛隐窝。在上、中鼻道和蝶筛隐窝有鼻旁窦的开口，下鼻道有鼻泪管的开口。

覆盖固有鼻腔的黏膜可分为嗅部和呼吸部。嗅部位于上鼻甲以上及其相对的鼻中隔部分，活体呈淡黄色或苍白色，内含有嗅细胞，具有嗅觉功能。呼吸部范围较大，鼻黏膜呈粉红色，覆盖除嗅区以外的部分，黏膜内含有丰富的血管、黏液腺和纤毛，对吸入的空气有加温、湿润和净化的作用。

3. 鼻旁窦　又称副鼻窦（彩图2），由骨性鼻旁窦衬以黏膜构成，鼻旁窦对发音有共鸣作用，也能协助调节吸入空气的温度和湿度。

鼻旁窦包括上颌窦、额窦、筛窦和蝶窦四对。分别位于同名的颅骨内。额窦、上颌窦和筛窦前、中群开口于中鼻道；筛窦后群开口于上鼻道；蝶窦开口于蝶筛隐窝。由于鼻腔黏膜与鼻旁窦黏膜在各鼻旁窦窦口处相互延续，故鼻腔黏膜的炎症常可蔓延到鼻旁窦，引起鼻旁窦炎。上颌窦是鼻旁窦中最大的一对，窦的开口通入中鼻道，由于窦口高于窦底，故上颌窦炎症窦内有积液时，不易引流。临床上鼻旁窦的炎症以上颌窦炎最多见。同时，窦底邻近上颌磨牙牙根，此处骨质菲薄，牙根感染常波及上颌窦，引起牙源性上颌窦炎。

> **考点提示**
> 鼻旁窦的开口位置。

二、咽

咽在消化系统中叙述。

三、喉

喉既是呼吸管道，也是发音器官。

喉位于颈前部中分，成人喉平对第3~6颈椎高度，可随吞咽或发音而上下移动。喉上通咽，下接气管。喉前方被皮肤、筋膜和舌骨下肌群等覆盖，后方邻喉咽部，两侧有甲状

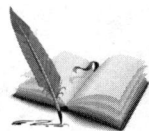

腺侧叶、颈部大血管和神经。

喉主要由喉软骨和喉肌构成。喉以软骨为基础，借关节、韧带和肌肉连结而成，内衬黏膜。

（一）喉软骨

喉软骨构成喉的支架，包括不成对的甲状软骨、环状软骨、会厌软骨和成对的杓状软骨等。

1. 甲状软骨 最大，位于舌骨下方，由左、右两块方形软骨板组成。构成喉的前壁和外侧壁，两板的前缘融合处形成前角，它的上端向前突出，成年男子特别显著，称喉结，可在体表摸到，为男性第二性征之一。方形板后缘游离并向上、下方发出一对突起，称上角和下角。

2. 环状软骨 位于甲状软骨下方，向下接气管。前部低窄称环状软骨弓，平对第 6 颈椎，是颈部的重要标志之一。后部高宽称环状软骨板。环状软骨是喉软骨中唯一完整的软骨环，对支撑呼吸道有极为重要的作用，损伤后易引起喉狭窄。

3. 会厌软骨 形似上宽下窄叶状，下端借韧带连于甲状软骨，会厌软骨被覆黏膜称会厌。会厌位于喉口的前方，当吞咽时，喉升高，会厌盖住喉口，防止食物和唾液误入喉腔。

4. 杓状软骨 左、右各一，位于环状软骨板的上方。形似三棱锥体，尖向上，底朝下与环状软骨板上缘构成关节。底部有两个突起，向前方的为声带突，有声韧带附着；向外侧的称肌突，有喉肌附着。

（二）喉的连结

喉的连结有关节和膜性连结两种。关节包括环杓关节和环甲关节；膜性连结主要有弹性圆锥和甲状舌骨膜（彩图 3）。

1. 环杓关节 由杓状软骨底与环状软骨板上缘的关节面构成。杓状软骨可沿此关节的垂直轴做旋转运动，也可向左右滑动，使声带突转至内侧或外侧，即缩小或开大声门裂。

2. 环甲关节 由甲状软骨下角和环状软骨侧方关节面构成。甲状软骨在冠状轴上可做前倾和复位的运动，使声带紧张或松弛。

3. 弹性圆锥 又称环甲膜，为上宽下窄圆锥形的弹性纤维膜，其上缘游离增厚，位于甲状软骨前角与杓状软骨声带突之间，称声韧带，是发音的主要结构。弹性圆锥前部较厚，位于甲状软骨下缘和环状软骨弓上缘之间，称环甲正中韧带。当急性喉阻塞时，可在此处进行穿刺或切开。

4. 甲状舌骨膜 是连于甲状软骨上缘与舌骨之间的结缔组织膜。

（三）喉肌

喉肌为附着于喉软骨的细小骨骼肌，依其功能可分为两群。一群作用于环杓关节，可开大或缩小声门；另一群作用于环甲关节，可紧张或松弛声带，因此喉肌的运动可以控制发音的强弱和调节音调的高低。

（四）喉腔

喉腔是由喉壁围成的管腔。向上经喉口与咽相通，向下通气管。喉口是喉腔的上口。喉腔中部侧壁有上、下两对黏膜皱襞（彩图 4），上方的一对称前庭襞，活体呈粉红色，与

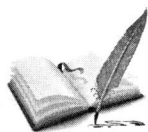

发音无直接关系，两侧前庭襞间的裂隙称为前庭裂。下方的一对称声襞，在活体颜色较白。两侧声襞及两侧杓状软骨间的裂隙称声门裂，是喉腔最狭窄的部位。通常所称的声带，指声襞以及由其覆盖的声韧带和声带肌三者共同构成。发声时，呼出的气流通过声门裂，可引起声带振动，发出声音。

喉腔借前庭襞和声襞分为上、中、下三部分。①从喉口至前庭裂之间的部分称喉前庭。②前庭裂和声门裂之间的部分称喉中间腔，是喉腔三部分中容积最小的部位。喉中间腔向两侧突出的隐窝称喉室。③声门裂以下的部分称声门下腔。声门下腔的黏膜下组织比较疏松，炎症时易引起水肿，尤其是婴幼儿因喉腔较狭小，水肿时容易引起喉阻塞，导致呼吸困难。

考点提示

喉腔的结构。

四、气管和主支气管

气管及主支气管是连接喉与肺之间的管道，其均以"C"形的气管软骨为支架，以保持其张开状态，其缺口向后，由平滑肌和结缔组织构成的膜壁所封闭。各气管软骨间以环状韧带相连接。

（一）气管

气管全长10 cm，由16～20个"C"形的软骨环以及连接各环之间的结缔组织和平滑肌构成，其内面衬以黏膜。上起环状软骨下缘，向下至胸骨角平面，分为左、右主支气管，分叉处称气管杈。气管杈内面有一向上凸的半月状嵴，称气管隆嵴，气管隆嵴是支气管镜检查的重要定位标志。

根据气管的形成和位置，气管以胸廓上口为界，分颈部和胸部。气管颈部较短，位置表浅，沿颈前正中线下行，其前面除有舌骨下肌群外，在第2～4气管软骨环的前面有甲状腺峡，两侧有甲状腺的侧叶及颈部的大血管，后方贴食管。临床上遇急性喉阻塞时，常在第3～5气管软骨环处沿正中线作气管切开术。气管胸部较长，位于后纵隔内，两侧胸膜之间。前方有胸腺、左头臂静脉和主动脉弓，后方仍紧贴食管。

（二）主支气管

主支气管为气管杈与肺门之间的管道，包括左、右主支气管。

知识链接

气管切开术

气管切开术的目的是建立呼吸通道，以解除呼吸道梗阻。临床上常在第3～4（或4～5）气管软骨环处沿正中线做气管切开。其解剖结构在气管颈部的前方由浅入深有皮肤、浅筋膜、颈筋膜浅层、胸骨上间隙（此间隙内有横行的颈静脉弓）、舌骨下肌群和气管前筋膜等。两侧的舌骨下肌在相当于气管正中的位置借深筋膜相连，形成一宽2～3 mm的白色筋膜线，常称为颈白线，在深吸气时颈白线显示更清；气管切开术中沿此白线分离两侧肌肉即可暴露气管，且出血较少，故颈白线为寻找气管的手术标志之一。

左主支气管较细长，走向倾斜；右主支气管较粗短，走行较垂直，因此气管异物易坠

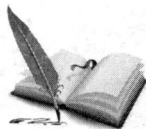

入右主支气管。

（三）气管与主支气管的组织结构

气管与主支气管管壁结构相似，由内向外依次为黏膜、黏膜下层和外膜（彩图5）。

1. 黏膜 黏膜由上皮和固有层组成，上皮为假复层纤毛柱状上皮，由纤毛细胞、杯状细胞、刷细胞、基细胞和小颗粒细胞组成。

（1）纤毛细胞 数量最多，呈柱状，游离面有纤毛。纤毛有规律地向咽部作定向摆动，可清除异物，净化吸入的空气。

（2）杯状细胞 较多，形态与肠道杯状细胞相同。分泌的黏液参与构成上皮表面的黏液屏障黏附吸入的异物颗粒。

（3）刷细胞 呈柱状，细胞游离面有排列整齐的微绒毛，形如刷状。刷细胞的功能尚未有定论。有报道认为该细胞可能具有感受刺激的作用。

（4）基细胞 呈锥形，位于上皮的深部，是一种未分化的细胞，可增殖分化为上皮中其他各类细胞。

（5）小颗粒细胞 数量少，呈锥形，散在于上皮的深部，胞质内有许多分泌颗粒，分泌多种生物活性物质，参与呼吸道血管平滑肌的收缩和腺体的分泌。

2. 黏膜下层 黏膜下层为疏松结缔组织，与固有层和外膜间无明显的界限。黏膜下层中除含有血管、淋巴管和神经外，还有较多的混合性腺（气管腺）。

3. 外膜 外膜由透明软骨和结缔组织组成。透明软骨呈"C"字形，称软骨环。软骨环的缺口处为气管后壁，内有平滑肌束、弹性纤维组成的韧带及气管腺，咳嗽反射时平滑肌收缩，气管管腔缩小，有助于痰液排出。

第二节 肺

一、肺的位置和形态

肺（lung）（彩图1）位于胸腔内纵隔的两侧，膈上方。右肺因膈下有肝，故较宽短；因心偏左，而致左肺狭长。正常肺组织柔软而富有弹性，呈海绵状，内含空气，比重小于1，故浮水不沉。胎儿和未经呼吸过的新生儿，肺内不含空气，质实而重，比重大于1，入水则沉。法医常根据此特点来鉴定婴儿的死亡时间。

肺的表面被覆脏胸膜，光滑湿润。婴幼儿肺呈淡红色，随着年龄增长，空气中的尘埃和炭粒被吸入肺内并沉积，使肺变为灰暗乃至蓝黑色。生活在烟尘重污染环境中的人和吸烟者的肺呈棕黑色。

肺形似半个圆锥形，有一尖一底，两面和三缘。

肺尖钝圆，经胸廓上口向上突至颈根部，高出锁骨内侧1/3上方2~3 cm。肺底位于膈上面，又称膈面。肋面与胸廓的前、外、后壁相邻。肺的纵隔面中央凹陷，称肺门（彩图6），是主支气管、血管、神经和淋巴管等进出入肺之处。这些结构被结缔组织包绕在一起，将肺连于纵隔，称为肺根。肺前缘锐利，左肺前缘下部有心切迹。肺后缘圆钝，肺下缘锐薄。

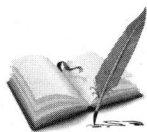

肺被肺裂分为数叶，左肺斜裂由后上斜向前下，将左肺分为上、下叶。右肺除斜裂外，还有一条近于水平方向的水平裂，将右肺分为上、中、下叶。

二、肺内支气管与肺段

左、右主支气管至肺门处分为肺叶支气管（左侧分为二支，右侧分为三支），肺叶支气管入肺后再分为肺段支气管，并在肺内反复分支，呈树枝状，称为支气管树。支气管分支总共可达 23～25 级，最后连于肺泡。每一肺段支气管及其分支和所属的肺组织构成一个肺段 – 支气管肺段。一般将左右肺各分为 10 个肺段。由于肺段的结构和功能有相对的独立性，临床上常以肺段为单位进行定位诊断及肺段切除术。

三、肺的血管

肺有两套血液循环管道。

1. 肺动脉与肺静脉　是肺的功能性血管，肺动脉从右心室发出，入肺门后不断分支，与各级支气管伴行，直至肺泡。在肺泡隔内形成毛细血管网，进行气体交换，交换后的血液注入小静脉，行于肺间质内。小静脉进而汇合成较大的静脉，最后汇成肺静脉出肺门回到左心房。

2. 支气管动脉与支气管静脉　是肺的营养性血管，支气管动脉发自胸主动脉或肋间动脉，与支气管伴行入肺，沿途在导气部管壁内分支形成毛细血管，营养管壁组织。管壁内的毛细血管一部分汇入肺静脉，另一部分则形成支气管静脉，与支气管伴行出肺。支气管动脉还发出分支，营养肺浆膜、肺间质和肺内血管壁。

四、肺的组织结构

肺表面覆以浆膜，为胸膜脏层。肺组织分实质和间质两部分。实质为肺内支气管的各级分支及其终末的肺泡。间质为肺内的结缔组织及其中的血管、淋巴管和神经等。

支气管由肺门入肺后，顺序分支为叶支气管、段支气管、小支气管、细支气管、终末细支气管、呼吸性细支气管、肺泡管、肺泡囊和肺泡。支气管入肺后反复分支呈树枝状，故称为支气管树。从叶支气管到终末细支气管为肺的导气部，呼吸性细支气管及其以下的分支都出现了肺泡，为肺的呼吸部。

每一细支气管连同它的各级分支和末端的肺泡组成一个肺小叶。肺小叶呈锥形，尖端朝向肺门，底朝向肺表面，小叶间有结缔组织间隔。仅累及若干肺小叶的炎症，临床上称之为小叶性肺炎。

（一）肺导气部

肺导气部各级支气管管壁结构相似，也分黏膜、黏膜下层和外膜。但随着分支的不断增多，管径逐渐变细，管壁逐渐变薄，结构渐趋简单。

1. 叶支气管至小支气管　其管壁结构的主要特点是：上皮均为假复层纤毛柱状上皮，但逐渐变薄，杯状细胞逐渐减少；腺体逐渐减少；软骨呈不规则片状，并逐渐减少；平滑肌逐渐增多，呈现为不成层的环行平滑肌束。

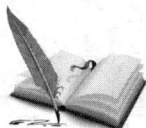

2. 细支气管　上皮由假复层纤毛柱状逐渐变为单层纤毛柱状上皮；杯状细胞、腺体和软骨片很少或消失；环行平滑肌更加明显；黏膜常形成皱襞。

3. 终末细支气管　上皮为单层柱状；杯状细胞、腺体和软骨片全部消失；形成完整的环行平滑肌。终末细支气管的上皮由两种细胞组成，即少量的纤毛细胞和大量的克拉拉细胞。克拉拉细胞在小支气管中已开始出现，继而逐渐增多。细胞为柱状，游离面呈圆顶状凸向管腔，顶部胞质内有许多分泌颗粒。克拉拉细胞分泌的糖蛋白在上皮的表面形成一层保护膜。

细支气管和终末细支气管通过管壁平滑肌的收缩和舒张，调节进入肺小叶内的气流量。

（二）肺呼吸部

1. 呼吸性细支气管　是终末细支气管的分支，管壁上有少量肺泡。管壁上皮为单层立方上皮，有克拉拉细胞和少量纤毛细胞；上皮外面有少量结缔组织和平滑肌纤维。在肺泡开口处，上皮由单层立方上皮移行为单层扁平上皮（彩图7）。

2. 肺泡管　是呼吸性细支气管的分支，管壁上有许多肺泡，故其自身的管壁结构很少，仅在相邻肺泡的开口之间，有一些残存的管壁结构形成结节状的膨大，其表面为单层立方或单层扁平上皮，上皮外面有少量结缔组织和平滑肌束。因肌纤维环行围绕于肺泡开口处，故切片中可见相邻肺泡开口处的结节状膨大。

3. 肺泡囊　为多个肺泡共同开口的部位。相邻肺泡间仅有少量的结缔组织，没有环行平滑肌束，故切片中无结节状膨大。

4. 肺泡　为半球形的囊泡，开口于呼吸性细支气管、肺泡管、肺泡囊，是肺的主要结构，也是肺进行气体交换的部位。肺泡壁很薄，表面覆以单层肺泡上皮，基膜完整。相邻肺泡之间的结缔组织称肺泡隔。

（1）肺泡上皮　由Ⅰ型肺泡细胞和Ⅱ型肺泡细胞组成。

Ⅰ型肺泡细胞数量少，但覆盖了肺泡约95%的表面积，是进行气体交换的部位。细胞扁平状，含核的部分略厚，其余部分很薄，胞质内含许多吞饮小泡，可通过吞饮的方式将吸入的微小颗粒和上皮表面的活性物质转运到间质内清除。

Ⅱ型肺泡细胞位于Ⅰ型肺泡细胞之间，数量较Ⅰ型肺泡细胞多。细胞为立方形或圆形，游离面有少量微绒毛，胞质内含丰富的粗面内质网和发达的高尔基复合体，还有许多大小不一的分泌颗粒，颗粒内含有嗜锇性的板层小体，板层小体内含磷脂、蛋白质和糖胺多糖。嗜锇性板层小体将其分泌物释入肺泡腔内，在肺泡上皮表面铺展成一层薄膜，称表面活性物质，能降低肺泡表面的张力，起稳定肺泡直径的作用。

（2）肺泡隔　为相邻两个肺泡之间的薄层结缔组织。其内含有丰富的连续型毛细血管、大量的弹性纤维、成纤维细胞、巨噬细胞和肥大细胞等。密集的毛细血管有利于血液与肺泡之间的气体交换；丰富的弹性纤维有助于肺泡的弹性回缩，利于肺泡内气体的排出。若弹性纤维断裂、退化，致使肺泡弹性降低，肺泡内气体排出受阻，肺泡扩大，形成肺气肿，降低肺的换气功能。

（3）肺泡孔　为相邻肺泡间的小孔，可均衡肺泡间气体的含量。当某个终末细支气管或呼吸性细支气管阻塞时，气体可通过肺泡孔建立侧支通气，防止肺泡塌陷。但在肺部感染时，炎症也易通过肺泡孔蔓延。

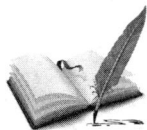

（4）气血屏障　为肺泡与血液间进行气体交换所通过的组织结构，厚 0.2～0.5 μm，包括肺泡表面液体层、Ⅰ型肺泡细胞及其基膜、薄层结缔组织、毛细血管内皮基膜及内皮细胞。间质性肺炎时，由于肺泡隔内结缔组织水肿，炎细胞浸润，可使肺泡隔增厚，影响气体交换（彩图8）。

（5）肺巨噬细胞　属于单核－吞噬细胞系统的成员，分布于肺泡隔和肺泡腔内，具有吞噬细菌和异物的功能。吞噬了灰尘的肺巨噬细胞称尘细胞；在心力衰竭导致肺淤血时，肺巨噬细胞可吞噬肺淤血的红细胞，又称为心力衰竭细胞。

> **考点提示**
>
> 肺的组织学结构。

第三节　胸　　膜

一、胸膜和胸膜腔的概念

胸膜（彩图9）是被覆于胸壁内面、膈上面、纵隔两侧面和肺表面的一薄层浆膜，可分为脏、壁两层。脏胸膜被覆于肺的表面，并伸入肺叶间裂内。壁胸膜贴附于胸壁内面、膈上面和纵隔两侧面。按其所在部位可分为相互移行的四部分。①胸膜顶覆盖于肺尖的上方，胸膜顶高出锁骨内侧 1/3 上方 2～3 cm，针刺或作臂丛神经麻醉时，应注意胸膜顶的位置，勿穿破胸膜伤及肺尖。②肋胸膜贴附于胸壁的内面。③纵隔胸膜衬贴在纵隔的两侧面。④膈胸膜覆盖于膈的上面。

胸膜腔是由脏、壁两层胸膜在肺周围所形成的一个封闭的潜在性腔隙。左右各一，互不相通。正常情况下，胸膜腔内的压力为负压，仅有少量浆液，以减轻呼吸时脏、壁胸膜间的摩擦。壁胸膜相互移行转折之处的胸膜腔，有一定的间隙，即使在深吸气时，薄锐的肺缘也不能伸入其间，称为胸膜隐窝。其中最大最重要的胸膜隐窝是位于肋胸膜和膈胸膜的相互转折处的肋膈隐窝，也称肋膈窦。肋膈隐窝为半环形的间隙，是胸膜腔的最低部位。当胸膜发生炎症时，渗出液首先积聚于此，该处为临床上胸腔穿刺或引流的部位，同时也是易发生粘连的部位。

二、胸膜与肺的体表投影

（一）胸膜的体表投影

胸膜的体表投影是指壁胸膜各部互相移行形成的反折线在体表的投影，其中有实用意义的为胸膜前界和下界。

胸膜前界即肋胸膜和纵隔胸膜前缘之间的反折线。两侧起自胸膜顶，向内下方经胸锁关节后方至第 2 胸肋关节水平，两侧靠拢并沿中线垂直下行，左侧在第 4 胸肋关节处斜向外下，沿胸骨左缘外侧下行，至第 6 肋软骨处左右侧均移行于下界。

胸膜下界是肋胸膜与膈胸膜的反折线。右侧起自第 6 胸肋关节处，左侧起自第 6 肋软骨，两侧均斜向外下方，在锁骨中线处与第 8 肋相交，在腋中线处与第 10 肋相交，在肩胛处与第 11 肋相交，在接近后正中线处，平第 12 胸椎棘突高度。

两侧胸膜顶和胸膜前界的投影（彩图10），基本与肺尖和肺的前缘一致。两侧胸膜下

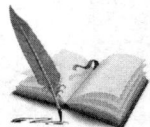

界的投影，比两肺下缘的投影约低两肋。

（二）肺的体表投影

两肺前缘的投影起自锁骨内侧端上方 2～3 cm 的肺尖，向内下方斜行，经胸锁关节后方，在第 2 胸肋关节水平，两侧互相靠近。右肺前缘垂直下行至第 6 胸肋关节处移行肺下缘；左肺前缘行至第 4 胸肋关节处，沿第 4 肋软骨向外下方，至第 6 肋软骨中点处移行于左肺下缘。两肺下缘投影大致相同，在锁骨中线处与第 6 肋相交，腋中线处与第 8 肋相交，肩胛线处与第 10 肋相交，在接近脊柱时平第 10 胸椎棘突。肺下缘与胸膜下界的体表投影对比（表 1-1）。

表 1-1　肺和胸膜下界的体表投影

	锁骨中线	腋中线	肩胛线	脊柱外侧
肺	第 6 肋	第 8 肋	第 10 肋	第 10 胸椎棘突
胸膜	第 8 肋	第 10 肋	第 11 肋	第 12 胸椎棘突

第四节　纵　　隔

纵隔（彩图 11）是两侧纵隔胸膜之间的全部器官、结构和结缔组织的总称。纵隔的境界：前界为胸骨，后界为脊柱胸段，两侧界为纵隔胸膜，上界是胸廓上口，下界为膈。

纵隔的分类方法较多，解剖学上常用四分法。即以胸骨角至第 4 胸椎椎体下缘的平面将纵隔分为上纵隔与下纵隔。下纵隔再以心包为界，由前向后又可分为前纵隔、中纵隔和后纵隔。前纵隔位于胸骨与心包之间，中纵隔以心包为界，后纵隔位于心包于与脊柱之间。

本章小结

呼吸系统由呼吸道和肺组成。呼吸道是传送气体的通道，肺是气体交换的器官。呼吸系统的主要功能是进行气体交换，即吸入氧气，呼出二氧化碳。此外，鼻还有嗅觉功能，喉是发音器官，咽是消化道和呼吸道共用器官。呼吸系统的解剖与组织学主要介绍呼吸系统的大体解剖结构和显微镜下的组织结构。重点内容包括鼻旁窦、气管与主支气管的形态、肺的位置形态、胸膜腔的定义及意义等。

目标检测

一、选择题

1. 对鼻旁窦的描述中，以下说法正确的是

    A. 上颌窦的窦口低于窦底　　　　　　B. 额窦开口于蝶筛隐窝

    C. 前、中筛窦开口于中鼻道　　　　　D. 各鼻道均有鼻旁窦的开口

    E. 临床上鼻旁窦的炎症以额窦炎最多见

2. 关于喉腔的说法，以下正确的是

扫码"练一练"

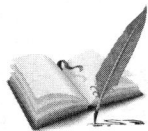

A. 喉腔向上经喉口与咽相通，向下通食管

B. 声襞即声带

C. 前庭裂为喉腔最狭窄处

D. 声门下腔黏膜下组织较疏松

E. 喉中间腔向两侧突出的隐窝称梨状隐窝

3. 关于左、右主支气管的说法，错误的是

A. 左主支气管走行方向较水平　　　B. 右主支气管走行方向较垂直

C. 气管异物易坠入左主支气管　　　D. 左、右主支气管经肺门入肺

E. 主支气管为气管杈与肺门之间的管道

4. 有关肺的说法，错误的是

A. 肺尖高出锁骨内侧 1/3 上方 2～3 cm

B. 肺下缘的体表投影在肩胛线处与第 10 肋相交

C. 左肺前缘下部有心切迹

D. 左肺有斜裂和水平裂

E. 左肺分为二叶，右肺分为三叶

5. 关于胸膜腔，以下正确的是

A. 左、右胸膜腔互相连通　　　B. 胸膜腔内含有大量浆液

C. 肋膈隐窝为胸膜腔的最低处　　　D. 肺位于胸膜腔内

E. 胸膜腔内压高于大气压

6. 关于肋膈隐窝的描述，错误的是

A. 位于肋胸膜与膈胸膜移行处　　　B. 又称肋膈窦

C. 深吸气时，肺缘能伸入其间　　　D. 是胸膜腔位置最低的部位

E. 胸膜炎症时，渗出液常积聚于此

7. 关于纵隔的描述，错误的是

A. 是两侧纵隔胸膜之间所有器官、结构和结缔组织的总称

B. 上界为胸廓上口，下界为膈

C. 前界为胸骨，后界为脊柱胸段

D. 通常以胸骨角平面为界分为上纵隔与下纵隔

E. 前纵隔内有心脏

8. 呼吸道黏膜上皮的细胞不包括

A. 纤毛柱状细胞　　　B. 刷细胞

C. 内皮细胞　　　D. 小颗粒细胞

E. 杯状细胞

9. 关于肺泡隔的描述，错误的是

A. 肺泡隔是相邻肺泡间的薄层结缔组织

B. 肺泡隔内含大量毛细血管

C. 肺泡隔内有大量巨噬细胞

D. 肺泡隔内有大量弹性纤维

E. 肺泡隔内含有少量肺泡上皮细胞

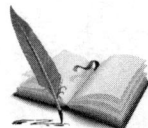

10. 肺的气血屏障的组成不包括

    A. 毛细血管的内皮及基膜

    B. Ⅱ型肺泡上皮及基膜

    C. 两层基膜间的薄层结缔组织

    D. 肺泡表面液体层

    E. Ⅰ型肺泡上皮及基膜

二、思考题

1. 什么是胸膜腔？

2. 胸膜腔穿刺多在何处穿刺？有何临床意义？

（王卒平）

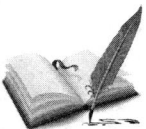

第二章　呼吸系统的功能及其调节

机体在新陈代谢过程中需不断从外界环境中摄取 O_2，以氧化体内营养物质，供应能量和维持体温，同时将生物氧化过程中所产生的 CO_2 排出体外。这种机体与外界环境之间的气体交换过程，称为呼吸（respiration）。呼吸全过程包括三个相互联系的环节（图 2–1）。①外呼吸，包括肺通气和肺换气；②气体在血液中的运输；③内呼吸，又称组织换气。

扫码"学一学"

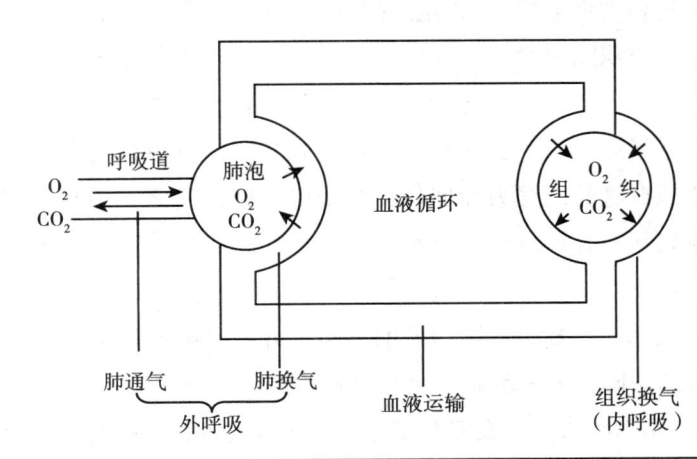

图 2–1　呼吸全过程

呼吸的生理意义是保持内环境中 O_2 和 CO_2 浓度的相对恒定，其是维持机体正常新陈代谢和生命活动所必需的基本生理过程之一。呼吸过程中任何一个环节发生障碍，均可导致组织细胞缺 O_2 和 CO_2 蓄积，导致内环境紊乱，从而影响新陈代谢和正常的生理功能，严重时危及生命。

考点提示

呼吸的三个环节。

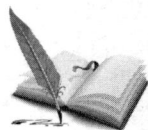

第一节　肺通气

肺通气是指肺与外界环境之间的气体交换过程。实现肺通气的结构包括呼吸道、胸廓、肺泡等。

一、肺通气的原理

气体进出肺取决于推动气体流动的动力和阻止其流动的阻力两方面因素的相互作用，只有动力克服阻力，肺通气才能实现。

（一）肺通气动力

气体总是从压力高处流向压力低处，因此，肺泡与外界大气压之间的压力差是实现肺通气的直接动力。而呼吸肌的收缩和舒张引起的节律性呼吸运动是肺通气的原动力。

1. 呼吸运动　呼吸肌收缩和舒张引起的胸廓节律性扩大和缩小称为呼吸运动，包括吸气运动和呼气运动。

（1）呼吸运动的过程　胸廓节律性扩大称为吸气运动，胸廓节律性缩小称为呼气运动。主要的吸气肌为膈肌和肋间外肌，主要的呼气肌为肋间内肌和腹肌；此外，还有一些辅助呼吸肌，如斜角肌、胸锁乳突肌等。

平静呼吸时，吸气运动的产生主要是通过膈肌和肋间外肌的收缩实现的。膈肌位于胸腔和腹腔之间，构成胸腔的底，静止时向上隆起，收缩时，隆起的中心下移，从而增大胸腔的上下径。肋间外肌起自上一肋骨的下缘，斜向前下方走行，止于下一肋骨的上缘。肋间外肌收缩时，肋骨和胸骨上举，同时肋骨下缘向外展，从而增大胸腔的前后径和左右径，引起胸腔扩大，肺的容积随之增大，肺内压降低。当肺内压低于大气压时，外界气体流入肺内，形成吸气。

平静呼吸时，呼气运动的产生主要是通过膈肌和肋间外肌的舒张实现的。膈肌和肋间外肌舒张时，肺依其自身的回缩力而回位，并牵引胸廓，使之上下径、前后径和左右径缩小，从而引起胸腔和肺的容积减小，肺内压升高。当肺内压高于大气压时，肺内气体流出，形成呼气。

（2）呼吸运动的形式　根据呼吸深度的不同，可将呼吸运动分为平静呼吸和用力呼吸。根据呼吸参与肌肉的不同，分为腹式呼吸和胸式呼吸。

1）平静呼吸和用力呼吸：人在安静状态下的呼吸运动称为平静呼吸。每分钟呼吸运动的次数，称为呼吸频率，正常成人为 12～18 次/分。平静呼吸时，吸气运动是由吸气肌即膈肌和肋间外肌的收缩而引起的，是个主动过程。呼气是由吸气肌即膈肌和肋间外肌舒张所致，是一个被动过程。人在劳动或剧烈运动时，呼吸运动加深加快，称为用力呼吸或深呼吸。用力吸气时，除膈肌和肋间外肌加强收缩外，辅助吸气肌也参与收缩，胸廓和肺的容积进一步扩大，更多的气体被吸入肺内。用力呼气时，除吸气肌舒张外，还有肋间内肌和腹肌等呼气肌也参与收缩，可见呼气运动也是一个主动过程。

2）腹式呼吸和胸式呼吸：膈肌的收缩和舒张可引起腹部的起伏，这种以膈肌舒缩活动为主的呼吸运动称为腹式呼吸。肋间外肌收缩和舒张时主要表现为胸部的起伏，这种以肋

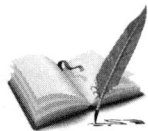

间外肌舒缩活动为主的呼吸运动称为胸式呼吸。一般情况下，成年人的呼吸运动呈腹式和胸式混合式呼吸，只有在胸部或腹部活动受限时才会出现某种单一形式的呼吸运动。

2. 肺内压 肺内压是指肺泡内的压力，可随呼吸运动发生周期性变化。吸气时，胸廓逐渐扩大，肺容积逐渐增大，肺内压逐渐降低，低于大气压 $0.133 \sim 0.266$ kPa（$1 \sim 2$ mmHg），外界气体被吸入肺泡；随着肺内气体的增加，肺内压逐渐升高，至吸气末，肺内压升高到与大气压相等，气流停止。呼气时，胸廓逐渐缩小，肺容积逐渐减小，肺内压逐渐升高，高于大气压 $0.133 \sim 0.266$ kPa（$1 \sim 2$ mmHg），气体由肺内呼出；随着肺内气体的减少，肺内压逐渐降低，至呼气末，肺内压降到与大气压相等，气流随之停止。

3. 胸膜腔内压 胸膜腔是一个密闭的潜在腔隙，其中只有少量浆液。胸膜腔内的浆液不仅起润滑作用，而且由于浆液分子的内聚力可使两层胸膜（脏层胸膜和壁层胸膜）紧贴在一起，不易分开，从而保证肺可随胸廓的运动而张缩。

胸膜腔内的压力称为胸膜腔内压，可用与检压计相连接的针头刺入胸膜腔内直接测定，也可用测定食管内压来间接反映胸膜腔内压。由于胸膜腔内压通常低于大气压，习惯上称为胸膜腔负压，简称胸内负压。

胸膜腔的密闭性是形成胸内负压的前提。胸内负压的形成还与肺和胸廓的自然容积不同有关。在人的生长发育过程中，胸廓的发育比肺快，因此胸廓的自然容积大于肺的自然容积。两层胸膜紧紧贴在一起，所以从胎儿出生后第一次呼吸开始，肺即被牵引而始终处于扩张状态。由此，胸膜腔便受到两种力的作用，一是使肺泡扩张的肺内压；二是使肺泡缩小的肺回缩力，胸膜腔内压就是这两种方向相反的力的代数和，即

$$胸膜腔内压 = 肺内压 - 肺回缩力$$

在吸气末或呼气末，肺内压等于大气压，此时

$$胸膜腔内压 = 大气压 - 肺回缩力$$

若以大气压为 0，则

$$胸膜腔内压 = -肺回缩力$$

可见胸膜腔内负压实际上是由肺回缩力决定的，故其值也随呼吸过程的变化而变化。吸气时，肺扩张，回缩力增大，胸膜腔内负压增大；呼气时，肺缩小，回缩力减小，胸膜腔内负压也减小。

胸膜腔内负压的生理意义是：①保持肺处于扩张状态。②使肺随胸廓的运动而运动。③使腔静脉和胸导管扩张，促进血液及淋巴液的回流。当外伤或疾病等导致胸膜破裂时，胸膜腔与大气相通，空气将进入胸膜腔内，形成气胸。此时胸膜腔内压等于甚至大于大气压，肺将因其自身的弹性回缩力而塌陷，不再随胸廓的运动而扩张或缩小，导致呼吸和循环功能障碍，严重时可危及生命。

综上所述，肺与外界大气之间的压力差，是实现肺通气的直接动力，而呼吸肌的舒缩引起胸廓容积的变化是导致肺内压改变的根本原因。因此，呼吸肌的舒缩是肺通气的原动力。胸膜腔内负压的存在，则能保证肺处于扩张状态并随胸廓的运动而张缩，是使原动力转化为直接动力的关键。

（二）肺通气的阻力

肺通气的动力需克服阻力才能实现肺通气，肺通气的阻力可分为弹性阻力和非弹性阻

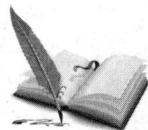

力两种。

1. 弹性阻力和顺应性 弹性阻力是指弹性物体在外力作用下变形所产生的对抗变形的力。肺和胸廓都具有弹性，因此，弹性阻力包括肺弹性阻力和胸廓弹性阻力。弹性阻力的大小通常用顺应性来表示。而顺应性是指在外力作用下，弹性组织扩张的难易程度，容易扩张者，阻力小，顺应性大；不易扩张者，阻力大，顺应性小。可见，顺应性与弹性阻力成反比关系，可表示为

$$顺应性（C）= \frac{1}{弹性阻力（R）}$$

（1）肺弹性阻力 肺弹性阻力来自两个方面。一是肺泡内表面液体与肺泡气之间的液 – 气界面所产生的表面张力，约占肺弹性阻力的 2/3。二是肺弹性纤维的弹性回缩力，约占肺弹性阻力的 1/3。

肺泡的表面张力是使肺泡趋于缩小的力，表面张力越大，肺泡越不易扩张。而在肺泡的内表面存在着肺泡表面活性物质，由肺泡 II 型细胞合成并分泌，主要成分是二棕榈酰卵磷脂。其生理作用是降低肺泡表面张力，阻止肺泡的回缩。其生理意义是：①降低吸气阻力，有利于肺的扩张。②减少肺组织液生成，防止肺水肿。③调整肺泡表面张力，有助于维持肺泡的稳定性。根据 Laplace 定律，肺泡回缩力（P）与肺泡表面张力（T）呈正比，与肺泡半径（R）呈反比，即 $P = 2T/R$。肺泡半径越小，由表面张力导致的回缩力就越大。因此如果相邻的两个相通的肺泡大小不等，则小肺泡会逐渐塌陷而大肺泡会被过度扩张。但是，当肺泡体积缩小时，其内表面的表面活性物质分子密度变大，降低表面张力的作用也变大，使小肺泡不至于塌陷，从而保持肺泡的稳定性。

（2）胸廓弹性阻力 胸廓的弹性阻力来自胸廓的弹性成分。当胸廓处于自然容积位置时，此时胸廓无变形，弹性阻力为零。当胸廓缩小，其弹性阻力向外，是吸气的动力、呼气的阻力；当胸廓扩大，其弹性阻力向内，成为吸气的阻力、呼气的动力。

2. 非弹性阻力 非弹性阻力包括惯性阻力、黏滞阻力和气道阻力。惯性阻力是气流在发动、变速、换向时，因气流和组织的惯性所产生的阻止肺通气的力。黏滞阻力是呼吸时组织相对位移所发生的摩擦。平静呼吸时，呼吸频率较低、气流速度较慢，惯性阻力和黏滞阻力都很小。气道阻力是气体流经呼吸道时气体分子之间和气体分子与气道壁之间的摩擦力，是非弹性阻力的主要成分，占 80%～90%。气道阻力增加是临床上通气障碍最常见的病因。影响气道阻力的因素有气流速度、气流形式和气道口径等。气道阻力与气道口径的 4 次方呈反比。呼吸道口径半径减小 10%，就可使气道阻力增加 52%。因此，气道口径是影响气道阻力的主要因素。

二、肺通气功能的评价

（一）肺容量

肺容量是指肺容纳气体的容积。在通气过程中，肺容量的大小决定于呼吸运动的深浅，其数值可用肺量计进行测定。

1. 潮气量（tidal volume，TV） 指每次呼吸时吸入或呼出的气体量。正常成年人平静呼吸时为 400～600 ml。

2. 补吸气量（IRV） 指平静吸气末再尽力吸气所能吸入的气体量。正常成年人为

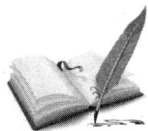

1500～2000 ml。其大小反映吸气储备能力。

3. 补呼气量（ERV） 指平静呼气末再尽力呼气所能呼出的气体量。正常成年人为900～1200 ml。其大小反映呼气储备能力。

4. 余气量（RV） 指最大呼气末尚存留于肺中不能呼出的气体量。正常成年人为1000～1500 ml。余气量过大，表示肺通气功能不良。老年人因肺弹性减弱和呼吸肌力量衰退，余气量较青壮年多。

5. 功能余气量（FRC） 平静呼气末肺内存留的气体量称为功能余气量。功能余气量 = 补呼气量 + 余气量。肺气肿患者功能余气量增多，而当肺实质病变时，功能余气量减少。

6. 肺活量（VC） 指最大吸气后再作最大呼气所能呼出的气体量。肺活量 = 潮气量 + 补吸气量 + 补呼气量。肺活量反映了肺一次通气的最大能力。肺活量有相当大的个体差异，与年龄、性别、身材等因素有关。正常成年男性平均为 3500 ml，女性平均为2500 ml。

7. 时间肺活量 测肺活量时让受试者以最快速度呼气，分别测定第 1 秒、第 2 秒、第 3 秒末所呼出的气体量，计算其所占肺活量的百分比，分别称为第 1 秒、第 2 秒、第 3 秒的时间肺活量，又称用力呼气量。正常成年人为 83%、96% 和 99%。时间肺活量能反映肺通气阻力的变化。由于测定肺活量时无时间限制，与呼吸速度无关，所以肺活量是一种静态指标，有时不能完全反映肺通气功能好坏；而时间肺活量，由于测定时有时间限制，故可反映肺通气的动态功能，更能客观地评价肺通气功能，因此其是衡量肺通气功能的一项较理想的指标。阻塞性肺疾病患者肺活量可能正常，但时间肺活量显著降低。

（二）肺通气量

1. 每分通气量 指每分钟进或出肺的气体量，等于潮气量 × 呼吸频率。正常成年人在平静呼吸时呼吸频率为 12～18 次/分，潮气量平均 500 ml，每分通气量为 6000～9000 ml。

运动时呼吸频率和潮气量均增大，每分通气量随之增大。以最快速度、最大深度呼吸时的每分通气量为每分最大通气量。一般可达 70～120 L/min。与平静呼吸时的每分通气量相比较，可了解肺通气功能的储备能力。

2. 肺泡通气量 是指每分钟吸入肺泡且能与血液进行气体交换的气体量。正常成年人，从鼻至终末细支气管之间的气体基本上不能与血液进行气体交换，这部分呼吸道容积称为解剖无效腔或"无效腔"，约为 150 ml。进入肺泡的气体，也不一定都能与肺毛细血管血液进行气体交换，未能发生气体交换的这一部分肺泡容积，称为肺泡无效腔。解剖无效腔与肺泡无效腔合称为生理无效腔。健康成人平卧时，生理无效腔接近于解剖无效腔。吸气时无效腔内的气体先进入肺泡，然后才是从外界吸入的新鲜空气。呼气时则先将无效腔中的气体呼出，然后才将肺泡内的气体呼出。因此真正有效的通气量应以肺泡通气量为准。

肺泡通气量 = （潮气量 – 无效腔气量）× 呼吸频率

每分肺泡通气量主要受潮气量和呼吸频率的影响（表 2-1），浅而快的呼吸可降低肺泡通气量；适当深而慢的呼吸，可增大肺泡通气量，提高肺通气效率。

考点提示

肺通气功能的评价。

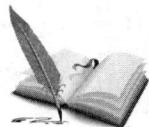

表 2 - 1　每分肺泡通气量与呼吸深度和频率的关系

呼吸形式	每分通气量（ml/min）	肺泡通气量（ml/min）
平静呼吸	$500 \times 12 = 6000$	$(500 - 150) \times 12 = 4200$
浅快呼吸	$250 \times 24 = 6000$	$(250 - 150) \times 24 = 2400$
深慢呼吸	$1000 \times 6 = 6000$	$(1000 - 150) \times 6 = 5100$

第二节　肺换气和组织换气

气体的交换包括肺换气和组织换气。肺换气指肺泡与肺毛细血管血液之间 O_2 和 CO_2 的交换，组织换气指血液与组织细胞之间 O_2 和 CO_2 的交换。气体的交换都是通过物理扩散的方式实现的。

一、气体交换的原理

1. 气体的分压　在混合气体中，每种气体分子所产生的压力称为该气体的分压（P）。混合气的总压力等于各气体分压之和。在温度恒定时，每一气体的分压取决于其自身的浓度和气体总压力，而与其他气体无关。气体分压可按下式计算，即

气体分压 = 总压力 × 该气体的容积百分比

呼吸气体和人体不同部位气体的分压，见表 2 - 2。

表 2 - 2　O_2 和 CO_2 在各处的分压　　　　　[单位：mmHg（kPa）]

	海平面大气	肺泡气	动脉血	静脉血	组织
O_2	159（21.2）	104（13.9）	100（13.3）	40（5.3）	30（4.0）
CO_2	0.3（0.04）	40（5.30）	40（5.3）	46（6.1）	50（6.7）

2. 气体的扩散　气体分子从分压高处向分压低处转移，这一过程称为气体的扩散。肺换气和组织换气就是以扩散方式进行的。通常将单位时间内气体扩散的容积称为扩散速度（D）。气体扩散速度与气体的分压差（△P）、气体在溶液中的溶解度（S）、扩散面积（A）和温度（T）成正比，与气体相对分子质量（MW）的平方根、扩散距离（d）成反比。即

$$D \propto \frac{\Delta P \cdot T \cdot A \cdot S}{d \cdot \sqrt{MW}}$$

二、肺换气

（一）肺换气过程

如图 2 - 2 所示，静脉血流经肺毛细血管时，血液 PO_2 低于肺泡气，O_2 在分压差的作用下由肺泡气向血液扩散，使血液 PO_2 逐渐上升，最后接近肺泡气的 PO_2；静脉血 PCO_2 高于肺泡气，所以，CO_2 便从血液向肺泡扩散。结果是静脉血中的 PO_2 升高、PCO_2 降低而变成动脉血。

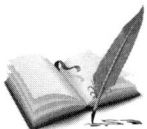

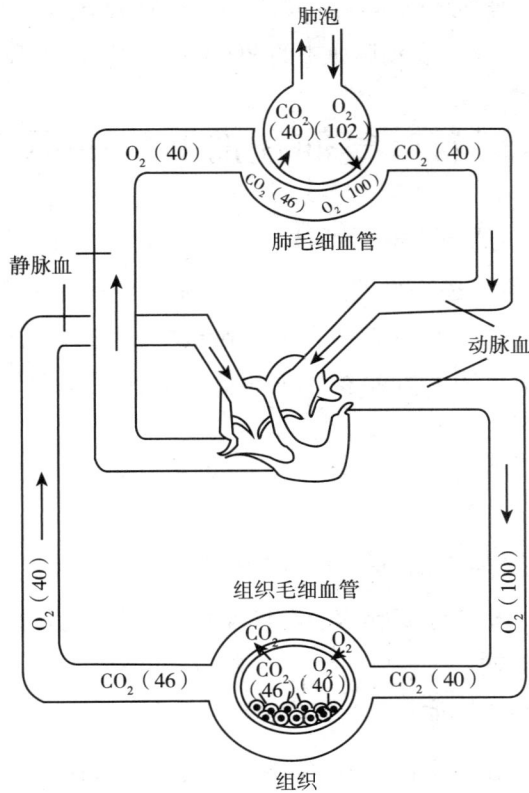

图 2－2 气体交换示意图

（二）影响肺换气的因素

肺换气除主要受气体分压差影响外，还受呼吸膜的厚度和面积以及通气/血流比值的影响。

1. 呼吸膜的厚度和面积 呼吸膜是指肺泡与肺毛细血管之间进行气体交换时所通过的结构。呼吸膜由六层结构组成，却很薄，总厚度为 $0.2 \sim 0.6 \mu m$，气体易于扩散通过。正常成年人呼吸膜的总面积可达 $60 \sim 100 m^2$，安静状态下，用于气体扩散的呼吸膜面积约 $40 m^2$。气体扩散速度与呼吸膜面积呈正比，与呼吸膜的厚度呈反比。在病理情况下，若呼吸膜的面积减小（如肺气肿、肺不张等）或呼吸膜的厚度增大（如肺炎、肺纤维化等），都会降低气体扩散速度，减少扩散量。

2. 通气/血流比值 是指每分肺泡通气量（VA）和每分钟肺血流量（Q）之间的比值（VA/Q）。正常成年人安静时，VA 约为 4.2 L/min，Q 约为 5 L/min，因此，VA/Q 约为 0.84。此时肺泡通气量与肺血流量比例适当，气体交换效率最高。如果 VA/Q 比值增大，表示通气过剩，血流相对不足，部分肺泡气体未能与血液气体充分交换，形成肺泡无效腔。反之，VA/Q 比值下降，则表明通气不足，血流相对过多，部分血液流经通气不良的肺泡，静脉血中的气体不能得到充分更新，形成了功能性动－静脉短路。可见，无论 VA/Q 比值增大或减小，都会降低肺换气效率。

三、组织换气

在组织中，由于细胞代谢不断消耗 O_2，并产生 CO_2；所以 PO_2 较动脉血的 PO_2 低，

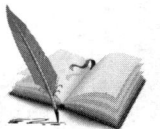

PCO_2 较动脉血 PCO_2 高。当动脉血流经组织时，O_2 便顺着分压差由血液向组织细胞扩散，CO_2 则由组织细胞向血液扩散，使动脉血中的 PO_2 降低、PCO_2 升高而变成静脉血。

第三节　气体在血液中的运输

经肺换气摄取的 O_2，通过血液循环被运输到机体各器官组织供细胞利用；由细胞代谢产生的 CO_2 经组织换气进入血液后，也经血液循环被运输到肺部排出体外。O_2 和 CO_2 都以物理溶解和化学结合两种形式存在于血液中，其中以化学结合形式运输为主；以物理溶解形式存在的 O_2 和 CO_2 很少，但很重要，因为必须先有溶解才能发生化学结合。

一、氧的运输

血液中以物理溶解形式存在的 O_2 量仅占血液总 O_2 含量的 1.5% 左右，化学结合的约占 98.5%。扩散入血液的 O_2 进入红细胞后，与红细胞内的血红蛋白（Hb）结合，以氧合血红蛋白（HbO_2）的形式运输。

（一）Hb 与 O_2 结合的特征

1. 快速性和可逆性　血红蛋白与 O_2 的结合反应快，可逆，主要受 PO_2 的影响。当血液流经 PO_2 高的肺部时，血红蛋白与 O_2 结合，形成氧合血红蛋白（HbO_2）；当血液流经 PO_2 低的组织时，氧合血红蛋白迅速解离，释出 O_2，成为去氧血红蛋白（Hb），可用下式表示

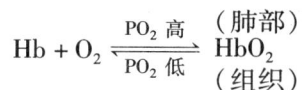

$$Hb + O_2 \underset{PO_2 低}{\overset{PO_2 高}{\rightleftharpoons}} HbO_2 \begin{matrix} （肺部） \\ （组织） \end{matrix}$$

2. 是氧合而非氧化　Fe^{2+} 与 O_2 结合后仍是二价铁，所以，该反应是氧合，而不是氧化。

3. 血红蛋白与 O_2 结合的量　在 100 ml 血液中，血红蛋白所能结合 O_2 的最大量称为血氧容量，而血红蛋白实际结合的 O_2 量称为血氧含量。血氧含量与血氧容量的百分比为血氧饱和度。氧合血红蛋白呈鲜红色，去氧血红蛋白呈紫蓝色。当血液中去氧血红蛋白含量达 50 g/L 以上时，皮肤、黏膜呈暗紫色，这种现象称为发绀。出现发绀常表示机体缺氧，但有例外。例如，红细胞增多（如高原性红细胞增多症）时，去氧血红蛋白含量可达 50 g/L 以上而出现发绀，但机体并不一定缺氧。相反，严重贫血时，机体有缺氧但并不出现发绀。CO 中毒缺氧时皮肤、黏膜呈樱桃红色。

（二）氧解离曲线

氧解离曲线是表示血液 PO_2 与血氧饱和度关系的曲线（图 2 - 3）。从图可见，在一定范围内血氧饱和度与氧分压呈正变关系，即 PO_2 降低，氧解离增多，血红蛋白氧饱和度下降。但血氧饱和度与氧分压之间并非完全呈线性关系，而是呈近似"S"形曲线，这种"S"形曲线有重要的生理意义。当 PO_2 在 60 ~ 100 mmHg 之间波动时，曲线较平坦，表明在这个范围内 PO_2 的变化对血红蛋白氧饱和度或血氧含量影响不大。这一特性使在高原、

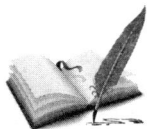

高空或某些呼吸系统疾病时，吸入气或肺泡气 PO_2 有所下降，但只要不低于 60 mmHg，血红蛋白氧饱和度仍能维持在 90% 以上，血液仍可携带足够量的 O_2，不致出现缺 O_2。曲线的下部坡度陡直，特别是 PO_2 在 15～40 mmHg 之间尤其明显，表明在这个范围内，PO_2 稍有下降，就会有较多的 O_2 从氧合血红蛋白中解离出来，血红蛋白氧饱和度就会明显下降，这一特点有利于组织细胞摄取 O_2。

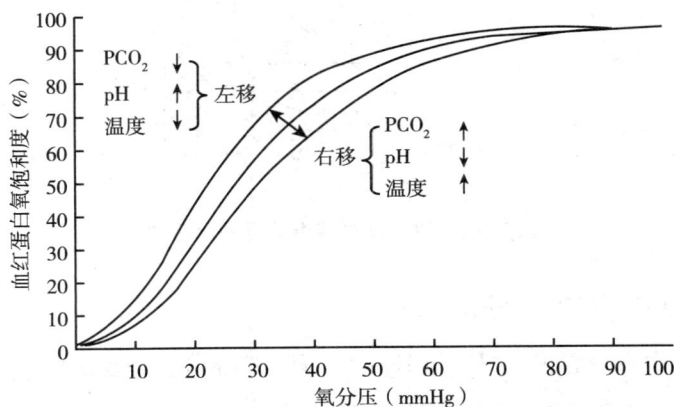

图 2-3　氧解离曲线及其影响因素

氧解离曲线受许多因素的影响，主要影响因素有血液中 PCO_2、pH 值和温度。PCO_2 升高、pH 值降低、体温升高使氧离曲线右移，即血红蛋白与氧的亲和力降低，有利于氧的释放；反之，曲线左移，血红蛋白与氧的亲和力增加，氧合血红蛋白形成增多。

> **考点提示**
>
> 氧解离曲线的意义。

二、二氧化碳的运输

（一）CO_2 的运输形式

物理溶解的 CO_2 约占总运输量的 5%，化学结合的占 95%。CO_2 在血液中的运输示意图见图 2-4。

1. 物理溶解方式　通过物理溶解方式，每 100 ml 的血液只能运输 0.3 ml 的 CO_2。

2. 碳酸氢盐的形式　从组织扩散入血液的 CO_2 进入红细胞后在碳酸酐酶催化下与 H_2O 形成 H_2CO_3，H_2CO_3 进一步解离成 HCO_3^- 和 H^+，HCO_3^- 通过红细胞膜上的 $HCO_3^- - Cl^-$ 载体扩散入血浆（Cl^- 同时进入红细胞），HCO_3^- 在血浆中与 Na^+ 结合形成 $NaHCO_3$，红细胞内多余的 H^+ 与 Hb 结合。

3. 氨基甲酸 Hb 结合方式　一部分 CO_2 与血红蛋白的氨基结合生成氨基甲酸血红蛋白。

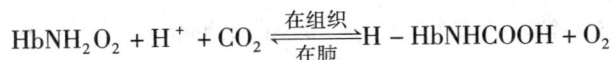

$$HbNH_2O_2 + H^+ + CO_2 \xrightleftharpoons[\text{在肺}]{\text{在组织}} H-HbNHCOOH + O_2$$

这一反应是可逆的，在外周组织 CO_2 分压较高，反应向右侧进行；在肺泡，CO_2 分压较低，反应向左侧进行。

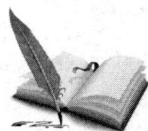

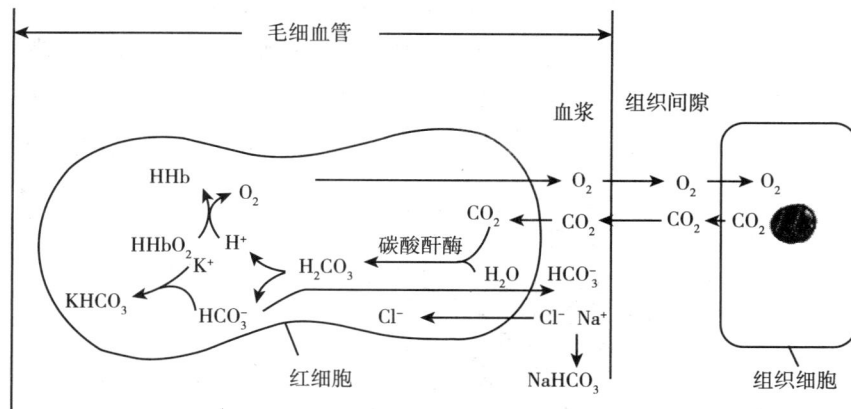

图 2-4 CO_2 在血液中的运输示意图

（二）CO_2 的运输与酸碱平衡的关系

从 CO_2 的运输中不难看出，CO_2 与 H_2CO_3、HCO_3^- 和 H^+ 有着密切的关系，在体内酸碱平衡的调节中，有许多酸碱对起着重要的作用，其中 $NaHCO_3/H_2CO_3$ 尤为重要。因此，机体内 CO_2 含量的变化将直接影响着 H_2CO_3、HCO_3^- 和 H^+ 的变化，从而改变机体的酸碱平衡。临床上因呼吸障碍引起的 CO_2 潴留，可导致酸中毒，称为呼吸性酸中毒。

第四节　呼吸运动的调节

呼吸运动是一种节律性活动，其深度和频率随体内、外环境条件的改变而改变。例如在肌肉活动时，代谢增强，呼吸运动加深加快，肺通气量增大，机体可摄入更多 O_2，排出更多 CO_2。呼吸节律的形成和这种适应性改变都是通过呼吸功能的调节来实现的。

一、呼吸中枢

中枢神经系统内，产生和调节呼吸运动的神经元群称为呼吸中枢。呼吸中枢广泛分布于中枢神经系统内，包括大脑皮质、间脑、脑桥、延髓和脊髓等，它们在呼吸节律的产生和调节中所起的作用不同，正常节律性呼吸运动是在各级呼吸中枢的共同作用下实现的。

（一）脊髓

脊髓中有支配呼吸肌的运动神经元，在动物实验中，如果在延髓和脊髓之间做一横切，呼吸运动立即停止。这些现象说明，脊髓本身不能产生呼吸节律，脊髓的呼吸运动神经元是联系高位呼吸中枢和呼吸肌的中继站。

（二）低位脑干

低位脑干指脑桥和延髓。若在动物中脑和脑桥之间横断，呼吸节律无明显变化；在延髓和脊髓之间横断，则呼吸运动停止。这表明呼吸节律产生于低位脑干。如果仅在脑桥与延髓之间横断，动物仍有节律性呼吸，但呼吸不规则，表明延髓可产生基本的呼吸节律，是呼吸活动的基本中枢。如果在脑桥的上、中部之间横断，呼吸将变慢变深。这一结果提示，脑桥上部有抑制吸气活动的中枢结构，称为呼吸调整中枢。低位脑干的呼吸运动调节

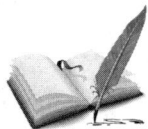

系统是不随意的自主呼吸节律调节系统。

（三）高位脑干

呼吸运动还受脑桥以上中枢部位的影响，如大脑皮质、边缘系统、下丘脑等。大脑皮质可通过皮质脊髓束和皮质脑干束在一定程度上随意控制低位脑干和脊髓呼吸神经元的活动，以保证其他呼吸运动相关活动的完成，如说话、唱歌、哭笑、咳嗽、吞咽、排便等。一定程度的随意屏气或加深加快呼吸也靠大脑皮质的控制而实现。

二、呼吸运动的反射性调节

（一）肺牵张反射

由肺的扩张或萎陷引起吸气抑制或吸气兴奋的反射，称为肺牵张反射或黑－伯反射，包括肺扩张反射和肺萎陷反射两种。吸气时，肺扩张，牵拉呼吸道，使呼吸道扩张，刺激气管和支气管平滑肌中的牵张感受器，其传入冲动沿迷走神经进入延髓，在延髓内通过一定的神经联系，促使吸气转为呼气。呼气时，肺缩小，牵张感受器的放电频率降低，经迷走神经传入的冲动减少，对延髓吸气神经元的抑制解除，吸气神经元兴奋，呼气转为吸气。可见肺牵张反射是外周感受器受刺激引起的对中枢吸气神经元的负反馈调节，其意义是阻止吸气过长，促使吸气转为呼气，与脑桥呼吸调整中枢共同调节着呼吸频率与深度。

（二）化学感受性呼吸反射

化学因素对呼吸运动的调节是一种反射性活动，称为化学感受性反射。这里的化学因素是指动脉血液、组织液或脑脊液中的 O_2、CO_2 和 H^+。

1. 化学感受器 化学感受器指其适宜刺激是 O_2、CO_2 和 H^+ 等化学物质的感受器。根据所在部位的不同，化学感受器分为外周化学感受器和中枢化学感受器。

（1）外周化学感受器 外周化学感受器位于颈动脉体和主动脉体，在呼吸运动和心血管活动的调节中具有重要作用。外周化学感受器在动脉血 PO_2 降低、PCO_2 或 H^+ 浓度升高时受到刺激，冲动分别经窦神经和迷走神经传入延髓，反射性地引起呼吸加深加快。

（2）中枢化学感受器 中枢化学感受器位于延髓腹外侧浅表部位，其生理刺激是脑脊液和局部细胞外液中的 H^+，但不感受缺 O_2 的刺激。血液中的 H^+ 不易透过血脑屏障，故血液中 H^+ 浓度的变化对中枢化学感受器的直接作用较小，但 CO_2 则易于透过血脑屏障，所以，当血液中 PCO_2 升高时，CO_2 能迅速进入脑脊液，与水结合成 H_2CO_3，H_2CO_3 进一步解离出 H^+，从而兴奋中枢化学感受器。

2. CO_2、H^+ 和低氧对呼吸的影响

（1）CO_2 对呼吸的影响 CO_2 是调节呼吸运动最重要的生理性化学因素。一定水平的 PCO_2 是维持呼吸中枢基本活动所必需的因素。当动脉血 CO_2 分压明显降低

> **考点提示**
>
> 影响呼吸的因素。

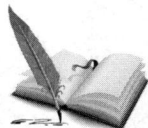

时，可发生呼吸暂停。吸入含有一定浓度 CO_2 的混合气体导致肺泡气 CO_2 分压升高，动脉血 CO_2 分压也随之升高，呼吸加深加快，肺通气量增加。通过肺通气量的增大，可增加 CO_2 的排出，使肺泡气和动脉血 PCO_2 重新接近正常水平。但当吸入气 CO_2 含量超过一定水平时，肺通气量不能相应增加，使肺泡气和动脉血 PCO_2 显著升高，导致中枢神经系统包括

呼吸中枢活动的抑制，引起呼吸困难、头痛、头晕，甚至昏迷，出现 CO_2 麻醉。

CO_2 兴奋呼吸是通过两条途径来实现的，即通过刺激中枢化学感受器和刺激外周化学感受器反射性地引起呼吸中枢兴奋，使呼吸加深加快，肺通气量增加。在这两条途径中，以前一条途径为主。

（2）H^+ 对呼吸的影响 动脉血 H^+ 浓度升高导致呼吸加深加快。H^+ 通过刺激外周化学感受器来兴奋呼吸。尽管中枢化学感受器对 H^+ 的敏感性远高于外周化学感受器，但血液中的 H^+ 难以通过血-脑脊液屏障和血-脑屏障，因此外周化学感受器在 H^+ 浓度升高导致的呼吸反应中起主要作用。

（3）低 O_2 对呼吸运动的影响 吸入气 PO_2 降低时，肺泡气和动脉血 PO_2 都随之降低，因而呼吸运动加深、加快，肺通气量增加。低 O_2 对呼吸运动的刺激作用完全是通过外周化学感受器实现的，低 O_2 对呼吸中枢的直接作用是抑制。轻度缺 O_2 时可通过外周化学感受器对呼吸中枢的兴奋作用来对抗其直接抑制呼吸中枢的作用，反射性加强呼吸运动；但是，在严重缺氧时，来自外周化学感受器的反射效应不足以克服低 O_2 的直接抑制作用，将导致呼吸运动的抑制。

综上所述，血液中的 O_2、CO_2、H^+ 均对呼吸运动有调节作用，但是三者之间又相互影响，相互作用，在整体内往往不会是一个因素单独改变（图 2-5）。

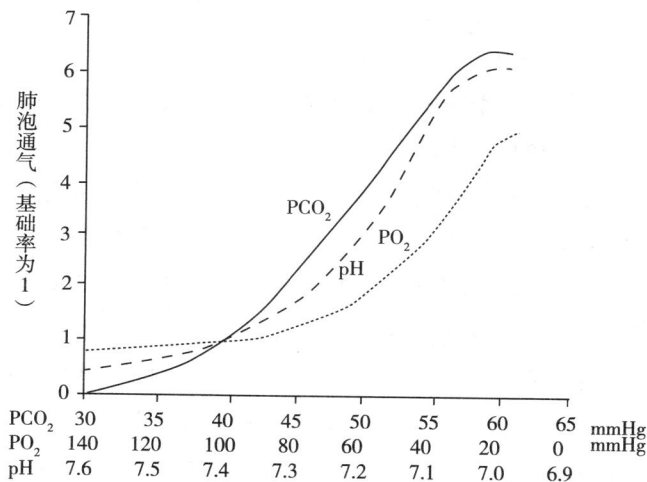

图 2-5 血液中 PO_2、PCO_2 及 pH 对肺泡通气量的影响

（三）防御性呼吸反射

主要的防御性呼吸反射包括咳嗽反射和喷嚏反射。

1. 咳嗽反射 咳嗽反射是常见的重要的防御性反射。咳嗽反射的感受器位于喉、气管和支气管的黏膜。传入冲动经迷走神经传入延髓，触发咳嗽反射。咳嗽时，先是一次短促的或较深的吸气，继而声门紧闭，呼气肌强烈收缩，肺内压急剧上升，然后声门突然开放，由于肺内压很高，气体便由肺内高速冲出，将呼吸道内的异物或分泌物排出。

2. 喷嚏反射 喷嚏反射类似于咳嗽反射，不同的是刺激作用于鼻黏膜的感受器，传入神经是三叉神经，反射效应是腭垂下降，舌压向软腭，而不是声门关闭，呼出气主要从鼻腔喷出，以清除鼻腔中的刺激物。

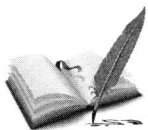

本章小结

　　机体在新陈代谢过程中需不断从外界环境中摄取 O_2，以氧化体内营养物质，供应能量和维持体温，同时将生物氧化过程中所产生的 CO_2 排出体外。本章节从肺通气、肺换气、气体在血液中的运输、组织换气和呼吸运动的调节几个方面阐述了呼吸系统的功能及其调节。重点内容包括：①肺通气，主要介绍肺通气的原理、肺通气功能的评价指标。②肺换气，主要介绍气体交换的原理、气体交换的过程、影响气体交换的因素。③氧体在血液中的运输，主要介绍 Hb 与 O_2 结合的特征、氧解离曲线。④呼吸运动的调节，主要介绍呼吸中枢、呼吸运动的反射性调节。

目标检测

一、选择题

1. 呼吸是指
   A. 将外界环境的空气吸入体内的过程
   B. 气体进入肺的过程
   C. 气体进出组织细胞的过程
   D. 机体与外界环境之间的气体交换过程
   E. 肺泡与血液之间的气体交换过程

扫码"练一练"

2. 肺泡通气量是指
   A. 每次呼吸时吸入或呼出的气体量
   B. 指每分钟进或出肺的气体量
   C. 每分钟吸入肺泡且能与血液进行气体交换的气体量
   D. 最大吸气后再作最大呼气所能呼出的气体量
   E. 无效腔的气体量

3. CO_2 对呼吸运动的调节作用主要通过刺激
   A. 脑桥呼吸调整中枢
   B. 延髓呼吸中枢
   C. 中枢化学感受器
   D. 脑桥长吸中枢
   E. 颈动脉体和主动脉体化学感受器

4. 关于血液氧解离曲线的说法，正确的是
   A. 氧解离曲线是表示血红蛋白含量与氧解离量的关系曲线
   B. 氧解离曲线是表示血液氧分压与血氧饱和度关系的曲线
   C. 氧解离曲线不受血液中 PCO_2、pH 值和温度的影响
   D. 氧解离曲线是表示血氧含量与血氧容量的关系曲线
   E. 血氧饱和度与氧分压之间呈线性关系

5. 下列关于肺泡表面活性物质的描述，错误的是
   A. 维持肺泡的扩张状态
   B. 降低肺泡表面张力
   C. 稳定肺泡容积
   D. 降低肺的顺应性
   E. 防止毛细血管内液体流入肺泡

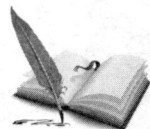

6. CO_2 在血液中运输的主要形式是

    A. 物理溶解   B. 形成氨基甲酸血红蛋白

    C. 形成碳酸氢盐   D. 和水结合形成碳酸

    E. 形成碳氧血红蛋白

7. 胸膜腔内压等于

    A. 肺内压 − 非弹性阻力   B. 肺内压 + 跨肺压

    C. 肺内压 − 肺回缩力   D. 肺内压 + 肺回缩力

    E. 肺内压 + 跨胸腔压

8. 若潮气量为 500 ml，解剖无效腔为 150 ml，呼吸频率为 12 次／分，每分钟肺泡通气量等于

    A. 900 ml／min   B. 1800 ml／min

    C. 3600 ml／min   D. 4200 ml／min

    E. 4800 ml／min

9. 血液氧饱和度是指

    A. 血红蛋白能结合氧的最大量   B. 血红蛋白实际结合的氧量

    C. 血液氧含量占氧容量的百分比   D. 氧扩散的总量

    E. 血浆中溶解的氧量

10. 切断双侧迷走神经后呼吸的改变是

    A. 呼吸频率加快   B. 呼吸幅度减小

    C. 吸气时相缩短   D. 血液 CO_2 张力暂时升高

    E. 以上都不是

二、思考题

简述 CO_2 对呼吸运动的调节及其生理意义。

（王卒平）

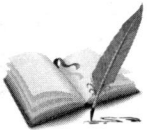

第三章　呼吸系统疾病的病理和病理生理

👉 **案例导入**

　　患者，男，63岁，清洁工。咳嗽、咳痰6年。近2年来出现活动后气短，时有喘息，3天前受凉后加重。查体：桶状胸，双肺叩诊过清音，呼吸音低，呼气延长。X线检查：胸廓扩张、肋间隙增宽、两肺透光度增强。

问题：

1. 该患者可能患了什么疾病？

2. 用所学知识解释所出现症状和体征的病理学基础。

扫码"学一学"

第一节　慢性阻塞性肺疾病病理和病理生理

　　慢性阻塞性肺疾病（chronic obstructive pulmonary disease，COPD）是一组以气流受限为特征的肺部疾病，气流受限不完全可逆，呈进行性发展，但是可以预防和治疗。

　　COPD是呼吸系统疾病中的常见病和多发病，患病率和病死率均居高不下。因肺功能进行性减退，严重影响患者的劳动力和生活质量，造成巨大的社会和经济负担。

　　COPD的发生与慢性支气管炎和肺气肿密切相关。其病理改变主要表现为慢性支气管炎及肺气肿的病理变化。在临床上，当慢性支气管炎或（和）肺气肿患者肺功能检查出现气流受限并且不能完全可逆时，可诊断为COPD；如果患者只有慢性支气管炎或（和）肺气肿，而无气流受限，则不能诊断为COPD，而视为COPD的高危期。支气管哮喘虽也有气流受限，却是一种特殊的气道炎症性疾病，其气流受限具有可逆性，因而不属于COPD。

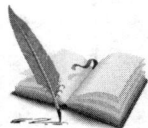

一、慢性支气管炎

慢性支气管炎（chronic bronchitis）是指气管、支气管黏膜及其周围组织的慢性非特异性炎症。临床上以反复咳嗽、咳痰或伴有喘息症状为特征，且症状每年至少持续3个月，连续两年以上，并排除其他心肺疾病方可诊断。

（一）病因和发病机制

慢性支气管炎的发病是外界因素的侵袭和机体呼吸道防御机制受损的结果。

1. 感染因素　慢性支气管炎的发生与上呼吸道感染关系密切。凡能引起上呼吸道感染的各种病毒、细菌都可导致本病的发生和复发，常见的有鼻病毒、腺病毒、呼吸道合胞病毒、肺炎球菌、肺炎克雷伯杆菌、流感嗜血杆菌、奈瑟球菌等，尤其在呼吸道防御功能和全身抵抗力降低时，更易诱发慢性支气管炎。

2. 理化因素　各种化学污染与气候变化是慢性支气管炎发病的常见因素。

（1）吸烟　吸烟者比不吸烟者的患病率高2~10倍，吸烟时间愈久，日吸烟量愈大，患病率愈高。香烟燃烧的烟雾中含有焦油、尼古丁等有害物质，能损伤呼吸道黏膜，降低局部防御能力，为病原体入侵创造条件；烟雾还可引起小气道痉挛，增加气道阻力。

（2）空气污染与气候变化　各种空气污染，如工业废气、汽车尾气以及粉尘等能使纤毛清除能力下降，腺体黏液分泌增加，有利于病毒、细菌的继发感染。气候变化，特别是寒冷空气可使黏液分泌增加，纤毛运动减弱，因此，慢性支气管炎多在冬、春季发病和复发。

3. 过敏因素　喘息型慢性支气管炎患者往往有过敏史。花粉等多种抗原激发的超敏反应，可引起支气管痉挛、组织损伤和炎症反应，继而发生本病。

4. 其他因素　机体抵抗力降低，呼吸系统防御功能受损及内分泌功能失调是发病的内在因素。如自主神经功能失调，副交感神经功能亢进可引起支气管收缩痉挛，黏液分泌物增多；营养因素如维生素A、维生素C缺乏，可使支气管黏膜上皮细胞修复能力减弱，易患慢性支气管炎。

> **考点提示**
> 慢性支气管炎的病因。

（二）病理变化

病变常起始于较大的支气管，随病情进展可累及较小的支气管和细支气管。受累的细支气管越多，气道阻力增高和肺组织受损伤的程度也越严重。

1. 黏膜上皮病变　纤毛－黏液排送系统首先受损。由于炎性渗出和腺体分泌增加，使纤毛的负荷过重而发生粘连、倒伏、脱失；继而上皮细胞变性、坏死、脱落。轻者柱状上皮细胞可再生修复；若病变严重或持续过久，柱状上皮可发生鳞状上皮化生。

2. 腺体增生肥大　黏膜上皮杯状细胞增多，黏膜下层的黏液腺，在慢性炎症的作用下，发生增生、肥大（彩图12），而浆液腺发生黏液腺化生，这些均可导致黏液分泌亢进，是患者出现咳嗽、咳痰症状的病理学基础。小气道大量黏液可形成黏液栓，造成气道完全或不完全阻塞，影响通气功能，并有利于细菌生长繁殖。

> **考点提示**
> 慢性支气管炎患者出现咳嗽、咳痰症状的病理学基础。

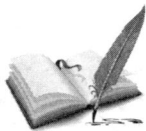

3. 支气管壁其他病变　管壁充血、水肿，淋巴细胞、浆细胞浸润。炎症破坏管壁的支撑组织（平滑肌、弹力纤维和软骨），使之断裂、萎缩；同时，管壁纤维组织增生、钙化。喘息型患者，平滑肌束可增生、肥大，致管腔变窄。

（三）临床病理联系

患者因支气管黏膜的炎症和分泌物增多而出现咳嗽、咳痰症状。痰一般呈白色黏液泡沫状，不易咳出。在急性发作期，咳嗽加重，并出现黏液脓性或脓性痰。由于支气管痉挛或支气管狭窄及黏液、渗出物阻塞而引起喘息。检查时，两肺底可闻及干湿啰音。有的患者因黏膜和腺体萎缩（慢性萎缩性支气管炎），分泌物减少，痰量减少甚或无痰。

早期的慢性支气管炎，可以通过预防感冒、戒烟、积极治疗等而避免反复发作，阻止病变发展，促使修复及痊愈。否则，病变可反复发作，并可继发支气管肺炎或支气管扩张；晚期常导致慢性阻塞性肺气肿和慢性肺源性心脏病。

> **考点提示**
>
> 慢性支气管炎的临床病理联系。

知识链接

啰音

啰音是呼吸音以外的附加音，正常不存在。根据声音的性质分为以下几类。

1. 干啰音是一种持续时间较长的呼吸附加音，是由于气管、支气管或细支气管狭窄或不完全阻塞，气流吸入或呼出时发生湍流所致。根据音调高低可分为高调干啰音和低调干啰音，哮鸣音属高调干啰音。其病理基础是炎症致黏膜充血水肿、分泌物增多，支气管平滑肌痉挛，管腔内异物或肿瘤阻塞，管壁被管外肿大的淋巴结或纵隔物等压迫。

2. 湿啰音即水泡音，是由于气管或支气管内有较稀薄的液体，如渗出液、痰液、血液、黏液和脓痰等，在呼吸时气体通过液体，形成的水泡破裂而产生的声音。按呼吸道腔径大小和腔内渗出物的多少可分粗、中、细湿啰音和捻发音。

二、肺气肿

肺气肿（pulmonary emphysema）是末梢肺组织（呼吸性细支气管、肺泡管、肺泡囊和肺泡）因含气量过多呈永久性扩张，同时伴有肺泡间隔破坏，肺组织弹性减弱，导致肺容积增大、功能减弱的病理状态。

（一）病因和发病机制

肺气肿常继发于其他阻塞性肺疾病，其中最常见的是慢性支气管炎。此外，吸烟、空气污染和尘肺也是常见原因。其发病机制主要与下列因素有关。

1. 阻塞性通气障碍　慢性支气管炎时，因慢性炎症使细、小支气管管壁平滑肌等支撑结构破坏，以及纤维组织增生，导致管壁增厚、管腔狭窄；同时黏液渗出物增多和黏液栓的形成进一步加剧小气道的通气障碍，使肺排气不畅，残气量增加。

2. 呼吸性细支气管和肺泡壁弹性降低　正常情况下细支气管和肺泡壁上弹力纤维具有

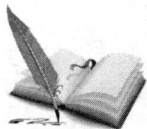

支撑作用，并通过回缩力排出末梢肺组织内的残余气体。长期的慢性炎症破坏了大量的弹力纤维，使细支气管和肺泡的弹性回缩力减弱，气体排出减少，残气量进一步增多。

3. α_1-抗胰蛋白酶水平降低　α_1-抗胰蛋白酶广泛存在于组织和体液中，对包括弹性蛋白酶在内的多种蛋白水解酶有抑制作用。炎症或长期吸烟时，中性粒细胞、巨噬细胞渗出，释放出大量的弹性蛋白酶和氧自由基。

考点提示

肺气肿的病因。

氧自由基能氧化 α_1-抗胰蛋白酶，使之失活，失去对弹性蛋白酶的抑制作用，导致弹性蛋白酶数量增多、活性增强，加剧细支气管和肺泡壁上弹性蛋白的降解，破坏肺的组织结构，使肺泡回缩力减弱。

（二）类型

根据病变的解剖学部位，将肺气肿分为肺泡性肺气肿、间质性肺气肿、代偿性肺气肿和老年性肺气肿。

1. 肺泡性肺气肿　肺泡性肺气肿多合并阻塞性通气功能障碍，故又称为阻塞性肺气肿。病变发生于肺腺泡，依其发生部位和范围不同，可分为小叶中央型肺气肿、全小叶型肺气肿和小叶周围型肺气肿（彩图13）。

（1）小叶中央型肺气肿　最为常见，多伴有小气道炎症。位于肺腺泡中央的呼吸性细支气管呈囊状扩张，而肺泡管、肺泡囊未见明显变化。

（2）小叶周围型肺气肿　肺腺泡远端的肺泡管和肺泡囊扩张，近端的呼吸细支气管基本正常。由于此型肺气肿多系因小叶间隔受牵拉或发生炎症所致，故又称隔旁肺气肿。

（3）全小叶型肺气肿　肺腺泡的各个部位，呼吸性细支气管、肺泡囊和肺泡均明显扩张，气肿囊腔遍布于肺小叶。如果气肿囊腔直径超过 2 cm 时，称为肺大泡，位于肺膜下的肺大泡破裂时可引起气胸。此型肺气肿的发生可能与遗传性 α_1-抗胰蛋白酶缺乏有关。

2. 间质性肺气肿　是由于肺内压急剧升高时，肺泡壁或细支气管壁破裂，气体进入肺间质所致。常由于胸部外伤或肋骨骨折引起。成串的小气泡呈网状分布于肺叶间隔、肺膜下，气体可沿细支气管和血管周围组织间隙扩散至肺门、纵隔，甚至胸部皮下，引起皮下气肿。

3. 代偿性肺气肿　发生在肺萎陷、肺叶切除及炎症实变灶周围肺组织，肺泡过度充气、膨胀，多无肺泡间隔破坏，并非真性肺气肿。如瘢痕旁肺气肿为肺瘢痕灶附近肺组织受到破坏形成的局限性肺气肿，其发生部位及形态各异。

4. 老年性肺气肿　老年性肺气肿是因老年人肺组织发生退行性改变，弹性回缩力减弱，使肺残气量逐渐增加，肺组织膨胀而形成，由于不伴有肺组织结构的破坏，不属于真性肺气肿，而是过度充气。

（三）病理变化

1. 肉眼观　双肺明显膨胀，边缘变钝，表面可见肋骨压痕，肺组织柔软而缺乏弹性，色灰白，切面肺组织呈蜂窝状（彩图14）。

2. 镜下观　肺泡明显扩张，肺泡间隔变窄、断裂，扩张的肺泡融合形成较大的含气囊腔，肺泡壁毛细血管受压且数量减少。肺小动脉内膜纤维性增厚，小气道可

考点提示

肺气肿的病理变化。

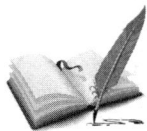

见慢性炎症细胞浸润（彩图 15）。

（三）临床病理联系

因阻塞性通气障碍而出现呼气性呼吸困难、气短、胸闷、发绀等症状。由于双肺过度扩张，含气量增多，患者胸廓前后径增大，呈桶状胸。胸廓呼吸运动减弱，语音震颤减弱，叩诊呈过清音，心浊音界缩小或消失，肝浊音界下降。听诊时呼吸音减弱，呼气延长。胸片显示肺透光度增强，膈肌下降。进一步发展可发生肺心病，严重者可出现呼吸衰竭及肺性脑病。

> **考点提示**
>
> 肺气肿的临床病理联系。

第二节 支气管扩张病理和病理生理

支气管扩张（bronchiectasia）是以肺内细、小支气管管腔持久性扩张伴管壁纤维性增厚为特征的慢性呼吸道疾病。临床表现为慢性咳嗽、大量脓痰或反复咯血等症状。

一、病因和发病机制

支气管扩张多继发于长期的肺部炎性疾病之后，如慢性支气管炎、麻疹和百日咳后的支气管肺炎、肺结核等。

支气管管壁的炎症损伤和管腔阻塞是支气管扩张的病变基础。长期炎症损伤了支气管壁的平滑肌、弹力纤维等弹性组织，吸气时管腔随肺的扩张而扩大，但呼气时因管壁的弹性减弱而不能充分回缩，久之则逐渐形成支气管的持久性扩张。

同时，由于炎症刺激黏液等分泌物增多，或管壁外有肿瘤等异物的压迫，可造成支气管的狭窄和不完全阻塞，吸气时气体容易进入而呼气时气体排出困难，最终使阻塞部位以下支气管内残气量增加、压力增大，促进了支气管的扩张。另外，扩张的支气管常因分泌物的潴留而继发化脓性感染，使管壁进一步遭到破坏。

二、病理变化

1. 肉眼观 病变可累及一侧或双侧肺，左肺多于右肺。一般以下叶多见，特别是下叶背部。病变支气管可呈圆柱状或囊状扩张（彩图 16），常累及段支气管以下及直径大于 2 mm 的中、小支气管，有时可累及肺内各段支气管，使肺呈蜂窝状；受累的支气管也可仅限于少数或个别的支气管分支，或局限于一个肺段、一个肺叶。扩张的管腔内常含有黏液脓性或黄绿色脓性渗出物，若继发腐败菌感染可带恶臭。扩张支气管周围肺组织常发生程度不等的萎陷、纤维化和肺气肿。

2. 镜下观 支气管壁呈慢性炎症改变并有不同程度的组织结构破坏。支气管管壁明显增厚，黏膜上皮增生伴鳞状上皮化生，可有糜烂或小溃疡形成。黏膜下血管扩张充血，淋巴细胞、浆细胞甚至中性粒细胞浸润，管壁腺体、平滑肌、弹力纤维和软骨不同程度破坏，萎缩或消失，代之以肉芽组织或纤维组织。

三、临床病理联系及结局

患者主要临床表现为慢性咳嗽，伴大量脓痰和反复咯血。咳嗽并排出脓痰，主要是由

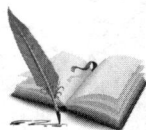

于炎性渗出和黏液分泌增多并继发感染所致。反复咯血是支气管管壁小血管遭受炎症破坏及咳嗽引起的。患者常因支气管引流不畅或痰不易咳出而感胸闷、闭气，炎症累及胸膜者可出现胸痛。

支气管扩张可因化脓菌感染而引起肺炎、肺脓肿、脓气胸。慢性重症患者常伴严重的肺功能障碍，出现气急、发绀和杵状指等，当肺组织发生广泛性纤维化，肺毛细血管床遭到严重破坏时，可导致肺循环阻力增加，肺动脉高压，引起慢性肺源性心脏病。

> **考点提示**
>
> 支气管扩张的临床病理联系。

第三节　肺炎病理和病理生理

肺炎（pneumonia）是指肺组织的急性渗出性炎症，是呼吸系统的常见病、多发病。按病因学分类，可分为细菌性肺炎、病毒性肺炎、支原体性肺炎、真菌性肺炎等；按炎症累及部位和范围分类，可分为大叶性肺炎、小叶性肺炎和间质性肺炎等；按炎症性质分类，可分为浆液性肺炎、纤维素性肺炎、化脓性肺炎、出血性肺炎和干酪性肺炎等。

一、细菌性肺炎

（一）大叶性肺炎

大叶性肺炎（lobar pneumonia）主要是由肺炎球菌引起的以肺泡内弥漫性纤维蛋白渗出为主要病变特征的急性炎症。病变从肺泡开始，迅速扩展至一个肺段乃至整个肺大叶，故称大叶性肺炎。本病青壮年多见，好发于冬春季节，临床起病急，主要表现为寒战、高热、咳嗽、咳铁锈色痰、胸痛、呼吸困难、肺实变体征及外周血白细胞增多等，病程一般为5~10天。

1. 病因和发病机制　90%以上的大叶性肺炎由肺炎链球菌引起。当受寒、疲劳、感冒、糖尿病等使呼吸道的防御功能被削弱时，寄居在鼻咽部的细菌可从上呼吸道向下蔓延进入肺泡，并在其中繁殖引发肺组织的变态反应，导致肺泡间隔毛细血管扩张、通透性升高，浆液和纤维蛋白原大量渗出，细菌通过肺泡间孔或呼吸细支气管迅速向邻近肺组织蔓延，从而波及整个大叶。

2. 病理变化　大叶性肺炎的主要病理变化为肺泡腔内的纤维蛋白性炎。常发生两肺下叶，以左肺多见。典型的自然发展过程可分为四期。

> **考点提示**
>
> 大叶性肺炎的概念、发病人群、病因。

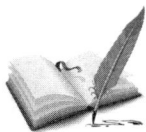

（1）充血水肿期　发病1~2天。肺叶肿胀、充血，呈暗红色，挤压切面可见淡红色浆液溢出。镜下可见肺泡壁毛细血管扩张充血，肺泡腔有大量浆液性渗出液及少数红细胞、中性粒细胞和巨噬细胞。渗出液中可检测出肺炎球菌。

此期患者因毒血症而发生寒战、高热、外周血白细胞计数升高；听诊可闻及湿性啰音；X线检查病变肺叶呈片状分散的模糊阴影。

（2）红色肝样变期　发病3~4天。病变肺叶体积增大，颜色暗红，质地变实，切面灰红，呈细颗粒状突起，似肝脏外观，故称红色肝样变期，胸膜充血，有纤维素渗出（彩图17）。镜下肺泡壁毛细血管进一步扩张充血，肺泡腔内充满纤维素、大量红细胞及少量中性粒细胞和巨噬细胞（彩图18）。其中纤维蛋白丝可穿过肺泡间孔与相邻肺泡中的纤维蛋白网相连。此期渗出物中仍然能检测出多量的肺炎球菌。

肺泡腔内的红细胞被巨噬细胞吞噬，形成含铁血黄素混入痰中，患者咳出铁锈色痰；当炎症累及胸膜时，可出现胸痛（随呼吸加重），闻及胸膜摩擦音；若病变范围较大，可出现呼吸困难、发绀等缺氧症状。由于肺实变，叩诊呈浊音，语颤增强；听诊正常呼吸音消失，可闻及支气管管状呼吸音。X线检查可见大片均匀致密阴影。

（3）灰色肝样变期 发病5～6天。病变肺叶质实如肝，明显肿胀，重量增加，呈灰白色。镜下肺泡壁毛细血管因受肺泡腔压力作用，呈贫血状态；肺泡腔内渗出的纤维蛋白增多，相邻肺泡中的纤维蛋白丝经肺泡孔互相连接的现象更多见。纤维蛋白网中有大量中性粒细胞。渗出的中性粒细胞吞噬肺泡内的肺炎链球菌，故渗出物中不易检出肺炎球菌。

患者临床症状开始减轻，咳出的痰也由铁锈色逐渐变成黏液脓痰，呼吸困难与发绀等缺氧症状可得到缓解（与肺泡壁毛细血管受压、血液不流经实变部位、缺氧改善有关）。肺实变体征与红色肝样变期基本相同。X线检查为大片均匀致密阴影。

（4）溶解消散期 发病后第7～10天进入此期。肺泡内渗出的中性粒细胞变性坏死，释出大量蛋白溶解酶，将渗出的纤维蛋白溶解液化、咳出或经淋巴管、血管吸收，实变病灶逐渐消失，恢复正常含气肺泡结构。

患者体温下降，咳痰减轻。X线检查实变阴影逐渐散开，密度减低直至消失。

大叶性肺炎的上述病理变化是一个连续的过程，病变各期无绝对的界限；即使同一肺叶，不同部位的病变也可呈现为不同的发展阶段。抗生素的有效治疗，干预了本病的自然发展过程，使病程缩短，典型大叶性肺炎的四期病变经过在实际的病例中已经很少见到。

> **考点提示**
>
> 大叶性肺炎的分期和各期特点。

3. 结局与并发症 绝大多数大叶性肺炎及时治疗均可治愈，并发症少见，主要有以下几种。

（1）肺肉质变（pulmonary carnification） 由于肺内炎性病灶内中性粒细胞渗出过少，释放的蛋白水解酶不足以溶解渗出物中的纤维素，大量未被溶解吸收的纤维蛋白即被肉芽组织取代而机化，使病变肺组织呈褐色肉样外观。

（2）胸膜肥厚粘连 由纤维蛋白性胸膜炎所渗出的纤维蛋白发生机化所致。

（3）肺脓肿及脓胸 多见于由金黄色葡萄球菌感染引起的肺炎。肺组织破坏形成脓肿，并常伴有脓胸。

（4）败血症或脓毒败血症 见于严重感染时，细菌侵入血液大量繁殖并产生毒素所致。

> **考点提示**
>
> 肺肉质变。

（5）感染性休克 由严重的肺炎链球菌或金黄色葡萄球菌感染引起。主要表现为严重的全身中毒症状和微循环衰竭，又称休克型或中毒性肺炎，病死率较高。

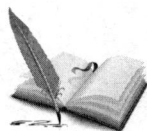

（二）小叶性肺炎

小叶性肺炎（lobular pneumonia）是以肺小叶为单位的急性化脓性炎症。病变常以细支气管为中心，故又称支气管肺炎（bronchopneumonia）。主要发生于小儿、体弱老人及久病卧床者。

1. 病因和发病机制　常见的致病菌有葡萄球菌、肺炎球菌、流感嗜血杆菌、链球菌、铜绿假单胞菌和大肠杆菌等，其中致病力较弱的肺炎球菌是最常见的致病菌。在某些诱因（如患传染病、营养不良、恶病质、昏迷、麻醉、手术等）影响下，机体抵抗力下降，呼吸系统的防御功能受损，细菌侵入肺组织，引起小叶性肺炎。因此，支气管肺炎常是某些疾病的并发症，如麻疹后肺炎、手术后肺炎、吸入性肺炎、坠积性肺炎等。

2. 病理变化　病变特征是以细支气管为中心的肺组织的急性化脓性炎症。

（1）肉眼观　病变散布于两肺各叶，尤以双肺下叶及背侧病灶较多。病灶大小不等，直径多在 0.5 ~ 1 cm（相当于肺小叶范围），形状不规则，质地较实、呈灰黄色。严重者，病灶互相融合甚至累及全叶，形成融合性小叶性肺炎。

> **考点提示**
> 小叶性肺炎的概念、发病人群、病因。

（2）镜下观　肺组织内散在各病灶可呈现炎症的不同发展阶段。典型病灶以细支气管为中心，细支气管管壁及肺泡壁血管扩张充血、中性粒细胞浸润、黏膜上皮细胞坏死脱落；细支气管腔及其周围的肺泡腔内有大量中性粒细胞、脓细胞及崩解脱落的黏膜上皮细胞（彩图 19）。部分肺泡过度扩张，出现代偿性肺气肿。有些病变较重的病灶则呈完全化脓性改变，支气管及肺泡壁遭破坏。

3. 临床病理联系　发热、咳嗽、咳痰是最常见的症状。痰液为黏液脓性或脓性痰，听诊可闻湿性啰音。X线检查，可见肺野内散在不规则小片状或斑点状模糊阴影。

> **考点提示**
> 小叶性肺炎的病理变化和病理临床联系。

4. 结局与并发症　经及时有效治疗，小叶性肺炎大多可以痊愈。婴幼儿、年老体弱者，特别是并发有其他严重疾病者，预后大多不良。与大叶性肺炎相比，小叶性肺炎的并发症较多见，常见的有呼吸衰竭、心力衰竭、脓毒败血症、肺脓肿及脓胸等。

二、病毒性肺炎

病毒性肺炎（viral pneumonia）是因上呼吸道病毒感染向下蔓延所致的肺间质的渗出性炎症。

（一）病因和发病机制

引起肺炎的常见病毒有腺病毒、呼吸道合胞病毒、流感病毒、麻疹病毒、巨细胞病毒等，可由一种病毒感染引起，也可以多种病毒混合感染。主要通过飞沫经呼吸道传染，传播速度快。除流感病毒性肺炎外，其余病毒所致肺炎多见于儿童。

（二）病理变化

病毒性肺炎的病理变化表现为间质性肺炎。

肉眼观，病变肺组织因充血水肿而轻度肿大。

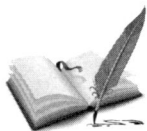

镜下观，肺泡间隔明显增宽，其内血管扩张充血，间质水肿及淋巴细胞、单核细胞浸润，肺泡腔内一般无渗出物或仅有少量浆液。病变较重者，肺泡腔内出现由浆液、少量纤维蛋白、红细胞及巨噬细胞组成的炎性渗出物，甚至可发生组织坏死。

有些病毒性肺炎（如流感病毒性肺炎、麻疹病毒性肺炎、腺病毒性肺炎），肺泡腔渗出较明显，浆液性渗出物常浓缩成薄层红染的膜状物贴附于肺泡内表面，即透明膜形成。

在支气管上皮和肺泡上皮的胞质和胞核内可检见病毒包涵体。病毒包涵体呈圆形或椭圆形，约红细胞大小，其周围常有一个清晰的透明晕。不同病毒感染，病毒包涵体出现的部位不同。腺病毒、单纯疱疹病毒和巨细胞病毒感染时，病毒包涵体出现在上皮细胞的核内；呼吸道合胞病毒感染时出现在胞质内；麻疹肺炎时胞核胞质内均可见到。检见包涵体是诊断病毒性肺炎的重要病理组织学依据。

（三）临床病理联系

临床上，病毒血症导致患者出现发热、头痛、乏力等全身表现；同时因支气管受到炎症刺激而引起剧烈咳嗽，但无痰。由于炎性水肿、透明膜等病变，使气体交换障碍，可出现呼吸困难和发绀等缺氧症状，甚至并发呼吸衰竭、心力衰竭。

考点提示

病毒性肺炎的病理变化和病理临床联系。

知识链接

严重急性呼吸综合征

严重急性呼吸综合征（sever acute respiratory syndrome，SARS），俗称传染性非典型肺炎，也称非典型肺炎。是由SARS冠状病毒（SARS-CoV）引起的一种具有明显传染性、可累及多个脏器系统的特殊肺炎。SARS传染性极强，2002年年底—2003年年初，在全世界30多个国家和地区发生了SARS的流行。临床上此病以发热、乏力、头痛、肌肉关节酸痛等全身症状和干咳、胸闷、呼吸困难等呼吸道症状为主要表现，胸部X线检查可见肺部炎性浸润影，实验室检查外周血白细胞计数正常或降低，抗菌药物治疗无明显效果。重症病例表现明显的呼吸困难，并可迅速发展成为急性呼吸窘迫综合征（ARDS）。

三、支原体性肺炎

支原体性肺炎（mycoplasma pneumonia）是由肺炎支原体引起的发生于肺间质的急性渗出性炎症。本病主要经飞沫传播，通常为散发，偶尔可流行，秋、冬季节发病率高。支原体肺炎多发生于20岁以下的青少年。

（一）病因和发病机制

支原体性肺炎的病原体是肺炎支原体。肺炎支原体经呼吸道传播，首先引起上呼吸道感染，然后沿气管、支气管分支下行，引起肺间质炎症。肺炎支原体致病性可能与患者对病原体或其代谢产物过敏有关。

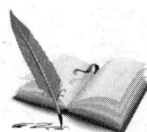

（二）病理变化

肺炎支原体感染可波及整个呼吸道，引起上呼吸道炎、气管炎、支气管炎和间质性肺炎。肺部病变常累及一叶肺组织，以下叶多见，偶尔波及双肺，病灶常呈节段性分布。

肉眼观，肺组织无明显实变，因充血而呈暗红色。

镜下观，可见肺泡间隔充血、水肿，明显增宽，其间有大量淋巴细胞和单核细胞浸润，肺泡腔内通常无渗出物或仅有少量混有单核细胞的浆液性渗出物。小、细支气管壁及其周围组织充血、水肿，也常有淋巴细胞、单核细胞浸润。

（三）临床病理联系

患者起病较急，可有发热、头痛、咽痛等一般症状。因支气管和细支气管受急性炎症刺激而引起剧烈咳嗽，咳少量黏痰。X 线显示肺部有节段性纹理增强及网状或斑片状阴影。外周血白细胞计数轻度增高，以淋巴细胞和单核细胞增多为主。痰、鼻分泌物及咽拭子培养出肺炎支原体可确诊。

支原体肺炎预后良好，大多可自愈，自然病程约 2 周。但早期使用抗生素可减少症状，缩短病程。

> **考点提示**
>
> 支原体肺炎的病理变化和病理临床联系。

第四节　肺硅沉着病病理和病理生理

肺硅沉着病（silicosis）简称硅肺病（曾称矽肺），是长期吸入大量含游离二氧化硅（SiO_2）粉尘微粒，并沉积于肺，引起以肺广泛纤维化为主要病变的一种职业病。患者多在接触硅尘 10～15 年后发病，病程进展缓慢，即使脱离硅尘接触后，肺部病变仍继续发展。晚期重症病例呼吸功能严重受损，常并发肺源性心脏病和肺结核病。

一、病因和发病机制

游离二氧化硅是硅沉着病的致病因子。硅尘颗粒越小，在空气中的沉降速度越慢，被吸入的机会也越多。一般直径 >5 μm 的硅尘被吸入后，易黏附在呼吸道黏膜表面，被纤毛－黏液排送系统清除出体外，不能进入肺内；而 <5 μm 的硅尘颗粒则可被吸入肺泡，并沉积于肺泡间隔而致病，尤其是 1～2 μm 的硅尘颗粒致病力最强。

硅沉着病的发生主要与 SiO_2 的性质和巨噬细胞有关。肺内沉积的硅尘颗粒被巨噬细胞吞噬后，硅尘表面的 SiO_2 与水作用形成硅酸，其羟基与细胞内次级溶酶体膜结构中的磷脂和蛋白质分子中的氢原子形成氢键，从而改变了溶酶体膜的稳定性和完整性，使溶酶体崩解，并释放出多种蛋白水解酶，使细胞崩解死亡，硅尘释放，又被其他巨噬细胞吞噬，如此反复，吸引更多的巨噬细胞聚集并形成结节；被激活的巨噬细胞可释放白细胞介素（IL）、肿瘤坏死因子（TNF）等炎症介质，可引起肺组织的炎症，促进成纤维细胞增生和胶原形成，最终导致肺纤维化。硅尘反复吸入、沉积，并被吞噬释放，使肺内病变不断进展加重，这也是患者脱离硅尘作业环境后肺部病变仍会继续发展的原因。

二、病理变化

基本病变是硅结节形成和肺组织的弥漫性纤维化。

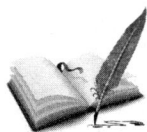

1. 硅结节　硅结节是硅沉着病的特征性变化。硅结节境界清楚，直径 2~5 mm，呈圆形或椭圆形，灰白色，质硬，触之有沙粒感。硅结节由吞噬矽尘的巨噬细胞的聚集而成，周围由成纤维细胞、纤维细胞和胶原纤维构成。

镜下观，硅结节的形成和发展过程大致可分为三个阶段。①细胞性结节：由吞噬硅尘的巨噬细胞局灶性聚积而成，这是早期的硅结节。②纤维性结节：由成纤维细胞、纤维细胞和胶原纤维组成，呈同心圆状排列（彩图 20）。③玻璃样结节：纤维性结节从中心开始发生胶原纤维玻璃样变，最终形成典型的同心圆状或漩涡状排列的玻璃样结节。结节中央往往可见管壁增厚，管腔狭窄的小血管。

相邻的硅结节可以融合形成大的结节状病灶，其中央常因缺血、缺氧发生坏死和液化，形成硅性空洞。肺门淋巴结内因硅结节形成肿大变硬。

2. 肺组织弥漫性纤维化　病变肺组织内除见硅结节外，尚可见范围不等的弥漫性纤维化病灶，镜下为致密的玻璃样变胶原纤维。晚期病例纤维化肺组织可达全肺 2/3 以上。胸膜也可因弥漫性纤维化而广泛增厚，厚度可达 1~2 cm。

> **考点提示**
>
> 硅沉着病的基本病变。

三、硅肺的分期和病变特点

根据肺内硅结节的数量、大小、分布范围及肺纤维化程度，将硅沉着病分为三期。

Ⅰ期硅沉着病：病变主要局限于肺门淋巴结，可见肺门淋巴结肿大，有少量硅结节形成。此期硅结节体积较小，直径一般在 1~3 mm，主要分布在两肺中、下叶近肺门处。X 线检查，肺门阴影增大，密度增高，肺野内可见少量类圆形或不规则形小阴影。肺的重量、体积和硬度无明显改变。胸膜上可有硅结节形成，但增厚不明显。

Ⅱ期硅沉着病：硅结节体积增大、数量增加，伴有较明显的肺纤维化。结节可散布于全肺，但仍以肺门周围中、下肺叶较密集，总的病变范围不超过全肺的 1/3。X 线检查显示肺野内有较多直径小于 1 cm 的阴影，分布范围较广。肺的重量、体积和硬度均有增加，胸膜增厚。

Ⅲ期硅沉着病：硅结节密度增大并融合成块，团块状病灶的中央可见硅肺空洞。间质弥漫性纤维化更加显著，病变范围已超过全肺的 2/3，病灶周围肺组织常有肺气肿或肺不张。X 线显示肺野内出现大于 2 cm 的大阴

> **考点提示**
>
> 硅沉着病的分期。

影。肺的重量和硬度明显增加，切开时阻力大，有砂粒感，浮沉实验全肺入水下沉。

四、并发症

1. 肺结核病　硅沉着病合并结核病时称为硅沉着病结核病。Ⅲ期硅沉着病的并发率可高达 70% 以上。硅沉着病病变和结核病变可分开存在，也可混合存在。硅沉着病患者易合并肺结核的原因可能是二氧化硅对巨噬细胞的毒性损害，以及肺间质的弥漫性纤维化，导致肺的血液循环和淋巴循环障碍，降低了对结核分枝杆菌的抵抗力。硅沉着病结核病的病变要比单纯性硅沉着病或肺结核的病变进展快，累及范围广，更易形成空洞，当影响到较大血管时，患者可因大咯血而死亡。

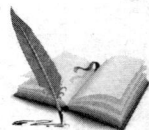

2. 慢性肺源性心脏病　有60%～75%的晚期硅沉着病患者并发肺心病。硅沉着病患者肺间质弥漫性纤维化，肺毛细血管床数量减少，同时小血管管腔狭窄、闭锁，尤以肺小动脉损害最为明显，肺循环阻力增加，引起肺动脉高压，导致肺心病。重者可因呼吸衰竭和右心衰竭而死亡。

3. 肺部感染　由于硅沉着病患者抵抗力低，又有慢性阻塞性肺疾病，容易并发细菌和病毒感染。尤其在弥漫性肺气肿的情况下，肺部感染可以继发呼吸衰竭而死亡。

4. 肺气肿和自发性气胸　晚期硅沉着病患者常有不同程度弥漫性肺气肿，甚至形成肺大疱，肺大疱破裂可引起自发性气胸。

第五节　慢性肺源性心脏病病理和病理生理

慢性肺源性心脏病（chronic corpulmonale）是因慢性肺疾病、肺血管及胸廓的病变引起肺循环阻力增加、肺动脉压升高而导致的以右心室肥厚、扩张为特征的心脏病，简称肺心病。

一、病因和发病机制

慢性肺循环阻力增大所致的肺动脉高压是肺心病发生的关键环节。

1. 肺疾病　以慢性支气管炎并发阻塞性肺气肿最为常见，占80%～90%。其次为支气管哮喘、支气管扩张症、肺尘埃沉着症、慢性纤维空洞型肺结核和弥漫性肺间质纤维化等。这些疾病一方面因部分肺血管床破坏，使肺动脉血流受阻，引起肺动脉高压；另一方面阻塞性通气障碍使动脉血氧分压下降和二氧化碳分压升高，引起肺小动脉反射性痉挛，致肺循环阻力增高，加重肺动脉高压，造成右心室后负荷加重，继而右心室肥大、扩张。

2. 胸廓运动障碍性疾病　胸廓病变、脊柱弯曲、胸膜纤维化及胸廓成形术后等疾病，不仅能导致肺的伸展或胸廓运动受限而引起限制性通气障碍，同时又使支气管和肺血管发生扭曲，导致肺循环阻力增高，引起肺动脉高压。

> **考点提示**
>
> 肺心病的概念、病因。

3. 肺血管疾病　原发性肺动脉高压症、反复发生的肺小动脉栓塞等均可因肺循环阻力增加造成肺动脉高压，发生肺心病。

二、病理变化

1. 肺部病变　除原有的慢性支气管炎、肺气肿、肺间质纤维化等病变外，肺部病变还表现为肺小动脉的变化：无肌型细动脉肌化及肌型小动脉中膜增生、肥厚，内膜下出现纵行平滑肌束；肺小动脉炎、肺小动脉弹力纤维和胶原纤维增生、腔内血栓形成和机化；肺泡间隔毛细血管数量减少等。

心脏体积增大，重量增加，心尖钝圆，心尖部主由右心室构成；右心室腔扩张，心室壁肥厚，右心室内乳头肌和肉柱显著增粗，室上嵴增厚。

2. 心脏病变　右心室肥厚，心腔扩张，心尖钝圆，心尖部主由右心室构成，心脏重量增加。右心室前壁肺动脉圆锥显著膨隆，右心室内乳头肌和肉柱显著增粗，室上嵴增厚

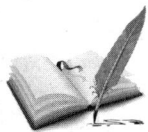

（彩图 21）。通常以肺动脉瓣下 2 cm 处右心室前壁肌层厚度超过 5 mm（正常 3～4 mm）作为病理诊断肺心病的形态标准。镜下观，心肌细胞肥大，核大深染；也可见缺氧所致的心肌纤维萎缩，肌浆溶解，横纹消失以及间质水肿和胶原纤维增生等现象。

> **考点提示**
>
> 肺心病的病理变化。

三、临床病理联系

肺心病进展缓慢，除原有肺疾病的表现外，逐渐出现的呼吸功能不全和右心衰竭的症状和体征。主要表现为气促、呼吸困难、发绀、心悸、肝大、全身淤血和下肢水肿等。由于严重缺氧和二氧化碳潴留，可致肺性脑病，患者出现头痛、烦躁、抽搐、嗜睡甚至昏迷等精神障碍和神经系统症状。肺性脑病是肺心病的首要死因。

第六节　肺结核病理和病理生理

一、结核病概述

结核病（tuberculosis）是由结核分枝杆菌引起的一种常见的慢性传染病，全身各器官均可发生，其中以肺结核最为多见。其病变特征为结核结节形成并伴有不同程度的干酪样坏死。临床上以低热、盗汗、消瘦、乏力等全身症状和咳嗽、咯血等呼吸系统表现为主。

结核病曾流行整个世界，在我国也造成过严重的危害。由于有效抗结核药物的发明和应用，其流行曾一度下降。但是近年来，由于耐药结核分枝杆菌的产生，艾滋病的流行以及结核病控制制度的不完善，结核病疫情又有所上升。印度结核病发病率最高，中国位居世界第二，全球每年新发现结核病患者数约为 1020 万，推测到 2020 年，全球将会新发现结核感染人数 10 亿，其中将近 2 亿患病，3500 万患者将死于结核。因此，对结核病的控制已成为全球最紧迫的公共卫生问题之一。

（一）病因和发病机制

结核病的病原菌是结核分枝杆菌，简称结核分枝杆菌，对人致病的结核分枝杆菌主要为人型和牛型。结核病主要经呼吸道传播，肺结核患者，尤其是空洞型肺结核患者为主要的传染源。当患者在谈话、咳嗽、喷嚏等过程中，可排出大量带菌飞沫漂浮于空气中；或患者随地吐痰，痰液干燥后结核分枝杆菌随尘埃飞扬，人们经呼吸道吸入病菌而感染，这是结核病最常见和最重要的传染途径。少数人可因食入带菌食物（如牛奶）或咽下含菌痰液引起消化道结核；偶见经皮肤伤口感染。

结核分枝杆菌用抗酸染色法呈红色，其不产生内外毒素，也无侵袭性酶类，主要依靠菌体（脂质、蛋白、多糖类三种成分）和胞壁成分致病。①脂质是本病的主要致病物，造成细胞损伤，磷脂保护菌体不易被巨噬细胞消化，并可刺激巨噬细胞转化为上皮样细胞，形成结核结节。②蛋白质，具有抗原性，能激发自身免疫反应或与蜡质 D 结合，引起变态反应。③多糖类，作为半抗原参与免疫反应，并引起局部中性粒细胞浸润。

结核病引起的变态反应属迟发性变态反应（Ⅳ型变态反应）。临床上接种卡介苗（无毒力的牛型结核分枝杆菌疫苗）于未感染结核分枝杆菌人皮内，代替初次结核菌感染，使

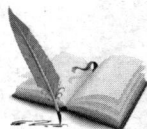

机体获得免疫力，以预防结核病。

结核病的免疫反应和变态反应（Ⅳ型）常同时发生和相伴出现。结核病的免疫反应主要是细胞免疫。机体初次感染结核分枝杆菌后，刺激T淋巴细胞致敏，当再次接触结核分枝杆菌时，致敏淋巴细胞便释放出各种淋巴因子，使巨噬细胞聚集并转化，形成结核性肉芽肿，是机体杀灭结核分枝杆菌的主要形式，具有抵抗结核分枝杆菌，使病变局限的作用。但若菌量较多，毒力较强，释出大量菌体蛋白，则可引发剧烈的迟发型超敏反应，使局部组织发生干酪样坏死。

（二）结核病的基本病理变化

1. 以渗出为主的病变 在结核病的早期或机体抵抗力低下，感染菌量多、毒力强或变态反应较强时，以渗出性病变为主，主要表现为浆液性或浆液纤维素性炎。病变好发于肺、浆膜、滑膜和脑膜等处。渗出性病变是早期不稳定的病变，可被完全吸收，或转变为以增生为主或以坏死为主的病变。

2. 以增生为主的病变 当细菌量少，毒力较低或人体免疫反应较强时，则发生以增生为主的变化，形成具有诊断价值的结核结节（结核性肉芽肿）（彩图22）。结核结节由上皮样细胞，朗格汉斯（Langhans）巨细胞以及外周局部集聚的淋巴细胞和少量反应性增生的成纤维细胞构成。典型者结节中央有干酪样坏死。吞噬结核分枝杆菌的巨噬细胞体积逐渐转变为上皮样细胞，呈梭形或多角形，胞质丰富淡染，境界不清。核呈圆或卵圆形，染色质少，核内有1~2个核仁。上皮样细胞的活性增加，有利于吞噬和杀灭结核分枝杆菌。多个上皮样细胞互相融合或核分裂胞质不分裂乃成朗格汉斯巨细胞。该细胞体积大、胞质丰富，核的数目由十几个到几十个不等，甚至上百个，排列在胞质周围呈花环状、马蹄形或密集胞体一侧。单个结核结节非常小，肉眼不易辨认，多个融合后肉眼可见，呈圆形，微隆起于器官表面，境界清楚、黄白色粟粒大小。

3. 以坏死为主的病变 在结核分枝杆菌数量多、毒力强，机体抵抗力低或变态反应强力时，上述以渗出为主或以增生为主的病变均可继发干酪样坏死。肉眼观，坏死灶由于含脂质较多呈淡黄色、均匀细腻，质地较实，状似奶酪，故称干酪样坏死。镜下为红染无结构的颗粒状物，干酪样坏死对结核病病理诊断具有一定的意义。干酪样坏死物中含有一定量的结核分枝杆菌，病菌播散可致病情的恶化进展。

上述三种病变往往同时存在，可以某一种改变为主，并随着机体免疫力高低、细菌致病力强弱以及治疗情况的变化而互相转化。

考点提示

结核结节和干酪样坏死。

（三）转归

1. 转向愈合

（1）吸收消散 为渗出性病变的主要愈合方式，渗出物经淋巴道吸收而使病灶缩小或消散。X线检查可见边缘模糊、密度不匀、呈云絮状的渗出性病变的阴影逐渐缩小或被分割成小片，直至完全消失。较小的干酪样坏死灶及增生性病灶，也可被吸收、消散或缩小。

（2）纤维化、纤维包裹及钙化 增生性病变和小的干酪样坏死灶，可逐渐纤维化，最后形成瘢痕而愈合，X线检查可见纤维化病灶呈边缘清楚、密度增高的条索状阴影。较大的干酪样坏死灶难以全部纤维化，则由其周边纤维组织增生将坏死物包裹，继而坏死物逐

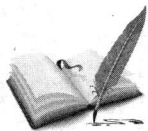

渐干燥浓缩或有钙盐沉着而发生钙化。被包裹的结核灶内常有少量结核分枝杆菌残留，病变只是处于相对静止的状态，称为临床痊愈，当机体抵抗力降低时仍可复发。

2. 转向恶化

（1）浸润进展　疾病恶化时，原有病灶周围出现渗出性病变，范围不断扩大，并继发干酪样坏死。X线检查可见原发病灶周围出现边缘模糊的絮状阴影。

（2）溶解播散　病情恶化时，干酪样坏死物可发生液化，形成的坏死物可经体内的自然管道（如支气管、输尿管等）排出，在局部形成空洞。空洞内液化的干酪样坏死物中含有大量结核分枝杆菌，可通过自然管道播散到其他部位，形成新的结核病灶，甚至通过血道、淋巴道播散至全身各个器官。

二、肺结核病

结核病中最常见的是肺结核病，主要通过呼吸道传播。肺结核病可因初次感染和再次感染结核分枝杆菌时机体反应性的不同而致肺部病变的发生发展各有不同的特点，因而将肺结核病分为原发性和继发性两大类。

（一）原发性肺结核病

原发性肺结核病是指机体初次感染结核分枝杆菌所引起的肺结核病，多发生于儿童，但也偶见于未感染过结核分枝杆菌的青少年或成人。免疫功能严重受抑制的成年人由于丧失对结核分枝杆菌的免疫力，可多次发生原发性肺结核病。

1. 病理变化　原发性肺结核病的病理特征是原发综合征。

结核分枝杆菌经呼吸道入肺后，在肺内最先引起的病变称为原发灶。原发灶以右肺多见，通常为单个，常位于通气较好的上叶下部或下叶上部靠近胸膜处，形成

直径1～1.5 cm的灰白色圆形炎性实变灶，绝大多数病例病灶中央有干酪样坏死。因初次感染，机体缺乏对结核分枝杆菌的免疫力，原发灶的结核分枝杆菌侵入淋巴管，引起结核性淋巴管炎，随淋巴液引流到局部肺门淋巴结，引起肺门淋巴结炎，表现为淋巴结肿大和干酪样坏死。肺的原发病灶、结核淋巴管炎和肺门淋巴结结核称为原发综合征，X线检查呈哑铃状阴影。

2. 转归

（1）痊愈　绝大多数患者随着机体免疫力的增强而自然痊愈。小的病灶可以完全吸收或纤维化，较大的病灶则发生纤维包裹和钙化。

（2）进展恶化　少数营养不良或同时患有其他传染病（如流感、麻疹、百日咳等）的患儿，因机体抵抗力下降，使病变恶化进展，病灶扩大，并通过以下途径播散。

1）淋巴道播散：肺门淋巴结结核恶化进展时，结核分枝杆菌可经淋巴管到达气管分叉处、气管旁、纵隔及锁骨上、下淋巴结，也可逆流到腋下、腹股沟、腹膜后及肠系膜淋巴结，颈部淋巴结也可受累。受累淋巴结肿大，出现干酪样坏死，并可互相粘连形成肿块。

2）血道播散：病菌侵入血流可引起血道播撒，若在肺内播散可引起粟粒型肺结核病，若在全身播散可形成全身粟粒型结核病。

3）支气管播散：肺原发灶和肺门淋巴结的干酪样坏死范围扩大，侵及附近的支气管，

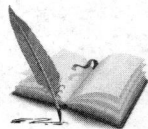

液化的坏死物质可沿支气管排出形成空洞，细菌也可播散于肺内引起干酪样肺炎。支气管播散在原发性肺结核病比较少见。

（二）继发性肺结核病

继发性肺结核病是机体再次感染结核分枝杆菌所引起的肺结核病，多见于成人，故又称成人型肺结核。结核分枝杆菌来源有：①内源性再感染多见，即结核分枝杆菌来自体内原有潜伏病灶，当机体抵抗力低下时，病灶重新活动发展成继发性肺结核病。②少数系外源性细菌再次侵入肺内所致。

与原发性肺结核病相比，继发性肺结核病病理变化和临床表现都比较复杂，两者差别见表 3 - 1。

表 3 - 1　原发性肺结核病与继发性肺结核病比较

	原发性肺结核病	继发性肺结核病
结核分枝杆菌感染	初次（外源性）	再次（主要为内源性）
好发人群	儿童	成人
特异性免疫	先无，病程中产生	有
病变特点	原发综合征	病变复杂多样，新旧并存，较局限
起始病灶	上叶下部或下叶上部靠近肺膜处	肺尖部
播散途径	淋巴道、血道为主	支气管为主
临床特点	症状常不明显，病程短（急性经过），多可自愈	症状明显，病程长（慢性经过），时好时坏，需治疗

根据继发性肺结核病病变特点和临床经过，可将其分为以下几种类型。

1. 局灶型肺结核　是继发性肺结核病的早期病变。病灶多位于位于肺尖下 2 ~ 4 cm 处，0.5 ~ 1 cm 直径大小，境界清楚，有纤维包裹。病变以增生为主，中央为干酪样坏死。病人常无自觉症状，多在体检时发现，属非活动性结核病。

2. 浸润型肺结核　是临床上最常见的活动性肺结核，多由局灶型肺结核发展而来。X线示锁骨下可见边缘模糊的云絮状阴影。病变以渗出为主，中央有干酪样坏死，病灶周围有炎症包绕。病人常有低热、疲乏、盗汗、食欲不振、消瘦、咳嗽和咯血等症状。如及早发现，合理治疗，渗出性病变可吸收，增生、坏死性病变通过纤维化、钙化而愈合。如病变继续进展恶化，干酪样坏死扩大，坏死物液化后经支气管排出，局部形成急性空洞，洞壁坏死层内含大量结核分枝杆菌，经支气管播散，可引起干酪性肺炎。经治疗后，空洞塌陷，肉芽组织增生，形成瘢痕组织而愈合。如果急性空洞经久不愈，则可发展为慢性纤维空洞性肺结核。

3. 慢性纤维空洞型肺结核　是成人慢性肺结核的常见类型。病变特点是：①肺内有一个或多个厚壁空洞，多位于肺上叶，大小不一，不规则，壁厚可达 1 cm 以上。镜下洞壁分三层，内层为干酪样坏死物，其中有大量结核分枝杆菌；中层为结核性肉芽组织；外层为纤维结缔组织。②干酪样坏死物液化后不断经支气管播散，导致同侧或对侧肺组织形成许多新旧不等、大小不一、病变类型不同的病灶，部位越低，病变越新鲜。③后期肺组织严重破坏，广泛纤维化、胸膜增厚并与胸壁粘连，使肺体积缩小、变形，肺功能严重受损甚至丧失。

病变空洞与支气管相通，患者痰中常含有结核分枝杆菌，是重要的传染源，故此型又

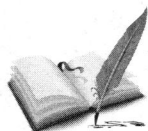

称开放性肺结核。如空洞壁的干酪样坏死侵蚀较大血管，可引起大咯血，病人可因血凝块阻塞气道而窒息死亡。空洞突破胸膜可引起气胸或脓气胸。带菌痰液咳出可引起喉结核。咽下含菌痰液可引起肠结核。后期由于肺动脉高压而致肺源性心脏病。

近年来，由于广泛采用多药联合抗结核治疗及增加抵抗力的措施，较小的空洞一般可机化，收缩而闭塞。较大的空洞，内壁坏死组织脱落，肉芽组织逐渐变成纤维瘢痕组织，由支气管上皮覆盖，此时，空洞虽仍然存在但无菌，已属愈合，称开放性愈合。

4. 干酪性肺炎　可由浸润型肺结核恶化进展而来，也可由急、慢性空洞内的细菌经支气管播散所致，此型结核病病情危重。镜下可见大片干酪样坏死灶，肺泡腔内有大量浆液纤维素性渗出物。根据病灶范围的大小分为小叶性干酪性肺炎和大叶性干酪性肺炎。

5. 结核球　又称结核瘤，直径 2~5 cm，有纤维包裹的、孤立的、境界分明的干酪样坏死灶。多为单个，也可多个，常位于肺上叶。X 线片上有时很难与周围型肺癌相鉴别。结核球由于其纤维包膜的存在，抗结核药不易发挥作用，并且当机体免疫力降低时，病灶可恶化进展，因此临床上多采取手术切除。

6. 结核性胸膜炎　结核性胸膜炎根据病变性质可分干性和湿性两种，以湿性结核性胸膜炎为常见。

（1）湿性结核性胸膜炎　又称渗出性结核性胸膜炎，多见于年轻人。病变主要为浆液纤维素性炎，可引起血性胸腔积液。一般经适当治疗可吸收，如渗出物中纤维素较多，不易吸收，则可因机化而使胸膜增厚、粘连。

（2）干性结核性胸膜炎　又称增殖性结核性胸膜炎，少有胸腔积液。是由胸膜下结核病灶直接向胸膜蔓延所致。病变常发生于肺尖，多为局限性，以增生性改变为主。一般通过纤维化而愈合。

考点提示

继发性肺结核类型。

（三）血源播散所致病变

原发性和继发性肺结核都可通过血道播散引起粟粒型结核病和肺外结核病。结核分枝杆菌侵入血流或经淋巴管由胸导管入血，可引起血源播散型结核病，分以下几种类型。

1. 急性全身粟粒型结核病　结核分枝杆菌短时间内大量侵入肺静脉分支，经左心至体循环，播散到全身各器官如肺、肝、脾和脑膜等处，可引起急性全身粟粒型结核病。肉眼观，各器官内均匀密布大小一致、灰白色、圆形、境界清楚的小结节。镜下观，主要为增生性病变，偶尔出现以渗出、坏死为主的病变。临床上病情凶险，有高热、寒战、烦躁不安等中毒症状。若能及时治疗，预后仍属良好。

2. 慢性全身粟粒型结核病　如急性期不能及时控制而病程迁延 3 周以上，或结核分枝杆菌在较长时期内少量、反复、多次、不规则进入血液，则形成慢性粟粒型结核病。病灶大小不一，新旧各异，同时可见增生、坏死及渗出性病变，病程长，成人多见。

3. 急性粟粒型肺结核病　急性全身粟粒型结核病的一部分，又称血行播散型肺结核病。由于肺门、纵隔、支气管旁的淋巴结干酪样坏死破入邻近大静脉，或因含有结核分枝杆菌的淋巴液由胸导管回流，经静脉入右心，沿肺动脉播散于两肺，而引起两肺急性粟粒型结核病。肉眼观，肺表面和切面可见灰黄或灰白色粟粒大小结节。X 线片可见两肺散在分布、密度均匀、粟粒大小的细点状阴影。

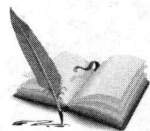

4. 慢性粟粒型肺结核病 患者原发灶已痊愈，由肺外某器官的结核病灶内的结核分枝杆菌间歇入血而致病。病程较长，病灶新旧、大小不一，病变以增生性改变为主。小的如粟粒，大者直径可达数厘米以上。

5. 肺外结核病 淋巴道播散可致淋巴结结核，咽下含菌的食物或痰液可引起消化道结核，损伤的皮肤感染结核分枝杆菌可引起皮肤结核，而其他各器官的结核病多为原发性肺结核病血源播散所形成的潜伏病灶进一步发展的结果，如骨关节结核、肾结核、生殖系统结核等。

第七节 呼吸系统常见肿瘤病理病理和病理生理

一、鼻咽癌

鼻咽癌（nasopharyngeal carcinoma，NPC）是鼻咽部黏膜上皮和腺体发生的恶性肿瘤，在头颈部恶性肿瘤中其发病率居首位。本病可见于世界各地，但以我国广东、广西、福建、湖南等地发病率最高，有明显的地域性。患者多于40岁以后发病，男性患者为女性患者的2~3倍，临床上有涕中带血、鼻塞、耳鸣、听力减退、头痛、复视、颈部肿块等症状。

（一）病因

鼻咽癌的病因及发病机制迄今尚未明了。国内外多年的研究证实鼻咽癌可能与EB病毒感染、环境致癌物质和遗传因素有关。

1. EB病毒感染 近年来大量研究资料表明，鼻咽癌的发病与EB病毒感染密切相关。癌细胞内可查到EBV-DNA和核抗原，患者的血清中有与EB病毒核抗原、膜抗原和壳抗原等相应的抗体，尤其是抗EB病毒壳抗原的IgA抗体阳性率可高达97%，具有一定的诊断意义。但EB病毒在鼻咽癌发生发展中的作用机制，尚待进一步研究。

2. 环境致癌物质 食物及环境中的亚硝胺类化合物与鼻咽癌发生有关，且我国学者曾用亚硝胺诱发出大鼠鼻咽癌，提示这类环境致癌物质可能是鼻咽癌的病因之一。

3. 遗传因素 遗传因素在鼻咽癌的发病中也有重要作用。鼻咽癌的发病高度集中在中国南方和非洲某些地区，高发区居民移居外地或国外，其后裔鼻咽癌的发病率也远高于当地居民，且部分患者有明显家族发病史。

（二）病理变化

鼻咽癌好发于鼻咽顶部，其次为侧壁和咽隐窝，前壁最少见，有时可多发。

鼻咽癌可呈结节型、菜花型、黏膜下浸润型、溃疡型四种形态，其中以结节型最常见，其次为菜花型。早期局部黏膜粗糙，轻度隆起。黏膜下浸润型鼻咽癌局部黏膜可完好，癌组织在黏膜下浸润生长，以至于在原发癌未被发现前，已发生颈部淋巴结转移。

鼻咽癌绝大多数起源于鼻咽黏膜柱状上皮的储备细胞。鼻咽癌常见的组织学类型有鳞状细胞癌、腺癌、泡状核细胞癌和未分化癌，其中低分化鳞状细胞癌最为多见。

（三）扩散途径

1. 直接蔓延 肿瘤向上扩展可侵犯并破坏颅底骨质，以卵圆孔处被破坏最为多见。晚期可破坏蝶鞍，通过破裂孔侵犯Ⅱ~Ⅵ对颅神经，出现相应症状。肿瘤向下可侵犯口咽、

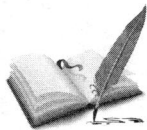

腭扁桃体和舌根，向前可侵犯筛板、鼻腔和眼眶，向后侵犯上段颈椎、脊髓，向外侧可侵犯耳咽管至中耳。

2. 淋巴道转移　鼻咽黏膜固有层有丰富的淋巴管，故鼻咽癌早期即可发生淋巴道转移。约半数以上鼻咽癌患者以颈部淋巴结肿大就诊。一般先转移至咽后淋巴结，然后至同侧颈上深淋巴结，极少转移到颈浅淋巴结，患者常在胸锁乳头肌后缘上 1/3 和 2/3 交界处出现无痛性肿块。颈部淋巴结转移常为同侧，其次为双侧，极少为对侧。

> **考点提示**
>
> 鼻咽癌的转移途径。

3. 血道转移　发生较晚，以肝、肺、骨转移常见，其次为肾、肾上腺及胰腺等处。

（四）临床病理联系

鼻咽癌患者起病隐匿，早期症状不明显，易被忽略。随着肿瘤的生长和浸润，出现鼻塞、涕中带血，头痛、耳鸣、听力减退等症状。颈部淋巴结肿大是患者就医的常见原因。癌组织侵犯颅神经，可出现相应颅神经受损的症状和体征，如视物模糊、眼睑下垂、面部麻痹、复视及头痛等。

鼻咽癌的治疗及效果与其组织学类型有关，泡状核细胞癌和低分化鳞状细胞癌对放射治疗较敏感，但易复发。

二、喉癌

喉癌（laryngocarcinoma）是来源于喉黏膜上皮组织的恶性肿瘤。多见于中老年男性。本病的发生与吸烟、酗酒、长期吸入有害物质及乳头状瘤病毒感染等因素有关。

（一）病理变化

喉癌以声带癌最为多见，其次为声门上癌，声门下癌最少。肉眼观肿瘤可呈乳头状、疣状或菜花状隆起，也可在局部形成溃疡。

组织学上喉癌以鳞状细胞癌最常见，占 95%～98%；腺癌少见，约占 2%。喉鳞状细胞癌依其发展程度，可分为原位癌、早期浸润癌和浸润癌三种类型。

（二）扩散及转移

喉癌向黏膜下浸润可扩散侵犯邻近的软组织和甲状软骨，向前侵犯甲状腺，向后累及食管，向下可蔓延至气管。喉癌一般转移发生较晚，多经淋巴道转移至颈部淋巴结。血道转移少见，主要转移到肺、骨和肝。

三、肺癌

肺癌（lung cancer）是常见的恶性肿瘤之一。恶性肿瘤始终是人类疾病中的一大难题，近年来肺癌的发病率及死亡率在包括我国在内的世界上许多国家和地区呈明显的上升趋势。在我国城市人口与某些发达国家整体水平一样，肺癌居常见肿瘤的首位，发病年龄多在 40 岁以上，高峰为 60～70 岁，男性多见，男女性别比例约为 2∶1。近年由于女性吸烟者增多，男女比例在下降。

（一）病因

1. 吸烟　国内外大量研究及流行病学资料表明，肺癌的发病与吸烟有密切关系。日吸

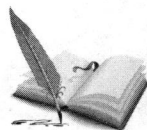

烟量越大，开始吸烟的年龄越早，患肺癌的危险性越大。尤其是鳞癌和小细胞癌与吸烟关系密切。烟雾中含有多种有害的化学物质，其中尼古丁、苯并芘等多环芳烃化合物及镍、砷等均与肺癌的发生有关。

2. 大气污染　工业废气、机动车排出的废气、家庭排烟均可造成空气污染，被污染的空气中含有苯并芘、二乙基亚硝胺等致癌物质。调查表明，工业城市肺癌发病率与空气中3，4 - 苯并芘的浓度呈正相关。

3. 职业因素　长期从事放射性矿石开采、冶金，长期吸入有害粉尘，接触石棉、镍及砷粉的工人，其肺癌发生率较高。

（二）组织发生

绝大多数肺癌起源于支气管黏膜上皮，少数源于支气管腺体和肺泡上皮。

如肺鳞状细胞癌主要起源于较大的支气管黏膜上皮，在致癌因子的作用下，经鳞状上皮化生、非典型增生、原位癌等阶段发展为浸润癌。肺腺癌来自支气管黏膜上皮和腺体。

（三）病理改变

1. 大体类型　根据肺癌的发生部位将其分为中央型、周围型和弥漫型三种。

（1）中央型　此型最常见。癌发生于主支气管和叶支气管等大支气管，从支气管壁向周围肺组织浸润、扩展，可形成结节或巨块。沿淋巴道蔓延至支气管肺门淋巴结，在肺门部融合成环绕支气管的巨大肿块，有的癌组织沿支气管分支由肺门向周边扩展。

（2）周围型　癌发生于段以下支气管，常在近胸膜的肺周边组织形成孤立的圆形或结节状癌结节，直径 2 ~ 8 cm，与周围肺组织的界限较清楚，但无包膜。此型肺癌淋巴道转移较中央型晚。

（3）弥漫型　较少见。癌组织起源于末梢肺组织，弥漫浸润部分或全肺叶，肉眼呈多数粟粒大小的灰白色结节，颇似大叶性肺叶之外观。

关于早期肺癌，国际上尚未统一。日本肺癌学会将癌块直径 < 2 cm，并局限于肺内的管内型和管壁浸润型称之为早期肺癌。

所谓隐性肺癌，则指痰细胞学检查癌细胞阳性，但临床和 X 线检查为阴性，手术切除标本经病理学检查证实为支气管黏膜原位癌或早期浸润癌，而无淋巴结转移者。

2. 组织学类型　根据 WHO 关于肺癌的分类，将其分为鳞状细胞癌、腺癌、大细胞癌、小细胞癌、腺鳞癌和多形性肉瘤样癌等类型，以下重点介绍四种常见类型的肺癌。

（1）鳞状细胞癌　是肺癌中最常见的类型，约占手术切除病例的60%。患者以老年男性居多，常有吸烟史。肉眼观，多属中央型，常由支气管黏膜上皮经鳞状上皮化生恶变而来。镜下观，根据其分化程度不同分为高、中、低分化三型，高分化鳞状细胞癌癌巢中多有角化珠形成。肿瘤生长缓慢，转移较晚。

（2）腺癌　肺腺癌的发生率仅次于鳞状细胞癌。统计资料表明，近年来其发病率有明显升高趋势，患者以女性相对多见，约占一半以上，且多为非吸烟者。肉眼观，主要为周围型肺癌。镜下观，也分为高、中、低分化三型，高分化腺癌癌细胞排列成腺腔样结构，可增生形成乳头状突起，亦可伴黏液分泌。

（3）大细胞癌　属于未分化癌，恶性程度高，生长快，转移早。约半数发生于大支气管，肿块较大。镜下观，癌细胞大，胞质丰富，异型性明显，可出现畸形核、多核，可见

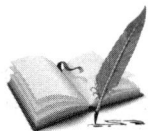

瘤巨细胞或透明细胞。

（4）小细胞癌　本型占全部肺癌的10%~20%。患者多为中老年人，大部分为男性，且与吸烟密切相关。肉眼观，肿瘤为中央型，常形成巨块。镜下观，癌细胞小，呈短梭形，细胞一端稍尖，称燕麦细胞癌；也可呈淋巴细胞样，染色深，胞质少，形似裸核。癌细胞常密集成群，由结缔组织分隔，有时癌细胞围绕小血管排列成假菊形团样结构。

小细胞癌具有神经内分泌功能，电镜下胞质内可见神经内分泌颗粒，能产生5-HT、ACTH等，产生内分泌样作用，引起相应的临床症状。此型是肺癌中分化最低、恶性程度最高的一种，生长迅速，转移早，存活期一般不超过1年。此型肺癌手术切除效果差，但对化疗及放疗敏感。

> **考点提示**
>
> 肺癌的病理变化。

（四）扩散途径

1. 直接蔓延　中央型肺癌常直接侵入纵隔、心包及周围血管，沿支气管向同侧甚至对侧肺组织蔓延。周边型肺癌可直接侵犯胸膜、胸壁。

2. 转移　肺癌可发生淋巴道和血道转移。沿淋巴道转移时，首先转移到肺门淋巴结，以后由支气管肺淋巴结转移到纵隔、锁骨上、腋窝、颈部淋巴结。血道转移常见于脑、肾上腺和骨。小细胞肺癌比鳞状细胞癌和腺癌更易发生血道转移。

（五）临床病理联系

肺癌的临床症状因其发生部位、肿瘤大小、浸润转移范围而异。肺癌早期常无明显症状，以后常有咳嗽、咳痰带血、胸痛等症状，其中咯血较易引起患者的注意而就诊。

一般中央型肺癌临床症状出现较早，肿瘤压迫阻塞支气管可引起局限性肺萎陷或肺气肿、肺感染。侵及胸膜时可引起血性胸水，侵蚀食管可引起支气管-食管瘘。位于肺尖部的肺癌压迫或侵蚀颈交感神经及颈神经根引起Horner综合征，表现为病侧眼睑下垂、瞳孔缩小、胸壁皮肤无汗等交感神经麻痹综合征。肿瘤侵犯纵隔，压迫上腔静脉可引起上腔静脉综合征，表现为面部水肿及颈胸部静脉曲张。

有异位内分泌作用的肺癌可引起副肿瘤综合征，尤其是小细胞癌，可因5-HT（5-羟色胺）分泌过多而引起类癌综合征，表现为支气管哮喘、心动过速、水样腹泻、皮肤潮红等。

肺癌的早期诊断是提高治疗效果的有效途径。可根据早期临床症状、影像学检查（X线、CT、磁共振）、痰脱落细胞学检查及纤维支气管镜检查等确立诊断。

> **考点提示**
>
> 肺癌的临床病理联系。

对40岁以上的人群定期进行X线及痰脱落细胞学检查，是发现早期肺癌最简便易行的方法。

第八节　呼吸功能不全病理和病理生理

呼吸功能不全（respiratory insufficiency）是指各种原因引起的外呼吸功能障碍，导致机体不能进行有效的气体交换，引起缺氧或伴有二氧化碳潴留，并出现一系列功能和代谢紊乱综合征。

呼吸衰竭（respiratory failure）是指外呼吸功能严重障碍，使成年人在海平面、静息状

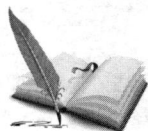

态下，动脉血氧分压（PaO_2）低于 60 mmHg（8 kPa），伴有或不伴有动脉血二氧化碳分压（$PaCO_2$）高于 50 mmHg（6.67 kPa），引起一系列功能和代谢紊乱的病理过程。呼吸衰竭是呼吸功能不全的失代偿阶段。

根据血气变化特点，通常把呼吸衰竭分为低氧血症型（即Ⅰ型）和低氧血症伴高碳酸血症型（即Ⅱ型）；根据原发病变部位分为中枢性和外周性；根据病程经过分为急性呼吸衰竭和慢性呼吸衰竭。

考点提示

呼吸衰竭的概念、分型。

一、病因和发病机制

外呼吸包括通气和换气两个过程。因此，任何引起肺通气功能和（或）肺换气功能障碍的因素，均可导致呼吸功能不全。

（一）肺通气功能障碍

肺通气是指肺泡与外界环境进行气体交换的过程。正常人在静息状态下，肺泡的通气量约为 4 L/min。因此，除无效腔通气量增加可直接减少肺泡通气量外，其他凡能减弱呼吸活动及增加肺通气阻力的因素，均可造成肺泡通气量不足。

1. 限制性通气障碍　吸气时肺泡的扩张受到限制所引起的肺泡通气不足，称为限制性通气障碍。其发生原因有如下几方面。

（1）呼吸中枢的损伤与抑制　中枢神经的器质性病变（如脑外伤、脑血管意外、脑肿瘤、脑部感染等）累及到呼吸中枢；麻醉药、安眠药、镇静药等用量过大引起的呼吸中枢抑制，均可导致呼吸活动明显减弱，使肺泡不能正常扩张而发生通气不足。

（2）呼吸肌活动障碍　由于脊髓高位损伤、重症肌无力、多发性神经炎等，可引起呼吸肌收缩功能障碍；另外，由低血钾、缺氧、酸中毒等所致呼吸肌无力，均可使肺通气动力减弱，造成肺泡通气量不足。

（3）胸廓和肺的顺应性降低　顺应性是指在外力作用下，弹性组织扩张的难易程度，为弹性阻力的倒数。如弹性阻力小，顺应性大，肺容易扩张；反之，顺应性下降，肺扩张受限。①胸廓的顺应性降低多见于严重的胸廓畸形、肺膜粘连与纤维化等。②肺的顺应性降低：一是因肺叶切除、肺实变等使肺的容量减少；二是严重的肺纤维化或肺泡表面活性物质的减少导致肺弹性阻力增大。Ⅱ型肺泡上皮分泌的表面活性物质具有降低肺泡表面张力的作用。Ⅱ型肺泡上皮受损（如循环灌流不足、氧中毒、脂肪栓塞）或发育不全（婴儿呼吸窘迫综合征）以致表面活性物质的合成与分泌不足，或者表面活性物质被大量破坏或消耗（如急性胰腺炎、肺水肿、过度通气）时，均可使肺泡表面活性物质减少，肺泡表面张力增加而降低肺顺应性，从而使肺泡不易扩张而发生限制性通气不足。

（4）胸腔积液或气胸　大量胸腔积液或张力性气胸压迫肺，使肺的扩张受限。

2. 阻塞性通气障碍　由于呼吸道狭窄或阻塞，使气道阻力增加而引起的通气障碍，称为阻塞性通气障碍。根据气道阻塞的部位不同，分为中央性气道阻塞和外周性气道阻塞。

（1）中央性气道阻塞　指气管分叉处以上的气道阻塞。胸外和胸内的中央气道阻塞在吸气与呼气时变化特征是不同的（图 3-12）。若阻塞位于胸外（如喉头水肿、炎症、异物、肿瘤压迫等），则吸气时气道内压小于大气压，故可使气道阻塞加重；呼气时因气道内

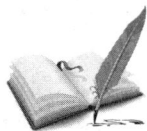

压大于大气压而使阻塞减轻。故中央气道胸外阻塞的患者，表现为吸气性呼吸困难。若阻塞位于胸内部位，吸气时由于胸膜腔内压减小可使阻塞的气道有所扩张，阻塞减轻；呼气时由于胸膜腔内压增大而使阻塞的气道进一步受压，阻塞加重，表现为呼气性呼吸困难。

（2）外周性气道阻塞 又称为小气道阻塞，常发于内径小于 2 mm 的细支气管。小气道阻塞常见于 COPD 患者，表现为明显的呼气性呼吸困难，主要是由于小气道无软骨支撑、管壁薄，与周围肺组织紧密相连，胸膜腔内压及周围弹性组织的牵拉均可影响其内径，表现为：吸气时，胸膜腔内压下降，肺泡扩张，管周弹性组织被拉紧，管壁受牵拉而使管径增大；呼气时，胸膜腔内压增高，肺泡回缩，管周弹性组织松弛，对小气道的牵拉力减小，管径变小。故外周小气道阻塞患者出现明显的呼气性呼吸困难。

通气障碍无论是限制性还是阻塞性，均可使氧的吸入和二氧化碳排出发生障碍，使患者既有缺氧又有二氧化碳潴留，属于Ⅱ型呼吸衰竭。

图 3-12 不同部位气道阻塞所致呼气与吸气时气道阻力的变化

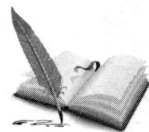

（二）肺换气功能障碍

肺换气是指肺泡与肺毛细血管内血液之间进行气体交换的过程。此过程主要是肺泡中的 O_2 与血液中的 CO_2 通过肺泡毛细血管膜（呼吸膜）进行物理性气体弥散的过程。气体弥散障碍或肺泡通气与血流比例失调，均可引起换气功能障碍，导致呼吸衰竭。

1. 气体弥散障碍 即肺泡中的 O_2 与血液中的 CO_2 通过呼吸膜进行交换的过程出现障碍。弥散障碍常见原因有以下几方面。

（1）呼吸膜面积减少 正常成人呼吸膜总面积约 80 ㎡，静息时参与换气的面积仅为 35~40 m²，提示肺的换气过程有较大的储备能力。因此，如果肺部病变导致呼吸膜面积减少超过总面积的一半时，就会使气体弥散量减少。通常见于广泛肺叶切除、严重肺实变、肺不张、肺气肿等病理情况下。

（2）呼吸膜厚度增加 呼吸膜非常薄，平均厚度少于 1 μm，由肺泡上皮、毛细血管内皮及两者共有的基底膜所构成。当肺水肿、肺间质纤维化、肺透明膜形成时，都可因呼吸膜增厚，气体弥散距离增宽，使弥散速度减慢。

由于 CO_2 的弥散速度比 O_2 快 20 倍，所以单纯性弥散障碍引起的呼吸衰竭多是Ⅰ型呼吸衰竭。

2. 肺泡通气与血流比例失调 血液流经肺泡时能否获得足够的 O_2 和充分排出 CO_2，使血液动脉化，还与肺泡通气与血流比例有关。正常人在静息状态下，平均肺泡通气量（V）约为 4 L/min，平均肺血流量（Q）约为 5 L/min，两者比值（V/Q）约为 0.8。当部分肺泡的通气量或血流量发生改变时，由于通气与血流的比例失调，不能保证有效气体交换，从而引起呼吸衰竭。这是肺部疾病引起呼吸衰竭最常见、最重要的机制。

（1）部分肺泡通气不足 肺实变、慢性支气管炎和慢性阻塞性肺气肿等引起的阻塞性通气障碍，使部分肺泡通气减少甚至失去通气功能，但血流量并未相应减少，甚至还可因

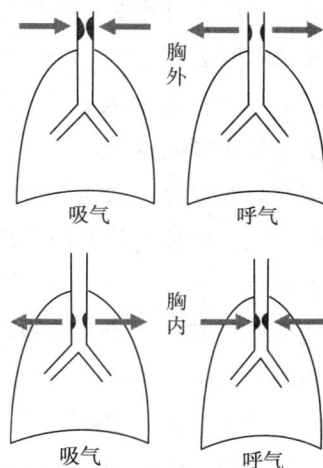

炎性充血使血流量增加（如大叶性肺炎早期），使 V/Q 明显降低。流经这部分肺泡的静脉血未经充分气体交换即掺入动脉血，这种情况类似动 – 静脉短路，故称功能性分流，也称静脉血掺杂。正常成人也存在功能性分流，但仅约占肺血流量的 3%。严重的慢性阻塞性肺疾病时，功能性分流明显增加，可相当于肺血流量的 30% ~ 50%，从而严重地影响换气功能而导致呼吸衰竭。

（2）部分肺泡血流不足　肺动脉栓塞、弥散性血管内凝血、肺血管收缩、受压扭曲和肺泡壁毛细血管减少等，使相应部分肺泡血流减少，而肺泡通气仍然正常，使 V/Q 显著升高。该部肺泡血流少而通气多，肺泡气不能充分利用，犹如气道无效腔，故称无效腔样通气。正常人的生理无效腔通气约占潮气量的 30%，而疾病时可高达 60% ~ 70%，从而导致呼吸衰竭。

肺泡通气与血流比例失调时，血气变化特点为 PaO_2 降低，$PaCO_2$ 可以正常或降低，严重病例也可升高。$PaCO_2$ 的变化主要取决于正常肺泡的代偿程度，如代偿性通气很强，$PaCO_2$ 可低于正常；如肺广泛受损，正常肺泡不足以代偿，就会引起 $PaCO_2$ 升高。因此，由肺泡通气与血流比例失调所致的呼吸衰竭，可为 Ⅰ 型或 Ⅱ 型呼吸衰竭。

3. 解剖分流增加　生理情况下肺内有一部分静脉血经支气管静脉和极少数的肺内动 – 静脉交通支直接流入肺静脉，称"短路"（shunt）或右 – 左分流。这些都属解剖分流，其血流量占心输出量的 2% ~ 3%。解剖分流的血液未经过气体交换，故称为真性分流。

支气管扩张、先天性肺动脉瘘等病变时，动 – 静脉短路开放，使解剖分流增加，静脉血掺杂异常增多，而导致呼吸衰竭。肺实变、肺不张等肺内病变引起肺泡完全不通气但仍有血流存在称为解剖样分流。解剖分流和解剖样分流都属于真性分流。

考点提示

呼吸衰竭的病因和发生机制。

在临床上，由单纯通气不足、弥散障碍、肺内血液分流增加或无效腔通气增加引起的呼吸衰竭很少见，而常常是多种因素同时存在或相继综合作用的结果。

知识链接

急性呼吸窘迫综合征

急性呼吸窘迫综合征（acute respiratory distress syndrome，ARDS）是指原无心肺疾患的病人因急性弥漫性肺泡 – 毛细血管膜损伤，以致外呼吸功能严重障碍而发生的急性呼吸衰竭。常见于休克、创伤、败血症、过量输液、体外循环术和氧中毒等时。临床表现多呈急性起病、呼吸窘迫。其早期病变主要为严重肺水肿、出血、透明膜形成、肺不胀、微血栓形成等。

其呼吸衰竭的发生可有下述多种机制参与。①由于肺水肿、肺不胀等使肺顺应性降低而引起限制性通气障碍，也可因支气管痉挛和气道内液体增加而导致阻塞性通气障碍，但因患者多有呼吸加速，故肺泡总通气量可无明显减少，但其分布不均匀。②肺泡膜增厚引起弥散障碍。③肺小动脉内微血栓或脂肪栓塞，使部分肺泡血流不足，形成无效腔样通气；而肺顺应性降低、肺不胀、肺泡内充满水肿液或气道受阻等原因，使部分肺泡通气减少，造成大量肺内短路或功能性分流增加。

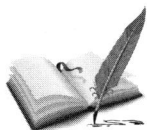

三、呼吸衰竭时机体的主要机能变化

呼吸衰竭时机体各系统机能变化最重要的原因就是低氧血症、高碳酸血症和酸碱平衡紊乱。低氧血症和高碳酸血症首先引起一系列代偿适应性反应，改善组织细胞的供氧，调节酸碱平衡和改变组织器官代谢、功能，以适应新的内环境。呼吸衰竭严重时，机体代偿失调，则可出现严重的代谢、功能紊乱。

（一）酸碱平衡失调及电解质代谢紊乱

呼吸衰竭时，不仅因外呼吸功能障碍可引起酸碱平衡紊乱，而且还可因并发肾功能障碍、感染、休克以及某些治疗措施不当等因素而出现不同类型的酸碱平衡紊乱。

1. 呼吸性酸中毒　Ⅱ型呼吸衰竭时，大量 CO_2 潴留可引起呼吸性酸中毒。由于酸中毒可使细胞内 K^+ 外移及肾小管排 K^+ 减少，可导致高钾血症。

2. 代谢性酸中毒　严重缺氧时，无氧糖酵解增强，乳酸等酸性产物增多，可引起代谢性酸中毒。此外，若患者合并肾功能不全、感染或休克等，则可因肾小管排酸保碱的功能下降而加重代谢性酸中毒。

3. 呼吸性碱中毒　Ⅰ型呼吸衰竭的患者，因 PaO_2 降低引起肺代偿性通气过度，CO_2 排出过多而发生呼吸性碱中毒。

（二）呼吸系统变化

外呼吸功能障碍造成的低氧血症或高碳酸血症可进一步影响呼吸功能。PaO_2 降低作用于颈动脉体与主动脉体化学感受器（其中主要是颈动脉体化学感受器），反射性增强呼吸运动。CO_2 潴留主要作用于中枢化学感受器，使呼吸中枢兴奋，引起呼吸加深加快，增加肺泡通气量。$PaO_2 < 30$ mmHg 或 $PaCO_2 > 80$ mmHg 时，则可抑制呼吸中枢，使呼吸减弱。

呼吸衰竭患者的呼吸功能变化也与原发性疾病有关。如中枢性呼吸衰竭时呼吸浅慢，可出现呼吸节律紊乱，包括潮式呼吸、间歇呼吸、抽泣样呼吸、叹气样呼吸等。

呼吸衰竭时，如存在长时间增强的呼吸运动，使呼吸肌耗氧量增加，加上氧供应不足，可能导致呼吸肌（主要是膈肌）疲劳，表现为收缩力减弱和收缩与舒张减慢，使呼吸变得浅而慢，加重呼吸衰竭。

（三）循环系统变化

一定程度的缺氧和二氧化碳潴留，可反射性兴奋心血管中枢，使心率加快，心收缩力增强，心输出量增加，血压升高。同时，缺氧也可引起交感神经兴奋，使皮肤、内脏血管收缩，而心、脑血管扩张充血。这种血液的重新分布，有利于保证心、脑的血液供应。严重的缺氧和二氧化碳潴留可直接抑制心血管中枢，导致心脏活动减慢，心肌收缩力减弱，血压下降等。

呼吸衰竭可累及心脏，引起右心肥大和衰竭，发展为慢性肺源性心脏病。其发生机制较为复杂，主要与肺动脉高压和心肌损伤有关。

1. 肺动脉高压　①缺氧和二氧化碳潴留导致血液 H^+ 浓度过高，可引起肺小动脉收缩，使肺动脉压升高，增加右心室后负荷。②慢性缺氧使肺小动脉长期处于收缩状态，可引起管壁平滑肌细胞和成纤维细胞的肥大和增生，使血管硬化，形成持续的肺动脉高压。③原发肺部疾病引起肺小动脉壁增厚、管腔狭窄或纤维化、肺毛细血管网受压破坏与减少、微

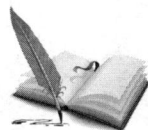

血栓阻塞等变化，亦可增加肺循环阻力而导致肺动脉高压。④长期缺氧引起代偿性红细胞增多，使血液黏滞性增高，也会增加肺循环阻力并加重右心负荷。

2. 心肌损伤 缺氧、酸中毒及电解质紊乱均可直接损伤心肌细胞，长期持续缺氧还可引起心肌变性、坏死、纤维化等病变。心肌受损加上负荷过重，即可导致右心衰竭。

（四）中枢神经系统变化

中枢神经系统对缺氧很敏感，故最易受损。PaO_2 降至低于 60 mmHg 时可出现智力和视力轻度减退。如 PaO_2 迅速降至 40~50 mmHg 以下时，就会引起一系列神经精神症状，如头痛、不安、定向与记忆障碍、精神错乱、嗜睡，以致惊厥和昏迷。PaO_2 低于 20 mmHg 时，只需几分钟就可造成神经细胞的不可逆性损害。

二氧化碳潴留发生迅速而严重时，也能引起严重的中枢神经系统功能障碍。当 $PaCO_2$ 超过 80 mmHg 时，可引起头痛、头晕、烦躁不安、言语不清、扑翼样震颤、精神错乱、嗜睡、昏迷、抽搐、呼吸抑制等，称为二氧化碳麻醉。

呼吸衰竭引起的脑功能障碍称为肺性脑病（pulmonary encephalopathy），其发生机制如下。

1. 酸中毒和缺氧对脑血管的作用 缺氧使 ATP 生成减少，钠-钾泵功能障碍，可引起脑细胞水肿和代谢性酸中毒。缺氧和酸中毒损伤血管内皮细胞引起毛细血管壁通透性增高，脑血管扩张，导致脑间质水肿。脑充血、水肿使颅内压升高，严重时可导致脑疝。

2. 酸中毒和缺氧对脑细胞的作用 CO_2 潴留使脑脊液内碳酸浓度增加，血液中的碳酸氢根离子又不易进入脑脊液，脑脊液 pH 值下降比血液更为明显，进一步加重对脑细胞的损害。神经细胞内酸中毒一方面可增加谷氨酸脱羧酶活性，使 r-氨基丁酸生成增多，导致中枢抑制；另一方面可增强磷脂酶活性，使溶酶体水解酶释放，引起神经细胞和组织的损伤。

（五）肾功能变化

呼吸衰竭时肾功能遭到损害，轻者尿中出现蛋白、红细胞、白细胞及管型等。严重时可发生急性肾衰竭，出现少尿、氮质血症和代谢性酸中毒。此时肾脏结构往往无明显变化，常为功能性肾衰竭。只要外呼吸功能好转，肾功能就可较快恢复。肾衰竭的发生机制在于缺氧与高碳酸血症反射性引起肾血管收缩，从而使肾血流量严重减少。

（六）胃肠道变化

严重缺氧可使胃壁血管收缩，降低了胃黏膜的屏障功能。二氧化碳潴留可增强胃壁细胞碳酸酐酶活性，使胃酸分泌增多，某些患者还可合并弥散性血管内凝血、休克等，故呼吸衰竭时可出现胃肠道黏膜糜烂、坏死、出血与溃疡形成等变化。

四、呼吸衰竭的防治原则

（一）防治原发病

针对引起呼吸衰竭的原发疾病进行预防，或在发病后及时进行积极处理。

（二）改善通气和换气

对阻塞性通气障碍的患者使用祛痰剂和扩张支气管药物，清除呼吸道分泌物。必要时可行气管切开或使用人工呼吸器。使用人工呼吸器既可维持必需的肺通气量，也有利于呼吸肌功能的恢复，是治疗呼吸肌疲劳的主要方法。

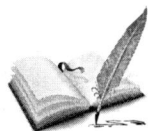

（三）改善缺氧

呼吸衰竭时必定有严重缺氧，因此纠正缺氧，提高 PaO_2 水平对每个患者都是必要的。Ⅰ型呼吸衰竭有缺氧而无二氧化碳潴留，可吸入较高浓度的氧（一般不超过50%）。慢性Ⅱ型呼吸衰竭时，由于呼吸中枢反应性的变化，一般认为给氧原则上以持续低浓度低流量（浓度不超过30%，流速为 $1\sim2$ L/min）为宜，使 PaO_2 达到 $50\sim60$ mmHg 即可。

> **考点提示**
>
> Ⅰ型、Ⅱ型呼吸衰竭的氧疗原则。

（四）改善内环境及重要器官的功能

注意纠正酸碱平衡与水电解质紊乱；预防和治疗心力衰竭、肺性脑病、肾功能衰竭等。

第九节　缺氧病理和病理生理

缺氧（hypoxia）指因组织的供氧减少或利用氧障碍时，机体的代谢、功能和形态结构发生异常变化的病理过程。

缺氧是临床各种疾病中极常见的基本病理过程，也是造成细胞损伤最常见的原因。心、脑等生命重要器官缺氧常常是导致机体死亡的重要原因。

一、临床常用血氧指标

1. 血氧分压　血氧分压（partial pressure of oxygen，PO_2）为物理状态下溶解于血液中的氧所产生的张力。正常人动脉血氧分压（PaO_2）约为 100 mmHg（13.3 kPa），主要取决于吸入气体的氧分压和外呼吸功能状况，是氧向组织弥散的动力因素；静脉血氧分压（PvO_2）约为 40 mmHg（5.32 kPa），主要取决于组织摄氧和利用氧的能力。

2. 血氧容量　在38℃、氧分压 150 mmHg、二氧化碳分压 40 mmHg 的条件下，血红蛋白可被氧充分饱和。血氧容量（oxygen binding capacity in blood，CO_2max）为 100 ml 血液中的血红蛋白被氧充分饱和时的最大带氧量，取决于血红蛋白的质（与氧结合的能力）和量。正常值约为 20 ml/dl。血氧容量的高低反映血液携氧能力的强弱。

3. 血氧含量　血氧含量（oxygen content in blood，CO_2）为 100 ml 血液的实际带氧量，包括 Hb 实际结合的氧和极小量溶解于血浆中的氧。动脉血氧含量（CaO_2）通常为 19 ml/dl，静脉血氧含量（CvO_2）为 14 ml/dl，其大小取决于 PaO_2 的高低和血氧容量。动－静脉血氧含量差反映组织的摄氧量。

4. 血氧饱和度　血氧饱和度（oxygen saturation，SO_2）是指血液中结合氧的血红蛋白占总血红蛋白的百分比，简称氧饱和度，$SO_2 =$（血氧含量－溶解氧量）／血氧容量×100%。正常动脉血氧饱和度为95%～97%；静脉血氧饱

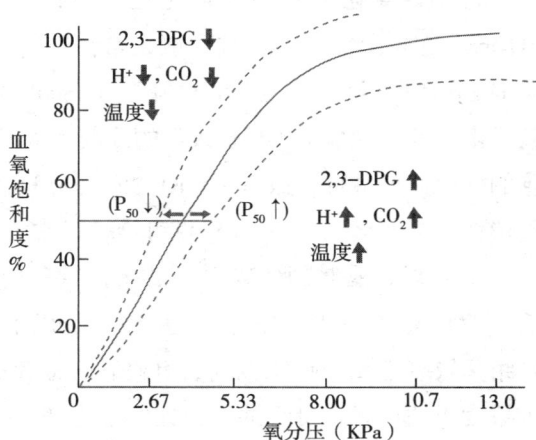

图 3－13　氧合血红蛋白解离曲线及其影响因素

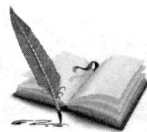

和度为75%。血氧饱和度主要取决血氧分压，两者的关系以氧离曲线表示（图3－13）。

P_{50} 指血氧饱和度为 50% 时的氧分压。P_{50} 反映血红蛋白与氧的亲和力，正常值为 $26 \sim 27$ mmHg。当红细胞内 2，3 - 二磷酸甘油酸（2，3 - DPG）增多、酸中毒、二氧化碳增多及血温增高时，血红蛋白与氧的亲和力降低，在相同氧分压下血氧饱和度降低，氧解离曲线右移，P_{50} 增大。反之，氧解离曲线左移，P_{50} 减小，血红蛋白与氧的亲和力增大，血红蛋白结合的氧则不易释出。

考点提示

常用血氧指标的概念和意义。

二、缺氧的类型

空气中的氧经过外呼吸进入血液、随血流运送到组织细胞，经内呼吸为细胞所利用。整个呼吸过程主要涉及"肺部摄氧 - 血液携氧 - 循环运氧 - 组织用氧"四个环节，其中任何一个环节发生障碍，均可以引起缺氧。综合缺氧的原因和血氧变化特点，将缺氧分为低张性缺氧、血液性缺氧、循环性缺氧和组织性缺氧四种类型。

（一）低张性缺氧

以动脉血氧分压降低为基本特征的缺氧称为低张性缺氧，又称乏氧性缺氧。

1. 病因和发病机制

（1）吸入气氧分压过低　多发生于海拔 3000 m 以上的高原、通风不良的矿井、坑道等，由于吸入气的氧分压过低，使参与气体交换的氧不足，导致 PaO_2 降低。PaO_2 降低使血液向组织弥散氧的动力不足、速度减慢，以致供应组织的氧不足，造成组织细胞缺氧。此型缺氧又称为大气性缺氧。

（2）外呼吸功能障碍　肺通气功能障碍可引起肺泡气氧分压降低；肺换气功能障碍使经肺泡扩散到血液中的氧减少，导致 PaO_2 下降和血氧含量不足，又称为呼吸性缺氧。

（3）静脉血分流入动脉血　多见于某些先天性心脏病，如室间隔缺损并伴有肺动脉狭窄或肺动脉高压时，出现右向左的分流，未经氧合的静脉血可直接掺入左心的动脉血中，导致 PaO_2 降低。

2. 血氧变化的特点　低张性缺氧的血氧变化特点为：PaO_2、CaO_2 和 SaO_2 均降低、CO_2max 正常、$A - VdO_2$ 减小或正常。PaO_2 的降低可直接引起 CaO_2 和 SaO_2 降低，根据氧合 Hb 解离曲线特点，当 PaO_2 降至 60 mmHg 以下时，CaO_2 和 SaO_2 降低明显，导致组织缺氧。由于此型缺氧无 Hb 质或量的改变，故 CO_2max 正常。PaO_2 过低导致氧由血液向组织细胞的弥散速度减慢，故 $A - VdO_2$ 减小。但在慢性低张性缺氧时，组织细胞对氧的利用能力代偿性增强，因而 $A - VdO_2$ 也可维持正常。

3. 皮肤、黏膜颜色变化　低张性缺氧时，毛细血管中氧合血红蛋白（HbO_2）浓度降低，而脱氧 Hb 浓度增高，若达 50 g/L 以上时，可使皮肤、黏膜呈现青紫色，称为发绀。发绀是缺氧常见的临床表现，但缺氧的患者不一定都有发绀，如严重贫血的患者就无发绀，少数发绀的患者也可无缺氧，如红细胞增多症患者。

（二）血液性缺氧

由于血红蛋白数量减少或性质改变，以致血液携带氧的能力降低或血红蛋白结合的氧不易释出所引起的缺氧称为血液性缺氧。由于血红蛋白数量减少引起的血液性缺氧，外呼

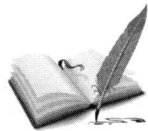

吸功能正常，PaO_2 及血氧饱和度正常，又称等张性缺氧。

1. 病因和发病机制

（1）贫血　严重贫血时血红蛋白含量减少，血液携带氧量降低，供给细胞的氧不足，又称为贫血性缺氧。

（2）一氧化碳（CO）中毒　血红蛋白与一氧化碳结合可生成碳氧血红蛋白（HbCO）。一氧化碳与血红蛋白的亲和力是氧与血红蛋白亲和力的 210 倍。当吸入气体中含有 0.1% 一氧化碳时，血液中约有 50% 的血红蛋白转为碳氧血红蛋白，而丧失携带氧的能力。此外，当 CO 与血红蛋白分子中的某个血红素结合后，将增加其余 3 个血红素对氧的亲和力，使血红蛋白分子已结合的氧释放减少，氧解离曲线左移。同时，CO 还能抑制红细胞内糖酵解，使 2，3 - DPG 生成减少，也可导致氧解离曲线左移，进一步加重组织缺氧。

（3）高铁血红蛋白血症　血红素中的二价铁在氧化剂的催化下氧化成三价铁，形成高铁血红蛋白。生理状态下，高铁血红蛋白仅占血液血红蛋白总量的 1% ~2%。当亚硝酸盐、过氯酸盐、磺胺等中毒时，可以使血液中大量（20% ~50%）血红蛋白转变为高铁血红蛋白。高铁血红蛋白中的三价铁因与羟基牢固结合而丧失携带氧能力；另外，当血红蛋白分子中有部分二价铁氧化为三价铁，还使剩余的二价铁与氧的亲和力增高，氧解离曲线左移，高铁血红蛋白不易释放出所结合的氧，加重组织缺氧。

2. 血氧变化的特点　血液性缺氧的血氧变化特点为：PaO_2 和 SaO_2 正常、CaO_2 和 CO_2max 降低、$A - VdO_2$ 减小。由于吸入气氧分压和外呼吸功能正常，故 PaO_2 和 SaO_2 正常；因 Hb 数量减少或性质改变，所以 CaO_2 和 CO_2max 降低；由于 CaO_2 降低，血液流经毛细血管时氧向组织弥散的速度减慢，故使 $A - VdO_2$ 减小。

3. 皮肤、黏膜颜色变化　血液性缺氧时，患者皮肤、黏膜颜色可随病因不同而异。重度贫血患者面色苍白；因 HbCO 呈樱桃红色，故 CO 中毒患者皮肤、黏膜呈樱桃红色；高铁血红蛋白血症患者皮肤、黏膜呈咖啡色或青石板色。

（三）循环性缺氧

循环性缺氧是指因组织血流量减少引起的组织供氧不足，又称为低动力性缺氧。

1. 病因和发病机制　循环性缺氧还可以分为缺血性缺氧和淤血性缺氧。

（1）缺血性缺氧是由于动脉供血不足所致。休克和心力衰竭患者因心输出量减少造成全身组织供血不足，引起全身性缺血性缺氧；严重时，患者可因心、脑、肾等重要器官功能衰竭而死亡；动脉血栓形成、动脉炎或动脉粥样硬化造成动脉狭窄或阻塞，可引起所供血的局部组织或器官缺血性缺氧。

（2）淤血性缺氧是由于静脉回流受阻所致。右心衰竭可造成右心房压升高，大静脉特别是下腔静脉回流受阻，全身广泛的毛细血管床淤血，导致全身性淤血性缺氧；静脉栓塞或静脉炎可引起某支静脉回流障碍，形成局部淤血性缺氧。

2. 血氧变化的特点　单纯的循环性缺氧的血氧变化特点为：PaO_2、SaO_2、CO_2max、CaO_2 均正常，$A - VdO_2$ 增大。由于血流缓慢，血液流经毛细血管的时间延长，组织细胞从单位容积血液中获取的氧量增多，因此 CvO_2 降低，$A - VdO_2$ 增大。但是由于供应组织的血流总量减少，弥散到组织、细胞的总氧量仍不能满足细胞的需要，引起组织缺氧。局部性循环性缺氧时，血氧变化可以基本正常。

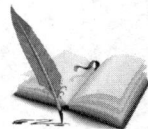

3. 皮肤、黏膜颜色变化　由于静脉血的 CvO_2 和 PvO_2 较低，毛细血管中脱氧血红蛋白可超过 50 g/L，可引发皮肤、黏膜发绀。失血性休克时，因大量血液丧失及组织血量不足，皮肤可呈苍白色。

（四）组织性缺氧

组织性缺氧是指在组织供氧正常的情况下，由于组织细胞不能有效地利用氧而引起的缺氧。

1. 病因和发病机制

（1）细胞中毒　如氰化物、硫化氢、磷等和某些药物使用过量都可以引起组织中毒性缺氧。以氰化物为例，各种无机或有机氰化物如 HCN、KCN、$NaCN$、NH_4CN 和氢氰酸有机衍生物等可经消化道、呼吸道或皮肤进入体内，CN^- 可以迅速与细胞内氧化型细胞色素氧化酶三价铁结合形成氰化高铁细胞色素氧化酶，失去接受电子能力，阻碍其还原为二价铁离子的还原型细胞色素氧化酶，使呼吸链电子传递中断，导致组织细胞利用氧障碍。0.06 g HCN 可以导致人的死亡。

砷化物如三氧化二砷（砒霜）等，主要通过抑制细胞色素氧化酶、呼吸链复合物IV、丙酮酸氧化酶等蛋白巯基使细胞利用氧障碍。甲醇通过其氧化产物甲醛与细胞色素氧化酶结合，导致呼吸链中断。许多药物和硫化物也能抑制呼吸链的酶类而影响氧化磷酸化过程。

（2）线粒体损伤　细菌毒素、严重缺氧、钙超载、大剂量放射线照射、尿毒症、高压氧等，可以抑制线粒体呼吸功能或造成线粒体结构损伤，引起细胞生物氧化障碍。

（3）维生素缺乏　维生素 B_1 是丙酮酸脱氢酶的辅酶成分。维生素 B_1 缺乏时，由于细胞丙酮酸氧化脱羧和有氧氧化障碍而引起脚气病。维生素 B_2 是黄素酶的辅酶成分，维生素 PP 是辅酶 I 和辅酶 II 的组成成分，均参与氧化还原反应。维生素严重缺乏，可抑制细胞生物氧化，引起氧利用障碍和 ATP 生成障碍。

2. 血氧变化的特点　组织性缺氧时，PaO_2、SaO_2、CO_2max、CaO_2 均正常均正常。由于组织细胞利用氧障碍（内呼吸障碍），故 PvO_2 和 CvO_2 升高，而 $A-VdO_2$ 减小。所以静脉血 PvO_2、血氧含量均高于正常，故动-静脉血氧含量差小于正常。

3. 皮肤、黏膜颜色变化　由于细胞利用氧障碍，毛细血管内氧合血红蛋白的含量增高，故患者的皮肤、黏膜呈现鲜红色或玫瑰红色。

上述四种类型的缺氧可单独存在，但在临床上，缺氧往往是混合性缺氧，即两种或两种以上类型的缺氧同时存在或相继出现。临床常见的缺氧多为混合性缺氧。如失血性休克时，由于大量失血，血红蛋白含量减少，可导致血液性缺氧；休克过程中的微循环缺血或淤血，循环性缺氧；发生休克肺时，还可伴有低张性缺氧。

各型缺氧的血氧变化特点见表 3-2。

> **考点提示**
> 各型缺氧的原因、血气变化和皮肤黏膜颜色变化。

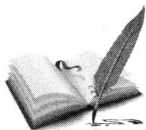

表 3-2　各型缺氧的血氧变化特点

缺氧类型	动脉血氧分压	血氧容量	动脉血氧饱和度	动脉血氧含量	动-静脉氧含量差
低张性缺氧	↓	N 或↑	↓	↓	↓或 N
血液性缺氧	N	↓或 N	N	↓	↓
循环性缺氧	N	N	N	N	↑
组织性缺氧	N	N	N	N	↓

注：↓降低；↑升高；N 正常。

三、缺氧时机体的功能和代谢变化

缺氧对机体的影响，取决于缺氧发生的原因、程度、速度、持续时间和机体的功能代谢状态。轻度缺氧以激发机体以代偿反应为主，重度缺氧以损伤反应为主，造成细胞功能和代谢障碍，甚至组织结构严重破坏。

（一）呼吸系统的变化

1. 代偿性反应　PaO_2 于 60~100 mmHg 时，肺通气量无变化。PaO_2 低于 60 mmHg 可刺激颈动脉体和主动脉体的外周化学感受器，冲动经窦神经和迷走神经传入延髓，反射性地引起呼吸加深加快。呼吸运动增强的代偿意义在于：增强肺泡通气量和肺泡气 PO_2，进而增加 PaO_2；胸廓呼吸运动增加使胸内负压增大，促进了静脉回流和增加回心血量，增加心输出量和肺血流量，有利于氧的摄取和运输。

长期低张性缺氧（如久居高原或慢性缺氧），可使外周化学感受器的敏感性降低，代偿性呼吸运动不明显，这也是一种慢性适应过程，

血液性缺氧和组织性缺氧的患者，如果不合并 PaO_2 降低，呼吸系统代偿不明显。

2. 损伤性变化

（1）高原性肺水肿　高原性肺水肿是指机体进入 4000 m 的高原后 1~4 日内，出现头痛、胸闷、咳嗽、皮肤黏膜发绀、呼吸困难、血性泡沫痰，甚至神志不清以及肺部有湿性罗音的临床综合征。其发病机制可能与缺氧引起肺血管收缩、肺动脉高压和肺毛细血管壁通透性增高等有关。

（2）中枢性呼吸衰竭　当 $PaO_2 < 30$ mmHg，缺氧对呼吸中枢的直接抑制作用超过 PaO_2 降低对外周化学感受器的兴奋作用，发生中枢性呼吸衰竭。表现为呼吸抑制、呼吸节律和频率不规则，肺通气量减少。

（二）循环系统的变化

1. 代偿性反应

（1）心输出量增加　心输出量增加可提高全身组织的供氧量，对急性缺氧有一定代偿意义。心输出量增加的主要机制为：①心率加快：肺通气量增加，通过肺牵张感受器的刺激，反射性兴奋交感神经，使心率加快。②心肌收缩力增强：缺氧可引起交感神经和交感-肾上腺髓质系统兴奋，儿茶酚胺释放增多，作用于心脏 β-肾上腺素能受体，使心率加快，心肌收缩性增强。③静脉回流增加：呼吸运动加强，胸内负压增大，静脉回流量增加。

（2）血液重新分布　急性缺氧时，皮肤、腹腔内脏、骨骼肌及肾脏因 α-受体密度高，

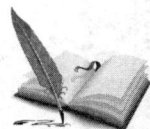

交感神经兴奋，儿茶酚胺产生增多，使缩血管作用占优势；而脑血管交感缩血管纤维分布少、α-受体密度小，血管不发生明显收缩；冠脉血管在局部代谢产物（如 CO_2、H^+、K^+、磷酸盐、腺苷及 PGI_2 等）的扩血管作用下血流增加。这种血液的重新分布，有利于保证生命重要器官（心、脑）的活动顺利进行。

（3）肺血管收缩　当肺泡气 PO_2 降低时，可引起肺小动脉收缩，使血流转向通气充分的肺泡，这是肺循环特有的生理现象，称为缺氧性肺血管收缩。这有利于维持正常的肺泡通气/血流比值，是一种代偿性的保护机制。

（4）毛细血管增生　组织细胞的长期轻度缺氧，使血管内皮生长因子的合成与释放增多，促进缺氧组织内毛细血管增生、密度增加，尤其是脑、心和骨骼肌中，毛细血管增生更加显著。这使氧从血管内向组织细胞弥散的距离缩短，增加了组织的供氧量。

2. 损伤性变化

（1）肺动脉高压　长期慢性缺氧使肺小动脉持续收缩，导致肺循环阻力增加。此外，血管平滑肌细胞和成纤维细胞肥大和增生，血管壁胶原纤维和弹力纤维增多，使血管壁增厚变硬，导致肺动脉重塑，形成持续性肺动脉高压。肺动脉高压可增加右心室后负荷，导致右心肥大、扩张，甚至心力衰竭。

（2）心肌的收缩与舒张功能障碍　严重的心肌缺氧导致心肌细胞能量代谢障碍，ATP生成减少，能量供应不足，使心肌收缩性降低；同时严重心肌缺氧可造成心肌收缩蛋白的破坏，心肌挛缩或断裂，使心肌的收缩与舒张功能降低。

（3）静脉回流减少　严重缺氧时细胞生成大量乳酸和腺苷等扩血管物质，使血液淤滞于外周血管；抑制呼吸中枢，胸廓运动减弱，回心血量减少。回心血量减少又进一步降低心输出量，使组织的供血供氧量减少。

（三）血液系统的变化

1. 代偿性反应　血液系统对缺氧的代偿是通过增加红细胞数量和氧解离曲线右移实现的。

（1）红细胞和血红蛋白增多　急性缺氧时，交感神经兴奋，肝脏、脾脏等储血器官收缩，将储存的血液释放入体循环，可使循环血中的红细胞数目增多。慢性缺氧刺激肾脏生成并释放促红细胞生成素（EPO），促使骨髓合成红细胞增多。外周血红细胞和血红蛋白增多可增加血液的血氧容量和血氧含量，提高血液的携氧能力，增加组织的供氧量，使缺氧在一定程度内得到改善。

（2）氧合血红蛋白解离曲线右移　缺氧时，红细胞内 2,3-DPG 增加，导致氧合血红蛋白解离曲线右移，血红蛋白容易将其结合的氧释放供组织利用。

当 PaO_2 在 80 mmHg 以上时，因处于氧合血红蛋白解离曲线的平坦部分，血红蛋白与氧的亲和力降低，有利于向组织供氧，具有代偿意义；但当 PaO_2 降至 60 mmHg 以下时，因处于氧合血红蛋白解离曲线陡直部分，血红蛋白与氧的亲和力降低，可使血液在肺部结合的氧明显减少，使其失去代偿作用。

2. 损伤性反应　血液中红细胞过度增多，引起血液黏滞度和血流阻力明显增加，以致血流减慢，心脏负荷增加，甚至诱发心力衰竭。在严重缺氧的情况下，红细胞内 2,3-DPG 过度增多将妨碍肺泡毛细血管中血红蛋白与氧的结合，使动脉血氧饱和度下降，血氧

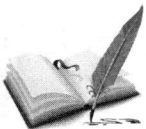

含量过度减少而加重组织的缺氧。

(四)中枢神经系统的变化

脑的重量仅为体重的 2% 左右，脑血流量却占心输出量的 15%，脑耗氧量为机体总耗氧量的 23%，因此，中枢神经系统对缺氧十分敏感。中枢神经系统对缺氧耐受性很差，在缺氧时很容易受损。缺氧引起的脑组织细胞水肿、变性、坏死及脑间质水肿是中枢神经系统功能障碍的主要原因。临床上，脑组织完全缺氧 5~8 分钟后可发生不可逆的损伤。

急性缺氧可引起头痛、情绪激动、思维能力、记忆力与判断力降低或丧失以及运动不协调等。慢性缺氧时精神症状较为缓和，可表现为注意力不集中、容易疲劳、嗜睡及轻度精神抑郁等。严重缺氧可导致烦躁不安、惊厥、昏迷甚至死亡。

(五)组织细胞的变化

1. 代偿性反应 在供氧不足的情况下，组织细胞可通过提高利用氧的能力和增强无氧酵解过程以获取维持生命活动所必需的能量。

(1) 组织细胞利用氧的能力增强 慢性缺氧时，细胞内线粒体的数目和膜的表面积均增加，呼吸链中的酶如琥珀酸脱氢酶、细胞色素氧化酶可增加，酶活性增高，使细胞的内呼吸功能增强而提高利用氧的能力。

(2) 无氧酵解增强发 严重缺氧时，ATP 生成减少，ATP/ADP 比值下降，可激活磷酸果糖激酶，该酶是控制糖酵解过程最主要的限速酶，其活性增强可促使糖酵解过程加强，在一定的程度上可补偿能量的不足。

(3) 肌红蛋白增加 慢性缺氧可使骨骼肌内肌红细胞蛋白含量增多。肌红蛋白与氧的亲和力明显高于血红蛋白，可从血液中摄取更多的氧，增加氧在体内的储存。当氧分压进一步降低时，肌红蛋白可释出一定量的氧供细胞利用。

(4) 低代谢状态 缺氧可使细胞的耗能过程减弱，如糖、蛋白质合成减少，离子泵功能抑制等，使细胞处于低代谢状态，减少能量的消耗，有利于在缺氧时的生存。

2. 损伤性反应 缺氧性细胞损伤主要为包括细胞膜、线粒体及溶酶体损伤三方面的变化。

(1) 细胞膜的损伤 细胞膜是细胞缺氧最早发生损伤的部位。在细胞内 ATP 含量降低以前，细胞膜电位已开始下降。

(2) 线粒体的损伤 缺氧可损伤线粒体，线粒体损伤又可导致缺氧，两者互为因果。缺氧抑制线粒体呼吸功能和氧化磷酸化过程，使 ATP 生成减少；持续较长时间的严重缺氧，可引起线粒体的基质颗粒减少或消失，基质电子密度增加，脊内腔扩张，脊肿胀、崩解，外膜破裂等。

(3) 溶酶体的变化 缺氧时因糖酵解增强，乳酸生成增多以及脂肪氧化不全导致酮体产生增多，导致酸中毒。pH 降低可引起磷脂酶活性增高，使溶酶体膜磷脂被分解，膜通透性增高，结果使溶酶体肿胀、破裂，大量溶酶体酶的释出。其中，蛋白水解酶逸出引起细胞自溶；溶酶体酶进入血液循环可破坏多种组织，造成广泛细胞损伤。

> **考点提示**
>
> 缺氧时各系统的代偿和损伤性反应。

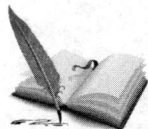

四、氧疗和氧中毒

（一）氧疗

吸入氧分压较高的空气或高浓度氧对各种类型的缺氧均有一定的疗效，这种方法称为氧疗。氧疗的效果因缺氧的类型不同而有所不同。

低张性缺氧疗效最好，吸氧能提高肺泡气氧分压，促进氧在肺中的弥散与交换，提高动脉血氧分压和氧饱和度，增加动脉血氧含量。高原肺水肿患者吸入纯氧具有特殊的疗效，吸氧后数小时至数日，肺水肿症状可显著缓解，肺部体征随之消失。血液性缺氧、循环性缺氧和组织性缺氧的共同特点是 PaO_2 和动脉血氧饱和度正常，吸入高浓度氧，主要增加的是物理溶解在血浆内的氧量，缺氧可得到一定程度的缓解。一氧化碳中毒患者，吸入纯氧特别是高压氧可使血液氧分压增高，氧与一氧化碳竞争与血红蛋白结合，可促使碳氧血红蛋白解离，治疗效果较好。

（二）氧中毒

吸入氧的浓度或压力过高，吸入氧的时间过长，可导致细胞损害、器官功能障碍，称为氧中毒。其发生机制可能与活性氧的毒作用有关。

其肺部病理变化主要表现为肺充血、水肿、出血、肺泡内透明膜形成等，临床上出现咳嗽、呼吸困难等症状。中枢神经系统中毒症状主要表现为头晕、恶心、抽搐、昏厥等。目前对氧中毒尚无有效的治疗方法，应以预防为主。

> **考点提示**
>
> 氧疗和氧中毒。

在常压下吸入 40% 的氧是安全的，吸入纯氧不应超过 12 小时，采用高压氧治疗时更应严格控制氧压和时间，以防止发生氧中毒。

本章小结

COPD 是一组以气流受限为特征的肺部疾病，气流受限不完全可逆，呈进行性发展。其病理改变主要表现为慢性支气管炎及肺气肿的病理变化。慢性支气管炎患者因支气管黏膜的炎症和分泌物增多而出现咳嗽、咳痰症状，因支气管痉挛或狭窄及黏液、渗出物阻塞而引起喘息，继续发展可致阻塞性肺气肿。肺气肿患者双肺过度扩张，含气量增多，使患者胸廓前后径增大，呈桶状胸。因阻塞性通气障碍而出现呼气性呼吸困难、气短、胸闷、发绀等症状。慢性肺源性心脏病是因慢性肺疾病、肺血管及胸廓的病变引起肺循环阻力增加、肺动脉压升高而导致的以右心室肥厚、扩张为特征的心脏病。慢性支气管炎并发阻塞性肺气肿是肺心病的最常见原因。

肺炎是指肺组织的急性渗出性炎症。大叶性肺炎主要是由肺炎球菌引起的以肺泡内弥漫性纤维蛋白渗出为主要病变特征的急性炎症，青壮年多见，临床起病急，主要表现为寒战、高热、咳嗽、咳铁锈色痰、胸痛、呼吸困难，肺实变体征及外周血白细胞增多等。小叶性肺炎是以肺小叶为单位的急性化脓性炎症，病变常以细支气管为中心，主要发生于小

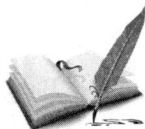

儿、体弱老人及久病卧床者。

硅沉着病是长期吸入大含游离二氧化硅粉尘微粒，并沉积于肺，引起肺广泛纤维化为主要病变的一种职业病，硅结节形成和肺组织的弥漫性纤维化是其主要病变。

肺癌是呼吸系统最常见的恶性肿瘤。绝大多数肺癌起源于支气管黏膜上皮，最常见的组织学类型是鳞状细胞癌。肺癌可发生淋巴道和血道转移。肺癌早期常无明显症状，以后常有咳嗽、咳痰带血、胸痛等症状，其中咯血较易引起患者的注意因而就诊。

呼吸衰竭是指外呼吸功能严重障碍，使成年人在海平面、静息状态下，动脉血氧分压（PaO_2）低于 60 mmHg，伴有或不伴有动脉血二氧化碳分压（$PaCO_2$）高于 50 mmHg，引起一系列功能和代谢紊乱的病理过程。根据血气变化特点，通常把呼吸衰竭分为低氧血症型（即 I 型）和低氧血症伴高碳酸血症型（即 II 型）。任何引起肺通气功能和（或）肺换气功能障碍的因素，均可导致呼吸衰竭。呼吸衰竭时出现的低氧血症、高碳酸血症和酸碱平衡紊乱是机体各系统的功能代谢紊乱的基础。

缺氧指因组织的供氧减少或利用氧障碍时，机体的代谢、功能和形态结构发生异常变化的病理过程。临床上常用血氧分压、血氧容量、血氧含量、血氧饱和度等指标衡量组织供氧和耗氧的变化。缺氧分为低张性缺氧、血液性缺氧、循环性缺氧和组织性缺氧。

目标检测

一、选择题

1. 导致慢性支气管炎的理化因素中不包括

    A. 寒冷空气　　　　　　　　　　B. 空气污染

    C. 长期吸烟　　　　　　　　　　D. 长期吸入含氧量较低的空气

    E. 职业因素（烟雾、粉尘和有害气体）

2. 慢性支气管炎患者咳痰的病变基础是

    A. 支气管黏膜上皮细胞变性、坏死

    B. 腺体肥大、增生，浆液腺黏液腺化生

    C. 支气管壁充血、水肿、炎细胞浸润

    D. 支气管壁纤维组织增生

    E. 平滑肌束断裂、软骨萎缩

3. 肺气肿时以下部位均因过度充气、含气量过多而膨大，但应除外

    A. 细支气管　　　　　　　　　　B. 呼吸性细支气管

    C. 肺泡管　　　　　　　　　　　D. 肺泡囊

    E. 肺泡

4. 最为常见的肺气肿类型是

    A. 慢性阻塞性肺气肿　　　　　　B. 间质性肺气肿

    C. 老年性肺气肿　　　　　　　　D. 代偿性肺气肿

    E. 以上均不是

5. 关于肺气肿病变，叙述错误的是

扫码"练一练"

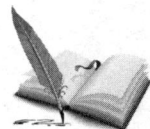

A. 肺泡高度扩张   B. 肺泡间隔断裂

C. 肺泡内渗出物   D. 肺泡融合形成肺大疱

E. 肺小动脉内膜增厚

6. 肺心病发病的主要环节是

     A. 慢性支气管炎   B. 慢性阻塞性肺气肿

     C. 肺弥漫性纤维化   D. 肺血管床数目减少

     E. 肺循环阻力增加和肺动脉高压

7. 慢性肺源性心脏病病变最为突出的是

     A. 左心室   B. 右心室

     C. 左心房   D. 右心房

     E. 肺动脉

8. 大叶性肺炎的病变性质是

     A. 变质性炎   B. 纤维蛋白性炎

     C. 化脓性炎   D. 出血性炎

     E. 浆液性炎

9. 大叶性肺炎灰色肝变期肺泡腔内渗出物主要是

     A. 纤维蛋白和红细胞   B. 浆液和红细胞

     C. 纤维蛋白和巨噬细胞   D. 浆液和中性粒细胞

     E. 纤维蛋白和中性粒细胞

10. 不符合小叶性肺炎的病变特点的是

     A. 急性化脓性炎症   B. 病变以肺下叶、背部多见

     C. 胸膜常常受累   D. 病灶中央可见细支气管

     E. 病灶呈多发性、散在性

11. 二氧化硅尘致病力最强的是

     A. >5 微米   B. <5 微米

     C. 3~4 微米   D. <3 微米

     E. 1~2 微米

12. 肺硅沉着病的特征性病变是

     A. 矽结节   B. 弥漫性纤维组织增生

     C. 胸膜增厚   D. 肺血管壁增厚

     E. 肺质地变硬

13. 结核结节主要由什么细胞构成

     A. 中性粒细胞   B. 淋巴细胞

     C. 成纤维细胞   D. 浆细胞

     E. 类上皮细胞和朗格汉斯巨细胞

14. 以下不是继发性肺结核病特点的是

     A. 病变好发于肺尖   B. 病程长，随机体抵抗力的消长而起伏

     C. 常发生于成人   D. 肺内病变复杂，新旧病变交杂

     E. 易沿血道和淋巴道播散

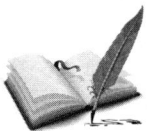

15. 第三期（晚期）肺硅沉着病肺纤维化的范围是全肺

    A. ＞2/3   B. ＞1/3

    C. ＜1/3   D. ＞1/2

    E. ＜1/2

16. 鼻咽癌常发生在

    A. 鼻咽前壁   B. 鼻咽后部

    C. 鼻咽顶部   D. 鼻咽侧壁

    E. 鼻咽底部

17. 肺癌最常见的组织学类型是

    A. 腺癌   B. 鳞状细胞癌

    C. 大细胞癌   D. 小细胞癌

    E. 未分化癌

18. 呼吸衰竭通常是指

    A. 内呼吸功能障碍   B. 外呼吸功能严重障碍

    C. 血液携氧功能障碍   D. CO_2 排出功能障碍

    E. 气体弥散障碍

19. Ⅱ型呼吸衰竭血气诊断标准为

    A. PaO_2 低于 60 mmHg   B. PaO_2 低于 50 mmHg

    C. $PaCO_2$ 高于 50 mmHg   D. PaO_2 ＜60 mmHg、$PaCO_2$ ＞50 mmHg

    E. PaO_2 ＜60 mmHg、$PaCO_2$ ＜50 mmHg

20. 限制性通气障碍是由于

    A. 中央气道阻塞   B. 外周气道阻塞

    C. 肺泡膜面积减少，膜厚度增加   D. 肺泡扩张受限

    E. 肺泡通气血流比例失调

21. 下列关于低张性低氧的叙述，错误的是

    A. 血氧容量可正常   B. 动脉血氧含量降低

    C. 动－静脉血氧含量差可大于正常   D. 静脉血分流入动脉是病因之一

    E. 皮肤黏膜可发绀

22. 下列物质可使血红蛋白变成高铁血红蛋白，失去携带氧的能力的是

    A. 硫酸盐   B. 尿素

    C. 亚硝酸盐   D. 肌酐

    E. 乳酸

23. 某患者长年咳嗽，咳白色黏液痰，冬天加重，该患者可能患有

    A. 肺癌   B. 慢性支气管炎

    C. 肺结核   D. 小叶性肺炎

    E. 大叶性肺炎

24. 一婴儿出现发热，咳嗽，咳痰，气喘。胸片示双肺下叶散在分布着边界不清的阴影。最可能患的是

    A. 大叶性肺炎   B. 小叶性肺炎

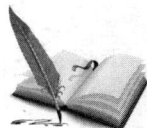

C. 间质性肺炎   D. 干酪样肺炎

E. 肺脓肿

25. 患者，女，54岁。胸痛、咳嗽、咯血痰两个月，胸片见左上肺靠胸膜处一直径为3 cm 结节状阴影，边缘毛刺状。应首先考虑为

A. 肺结核球   B. 肺硅沉着病

C. 肺脓肿   D. 肺肉质变

E. 周围型肺癌

二、思考题

1. 简述慢性支气管炎、肺气肿和肺心病的发展过程。

2. 比较大叶性肺炎和小叶性肺炎的区别。

3. 简述肺硅沉着病的分期。

4. 简述继发性肺结核的类型。

5. 简述呼吸衰竭的发生机制。

（赵　艳）

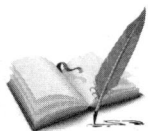

第四章　呼吸系统疾病常见症状和体征

案例导入

扫码"学一学"

患者，男，67 岁。咳嗽、咳痰 10 年，伴活动后气短 3 年，加重 1 周入院。

患者 10 年前每于受凉后出现咳嗽、咳痰。3 年前出现活动后气短，逐渐加重。1 周前受凉后出现上述症状加重。吸烟 30 余年。

体格检查：T 36.0℃，P 90 次／分，R 24 次／分，BP 120/80 mmHg。神志清，桶状胸，双肺叩诊呈过清音，可闻及细湿啰音。心率 90 次／分，律齐，无杂音。肝肋下未触及，双下肢无水肿。

辅助检查：X 线胸片示肺纹理增粗、紊乱。

问题：

1. 诊断与诊断依据分别是什么？
2. 要明确诊断，还需做哪些检查？
3. 治疗原则是什么？

第一节　咳嗽与咳痰

咳嗽（cough）、咳痰（expectoration）是临床最常见的症状之一。咳嗽是一种反射性防御动作，通过咳嗽可以清除呼吸道分泌物及气道内异物。但是咳嗽也有不利的一面，例如咳嗽可使呼吸道内感染扩散，剧烈的咳嗽可导致呼吸道出血甚至诱发自发性气胸等。因此如果频繁的咳嗽影响工作与休息，则为病理状态。痰是气管、支气管的分泌物或肺泡内的渗出液，借助咳嗽将其排出称为咳痰。

一、发病机制

咳嗽是由于延髓咳嗽中枢受刺激引起。来自耳、鼻、咽、喉、支气管、胸膜等感受区

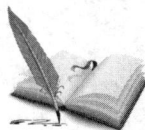

的刺激传入延髓咳嗽中枢，该中枢再将冲动传向运动神经，即喉下神经、膈神经和脊髓神经，分别引起咽肌、膈肌和其他呼吸肌的运动来完成咳嗽动作，表现为深吸气后，声门关闭，继以突然剧烈的呼气，冲出狭窄的声门裂隙产生咳嗽动作和发出声音。

正常支气管黏膜腺体和杯状细胞只分泌少量黏液，以保持呼吸道黏膜的湿润。当呼吸道发生炎症时，黏膜充血、水肿，黏液分泌增多，毛细血管壁通透性增加，浆液渗出。此时含红细胞、白细胞、巨噬细胞、纤维蛋白等的渗出物与黏液、吸入的尘埃和某些组织破坏物等混合而成痰，随咳嗽动作排出。在呼吸道感染和肺寄生虫病时，痰中可查到病原体。另外，在肺淤血和肺水肿时，肺泡和小支气管内有不同程度的浆液漏出，也可引起咳痰。

二、病因

1. 呼吸道疾病　当鼻咽部至小支气管整个呼吸道黏膜受到刺激时，均可引起咳嗽。刺激效应以喉部杓状间隙和气管分叉部黏膜最敏感。当肺泡内有分泌物、渗出物、漏出物进入小支气管时即可引起咳嗽，或某些化学刺激物刺激分布于肺的 C 纤维末梢亦可引起咳嗽。如咽喉炎、喉结核、喉癌、支气管内膜结核、肺癌等可引起干咳，气管 - 支气管炎、支气管扩张、支气管哮喘以及肺部细菌、结核分枝杆菌、真菌、病毒、支原体或寄生虫感染均可引起咳嗽和（或）咳痰。而呼吸道感染是引起咳嗽、咳痰最常见的原因。

2. 胸膜疾病如各种原因所致的胸膜炎、自发性气胸等均可引起咳嗽。

3. 心血管疾病二尖瓣狭窄或其他原因所致左心衰竭引起肺淤血或肺水肿时，因肺泡及支气管内有浆液性或血性渗出物，可引起咳嗽。另外，右心衰竭或体循环静脉栓子脱落造成肺栓塞时也可引起咳嗽。

4. 中枢神经因素从大脑皮质发出冲动传至延髓咳嗽中枢，人可随意引起咳嗽反射或抑制咳嗽反射。如皮肤受冷刺激或三叉神经分布的鼻黏膜及舌咽神经支配的咽峡部黏膜受刺激时，可反射性引起咳嗽。脑炎、脑膜炎时也可出现咳嗽。

5. 其他因素所致慢性咳嗽　如服用血管紧张素转化酶抑制剂后咳嗽、胃食管反流病所致咳嗽和习惯性及心理性咳嗽等。

三、临床表现

1. 咳嗽的性质　咳嗽无痰或痰量极少，称为干性咳嗽。干性咳嗽或刺激性咳嗽常见于急性或慢性咽喉炎、喉癌、急性支气管炎初期、气管受压、支气管异物、支气管肿瘤、胸膜疾病、原发性肺动脉高压以及二尖瓣狭窄等。咳嗽伴有咳痰称为湿性咳嗽，常见于慢性阻塞性肺疾病、支气管扩张、肺炎和肺脓肿等。

2. 咳嗽的时间与规律　突发性咳嗽常由于吸入刺激性气体或异物、淋巴结或肿瘤压迫气管或支气管分叉处所引起。发作性咳嗽可见于百日咳、支气管内膜结核以及以咳嗽为主要症状的支气管哮喘（变异性哮喘）等。长期慢性咳嗽，多见于慢性支气管炎、支气管扩张、肺脓肿及肺结核。夜间咳嗽常见于左心衰竭患者，夜间咳嗽的引起可能与夜间肺淤血加重及迷走神经兴奋性增高有关。

3. 咳嗽的音色　指咳嗽声音的特点。如①咳嗽声音嘶哑，多为声带的炎症或肿瘤压迫喉返神经所致。②鸡鸣样咳嗽，表现为连续阵发性剧咳伴有高调吸气回声，多见于百日咳，会厌、喉部疾病或气管受压。③金属音咳嗽，常见于因纵隔肿瘤、主动脉瘤或支气管癌直

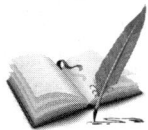

接压迫气管所致的咳嗽。④咳嗽声音低微或无力，见于严重肺气肿、声带麻痹及极度衰弱者。

4. 痰的性质和痰量　痰的性质可分为黏液性、浆液性、脓性和血性等。黏液性痰多见于急性支气管炎、支气管哮喘及大叶性肺炎的初期，也可见于慢性支气管炎、肺结核等。浆液性痰见于肺水肿。脓性痰见于化脓性细菌性下呼吸道感染。血性痰是由于呼吸道黏膜受侵害、损害毛细血管或血液渗入肺泡所致。恶臭痰提示有厌氧菌感染。铁锈色痰为典型肺炎球菌肺炎的特征；黄绿色或翠绿色痰，提示铜绿假单胞菌感染；痰白黏稠且牵拉成丝难以咳出，提示有真菌感染；大量稀薄浆液性痰中含粉皮样物，提示棘球蚴病（包虫病）；粉红色泡沫痰是肺水肿的特征。日咳数百至上千毫升浆液泡沫痰还需考虑肺泡癌的可能。

▪知识链接

痰的分层现象

痰量增多常见于支气管扩张、肺脓肿和支气管胸膜瘘，且排痰与体位有关，痰量多时静置后可出现分层现象：上层为泡沫，中层为浆液或浆液脓性，下层为坏死物质。

四、伴随症状

1. 咳嗽伴发热　多见于急性上、下呼吸道感染、肺结核、胸膜炎等。

2. 咳嗽伴胸痛　常见于肺炎、胸膜炎、支气管肺癌、肺栓塞和自发性气胸等。

3. 咳嗽伴呼吸困难　见于喉水肿、喉肿瘤、支气管哮喘、慢性阻塞性肺病、重症肺炎、肺结核、大量胸腔积液、气胸、肺淤血、肺水肿及气管或支气管异物。

4. 咳嗽伴咯血　常见于支气管扩张、肺结核、肺脓肿、支气管肺癌、二尖瓣狭窄、支气管结石、肺含铁血黄素沉着症等。

5. 咳嗽伴大量脓痰　常见于支气管扩张、肺脓肿、肺囊肿合并感染和支气管胸膜瘘。

6. 咳嗽伴有哮鸣音　多见于支气管哮喘、慢性喘息性支气管炎、心源性哮喘、弥漫性泛细支气管炎、气管与支气管异物等。当支气管肺癌引起气管与支气管不完全阻塞时可出现呈局限性分布的吸气性哮鸣音。

7. 咳嗽伴有杵状指（趾）　常见于支气管扩张、慢性肺脓肿、支气管肺癌和脓胸等。

五、问诊要点

1. 发病性别与年龄　疾病的发生与性别和年龄有一定关系。如异物吸入或支气管淋巴结肿大是致儿童呛咳的主要原因；长期咳嗽对青壮年来说首先须考虑的是肺结核、支气管扩张，而对男性40岁以上吸烟者则须考虑慢性支气管炎、肺气肿、支气管肺癌，对青年女性患者须注意支气管结核和支气管腺瘤等。

2. 咳嗽的程度与音色　咳嗽程度是重是轻，是单声还是连续性咳，或者发作性剧咳，是否嗅到各种不同异味时咳嗽加剧，对咳嗽原因的鉴别有重要意义。如单声咳常出现在干性胸膜炎、大叶性肺炎等患者；声嘶多出现在声带炎症或肿瘤压迫喉返神经的患者；鸡鸣样咳嗽多出现在百日咳、喉部疾病患者；金属音咳嗽多为胸部肿瘤患者的表现；发作性咳

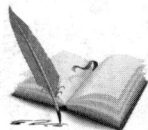

嗽或嗅到不同异味时咳嗽加剧多见于支气管哮喘患者。慢性干咳（3个月以上）需注意有无后鼻部分泌物滴流、变异性哮喘、慢性支气管炎和胃食管反流及是否服用降压药物所致。

3. 咳嗽伴随症状　伴随症状是鉴别诊断的重要依据。如肺炎、肺脓肿、脓胸、胸膜炎等患者咳嗽可伴高热、胸痛；支气管扩张、肺结核（尤其是空洞型）、支气管肺癌患者可伴咯血；伴大量脓臭痰，将痰收集静置后出现明显分层现象多见于支气管扩张和肺脓肿患者；伴随有进行性体重下降者需考虑有无支气管肺癌或结核等。

第二节　咯　　血

喉及喉部以下的呼吸道任何部位的出血，经口腔咯出称为咯血（hemoptysis），少量咯血有时仅表现为痰中带血，大咯血时血液从口鼻涌出，常可阻塞呼吸道，造成窒息死亡。

一旦出现经口腔排血，究竟是口腔、鼻腔、上消化道的出血还是咯血需要医生仔细鉴别。鉴别时须先检查口腔与鼻咽部，观察局部有无出血灶，鼻出血多自前鼻孔流出，常在鼻中隔前下方发现出血灶；鼻腔后部出血，尤其是出血量较多，易与咯血混淆。此时由于血液经后鼻孔沿软腭与咽后壁下流，使患者在咽部有异物感，用鼻咽镜检查即可确诊。其次，还需要与呕血进行鉴别。呕血（hematemesis）是指上消化道出血经口腔呕出，出血部位多见于食管、胃及十二指肠。对于咯血与呕血可根据病史、体征及其他检查方法进行鉴别。

一、病因和发生机制

咯血原因很多，主要见于呼吸系统疾病和心血管系统疾病。

1. 支气管疾病　常见有支气管扩张、支气管肺癌、支气管结核和慢性支气管炎等；少见的有支气管结石、支气管腺瘤、支气管黏膜非特异性溃疡等。其发生机制主要是炎症、肿瘤、结石致支气管黏膜或毛细血管通透性增加，或黏膜下血管破裂所致。

2. 肺部疾病　常见有肺结核、肺炎、肺脓肿等；较少见于肺淤血、肺栓塞、肺寄生虫病、肺真菌病、肺泡炎、肺含铁血黄素沉着症和肺出血－肾炎综合征等。肺炎出现的咯血，常见于肺炎球菌肺炎、金黄色葡萄球菌肺炎、肺炎杆菌肺炎和军团菌肺炎，支原体肺炎有时也可出现痰中带血。在我国，引起咯血的首要原因仍为肺结核。发生咯血的肺结核多为浸润型肺结核、空洞型肺结核和干酪样炎肺，急性血行播散型肺结核较少出现咯血。肺结核咯血的机制为结核病变使毛细血管通透性增高，血液渗出，导致痰中带血或小血块；如病变累及小血管使管壁破溃，则造成中等量咯血；如空洞壁肺动脉分支形成的小动脉瘤破裂，或继发的结核性支气管扩张形成的动静脉瘘破裂，则造成大量咯血，甚至危及生命。

3. 心血管疾病　较常见于二尖瓣狭窄，其次为先天性心脏病所致肺动脉高压或原发性肺动脉高压，另有肺栓塞、肺血管炎、高血压病等。心血管疾病引起咯血可表现为小量咯血或痰中带血、大量咯血、粉红色泡沫样血痰和黏稠暗红色血痰。其发生机制多因肺淤血造成肺泡壁或支气管内膜毛细血管破裂和支气管黏膜下层支气管静脉曲张破裂所致。

考点提示

咯血症状的常见原因。

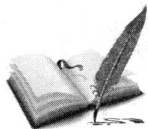

4. 其他　血液病（如白血病、血小板减少性紫癜、血友病、再生障碍性贫血等）、某些急性传染病（如流行性出血热、肺出血型钩端螺旋体病等）、风湿性疾病（如结节性多动脉炎、系统性红斑狼疮、Wegener 肉芽肿、贝赫切特综合征等）或子宫内膜异位症等均可引起咯血。

二、临床表现

1. 年龄　青壮年咯血常见于肺结核、支气管扩张、二尖瓣狭窄等。40 岁以上有长期吸烟史（纸烟 20 支/日×20 年）者，应高度注意支气管肺癌的可能性。儿童慢性咳嗽伴少量咯血与低色素贫血，须注意特发性含铁血黄素沉着症的可能。

2. 咯血量　咯血量大小的标准尚无明确的界定，但一般认为每日咯血量在 100 ml 以内为小量，100～500 ml 为中等量，500 ml 以上或一次咯血 100～500 ml 为大量。大量咯血主要见于空洞性肺结核、支气管扩张和慢性肺脓肿。支气管肺癌少有大咯血，主要表现为痰中带血，呈持续或间断性。慢性支气管炎和支原体肺炎也可出现痰中带血或血性痰，但常伴有剧烈咳嗽。

3. 颜色和性状　因肺结核、支气管扩张、肺脓肿和出血性疾病所致咯血，其颜色为鲜红色；铁锈色血痰可见于典型的肺炎球菌肺炎，也可见于肺吸虫病和肺泡出血；砖红色胶冻样痰见于典型的肺炎克雷伯杆菌肺炎。二尖瓣狭窄所致咯血多为暗红色；左心衰竭所致咯血为浆液性粉红色泡沫痰；肺栓塞引起咯血为黏稠暗红色血痰。

三、伴随症状

1. 咯血伴发热　多见于肺结核、肺炎、肺脓肿、流行性出血热、肺出血型钩端螺旋体病、支气管肺癌等。

2. 咯血伴胸痛　多见于肺炎球菌肺炎、肺结核、肺栓塞（梗死）、支气管肺癌等。

3. 咯血伴呛咳　多见于支气管肺癌、支原体肺炎等。

4. 咯血伴脓痰　多见于支气管扩张、肺脓肿、空洞性肺结核继发细菌感染等。其中干性支气管扩张则仅表现为反复咯血而无脓痰。

5. 咯血伴皮肤黏膜出血　可见于血液病、风湿病及肺出血型钩端螺旋体病和流行性出血热等。

6. 咯血伴杵状指　多见于支气管扩张、肺脓肿、支气管肺癌等。

四、问诊要点

1. 确定是否咯血　首先需鉴别是咯血还是呕血。注意询问出血有无明显病因及前驱症状、出血的颜色及其血中有无混合物等。

2. 发病年龄及咯血性状　仔细询问发病年龄及咯血性状对分析咯血病因有重要意义。如青壮年大咯血多考虑肺结核、支气管扩张等；中年以上间断或持续痰中带血则须高度警惕支气管肺癌的可能；中老年有慢性潜在疾病出现咳砖红色胶冻样血痰时多考虑克雷伯杆菌肺炎等。

3. 伴随症状　询问有无伴随症状是进行鉴别诊断的重要步骤。如伴有发热、胸痛、咳嗽、咳痰首先须考虑肺炎、肺结核、肺脓肿等；伴有呛咳、杵状指须考虑支气管肺癌；伴

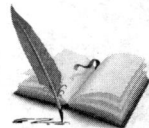

有皮肤黏膜出血须注意血液病、风湿病及肺出血型钩端螺旋体病和流行性出血热等。

4. 个人史 须注意有无结核病接触史、吸烟史、职业性粉尘接触史、生食海鲜史及月经史等。如肺寄生虫病所致咯血、子宫内膜异位症所致咯血均须结合上述病史做出诊断。

第三节 胸 痛

胸痛（chest pain）是临床上常见的症状，主要由胸部疾病所致，少数由其他疾病引起。胸痛的程度因个体痛阈的差异而不同，与疾病病情轻重程度不完全一致。

一、病因和发病机制

引起胸痛的原因主要为胸部疾病。常见的如下所示。

1. 胸壁疾病 急性皮炎、皮下蜂窝织炎、带状疱疹、肋间神经炎、肋软骨炎、流行性肌炎、肋骨骨折、多发性骨髓瘤、急性白血病等。

2. 心血管疾病 冠状动脉硬化性心脏病（心绞痛、心肌梗死）、心肌病、二尖瓣或主动脉瓣病变、急性心包炎、胸主动脉瘤（夹层动脉瘤）、肺栓塞、肺动脉高压以及神经症等。

3. 呼吸系统疾病 胸膜炎、胸膜肿瘤、自发性气胸、血胸、支气管炎、支气管肺癌等。

4. 纵隔疾病 纵隔炎、纵隔气肿、纵隔肿瘤等。

5. 其他 过度通气综合征、食管炎、食管癌、食管裂孔疝、膈下脓肿等。

各种化学、物理因素及刺激因子均可刺激胸部的感觉神经纤维产生痛觉冲动，并传至大脑皮层的痛觉中枢引起胸痛。胸部感觉神经纤维有：①肋间神经感觉纤维。②支配主动脉的交感神经纤维。③支配气管与支气管的迷走神经纤维。④膈神经的感觉纤维。另外，除患病器官的局部疼痛外，还可见远离该器官某部体表或深部组织疼痛，称放射痛（radiating pain）或牵涉痛。其原因是内脏病变与相应区域体表的传入神经进入脊髓同一节段并在后角发生联系，故来自内脏的感觉冲动可直接激发脊髓体表感觉神经元，引起相应体表区域的痛感。如心绞痛时除出现心前区、胸骨后疼痛外也可放射至左肩、左臂内侧或左颈、左侧面颊部。

二、临床表现

1. 发病年龄 青壮年胸痛多考虑结核性胸膜炎、自发性气胸、心肌炎、心肌病、风湿性心瓣膜病，40 岁以上则须注意心绞痛、心肌梗死和支气管肺癌。

2. 胸痛部位 大部分疾病引起的胸痛常有一定部位。例如胸壁疾病所致的胸痛常固定在病变部位，且局部有压痛，若为胸壁皮肤的炎症性病变，局部可有红、肿、热、痛表现；带状疱疹所致胸痛，可见成簇的水泡沿一侧肋间神经分布伴剧痛，且疱疹不超过体表中线；肋软骨炎引起胸痛，常在第一、二肋软骨处见单个或多个隆起，局部有压痛、但无红肿表现；心绞痛及心肌梗死的疼痛多在胸骨后方和心前区或剑突下，可向左肩和左臂内侧放射，甚至达环指与小指，也可放射于左颈或面颊部，误认为牙痛；夹层动脉瘤引起疼痛多位于胸背部，向下放射至下腹、腰部与两侧腹股沟和下肢；胸膜炎引起的疼痛多在胸侧部；食管及纵隔病变引起的胸痛多在胸骨后；肝胆疾病及膈下脓肿引起的胸痛多在右下胸，侵犯

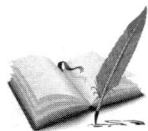

膈肌中心部时疼痛放射至右肩部；肺尖部肺癌（肺上沟癌、Pancoast 癌）引起疼痛多以肩部、腋下为主，向上肢内侧放射。

3. 胸痛性质　胸痛的性质可有多种多样。例如，带状疱疹呈刀割样或灼热样剧痛；食管炎多呈烧灼痛；肋间神经痛为阵发性灼痛或刺痛；心绞痛呈绞榨样痛并有重压窒息感，心肌梗死则疼痛更为剧烈并有恐惧、濒死感；气胸在发病初期有撕裂样疼痛；胸膜炎常呈隐痛、钝痛和刺痛；夹层动脉瘤常呈突然发生胸背部撕裂样剧痛或锥痛；肺梗死亦可突然发生胸部剧痛或绞痛，常伴呼吸困难与发绀。

4. 疼痛持续时间　平滑肌痉挛或血管狭窄缺血所致的疼痛为阵发性，炎症、肿瘤、栓塞或梗死所致疼痛呈持续性。如心绞痛发作时间短暂（持续 1~5 分钟），而心肌梗死疼痛持续时间很长（数小时或更长）且不易缓解。

5. 影响疼痛因素　主要为疼痛发生的诱因、加重与缓解的因素。例如，心绞痛发作可在劳力或精神紧张时诱发，休息后或含服硝酸甘油或硝酸异山梨酯后于 1~2 分钟内缓解，而对心肌梗死所致疼痛服上药则无效。食管疾病多在进食时发作或加剧，服用抗酸剂和促动力药物可减轻或消失。胸膜炎及心包炎的胸痛可因咳嗽或用力呼吸而加剧。

三、伴随症状

1. 胸痛伴有咳嗽、咳痰和（或）发热　常见于气管、支气管和肺部疾病。

2. 胸痛伴呼吸困难　常提示病变累及范围较大，如大叶性肺炎、自发性气胸、渗出性胸膜炎和肺栓塞等。

3. 胸痛伴咯血　主要见于肺栓塞、支气管肺癌。

4. 胸痛伴苍白、大汗、血压下降或休克　多见于心肌梗死、夹层动脉瘤、主动脉瘤破裂和大块肺栓塞。

5. 胸痛伴吞咽困难　多提示食管疾病，如反流性食管炎等。

四、问诊要点

1. 一般资料　包括发病年龄、发病急缓、诱因、加重与缓解的方式。

2. 胸痛表现　包括胸痛部位、性质、程度、持续时间及其有无放射痛。

3. 伴随症状　包括呼吸、心血管、消化系统及其他各系统症状和程度。

第四节　呼吸困难

呼吸困难（dyspnea）是指患者主观感到空气不足、呼吸费力，客观上表现为呼吸运动用力，严重时可出现张口呼吸、鼻翼扇动、端坐呼吸甚至发绀，呼吸肌辅助参与呼吸运动，并且可有呼吸频率、深度、节律的改变。

一、病因

引起呼吸困难的原因繁多，主要为呼吸系统和心血管系统疾病。

1. 呼吸系统疾病　常见于①气道阻塞：如喉、气管、支气管的炎症、水肿、肿瘤或异物所致的狭窄或阻塞及支气管哮喘、慢性阻塞性肺疾病等。②肺部疾病：如肺炎、肺脓肿、

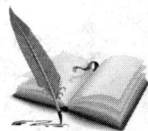

肺结核、肺不张、肺淤血、肺水肿、弥漫性肺间质疾病、细支气管肺泡癌等。③胸壁、胸廓、胸膜腔疾病：如胸壁炎症、严重胸廓畸形、胸腔积液、自发性气胸、广泛胸膜粘连、结核、外伤等。④神经肌肉疾病：如脊髓灰质炎病变累及颈髓、急性多发性神经根神经炎和重症肌无力累及呼吸肌，药物导致呼吸肌麻痹等。⑤膈运动障碍：如膈麻痹、大量腹腔积液、腹腔巨大肿瘤、胃扩张和妊娠末期。

2. 循环系统疾病 常见于各种原因所致的左心和（或）右心衰竭、心包压塞、肺栓塞和原发性肺动脉高压等。

3. 中毒 系各种中毒所致，如糖尿病酮症酸中毒、吗啡类药物中毒、有机磷杀虫药中毒、氰化物中毒、亚硝酸盐中毒和急性一氧化碳中毒等。

4. 神经精神性疾病 如脑出血、脑外伤、脑肿瘤、脑炎、脑膜炎、脑脓肿等颅脑疾病引起呼吸中枢功能障碍和精神因素所致的呼吸困难，如癔症等。

5. 血液病 常见于重度贫血、高铁血红蛋白血症、硫化血红蛋白血症等。

二、发病机制及临床表现

根据发病机制及临床表现特点，将呼吸困难归纳分为以下 5 种类型。

1. 肺源性呼吸困难 肺源性呼吸困难主要是呼吸系统疾病引起的通气、换气功能障碍导致缺氧和（或）二氧化碳潴留引起。临床上常分为 3 种类型。

（1）吸气性呼吸困难 主要特点表现为吸气显著费力，严重者吸气时可见"三凹征"（three depression sign），表现为胸骨上窝、锁骨上窝和肋间隙明显凹陷，此时亦可伴有干咳及高调吸气性喉鸣。三凹征的出现主要是由于呼吸肌极度用力，胸腔负压增加所致。常见于喉部、气管、大支气管的狭窄与阻塞。

（2）呼气性呼吸困难 主要特点表现为呼气费力、呼气缓慢、呼吸时间明显延长，常伴有呼气期哮鸣音。主要是由于肺泡弹性减弱和（或）小支气管的痉挛或炎症所致。常见于慢性支气管炎（喘息型）、慢性阻塞性肺气肿、支气管哮喘、弥漫性泛细支气管炎等。

> **考点提示**
>
> 肺源性呼吸困难的三种类型。

（3）混合性呼吸困难 主要特点表现为吸气期及呼气期均感呼吸费力，呼吸频率增快、深度变浅，可伴有呼吸音异常或病理性呼吸音。主要是由于肺或胸膜腔病变使肺呼吸面积减少导致换气功能障碍所致。常见于重症肺炎、重症肺结核、大面积肺栓塞（梗死）、弥漫性肺间质疾病、大量胸腔积液、气胸、广泛性胸膜增厚等。

2. 心源性呼吸困难 主要是由于左心和（或）右心衰竭引起，尤其是左心衰竭时呼吸困难更为严重。

左心衰竭发生呼吸困难的主要原因是肺淤血和肺泡弹性降低。其机制为：①肺淤血，使气体弥散功能降低。②肺泡张力增高，刺激牵张感受器，通过迷走神经反射兴奋呼吸中枢。③肺泡弹性减退，使肺活量减少。④肺循环压力升高对呼吸中枢的反射性刺激。左心衰竭引起的呼吸困难特点为：①有引起左心衰竭的基础病因，如风湿性心脏病、高血压心脏病、冠状动脉硬化性心脏病等。②呈混合性呼吸困难，活动时呼吸困难出现或加重，休息时减轻或消失，卧位明显，坐位或立位时减轻，故而当病人病情较重时，往往被迫采取半坐位或端坐呼吸（orthopnea）。③两肺底部或全肺出现湿啰音。④应用强心剂、利尿剂和

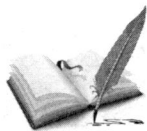

血管扩张剂改善左心功能后呼吸困难症状随之好转。急性左心衰竭时，常可出现夜间阵发性呼吸困难，表现为夜间睡眠中突感胸闷气急，被迫坐起，惊恐不安。轻者数分钟至数十分钟后症状逐渐减轻、消失；重者可见端坐呼吸、面色发绀、大汗、有哮鸣音、咳浆液性粉红色泡沫痰，两肺底有较多湿性啰音，心率加快，可有奔马律。此种呼吸困难称"心源性哮喘"（cardiac asthma）。

右心衰竭严重时也可引起呼吸困难，但程度较左心衰竭轻，其主要原因为体循环淤血所致。其发生机制为：①右心房和上腔静脉压升高，刺激压力感受器反射性地兴奋呼吸中枢。②血氧含量减少，乳酸、丙酮酸等代谢产物增加，刺激呼吸中枢。③淤血性肝大、腹腔积液和胸腔积液，使呼吸运动受限，肺交换面积减少。临床上主要见于慢性肺源性心脏病、某些先天性心脏病或由左心衰竭发展而来。

另外，也可见于各种原因所致的急性或慢性心包积液。其发生呼吸困难的主要机制是大量心包渗液致心包压塞或心包纤维性增厚、钙化、缩窄，使心脏舒张受限，引起体循环静脉淤血所致。

3. 中毒性呼吸困难　代谢性酸中毒可导致血中代谢产物增多，刺激颈动脉窦、主动脉体化学受体或直接兴奋刺激呼吸中枢引起呼吸困难。其主要表现为：①有引起代谢性酸中毒的基础病因，如尿毒症、糖尿病酮症等。②出现深长而规则的呼吸，可伴有鼾音，称为酸中毒大呼吸。某些药物如吗啡类、巴比妥类等中枢抑制药物和有机磷杀虫药中毒时，可抑制呼吸中枢引起呼吸困难。其主要特点为：①有药物或化学物质中毒史。②呼吸缓慢、变浅伴有呼吸节律异常的改变如 Cheyne – Stokes 呼吸（潮式呼吸）或 Biots 呼吸（比奥呼吸）。化学毒物中毒可导致机体缺氧引起呼吸困难，常见于一氧化碳中毒、亚硝酸盐和苯胺类中毒、氢化物中毒。其发生机制分别为：一氧化碳中毒时，吸入的 CO 与血红蛋白结合形成碳氧血红蛋白，失去携带氧的能力导致缺氧而产生呼吸困难；亚硝酸盐和苯胺类中毒时，使血红蛋白变为高铁血红蛋白失去携带氧的能力导致缺氧；氢化物中毒时，氢离子抑制细胞色素氧化酶的活性，影响细胞呼吸作用，导致组织缺氧引起呼吸困难，严重时引起脑水肿抑制呼吸中枢。

4. 神经精神性呼吸困难　神经性呼吸困难主要是由于呼吸中枢受增高的颅内压和供血减少的刺激，使呼吸变为慢而深，并常伴有呼吸节律的改变，如双吸气（抽泣样呼吸）、呼吸遏制（吸气突然停止）等。临床上常见于重症颅脑疾患，如脑出血、脑炎、脑膜炎、脑脓肿、脑外伤及脑肿瘤等。

精神性呼吸困难主要表现为呼吸频率快而浅，伴有叹息样呼吸或出现手足搐搦。临床上常见于癔症患者，患者可突然发生呼吸困难。其发生机制多为过度通气而发生呼吸性碱中毒所致，严重时也可出现意识障碍。

5. 血源性呼吸困难　多由红细胞携氧量减少，血氧含量降低所致。表现为呼吸浅，心率快。临床常见于重度贫血、高铁血红蛋白血症、硫化血红蛋白血症。除此以外，大出血或休克时，因缺氧和血压下降，刺激呼吸中枢，也可使呼吸加快。

三、伴随症状

1. 发作性呼吸困难伴哮鸣音　多见于支气管哮喘、心源性哮喘；突发性重度呼吸困难见于急性喉水肿、气管异物、大面积肺栓塞、自发性气胸等。

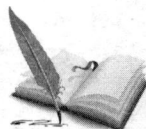

2. 呼吸困难伴发热　多见于肺炎、肺脓肿、肺结核、胸膜炎、急性心包炎等。

3. 呼吸困难伴一侧胸痛　见于大叶性肺炎、急性渗出性胸膜炎、肺栓塞、自发性气胸、急性心肌梗死、支气管肺癌等。

4. 呼吸困难伴咳嗽、咳痰　见于慢性支气管炎、阻塞性肺气肿继发肺部感染、支气管扩张、肺脓肿等；伴大量泡沫痰可见于有机磷中毒；伴粉红色泡沫痰见于急性左心衰竭。

5. 呼吸困难伴意识障碍　见于脑出血、脑膜炎、糖尿病酮症酸中毒、尿毒症、肺性脑病、急性中毒、休克型肺炎等。

四、问诊要点

1. 呼吸困难发生的诱因　包括有无引起呼吸困难的基础病因和直接诱因，如心肺疾病、肾病、代谢性疾病病史和有无药物、毒物摄入史及头痛、意识障碍、颅脑外伤史。

2. 呼吸困难发生的快与慢　询问起病是突然发生、缓慢发生、还是渐进发生或者有明显的时间性。

3. 呼吸困难与活动、体位的关系　如左心衰竭引起的呼吸困难。

4. 伴随症状　如发热、咳嗽、咳痰、咯血、胸痛等。

第五节　肺和胸膜检查

检查胸部时患者一般采取坐位或仰卧位，脱去上衣，使腰部以上的胸部能得到充分暴露。室内环境要舒适温暖，因寒冷每诱发肌颤，往往造成视诊不满意或听诊音被干扰。良好的光线十分重要。当卧位检查前胸壁时，光线应从上方直接照射在患者前面，而检查后胸壁时，光线可自上方投射在患者的背面，检查两侧胸壁时，可用同样的光线，于检查者将患者由前面转向后面时进行检查。肺和胸膜的检查一般应包括视诊、触诊、叩诊、听诊四个部分。

一、视诊

（一）呼吸运动

健康人在静息状态下呼吸运动稳定而有节律，此系通过中枢神经和神经反射的调节予以实现。某些体液因素，如高碳酸血症可直接抑制呼吸中枢使呼吸变浅。低氧血症时可兴奋颈动脉窦及主动脉体化学感受器使呼吸变快。代谢性酸中毒时，血 pH 降低，通过肺脏代偿性排出 CO_2，使呼吸变深变慢。此外，肺的牵张反射，亦可改变呼吸节律，如肺炎或心力衰竭时肺充血，呼吸可变得浅而快。另外，呼吸节律还可受意识的支配。

呼吸运动是借膈和肋间肌的收缩和松弛来完成的，胸廓随呼吸运动的扩大和缩小，从而带动肺的扩张和收缩。正常情况下吸气为主动运动，此时胸廓增大，胸膜腔内负压增高，肺扩张，空气经上呼吸道进入肺内。一般成人静息呼吸时，潮气量约为 500 ml。呼气为被动运动，此时肺脏弹力回缩，胸廓缩小，胸膜腔内负压降低，肺内气体随之呼出。因此，吸气和呼气与胸膜腔内负压、进出肺的气流以及胸内压力的变化密切相关。吸气时可见胸廓前部肋骨向上外方移动，膈肌收缩使腹部向外隆起，而呼气时则前部肋骨向下内方移动，

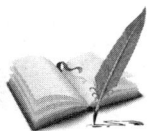

膈肌松弛，腹部回缩。

正常男性和儿童的呼吸以膈肌运动为主，胸廓下部及上腹部的动度较大，而形成腹式呼吸；女性的呼吸则以肋间肌的运动为主，故形成胸式呼吸。实际上该两种呼吸运动均不同程度同时存在。某些疾病可使呼吸运动发生改变，肺或胸膜疾病如肺炎、重症肺结核和胸膜炎等，或胸壁疾病如肋间神经痛、肋骨骨折等，均可使胸式呼吸减弱而腹式呼吸增强。腹膜炎、大量腹水、肝脾极度肿大、腹腔内巨大肿瘤及妊娠晚期时，膈肌向下运动受限，则腹式呼吸减弱，而代之以胸式呼吸。

上呼吸道部分阻塞患者，因气流不能顺利进入肺，故当吸气时呼吸肌收缩，造成肺内负压极度增高，从而引起胸骨上窝、锁骨上窝及肋间隙向内凹陷，称为"三凹征"。因吸气时间延长，又称之为吸气性呼吸困难，常见于气管阻塞，如气管肿瘤、异物等。反之，下呼吸道阻塞患者，因气流呼出不畅，呼气需要用力，从而引起肋间隙膨隆，因呼气时间延长，又称之为呼气性呼吸困难，常见于支气管哮喘和阻塞性肺气肿。

（二）呼吸频率

正常成人静息状态下，呼吸为 12 ~ 20 次/分，呼吸与脉搏之比为 1∶4。新生儿呼吸约 44 次/分，随着年龄的增长而逐渐减慢。

1. 呼吸过速（tachypnea）　指呼吸频率超过 20 次/分而言。见于发热、疼痛、贫血、甲状腺功能亢进症及心力衰竭等。一般体温升高 1℃，呼吸大约增加 4 次/分。

2. 呼吸过缓（bradypnea）　指呼吸频率低于 12 次/分而言。呼吸浅慢见于麻醉剂或镇静剂过量和颅内压增高等。

3. 呼吸深度的变化　呼吸浅快，见于呼吸肌麻痹、严重鼓肠、腹水和肥胖等，以及肺部疾病，如肺炎、胸膜炎、胸腔积液和气胸等。呼吸深快，见于剧烈运动时，因机体供氧量增加，需要增加肺内气体交换之故。此外，当情绪激动或过度紧张时，亦常出现呼吸深快，并有过度通气的现象，此时动脉血二氧化碳分压降低，引起呼吸性碱中毒，患者常感口周及肢端发麻，严重者可发生手足搐搦及呼吸暂停。当严重代谢性酸中毒时，亦出现深而慢的呼吸，此因细胞外液碳酸氢不足，pH 降低，通过肺脏排出 CO_2 进行代偿，以调节细胞外酸碱平衡之故，见于糖尿病酮症酸中毒和尿毒症酸中毒等，此种深长的呼吸又称之为库斯莫尔呼吸。

（三）呼吸节律

正常成人静息状态下，呼吸的节律基本上是均匀而整齐的。当病理状态下，往往会出现各种呼吸节律的变化。

1. 潮式呼吸　又称陈 – 施（Cheyne – Stokes）呼吸。是一种由浅慢逐渐变为深快，然后再由深快转为浅慢，随之出现一段呼吸暂停后，又开始如上变化的周期性呼吸。潮式呼吸周期可长达 30 秒至 2 分钟，暂停期可持续 5 ~ 30 秒，所以要较长时间仔细观察才能了解周期性节律变化的全过程。

2. 间停呼吸　又称比奥（Biots）呼吸。表现为有规律呼吸几次后，突然停止一段时间，又开始呼吸，即周而复始的间停呼吸。

以上两种周期性呼吸节律变化的机制是由于呼吸中枢的兴奋性降低，使调节呼吸的反馈系统失常。只有缺氧严重，二氧化碳潴留至一定程度时，才能刺激呼吸中枢，促使呼吸

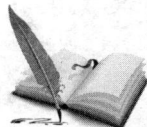

恢复和加强；当积聚的二氧化碳呼出后，呼吸中枢又失去有效的兴奋性，使呼吸又再次减弱进而暂停。这种呼吸节律的变化多发生于中枢神经系统疾病，如脑炎、脑膜炎、颅内压增高及某些中毒，如糖尿病酮症酸中毒、巴比妥中毒等。

间停呼吸较潮式呼吸更为严重，预后多不良，常在临终前发生。然而，必须注意有些老年人深睡时亦可出现潮式呼吸，此为脑动脉硬化、中枢神经供血不足的表现。

> **考点提示**
>
> 潮式呼吸、比奥呼吸的特点和临床意义。

3. 抑制性呼吸　此为胸部发生剧烈疼痛所致的吸气相突然中断，呼吸运动短暂地突然受到抑制，患者表情痛苦，呼吸较正常浅而快。常见于急性胸膜炎、胸膜恶性肿瘤、肋骨骨折及胸部严重外伤等。

4. 叹气样呼吸　表现在一段正常呼吸节律中插入一次深大呼吸，并常伴有叹息声。此多为功能性改变，见于神经衰弱、精神紧张或抑郁症。

二、触诊

1. 胸廓扩张度　胸廓扩张度（thoracic exparision）即呼吸时的胸廓动度，于胸廓前下部检查较易获得，因该处胸廓呼吸时动度较大。前胸廓扩张度的测定，检查者两手置于胸廓下面的前侧部，左右拇指分别沿两侧肋缘指向剑突，拇指尖在前正中线两侧对称部位，而手掌和伸展的手指置于前侧胸壁；后胸廓扩张度的测定，则将两手平置于患者背部，约与第 10 肋骨水平，拇指与中线平行，并将两侧皮肤向中线轻推。嘱患者做深呼吸运动，观察比较两手的动度是否一致。若一侧胸廓扩张受限，见于大量胸腔积液、气胸、胸膜增厚和肺不张等。

2. 语音震颤　语音震颤（vocal fremitus）为被检查者发出语音时，声波起源于喉部，沿气管、支气管及肺泡传到胸壁所引起共鸣的振动，可由检查者的手触及，故又称触觉震颤（tactile fremitus）。根据其振动的增强或减弱，可判断胸内病变的性质。

检查者将左右手掌的尺侧缘或掌面轻放于两侧胸壁的对称部位，然后嘱被检查者用同等的强度重复发"yi"长音，自上至下，从内到外比较两侧相应部位语音震颤的异同，注意有无增强或减弱。

语音震颤的强弱主要取决于气管、支气管是否通畅，胸壁传导是否良好而定。正常人语音震颤的强度受发音的强弱、音调的高低、胸壁的厚薄以及支气管至胸壁距离的差异等因素的影响。一般来说，发音强、音调低、胸壁薄及支气管至胸壁的距离近者语音震颤强，反之则弱。此外，语音震颤在两侧前后的上胸部和沿着气管、支气管前后走向的区域，即肩胛间区及左右胸骨旁第 1~2 肋间隙部位最强，于肺底最弱。因此，正常成人，男性和消瘦者较儿童、女性和肥胖者为强；前胸上部和右胸上部较前胸下部和左胸上部为强。

语音震颤减弱或消失，主要见于：①肺泡内含气量过多，如肺气肿。②支气管阻塞，如阻塞性肺不张。③大量胸腔积液或气胸。④胸膜高度增厚粘连。⑤胸壁皮下气肿。

语音震颤增强，主要见于：①肺泡内有炎症浸润，因肺组织实变使语颤传导良好，如大叶性肺炎实变期、大片肺梗死等。②接近胸膜的肺内巨大空腔，声波在空洞内产生共鸣，尤其是当空洞周围有炎性浸润并与胸壁粘连时，则更有利于声波传导，使语音震颤增强，如空洞型肺结核、肺脓肿等。

3. 胸膜摩擦感　胸膜摩擦感（pletlral friction fremitus）指当急性胸膜炎时，因纤维蛋白

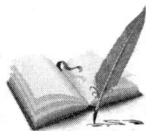

沉着于两层胸膜，使其表面变为粗糙，呼吸时脏层和壁层胸膜相互摩擦，可由检查者的手感觉到，故称为胸膜摩擦感。通常于呼、吸两相均可触及，但有时只能在吸气相末触到，有如皮革相互摩擦的感觉。该征象常于胸廓的下前侧部触及，因该处为呼吸时胸廓动度最大的区域。必须注意，当空气通过呼吸道内的黏稠渗出物或狭窄的气管、支气管时，亦可产生一种震颤传至胸壁，应与胸膜摩擦感予以鉴别，一般前者可由患者咳嗽后而消失，而后者则否。

三、叩诊

（一）叩诊的方法

用于胸廓或肺部的叩诊方法有间接和直接叩诊法两种。

1. 间接叩诊（indirect percussion）　检查者一手的中指第 1 和第 2 指节作为叩诊板，置于欲叩诊的部位上，另一手的中指指端作为叩诊锤，以垂直的方向叩击于板指上，判断由胸壁及其下面的结构发出的声音。该法目前应用最为普遍。

2. 直接叩诊（direct percussion）　检查者将手指稍并拢以其指尖对胸壁进行叩击，从而显示不同部位叩诊音的改变。

胸部叩诊时，被检查者取坐位或仰卧位，放松肌肉，两臂垂放，呼吸均匀。首先检查前胸，胸部稍向前挺，叩诊由锁骨上窝开始，然后沿锁骨中线、腋前线自第 1 肋间隙从上至下逐一肋间隙进行叩诊。其次检查侧胸壁，嘱被检查者举起上臂置于头部，自腋窝开始沿腋中线、腋后线叩诊，向下检查至肋缘。最后检查背部，被检查者向前稍低头，双手交叉抱肘，尽可能使肩胛骨移向外侧方，上半身略向前倾，叩诊自肺尖开始，叩得肺尖峡部宽度后，沿肩胛线逐一肋间隙向下检查，直至肺底膈活动范围被确定为止。并作左右、上下、内外进行对比，并注意叩诊音的变化。

叩诊时板指应平贴于肋间隙并与肋骨平行，叩击力量要均匀，轻重应适宜，以右手中指的指尖短而稍快的速度，重复叩击作为叩诊板的手指第 2 节指骨前端上，每次叩击 2 ~ 3 下，正确的叩诊前臂应尽量固定不动，主要由腕关节的运动予以实现。

（二）影响叩诊音的因素

胸壁组织增厚，如皮下脂肪较多、肌肉层较厚、乳房较大和水肿等，均可使叩诊音变浊。胸壁骨骼支架较大者，可加强共鸣作用。肋软骨钙化、胸廓变硬，可使叩诊的震动向四方散播的范围增大，因而定界叩诊较难得出准确的结果。胸腔内积液，可影响叩诊的震动及声音的传播。肺内含气量、肺泡的张力、弹性等，均可影响叩诊音。如深吸气时，肺泡张力增加，叩诊音调亦增高。

（三）叩诊音的分类

胸部叩诊音可分为清音、过清音、鼓音、浊音和实音，在强度、音调、时限和性质方面具有各自的特点。

（四）正常叩诊

1. 正常胸部叩诊音　正常胸部叩诊为清音，其音响强弱和高低与肺脏的含气量的多寡、胸壁的厚薄以及邻近器官的影响有关。由于肺上叶的体积较下叶小，含气量较少，虽上胸

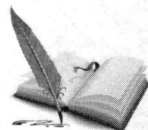

部的肌肉较厚，故前胸上部较下部叩诊音相对稍浊；因右肺上叶较左肺上叶为小，且惯用右手者右侧胸大肌较左侧为厚，故右肺上部叩诊音亦相对稍浊；由于背部的肌肉、骨骼层次较多，故背部的叩诊音较前胸部稍浊；右侧腋下部因受肝脏的影响叩诊音稍浊，而左侧腋前线下方有胃泡的存在，故叩诊呈鼓音。

2. 肺界的叩诊

（1）肺上界　即肺尖的上界，其内侧为颈肌，外侧为肩胛带。叩诊方法是：自斜方肌前缘中央部开始叩诊为清音，逐渐叩向外侧，当由清音变为浊音时，即为肺上界的外侧终点。然后再由上述中央部叩向内侧，直至清音变为浊音时，即为肺上界的内侧终点。该清音带的宽度即为肺尖的宽度，正常为 5 cm，又称 Kronig 峡。因右肺尖位置较低，且右侧肩胛带的肌肉较发达，故右侧较左侧稍窄。肺上界变狭或叩诊浊音，常见于肺结核所致的肺尖浸润、纤维性变及萎缩。肺上界变宽，叩诊稍呈过清音，则常见于肺气肿的病人。

（2）肺前界　正常的肺前界相当于心脏的绝对浊音界。右肺前界相当于胸骨线的位置。左肺前界则相当于胸骨旁线自第 4 至第 6 肋间隙的位置。当心脏扩大、心肌肥厚、心包积液、主动脉瘤、肺门淋巴结明显肿大时，可使左、右两肺前界间的浊音区扩大；反之，肺气肿时则可使其缩小。

（3）肺下界　两侧肺下界大致相同，平静呼吸时位于锁骨中线第 6 肋间隙上，腋中线第 8 肋间隙上，肩胛线第 10 肋间隙上。正常肺下界的位置可因体型、发育情况的不同而有所差异，如矮胖者的肺下界可上升 1 肋间隙，瘦长者可下降 1 肋间隙。病理情况下，肺下界降低见于肺气肿、腹腔内脏下垂，肺下界上升见于肺不张、腹内压升高使膈上升，如鼓肠、腹水、气腹、肝脾大、腹腔内巨大肿瘤及膈肌麻痹等。

3. 肺下界的移动范围　即相当于呼吸时膈肌的移动范围。叩诊方法是：首先在平静呼吸时，于肩胛线上叩出肺下界的位置，嘱受检者作深吸气后在屏住呼吸的同时，沿该线继续向下叩诊，当由清音变为浊音时，即为肩胛线上肺下界的最低点。当受检者恢复平静呼吸后，同样先于肩胛线上叩出平静呼吸时的肺下界，再嘱作深呼气并屏住呼吸，然后再由下向上叩诊，直至浊音变为清音时，即为肩胛线上肺下界的最高点。最高至最低两点间的距离即为肺下界的移动范围。双侧锁骨中线和腋中线的肺下界可由同样的方法叩得。正常人肺下界的移动范围为 6～8 cm。移动范围的多寡与肋膈窦的大小有关，故不同部位肺下界移动范围亦稍有差异，一般腋中线及腋后线上的移动度最大。肺下界移动度减弱见于肺组织弹性消失，如肺气肿等；肺组织萎缩，如肺不张和肺纤维化等；肺组织炎症和水肿。当胸腔大量积液、积气及广泛胸膜增厚粘连时肺下界及其移动度不能叩得。膈神经麻痹患者，肺下界移动度亦消失。

4. 侧卧位的胸部叩诊　侧卧位时由于一侧胸部靠近床面对叩诊音施加影响，故近床面的胸部可叩得一条相对浊音或实音带。在该带的上方区域由于腹腔脏器的压力影响，使靠近床面一侧的膈肌升高，可叩出一粗略的浊音三角区，其底朝向床面，其尖指向脊柱；此外，因侧卧时脊柱弯曲，使靠近床面一侧的胸廓肋间隙增宽，而朝上一侧的胸廓肋骨靠拢肋间隙变窄。故于朝上的一侧的肩胛角尖端处可叩得一相对的浊音区，撤去枕头后由于脊柱伸直，此浊音区即行消失。可嘱被检查者作另侧侧卧后，再行检查以证实侧卧体位对叩诊音的影响。

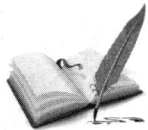

（五）胸部异常叩诊音

正常肺脏的清音区范围内，如出现浊音、实音、过清音或鼓音时则为异常叩诊音，提示肺、胸膜、膈或胸壁具有病理改变存在。异常叩诊音的类型取决于病变的性质、范围的大小及部位的深浅。一般距胸部表面 5 cm，以上的深部病灶、直径小于 3 cm 的小范围病灶或少量胸腔积液时，常不能发现叩诊音的改变。

肺部大面积含气量减少的病变，如肺炎、肺不张、肺结核、肺梗死、肺水肿及肺硬化等；和肺内不含气的占位病变，如肺肿瘤、肺包虫或囊虫病、未液化的肺脓肿等；以及胸腔积液，胸膜增厚等病变，叩诊均为浊音或实音。

肺张力减弱而含气量增多时，如肺气肿等，叩诊呈过清音（hyperresonance）。肺内空腔性病变如其腔径大于 3 ~ 4 cm，且靠近胸壁时，如空洞型肺结核、液化了的肺脓肿和肺囊肿等，叩诊可呈鼓音。胸膜腔积气，如气胸时，叩诊亦可为鼓音。若空洞巨大，位置表浅且腔壁光滑或张力性气胸的患者，叩诊时局部虽呈鼓音，但因具有金属性回响，故又称为空瓮音（amphorophony）。

当肺泡壁松弛，肺泡含气量减少的情况下，如肺不张，肺炎充血期或消散期和肺水肿等，局部叩诊时可呈现一种兼有浊音和鼓音特点的混合性叩诊音，称之为浊鼓音。

四、听诊

肺部听诊时，被检查者取坐位或卧位。听诊的顺序一般由肺尖开始，自上而下分别检查前胸部、侧胸部和背部，与叩诊相同，听诊前胸部应沿锁骨中线和腋前线；听诊侧胸部应沿腋中线和腋后线；听诊背部应沿肩胛线，自上至下逐一肋间进行，而且要在上下、左右对称的部位进行对比。被检查者微张口作均匀的呼吸，必要时可作较深的呼吸或咳嗽数声后立即听诊，这样更有利于察觉呼吸音及附加音的改变。

（一）正常呼吸音

正常呼吸音（normal breath sound）有以下几种。

1. 气管呼吸音（traclaeal breath sound）　是空气进出气管所发出的声音，粗糙、响亮且高调，吸气与呼气相几乎相等，于胸外气管上面可听及。因不说明临床上任何问题，一般不予评价。

2. 支气管呼吸音（bronchial breath sound）　为吸入的空气在声门、气管或主支气管形成湍流所产生的声音，颇似抬舌后经口腔呼气时所发出"ha"的音响，该呼吸音强而高调。吸气相较呼气相短，因吸气为主动运动，吸气时声门增宽，进气较快；而呼气为被动运动，声门较窄，出气较慢之故。且呼气音较吸气音强而高调，吸气末与呼气始之间有极短暂的间隙。

正常人于喉部、胸骨上窝、背部第 6 ~ 7 颈椎及第 1 ~ 2 胸椎附近均可听到支气管呼吸音，且越靠近气管区，其音响越强，音调亦渐降低。

3. 支气管肺泡呼吸音（bronchovesicrllar breath sound）　为兼有支气管呼吸音和肺泡呼吸音特点的混合性呼吸音。其吸气音的性质与正常肺泡呼吸音相似，但音调较高且较响亮。其呼气音的性质则与支气管呼吸音相似，但强度稍弱，音调稍低，管样性质少些和呼气相短些，在吸气和呼气之间有极短暂的间隙。支气管肺泡呼吸音的吸气相与呼气相大致

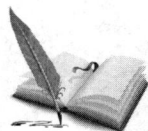

相同。

正常人于胸骨两侧第 1~2 肋间隙，肩胛间区第 3~4 胸椎水平以及肺尖前后部可听及支气管肺泡呼吸音。当其他部位听及支气管肺泡呼吸音时，均属异常情况，提示有病变存在。

4. 肺泡呼吸音（vesicular breath sound） 是由于空气在细支气管和肺泡内进出移动的结果。吸气时气流经支气管进入肺泡，冲击肺泡壁，使肺泡由松弛变为紧张，呼气时肺泡由紧张变为松弛，这种肺泡弹性的变化和气流的振动是肺泡呼吸音形成的主要因素。

肺泡呼吸音为一种叹息样的或柔和吹风样的"fu—fu"声，在大部分肺野内均可听及。其音调相对较低。吸气时音响较强，音调较高，时相较长，此系由于吸气为主动运动，单位时间内吸入肺泡的空气流量较大，气流速度较快，肺泡维持紧张的时间较长之故。反之，呼气时音响较弱，音调较低，时相较短，此系由于呼气为被动运动，呼出的气体流量逐渐减少，气流速度减慢，肺泡亦随之转为松弛状态所致。一般在呼气终止前呼气声即先消失，实际上此并非呼气动作比吸气短，而是呼气末气流量太小，未能听及其呼气声而已。

正常人肺泡呼吸音的强弱与性别、年龄、呼吸的深浅、肺组织弹性的大小及胸壁的厚薄等有关。男性肺泡呼吸音较女性为强，因男性呼吸运动的力量较强，且胸壁皮下脂肪较少之故。儿童的肺泡呼吸音较老年人强，因儿童的胸壁较薄且肺泡富有弹性，而老年人的肺泡弹性则较差。肺泡组织较多，胸壁肌肉较薄的部位，如乳房下部及肩胛下部肺泡呼吸音最强，其次为腋窝下部，而肺尖及肺下缘区域则较弱。此外，矮胖体型者肺泡呼吸音亦较瘦长者为弱。

（二）异常呼吸音

异常呼吸音（abnormal breath sound）有以下几种。

1. 异常肺泡呼吸音

（1）肺泡呼吸音减弱或消失 与肺泡内的空气流量减少或进入肺内的空气流速减慢及呼吸音传导障碍有关。可在局部、单侧或双肺出现。发生的原因有：①胸廓活动受限，如胸痛、肋软骨骨化和肋骨切除等。②呼吸肌疾病，如重症肌无力、膈肌瘫痪和膈肌升高等。③支气管阻塞，如阻塞性肺气肿、支气管狭窄等。④压迫性肺膨胀不全，如胸腔积液或气胸等。⑤腹部疾病，如大量腹水、腹部巨大肿瘤等。

（2）肺泡呼吸音增强 双侧肺泡呼吸音增强，与呼吸运动及通气功能增强，使进入肺泡的空气流量增多或进入肺内的空气流速加快有关。发生的原因有：①机体需氧量增加，引起呼吸深长和增快，如运动、发热或代谢亢进等。②缺氧兴奋呼吸中枢，导致呼吸运动增强，如贫血等。③血液酸度增高，刺激呼吸中枢，使呼吸深长，如酸中毒等。一侧肺泡呼吸音增强，见于一侧肺胸病变引起肺泡呼吸音减弱，此时健侧肺可发生代偿性肺泡呼吸音增强。

（3）呼气音延长 因下呼吸道部分阻塞、痉挛或狭窄，如支气管炎、支气管哮喘等，导致呼气的阻力增加，或由于肺组织弹性减退，使呼气的驱动力减弱，如慢性阻塞性肺气肿等，均可引起呼气音延长。

（4）断续性呼吸音 肺内局部性炎症或支气管狭窄，使空气不能均匀地进入肺泡，可引起断续性呼吸音，因伴短促的不规则间歇，故又称齿轮呼吸音（cogwheel breath sound），

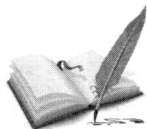

常见于肺结核和肺炎等。必须注意，当寒冷、疼痛和精神紧张时，亦可听及断续性肌肉收缩的附加音，但与呼吸运动无关，应予鉴别。

（5）粗糙性呼吸音 为支气管黏膜轻度水肿或炎症浸润造成不光滑或狭窄，使气流进出不畅所形成的粗糙呼吸音，见于支气管或肺部炎症的早期。

2. 异常支气管呼吸音 如在正常肺泡呼吸音部位听到支气管呼吸音，则为异常的支气管呼吸音，或称管样呼吸音，可由下列因素引起。

（1）肺组织实变 使支气管呼吸音通过较致密的肺实变部分，传至体表而易于听到。支气管呼吸音的部位、范围和强弱与病变的部位、大小和深浅有关。实变的范围越大、越浅，其声音越强，反之则较弱。常见于大叶性肺炎的实变期，其支气管呼吸音强而高调，而且近耳。

（2）肺内大空腔 当肺内大空腔与支气管相通，且其周围肺组织又有实变存在时，音响在空腔内共鸣，并通过实变组织的良好传导，故可听及清晰的支气管呼吸音，常见于肺脓肿或空洞型肺结核的患者。

（3）压迫性肺不张 胸腔积液时，压迫肺脏，发生压迫性肺不张，因肺组织较致密，有利于支气管音的传导，故于积液区上方有时可听到支气管呼吸音，但强度较弱而且遥远。

3. 异常支气管肺泡呼吸音 为在正常肺泡呼吸音的区域内听到的支气管肺泡呼吸音。其产生机制为肺部实变区域较小且与正常含气肺组织混合存在，或肺实变部位较深并被正常肺组织所覆盖之故。常见于支气管肺炎、肺结核、大叶性肺炎初期或在胸腔积液上方肺膨胀不全的区域。

（三）啰音

啰音（crackles rales）是呼吸音以外的附加音，该音正常情况下并不存在，故非呼吸音的改变，按性质的不同可分为下列几种。

1. 湿啰音（moist crackles） 系由于吸气时气体通过呼吸道内的分泌物如渗出液、痰液、血液、黏液和脓液等，形成的水泡破裂所产生的声音，故又称水泡音（bubble sound）。或认为由于小支气管壁因分泌物粘着而陷闭，当吸气时突然张开重新充气所产生的爆裂音。

（1）湿啰音的特点 湿啰音为呼吸音外的附加音，断续而短暂，一次常连续多个出现，于吸气时或吸气终末较为明显，有时也出现于呼气早期，部位较恒定，性质不易变，中、小湿啰音可同时存在，咳嗽后可减轻或消失。

（2）湿啰音的分类

1）按啰音的音响强度可分为响亮性和非响亮性两种。①响亮性湿啰音：啰音响亮，是由于周围具有良好的传导介质，如实变，或因空洞共鸣作用的结果，见于肺炎、肺脓肿或空洞型肺结核。如空洞内壁光滑，响亮性湿啰音还可带有金属调。②非响亮性湿啰音：声音较低，是由于病变周围有较多的正常肺泡组织，传导过程中声波逐渐减弱，听诊时感觉遥远。

2）按呼吸道腔径大小和腔内渗出物的多少分粗、中、细湿啰音和捻发音。①粗湿啰音：又称大水泡音。发生于气管、主支气管或空洞部位，多出现在吸气早期。见于支气管扩张、肺水肿及肺结核或肺脓肿空洞。昏迷或濒死的患者因无力排出呼吸道分泌物，于气管处可听及粗湿啰音，有时不用听诊器亦可听到，谓之痰鸣。②中湿啰音：又称中水泡音。

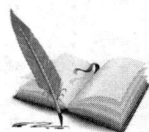

发生于中等大小的支气管，发生在吸气中期，较低调，较多分泌物发出的音响不因咳嗽而消失。见于支气管炎、支气管肺炎等。③细湿啰音：又称小水泡音，多在吸气后期出现，常见于细支气管炎、弥漫性肺间质纤维化。吸气后期出现的细湿啰音，其音调高，近耳颇似撕开尼龙扣带时发出的声音，谓之 Velcro 啰音。④捻发音（crepitus）：是一种极细而均匀一致的湿啰音。多在吸气的终末听及，颇似在耳边用手指捻搓一束头发时所发出的声音。此系由于细支气管和肺泡壁因分泌物存在而互相粘着陷闭，当吸气时被气流冲开重新充气，所发出的高音调、高频率的细小爆裂音。常见于细支气管和肺泡炎症或充血，如肺淤血、肺炎早期和肺泡炎等。但正常老年人或长期卧床的患者，于肺底亦可听及捻发音，在数次深呼吸或咳嗽后可消失，一般无临床意义。

肺部局限性湿啰音，仅提示该处的局部病变，如肺炎、肺结核或支气管扩张等。两侧肺底湿啰音，多见于心力衰竭所致的肺淤血和支气管肺炎等。如两肺野满布湿啰音，则多见于急性肺水肿和严重支气管肺炎。

2. 干啰音（rhonchi） 系由于气管、支气管或细支气管狭窄或部分阻塞，空气吸入或呼出时发生湍流所产生的声音。呼吸道狭窄或不完全阻塞的病理基础有炎症引起的黏膜充血水肿和分泌物增加，支气管平滑肌痉挛，管腔内肿瘤或异物阻塞，以及管壁被管外肿大的淋巴结或纵隔肿瘤压迫引起的管腔狭窄等。

（1）干啰音的特点　干啰音为一种持续时间较长带音乐性的呼吸附加音，音调较高，基音频率 300～500 Hz。持续时间较长，吸气及呼气时均可听及，但以呼气时为明显，干啰音的强度和性质易改变，部位易变换，在瞬间内数量可明显增减。发生于主支气管以上大气道的干啰音，有时不用听诊器亦可听及，谓之喘鸣。

（2）干啰音的分类　根据音调的高低可分为高调和低调两种。①高调干啰音（sibilant wheezes）：又称哨笛音。音调高，其基音频率可达 500 Hz 以上，呈短促的"zhi—zhi"声或带音乐性。用力呼气时其音质常呈上升性，多起源于较小的支气管或细支气管。②低调干啰音（sonorous wheezes）：又称鼾音。音调低，其基音频率为 100～200 Hz，呈呻吟声或鼾声的性质，多发生于气管或主支气管。

> **考点提示**
> 干啰音、湿啰音的分类、性质和临床意义。

发生于双侧肺部的干啰音，常见于支气管哮喘、慢性支气管炎和心源性哮喘等。局限性干啰音，是由于局部支气管狭窄所致，常见于支气管内膜结核或肿瘤等。

（四）语音共振

语音共振的产生方式与语音震颤基本相同。嘱被检查者用一般的声音强度重复发"yi"长音，喉部发音产生的振动经气管、支气管、肺泡传至胸壁，由听诊器听及。正常情况下，听到的语音共振言词并非响亮清晰，音节亦含糊难辨。语音共振一般在气管和大支气管附近听到的声音最强，在肺底则较弱。语音共振减弱见于支气管阻塞、胸腔积液、胸膜增厚、胸壁水肿、肥胖及肺气肿等疾病。在病理情况下，语音共振的性质发生变化，根据听诊音的差异可分为以下几种。

1. 支气管语音 为语音共振的强度和清晰度均增加，常同时伴有语音震颤增强，叩诊浊音和听及病理性支气管呼吸音，见于肺实变的患者。

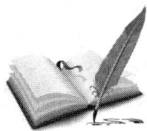

2. 胸语音　是一种更强、更响亮和较近耳的支气管语音，言词清晰可辨，容易听及。见于大范围的肺实变区域。有时在支气管语音尚未出现之前，即可查出。

3. 羊鸣音　不仅语音的强度增加，而且其性质发生改变，带有鼻音性质，颇似"羊叫声"。嘱被检查者说"yi—yi—yi"音，往往听到的是"a—a—a"，则提示有羊鸣音的存在。常在中等量胸腔积液的上方肺受压的区域听到，亦可在肺实变伴有少量胸腔积液的部位听及。

4. 耳语音　嘱被检查者用耳语声调发"yi、yi、yi"音，在胸壁上听诊时，正常人在能听到肺泡呼吸音的部位，仅能听及极微弱的音响，但当肺实变时，则可清楚地听到增强的音调较高的耳语音。故对诊断肺实变具有重要的价值。

（五）胸膜摩擦音（pletlral friction rub）

正常胸膜表面光滑，胸膜腔内并有微量液体存在，因此，呼吸时胸膜脏层和壁层之间相互滑动并无音响发生。然而，当胸膜面由于炎症、纤维素渗出而变得粗糙时，则随着呼吸便可出现胸膜摩擦音。其特征颇似用一手掩耳，以另一手指在其手背上摩擦时所听到的声音。胸膜摩擦音通常于呼吸两相均可听到，而且十分近耳，一般于吸气末或呼气初较为明显，屏气时即消失。深呼吸或在听诊器体件上加压时，摩擦音的强度可增加。胸膜摩擦音最常听到的部位是前下侧胸壁，因呼吸时该区域的呼吸动度最大。反之，肺尖部的呼吸动度较胸廓下部为小，故胸膜摩擦音很少在肺尖听及。胸膜摩擦音可随体位的变动而消失或复现。当胸腔积液较多时，因两层胸膜被分开，摩擦音可消失，在积液吸收过程中当两层胸膜又接触时，可再出现。当纵隔胸膜发炎时，于呼吸及心脏搏动时均可听到胸膜摩擦音。胸膜摩擦音常发生于纤维素性胸膜炎、肺梗死、胸膜肿瘤及尿毒症等患者。

本章小结

咳嗽、咳痰、咯血、胸痛、呼吸困难是呼吸系统疾病常见的症状。咳嗽是一种反射性防御动作，痰是气管、支气管的分泌物或肺泡内的渗出液，借助咳嗽将其排出称为咳痰。痰的性质可分为黏液性、浆液性、脓性和血性等。喉及喉部以下的呼吸道任何部位的出血，经口腔咯出称为咯血。咯血原因很多，主要见于呼吸系统和心血管疾病。胸痛主要由胸部疾病所致，少数由其他疾病引起。胸痛的程度因个体痛阈的差异而不同，与疾病病情轻重程度不完全一致。呼吸困难的原因繁多，主要为呼吸系统和心血管系统疾病。根据发生机制及临床表现特点，将呼吸困难归纳分为以下五种类型：肺源性呼吸困难、心源性呼吸困难、中毒性呼吸困难、神经精神性呼吸困难、血源性呼吸困难。肺和胸膜的检查一般应包括视、触、叩、听四个部分。触诊包括胸廓扩张度、语音震颤、胸膜摩擦感。正常呼吸音有以下几种：气管呼吸音、支气管呼吸音、支气管肺泡呼吸音、肺泡呼吸音。啰音是呼吸音以外的附加音，该音正常情况下并不存在，故非呼吸音的改变，按性质的不同可分为湿啰音和干啰音。湿啰音按呼吸道腔径大小和腔内渗出物的多少分粗、中、细湿啰音和捻发音，干啰音根据音调的高低可分为高调和低调两种。

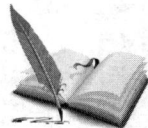

扫码"练一练"

目标检测

一、选择题

1. 下列哪项是引起胸痛的胸壁疾病
   - A. 肋间神经炎
   - B. 自发性气胸
   - C. 胸膜肿瘤
   - D. 胸膜炎
   - E. 肺癌

2. 咳嗽与咳痰疾病中，下列疾病最常见的是
   - A. 中枢神经系统疾病
   - B. 呼吸道疾病
   - C. 胸膜疾病
   - D. 心血管疾病
   - E. 消化系统疾病

3. 长期慢性咳嗽、咯血、咳大量脓痰见于
   - A. 肺结核
   - B. 肺癌
   - C. 肺脓肿
   - D. 急性支气管炎
   - E. 支气管哮喘

4. 干性咳嗽常见于
   - A. 胸膜炎
   - B. 肺炎
   - C. 肺结核
   - D. 支气管扩张
   - E. 二尖瓣狭窄

5. 下列可引起金属音调咳嗽的是
   - A. 纵隔肿瘤
   - B. 声带炎
   - C. 喉炎
   - D. 喉结核
   - E. 喉癌

6. 循环系统疾病引起咯血的常见原因是
   - A. 心包炎
   - B. 肺梗死
   - C. 风湿性心脏病二尖瓣狭窄
   - D. 房间隔缺损
   - E. 右心衰竭

7. 咯砖红色胶冻样痰见于
   - A. 支气管扩张
   - B. 二尖瓣狭窄
   - C. 肺梗死
   - D. 克雷伯杆菌肺炎
   - E. 大叶性肺炎

8. 咯血在临床上最常见于
   - A. 肺脓肿
   - B. 风湿性心脏病二尖瓣狭窄
   - C. 肺结核
   - D. 肺癌
   - E. 支气管扩张

9. 每天咯血量为多少时属于大量咯血
   - A. >100 ml
   - B. >500 ml

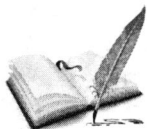

  C. 100 ml ~ 500 ml   D. > 300 ml

  E. > 1000 ml

10. 以夜间阵发性呼吸困难为突出表现，见于

  A. 喉头水肿   B. 左心衰竭

  C. 肺癌   D. 气胸

  E. 胸骨骨折

11. 呼吸困难患者出现"三凹征"，提示

  A. 肺部炎症   B. 胸膜炎

  C. 气管、大支气管阻塞   D. 小支气管阻塞

  E. 肺结核

12. Kussmaul 呼吸最常见于

  A. 神经症   B. 心源性呼吸困难

  C. 血源性呼吸困难   D. 糖尿病酮症酸中毒

  E. 肺源性呼吸困难

13. 在呼吸系统疾病中，突发呼吸困难和哮鸣音，下列情况最多见的是

  A. 膈肌运动受限   B. 神经肌肉疾病

  C. 胸廓疾病   D. 肺疾病

  E. 气道阻塞

14. 下列可引起混合性呼吸困难的是

  A. 气管异物   B. 喉痉挛

  C. 气胸   D. 支气管哮喘

  E. 慢性阻塞性肺气肿

15. 下列可出现呼气性呼吸困难的是

  A. 急性喉炎   B. 气管异物

  C. 急性会厌炎   D. 支气管哮喘

  E. 喉水肿

16. 患儿，男，5岁。在家中玩耍时突然出现呼吸困难，面部发绀，"三凹征"阳性，并听到单一高调的哮鸣音，最可能的诊断是

  A. 气管异物   B. 急性喉炎

  C. 支气管哮喘   D. 急性支气管炎

  E. 急性左心衰竭

17. 患者，男，44岁。半个月来常于夜间睡眠时憋醒，伴咳嗽、咳黏液痰，气喘，两肺底闻及湿啰音，该表现属于

  A. 肺源性呼吸困难   B. 神经精神性呼吸困难

  C. 中毒性呼吸困难   D. 血源性呼吸困难

  E. 心源性呼吸困难

18. 潮式呼吸、比奥呼吸常见于

  A. 喉炎   B. 左心功能不全

  C. 右心功能不全   D. 呼吸中枢功能障碍

  E. 情绪激动

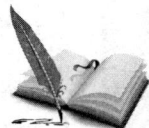

19. 最易触及胸膜摩擦感的部位是

    A. 肺尖部体表　　　　　　　　　　B. 前上胸壁

    C. 锁骨中线第 5~6 肋间　　　　　D. 前下侧胸部

    E. 肩胛下区

20. 异常支气管呼吸音是指在下列哪个部位听到的支气管呼吸音

    A. 喉部　　　　　　　　　　　　　B. 胸骨上窝

    C. 锁骨上窝　　　　　　　　　　　D. 肺泡呼吸音部位

    E. 背部第 6~7 颈椎附近

二、思考题

肺部湿啰音产生的机制与临床意义分别是什么？

（刘　波）

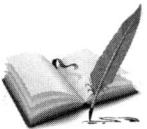

第五章　呼吸系统疾病辅助检查

案例导入

　　患者，男，56 岁。咳嗽、咳痰 23 年，每于冬春季发作，持续时间 3 个月，近 6 年来活动后气促伴喘息。查体：双肺叩诊呈过清音，双肺呼吸音减弱，有散在干湿啰音，双下肺有细湿啰音。肺功能检查示第一秒用力呼气量/用力肺活量（FEV_1/FVC）为 50%，第一秒用力呼气量占预计值百分比为 68%。血常规示 WBC $20 \times 10^9/L$，N 80%。

问题：

该患者 X 线检查有哪些特点？

扫码"学一学"

第一节　呼吸系统 X 线与磁共振检查

　　胸部由于气管、支气管和肺内含有气体，与周围组织形成良好的自然对比，为 X 线检查提供了有利条件。

　　透视方法简单，可观察呼吸运动，但不易发现细微病变，X 线照射剂量较大。

　　X 线平片易于显示正常的解剖结构，肺部许多疾病利用 X 线平片可以准确地显示其部位、形状及大小，方法简单，诊断价值很高，因而应用最广。由于平片是胸部各种组织相互重叠形成的复合投影，某些隐蔽部位如心影后的病变常难以显示。

　　CT 检查对发现小的肺肿瘤、肺癌所致的肺门和纵隔淋巴结转移及纵隔肿瘤的诊断价值均较大，CT 对肺部多种疾病具有很高的诊断价值，广泛应用于呼吸系统疾病的诊断。

　　MRI 对纵隔肿瘤具有定位和定性诊断价值，也有助于了解纵隔肿瘤与心、大血管的关系。

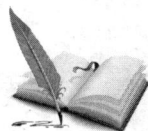

一、检查技术

（一）X 线检查

1. 透视 胸部荧光透视（chest fluoroscopy）为常用的检查方法。一般取立位，按一定的步骤对肺野、肺门、纵隔、心、大血管、横膈等做全面观察，还可观察呼吸运动。透视方法简单、经济、快速。但因影像较暗，细微病变不易发现，采用影像增强及闭路电视技术，更有利于观察病变，而且在一定程度上减少了医师、患者所接受的射线量。

2. 摄影 常用的摄影位置为站立后前位及侧位，为了对病变准确定位，或更好地显示病变形态，还可摄斜位、前弓位、侧卧水平方向后前位。不能站立的患者，取仰卧位，摄前后位片。

（二）CT 检查

胸部 CT 检查常规取仰卧位，两臂向上自然弯曲置于头两侧。根据胸部正侧位片所见，在定位像上做出扫描计划。常规扫描采用 10 mm 层厚，间隔 10 mm。对肺门部或肺内小病灶可采用 5 mm 层厚或更薄层扫描。一般采用平扫，如需观察病变与血管的关系，鉴别是血管断面还是增大的淋巴结，或疑为血管畸形，判断肺内肿块性质时，需做增强扫描。

高分辨力 CT（high resolution CT，HRCT）扫描，主要用于观察病灶的细微结构，对弥漫性肺间质病变及支气管扩张的诊断具有突出效果。

> **知识链接**
>
> ### 胸部 CT 的窗位
>
> 由于构成胸部的组织复杂，在 CT 图像上，胸壁、肺组织及纵隔有较大的密度差别，在一幅图像上难以同时清楚显示肺野和纵隔内结构，所以在观察胸部 CT 时，需要采用肺窗和纵隔窗两种不同的窗位和窗宽。肺窗适合于观察肺实质，纵隔窗适用于观察纵隔的结构。

（三）MRI 检查

胸部 MRI 检查常取卧位，用体部线圈，层厚 7~10 mm。常规先做 T_1WI 横断面成像和 T_2WI 横断面成像，然后根据诊断需要做冠状、矢状或斜位扫描。为减少心跳造成的伪影，采用心搏门控技术。

二、正常表现

（一）X 线表现

正常胸部 X 线影像是胸腔内、外各种组织和器官重叠的复合投影，必须熟悉后前位、侧位片上各种正常投影及常见变异表现。

1. 胸廓

（1）软组织

1）胸大肌：在胸大肌发达的男性，两侧肺野上部中外带形成扇形、均匀、较高密度

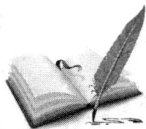

影，下缘清楚，呈一斜线与腋前皮肤皱褶相连，一般右侧明显。

2）女性乳房及乳头：女性乳房可表现为两肺下野半圆形密度增高影，下缘清楚，向上密度逐渐变淡，上缘不清，外下缘与腋部皮肤连续。乳头有时在两肺下野第5肋间处形成小圆形致密影。年龄较大的妇女多见，有时亦见于男性。如单侧出现时，勿误认为肺内结节病灶。

3）胸锁乳突肌及锁骨上皮肤皱褶：胸锁乳突肌在两肺尖内侧形成外缘锐利、均匀致密的影像。锁骨上皮肤皱褶表现为锁骨上与其平行、宽3~5 mm的软组织影，内侧与胸锁乳突肌影相连。

（2）骨骼

1）肋骨：起于胸椎两侧，后段高呈水平状向外走行，前段自外上向内下倾斜走行形成肋弓。1~10肋骨前端有肋软骨与胸骨相连，因软骨不显影，故X线片上肋骨前端呈游离状。随着年龄增长，肋软骨可出现钙化，表现为不规则斑点状或斑片状致密影，勿误认为肺内病变。肋骨可有分叉、肋骨联合、颈肋等先天变异。

2）肩胛骨：后前位投照时，肩胛骨投影到肺野以外，未能全部避开肺野时，其内缘常与肺中野外带重叠，勿误认为胸膜肥厚。

3）锁骨：为略呈横置的"S"状弯形，两侧对称，其内侧与胸骨柄形成胸锁关节，内端下缘有半月形凹陷，边缘可规则或不规则，为菱形韧带附着处。

4）胸骨与胸椎：后前位片上，胸骨与胸椎及纵隔影重叠，只有胸骨柄和上部胸椎横突可凸出于纵隔阴影外，勿误认为是纵隔或肺门淋巴结增大。

2. 气管、支气管　气管起于环状软骨下缘，长11~13 cm，宽1.5~2 cm，呈纵行的带状透亮影，位于胸廓的中央。在第5~6胸椎平面分为左、右主支气管，气管分叉部下壁形成隆突，分叉角度为60°~85°，两侧主支气管与气管长轴的角度不同，右侧为20°~30°，左侧为40°~55°。两侧主支气管分为肺叶支气管，肺叶支气管又分出肺段支气管，经多次分支，最后与肺泡相连，气管、支气管在胸部平片上观察不满意。

3. 肺

（1）肺野　是含气的肺在胸片上所显示的透明区域。肺野的透亮度与肺泡的含气量成正比。吸气时肺内含气量多，透亮度高，呼气时透亮度低。为便于标明病变位置，将每一侧肺野纵行分为三等份，分别称为内、中、外三带。又分别在第2~4肋骨前端下缘画一条水平线，将肺野分为上、中、下三野。

（2）肺门与肺纹理　肺门影是肺动、静脉、支气管及淋巴组织的总和投影。后前位上，肺门位于两肺中野内带第2~4前肋间，左侧比右侧略高1~2 cm。右肺门分上、下两部。上部由上肺静脉、上肺动脉及下肺动脉干后回归支组成。下部是右下肺动脉主干。上、下部相交形成一较钝的夹角，称肺门角。左肺门上部由左肺动脉弓及其分支和上肺静脉构成，下部由左下肺动脉及其分支构成。由于左心缘的掩盖，只能见到一部分。侧位时两侧肺门大部分重叠，形似尾巴拖长的逗号。肺门的前缘为右上肺静脉干，后上缘为左肺动脉弓构成，

> **考点提示**
> 肺野、肺门与肺纹理的概念。

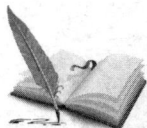

逗号形尾部由两下肺动脉干构成。在椭圆形肺门阴影附近，有两个圆形透亮区系右和左上

叶支气管起始部的轴位投影。

肺纹理是由肺血管、支气管和淋巴管等组成，主要成分是肺动脉分支，呈自肺门区向外延伸放射状分布的树枝状影，逐渐变细，一般肺野外带肺纹理已显示不清。

（3）肺叶、肺段和肺小叶

1）肺叶：被脏层胸膜分隔的解剖单位。肺叶与肺叶之间的胸膜裂隙为叶间裂。右肺有上、中、下3叶，左肺有上、下2叶。右肺有斜裂与水平裂。侧位上右肺斜裂上起第4胸椎水平，向前下斜行达膈前部距前肋膈角2~3cm处。水平裂起自斜裂的中部，向前稍向下达前胸壁。水平裂上方为上叶，下方为中叶，斜裂后下方为下叶。左肺只有斜裂，其起点较右侧略高，其前上方为左肺上叶，后下方为左肺下叶。

肺叶在后前位片上前后重叠，右肺中叶与下叶完全重叠，中叶在前，下叶在后。右上叶与下叶的上部重叠。左肺上、下叶大部分重叠。在确定病变的部位时，应结合侧位片，根据叶间裂的位置辨别病变位于哪个肺叶。

2）肺段：肺叶由2~5个肺段组成，各有其单独的支气管。肺段的名称与相应的支气管一致。正常时，X线片不能显示肺段的界限，只有在病理情况下，肺段单独受累时，才能看到肺段的轮廓。

3）肺小叶：每个肺叶由50~80个肺小叶组成，肺小叶的直径约1cm，小叶之间有疏松的结缔组织间隔，称小叶间隔。每支小叶支气管分出3~5支末梢细支气管，每个末梢细支气管所属的范围称为腺泡（呼吸小叶），其直径约为6mm，末梢细支气管继续分出呼吸细支气管，再分为肺泡管、肺泡囊，最终为肺泡。

肺实质即肺部具有气体交换功能的含气间隙及结构，包括肺泡与肺泡壁。肺间质是支气管和血管周围、肺泡间隔、小叶间隔和脏层胸膜下由结缔组织所组成的支架及间隔。

4. 纵隔 位于两肺之间，胸骨后，胸椎前，上为胸腔入口，下方是膈肌，其中有心脏、大血管、气管、食管、主支气管、淋巴组织、胸腺、神经及脂肪等器官和组织。在正位胸片上，主要观察其与肺部邻接的轮廓。侧位胸片上，将纵隔划分为若干区域，常用的有六分区法，即在侧位片上将纵隔划分为前、中、后及上、下共6个区。

前纵隔系胸骨后、心、主动脉升部和气管之前的狭长三角区；中纵隔相当于心、主动脉弓部、气管及肺门所占据的区域；食管前壁为中、后纵隔的分界线；食管以后和胸椎旁区为后纵隔。自胸骨柄体交界处至第4胸椎下缘连一条水平线，其上为上纵隔，其下至膈为下纵隔。

5. 膈 为薄层腱膜肌组织，后前位上分左右两叶，呈圆顶状。膈在外侧及前、后方与胸壁相交形成肋膈角，在内侧与心形成心膈角。外后肋膈角深而锐。右膈高于左膈1~2cm，一般位于第9~10后肋水平，相当于第6前肋间隙。呼吸时两膈上下对称运动，运动范围为1~3cm，深呼吸时可达3~6cm。膈面光滑锐利，如局部发育较薄，向上呈半圆形隆起，称局限性膈膨升，为正常变异。膈肌前缘附着于肋骨前端，当深吸气时，膈受肋骨牵连，膈顶可呈波浪状，称波浪膈。

胸腹腔病变所致压力改变可使膈的位置、运动发生改变。如肺气肿、大量胸腔积液，可使膈降低，运动减弱；妊娠、大量腹腔积液、巨大腹腔肿块，可使膈升高。膈神经麻痹时，膈也升高，由于膈的运动功能减弱或丧失，出现吸气时正常侧下降而患侧上升，呼气时则反之的矛盾运动。

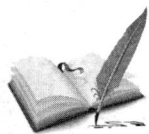

6. 胸膜　胸膜分为两层，贴着胸壁和纵隔的一层为壁层，包绕肺和叶间的部分为脏层，两层之间的间隙为胸膜腔。胸膜菲薄，正常时不显影，只有在胸膜反褶处，X线与胸膜走行方向平行时，X线平片上才显示为薄层状或线状致密影，见于肺尖胸膜反褶及叶间裂反褶。

（二）CT表现

1. 胸壁　前胸壁的外侧有胸大肌与胸小肌覆盖；在女性可见乳房，其内的腺体组织在脂肪影衬托下呈树枝状或珊瑚状致密影。后胸壁肌肉包括脊柱两旁的背阔肌、斜方肌、大小菱形肌、肩胛提肌以及肩胛骨周围的肩胛下肌、冈下肌等。

胸骨柄呈前凸后凹的梯形，胸骨体呈长方形，胸骨剑突多呈三角形致密影。胸椎在CT上可分辨为椎体、椎板、椎弓、椎管、横突、棘突、小关节和黄韧带。肋骨从椎体两侧发出由后上向前下斜行，故在CT横断面上可同时显示多根肋骨的部分断面。

2. 肺　两肺野表现为对称性低密度阴影，其中可见由中心向外围走行的高密度肺血管分支影，由粗变细，即肺纹理影；上下走行或斜行的血管纹理表现为圆形或椭圆形的断面影。肺动脉与同级别的支气管相伴走行，两者的断面直径相近。两侧主支气管、段支气管与部分亚段支气管表现为管状或条状的含气低密度影，可作为判断肺叶和肺段位置的标志之一。

肺门影主要由肺动脉、肺叶动脉、肺段动脉以及伴行的支气管与肺静脉构成。分为右肺门与左肺门，右肺动脉在纵隔内分为上、下肺动脉，然后继续分出肺段动脉分支；左肺动脉跨越左主支气管，分出左上肺动脉后延续为左下肺动脉。肺静脉包括两上肺静脉干和两下肺静脉干，均汇入左心房。

肺段与肺段之间无明确分界。CT图像上肺段的位置是根据肺段支气管及伴随的血管位置及其走行来进行判断的；肺段支气管及伴随的肺动脉位于肺段中心，而肺段静脉位于相邻肺段之间。一般肺段动脉分支位于同名支气管的前、外或上方，而肺段静脉主干则位于同名支气管的后、内或下方，多不与支气管并行。

肺小叶既是解剖单位又是功能单位。肺小叶包括小叶核心、小叶实质和小叶间隔三部分，HRCT呈多边形或椎体形，底朝向胸膜，尖指向肺门。小叶核心为小叶肺动脉和细支气管，直径约1 mm；小叶实质主要为肺腺泡结构；小叶间隔由结缔组织和其中小静脉组成，长10～25 mm。

脏层胸膜向肺内伸入构成叶间裂，是CT上肺叶范围划分的主要标志，叶间裂走行多呈螺旋形。两斜裂在普通CT扫描时呈无肺纹理的"透明带"，而在高分辨力（HRCT）扫描时呈高密度的线状影。通常左斜裂高于右侧，上部斜裂内侧高于外侧、凸面向后，下部斜裂外侧高于内侧、凸面向后。水平裂与CT扫描层面平行，呈三角形或椭圆形，无或少肺纹理区。

3. 纵隔　CT显示纵隔内结构明显优于X线平片。主要通过纵隔窗来观察纵隔内的结构，也分为前、中、后纵隔3部分。

（1）前纵隔　位于胸骨后方，心脏大血管之前，主要有胸腺组织、淋巴组织、脂肪组织和结缔组织。

（2）中纵隔　为心脏、主动脉及气管所占据的部位。中纵隔结构包括气管与支气管、

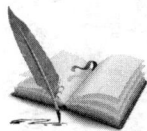

大血管及其分支、膈神经及喉返神经、迷走神经、淋巴结及心脏等。中纵隔淋巴结多数沿气管、支气管分布。CT可显示正常淋巴结，直径多小于10 mm。

（3）后纵隔 为食管前缘之后，胸椎前及椎旁沟的范围。后纵隔内有食管、降主动脉、胸导管、奇静脉、半奇静脉及淋巴结等。

4. 横膈 横膈的前部分附着于剑突与两侧肋骨上，呈光滑的或轻微波浪状线性影。横膈的后下部形成两侧膈肌脚，正常膈肌脚CT表现为椎体两侧弧形软组织影。

（三）MRI表现

胸壁肌肉在T_1WI和T_2WI上均呈较低信号（灰黑影），肌肉间可见线状脂肪影及流空的血管影。脂肪组织在T_1WI上呈高信号，为白影；在T_2WI上呈较高信号，显示为灰白影。

胸骨、胸椎、锁骨和肋骨周边骨皮质在T_1WI和T_2WI上均为低信号，中心的海绵状松质骨含有脂肪，显示为较高信号。

气管和支气管壁由软骨、平滑肌纤维和结缔组织等构成，由于管壁较薄，通常在MRI图像上不易分辨，但管腔周围可见由脂肪组织形成的高信号的衬托，勾画出气管和支气管的大小与走行。

正常肺野基本呈黑影。近肺门处可见少数由较大血管壁及支气管壁形成的分支状结构。

由于肺血管的流空效应，肺动脉、肺静脉均呈管状无信号影，肺门部的支气管也呈无信号影，两者只能根据解剖关系进行分辨，但应用快速梯度回波序列时，则肺动、静脉均呈高信号影。

前纵隔胸腺呈均匀的信号，T_1WI信号强度低于脂肪，T_2WI信号强度与脂肪相似。气管与支气管均呈无信号区；纵隔内血管腔内也呈无信号，其轮廓由周围脂肪组织的高信号所衬托。淋巴结易于显示，T_1WI上表现为均匀圆形或椭圆形结构。

冠状面及矢状面能较好地显示膈的高度和形态，其信号强度低于肝脾的信号强度，表现为弧形线状影；横断面上膈脚显示清楚，呈较纤细、向后凹陷的曲线状软组织信号影，前方绕过主动脉，止于第1腰椎椎体的外侧缘。

三、基本病变表现

胸部可发生多种疾病，病理改变复杂，因此不同疾病可产生相似或者相同的影像表现。如肺部很多疾病可形成肿块影，肿块就是一个基本病变。基本病变的表现是以大体病理改变为基础，必须认识各种基本病变，结合临床进行分析，才能对疾病做出诊断。

（一）支气管改变

支气管可由腔内肿块、异物、先天性狭窄、分泌物淤积、水肿、血块及痉挛收缩等原因导致不同程度的阻塞。

1. 阻塞性肺气肿 是由于支气管部分阻塞产生活塞作用，空气能被吸入，不能完全呼出，导致肺组织过度充气而膨胀的一种状态。肺气肿X线检查表现为肺局部透明度增加、肺纹理稀疏。弥漫性阻塞性肺气肿X线检查表现为两肺透亮度增加，肺纹理稀疏、变细、变直，胸廓呈桶状，前后径增加，肋间隙变宽，膈位置低、平直，活动度明显减弱，心呈狭长的垂位型。

局限性阻塞性肺气肿CT检查表现为肺局部透明度增加，肺纹理稀疏；弥漫性阻塞性肺

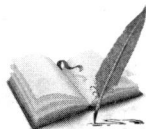

气肿CT检查表现为肺纹理稀疏、变细、变直，在肺的边缘处常可见肺大泡影。

2. 阻塞性肺不张　是由多种原因所致肺内气体减少、肺体积缩小、肺萎陷的改变，是由支气管完全阻塞、肺外压迫及肺内瘢痕组织收缩等引起。阻塞的部位不同引起一侧肺段性肺不张，X线表现为基底朝外、尖端指向肺门的三角形或片状致密影。肺叶不张中各肺叶不张表现不同，但有其共同的特点，即肺叶萎缩、体积缩小、密度增高，叶间裂向心性移位及纵隔不同程度地向患侧移位；相邻肺组织呈代偿性肺气肿表现。

一侧性肺不张X线表现为患侧肺野均匀致密，纵隔向患侧移位，膈升高，肋间隙变窄，健侧肺可有代偿性肺气肿表现。

CT检查：①一侧性肺不张示肺叶体积缩小，呈边缘清晰的软组织致密影，增强可见明显强化，周围结构向患侧移位。②肺叶不张示各肺叶不张会出现不同表现，但均发生肺叶体积缩小（多呈三角形），密度均匀增高，叶间裂处边缘清晰；有时邻近结构出现轻度移位。③肺段不张示肺叶多呈三角形，尖端指向肺门。

MRI检查：①MRI可显示支气管阻塞的病变如管壁增厚、狭窄及腔内结节等。②肺不张阴影在T_1WI上多呈中等或略低信号，T_2WI上呈高信号，有时信号不均匀。

> **考点提示**
>
> 　阻塞性肺不张的X线检查表现。

（二）肺部病变

1. 渗出与实变　渗出是机体对急性炎症的反应。肺部急性炎症发展到某一阶段，形成渗出性实变。由于液体可沿肺泡孔向邻近肺泡蔓延，故病变与正常组织之间无截然分界。肺泡内的病理液体可以是炎性渗出液、血液及水肿液。X线检查表现为密度较均匀的斑片状或云絮状影，边缘模糊，与正常肺之间无清楚界限。小范围的实变，随病变进展可成为大片状实变。如实变占据整个肺叶，则形成边缘锐利的全叶性实变影。较大的含气管支气管与实变的肺组织常形成对比，在实变影像中可见到含气管支气管影，称支气管气像（air bronchogram）。炎性渗出形成的实变，经治疗多可在1~2周内吸收。

CT检查示肺渗出病变在肺窗上呈略高密度的磨玻璃样影，其内仍可见肺血管纹理影。肺实变呈高密度影，密度较均匀，有时其内可见支气管气象，但不能见到肺纹理影，靠近叶间胸膜处的边缘清晰。在纵隔窗上渗出病灶可完全不显示，肺实变病灶的大小也较肺窗上有所缩小。

MRI检查：由于对液体的显示较敏感，因此MRI对显示肺泡腔内的渗出性病变很有帮助，在T_1WI表现为边缘不清的片状略高信号影，T_2WI上也呈较高信号影。

2. 增殖　肺的慢性炎症在肺组织内形成肉芽组织，为增殖性病变。见于肺结核和各种慢性肺炎。X线检查表现为结节状影，称为腺泡结节状病变。密度较高，边缘清楚，可呈梅花瓣样，无融合趋势。多个病灶集聚时各个病灶仍可分辨。CT检查表现为数毫米至1cm的小结节灶，形态为圆形或类圆形，密度较高，边界很清晰。

3. 纤维化　纤维化病变是肺部病变在愈合过程中产生的纤维结缔组织所形成的瘢痕，分为局限性和弥漫性2类。局限性者表现为：①局限的条索状阴影，粗细不匀，走行僵直，密度高，与正常肺纹理不同。②病变较大被纤维组织代替后，收缩形成团块状阴影，密度高，边缘清楚。病变累及1~2个肺叶，可使部分肺组织发生膨胀不全，形成大片状致密影，密度不均。周围组织器官可被牵拉移位。弥漫性纤维化病变表现为紊乱的索条状、网

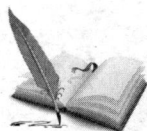

状或蜂窝状阴影，可有多数弥散的颗粒状或小结节状影。自肺门区向外伸展，直至肺野外带，在网状阴影的背景上，可有多数弥散的颗粒状或小结节状影，多见于肺尘埃沉着病及慢性间质性肺炎等。

CT 检查：局限者表现为条索状僵直的高密度影，走行及分布均与肺纹理不同；弥漫者表现为自肺门向外伸展的线条、网状或蜂窝状影，有时在网状影背景上可见颗粒状或小结节影。

MRI 检查：比较大的条索状纤维化病灶在 T_1WI 和 T_2WI 上均呈中等或略低信号。

4. 钙化 多发生于退行性变或坏死组织内。X 线检查表现为致密影，边缘锐利，形状不一，可为斑点状、块状或球状，呈局限或弥漫分布。CT 检查表现为形态多样、边界清楚的很高密度影，CT 值常达 100 Hu 以上。MRI 检查：钙化通常呈无信号影，较大的钙化灶可表现为病灶内的信号缺损区。

5. 肿块 肿块分为肿瘤性和非肿瘤性 2 种。肺肿瘤以形成肿块为特征。良性肿瘤多有包膜，呈边缘锐利光滑的球形肿块，生长慢；恶性肿瘤呈浸润性生长，多无包膜，故边缘多不锐利，周边可呈短毛刺状。轮廓可呈分叶状或脐样切迹，生长较快，常发生坏死。肺转移性肿瘤常表现为多发、大小不等的球形病变。非肿瘤性病变如结核球、炎性假瘤及含液囊肿也可形成肿块，均应结合临床资料鉴别。

6. 空洞与空腔 肺内病变组织发生坏死，坏死组织经引流支气管排出，形成含气的残腔，称为空洞。X 线检查表现为实变阴影内的透明区。

（1）虫蚀样空洞 又称无壁空洞，洞壁为坏死组织。X 线表现为实变肺野内多发小的透明区，轮廓不规则，如虫蚀样。见于干酪性肺炎。

（2）薄壁空洞 洞壁厚度在 3 mm 以内，由薄层纤维组织和肉芽组织形成。X 线表现为境界清晰，内壁光滑的圆形透明区。多见于肺结核。

（3）厚壁空洞 洞壁厚超过 3 mm。X 线检查表现为形状不规则的透明影，周围有高密度的实变区。内壁光滑整齐或凹凸不平。见于肺脓肿、肺结核及肺癌。肺脓肿的空洞内多有明显的液气平面。癌瘤内形成的空洞其内壁多不规则。

空腔是肺内腔隙呈病理性扩大，如肺大疱、含气的肺囊肿及肺气囊等。X 线表现为壁菲薄的透亮区，腔内多无液面，周围无实变。

CT 检查显示空洞的存在、空洞的大小与形态、空洞的壁及洞内情况等方面均优于 X 线平片。MRI 检查：空洞内气体在 T_1WI 和 T_2WI 均呈低信号影，空洞壁的信号则因病变性质而异。

（三）胸膜病变

1. 胸腔积液 胸腔积液是由多种疾病累及胸膜而产生的。液体可以是渗出液、漏出液、脓液、乳糜液或血液等。

（1）游离性积液 少量积液时，液体首先聚积于后肋膈角，液体量在 300 ml 以上时，立位表现为患侧肋膈角变钝、变平，透视下液体可随呼吸及体位改变而移动；中量积液时，表现为患侧下肺野均匀致密影，肋膈角消失，膈面及心缘被遮盖，由液体形成的致密影，其上缘呈外高内低的斜形弧线；大量积液是指液体上缘达第 2 前肋间以上，患侧肺野均匀致密，有时仅肺尖透明，肋间隙增宽，纵隔向对侧移位。

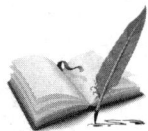

（2）局限性胸腔积液　包裹性积液是指胸膜炎时，脏壁两层胸膜发生粘连，液体被局限于胸腔的某一部位。切线位时显示为自胸壁凸向肺野的半圆形或梭形致密影。发生于叶间胸膜则为叶间积液，表现为位于叶间裂部位的梭形致密影。积液位于肺底与膈之间称肺下积液。液体将肺下缘向上推移，表现为肺下野密度增高，上缘呈上突的圆顶状，易误认为膈升高。倾斜体位或卧位可见游离积液的征象。

CT 检查：①少量、中量游离积液表现为后胸壁下弧形窄带状或新月形液体样密度影。②大量积液表现为几乎整个胸腔均为液体样密度影所占据，肺被压缩于肺门处呈软组织影，纵隔向对侧移位。③包裹性积液表现为自侧胸壁向肺野突出的凸透镜形液体样密度影，边缘清楚，两侧与胸壁夹角多为钝角。④叶间积液表现为叶间裂走行区的梭形或带状液体样密度影。

MRI 检查：可以清晰显示胸腔积液的存在，其 MRI 信号与液体内成分有关。非出血性积液在 T_1WI 多呈低信号，T_2WI 呈高信号；结核性胸膜炎积液由于蛋白含量较高在 T_1WI 可呈中 – 高信号。

> **考点提示**
>
> 胸腔积液的 X 线检查表现。

2. 气胸与液气胸　气胸为脏层或壁层胸膜破裂，空气进入胸腔所引起。常见原因有胸壁穿通伤、胸部手术或胸腔穿刺等。由突然用力、剧烈咳嗽使胸腔内压骤然升高，而致脏层胸膜破裂者，称为自发性气胸，常见于严重的肺气肿、胸膜下肺大疱、表浅的结核性空洞等。X 线表现为胸腔上部或外侧无肺纹理结构的透亮区，内侧可见被压缩的肺边缘，呈纤细的线状致密影，纵隔向健侧移位，膈下降，肋间隙变宽。

胸腔内液体与气体并存为液气胸。立位检查时，表现为横贯胸腔的液面，液面上方为空气及被压缩的肺。气体较少时，则只见液面而不易看到气体。

CT 检查：①在肺窗上气胸表现为肺外侧带状无肺纹理的低密度透亮区，其内侧可见弧形的脏层胸膜呈细线状，肺组织有不同程度的萎缩。②液气胸由于重力关系，液体分布于背侧，气体分布在腹侧，两者之间可见明确的液气平面及受压萎缩的肺边缘。

3. 胸膜肥厚、粘连和钙化　轻度胸膜肥厚、粘连表现为肋膈角变浅、变平，膈运动受限。膈胸膜的粘连表现为上缘的幕状突起。广泛胸膜肥厚时，显示肺野透亮度减低，或沿胸廓内缘呈带状致密影，肋间隙变窄，膈上升及纵隔向患侧移位。胸膜钙化表现为片状、不规则点状或条状高密度影。有时包绕于肺表面呈壳状。

四、疾病诊断

（一）支气管扩张

是常见的慢性支气管疾病，主要病因有：①慢性感染引起支气管壁组织破裂。②支气管内分泌物淤积和长期剧烈咳嗽，引起支气管内压增高。③肺不张与肺纤维化对支气管产生外在性牵引。上述因素互为因果，促成并加重支气管扩张。

支气管扩张可分为柱状型、囊状型与曲张型。X 线平片表现：早期轻度支气管扩张可无异常发现，较明显的支气管扩张，造成肺纹理增多、增粗、紊乱而呈网状，扩张而含气的支气管可表现为多个薄壁空腔，其内可有液面。目前，常规 X 线检查仅作为初选，确定支气管扩张的存在、类型和范围主要依靠 CT。

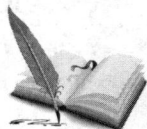

CT 主要表现为：①柱状型支气管扩张，表现为"轨道征"或"戒指征"。②囊状型支气管扩张，表现为多发囊状或葡萄串状阴影，如合并感染则囊内出现液面及囊壁增厚。③曲张型支气管扩张，由于扩张的支气管腔粗细不均，表现为类似念珠状。④如扩张的支气管腔内充满黏液栓，则表现为棒状或结节状高密度影，称"指状征"。

（二）肺炎

按病变的解剖分布可分为大叶性肺炎、支气管肺炎和间质性肺炎。

1. 大叶性肺炎　早期即充血期，X 线检查可无阳性发现，或只表现为病变区肺纹理增多，肺野局部透明度略低。病变进展至实变期（红色肝样变期及灰色肝样变期），X 线检查表现为密度均匀的致密影，形状与肺叶的解剖轮廓一致，为其典型表现。由于实变的肺组织与含气的支气管相衬托，有时在实变区中，可见透明的支气管影，即支气管气像。临床上，由于抗生素的广泛应用，以整叶实变的典型表现已少见，病变多累及肺叶的一部分或某些肺段，常表现为肺内片状或三角形致密影。消散期表现为实变区的密度逐渐减低，范围缩小。由于病变的消散不均匀，多表现为散在、大小不等和分布不规则的斑片状致密影。炎症可完全吸收或只遗留少量索条状影。临床上症状减轻常较肺内病变吸收为早，病变多在 2 周内吸收。

CT 检查表现：①由于 CT 分辨力高，在充血期即可发现病变区呈磨玻璃样阴影，边缘模糊，其内血管隐约可见。②实变期呈肺叶或肺段分布的致密阴影，在显示支气管气像方面较 X 线胸片更清晰。③消散期随着病变的吸收，实变阴影密度减低，呈散在大小不等的斑片状阴影。

> **考点提示**
>
> 肺炎的 X 线检查表现。

2. 支气管肺炎　多见于婴幼儿、老年及极度衰弱的患者，可由支气管炎和细支气管炎发展而来，主要病理改变是小支气管壁充血、水肿、肺间质内炎性浸润及肺小叶的渗出和实变。

X 线检查表现：病变常见于两肺中、下肺野的内、中带，表现为肺纹理增多、增粗和模糊，沿肺纹理分布的斑点状或斑片状模糊影，密度不均。密集的小病变可融合成较大的片状。小儿患者常见肺门影增大、模糊，常伴有局限性肺气肿。CT 扫描更清楚显示：①大多数散在的片状病灶符合肺腺泡或肺小叶的实变形态。②两肺中下部支气管血管束增粗。③有时在小片状影之间，可见小圆形透亮阴影，为小叶支气管活瓣阻塞引起的肺小叶过度充气。

3. 间质性肺炎　多见于小儿，常继发于麻疹、百日咳或流行性感冒等急性传染病。病变主要侵及小支气管壁及肺间质，引起炎性细胞浸润。炎症沿淋巴管扩展，引起淋巴管炎及淋巴结炎。由于小支气管黏膜的炎症、充血及水肿，可引起肺气肿或肺不张。病变可有肺泡的轻度炎症浸润。

X 线检查表现：病变较广泛，常以两肺门区及两肺中、下野为著。表现为肺纹理增粗、模糊，可交织成网状，其间可有小点状影。肺门轻度增大，密度增高，结构模糊不清。婴幼儿的急性间质性肺炎，由于细支气管炎引起部分阻塞，则以弥漫性肺气肿为主要表现。

CT 检查尤其是 HRCT 可很好地显示间质性肺炎的特点。①病变早期出现肺内磨玻璃样密度片状阴影，并可见小叶内间质增厚及小叶间隔增厚。②病变进一步发展，表现为小叶

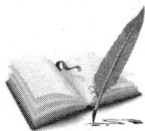

间隔及支气管血管束增粗且不规则。③严重者肺间质纤维化呈广泛网状或蜂窝状阴影，并常合并牵拉性支气管扩张或肺大疱。④肺门及纵隔淋巴结可有增大。⑤较重者可伴有小叶性实变，表现为小斑片状影。

（三）肺脓肿

系肺坏死性炎性疾病，早期为化脓性炎变，继之发生坏死液化形成脓肿。

X线检查表现：急性化脓性炎症阶段，肺内出现大片状致密影，其边缘模糊，密度较均匀，可侵及一个肺段或肺叶的大部。当组织发生坏死时，其内可见低密度区，如病变中心肺组织坏死、液化与引流支气管相通后，在实变影中出现含有液面的厚壁空洞。周围有炎性浸润时，其边缘模糊。侵犯胸膜可引起脓胸或脓气胸。

CT检查表现：①排脓前期肺脓肿呈大片状模糊阴影，软组织窗易于显示在炎性实变阴影中的稍低密度坏死、液化灶。②空洞形成期，表现为类圆形的厚壁空洞，常有液气平面，洞壁内缘多光滑，外缘常模糊，周围可有片状渗出性病变。CT增强示脓肿壁有较明显的强化。

慢性肺脓肿表现为圆形或不规整形空洞，洞壁厚，内、外壁边缘清楚，有或无液气平面，周围为密度不均，排列紊乱的索条状及斑片状影。多房性空洞显示为多个大小不等的透明区。慢性肺脓肿常伴有支气管扩张，胸膜肥厚及粘连。慢性肺脓肿CT检查表现为空洞内外壁界限清楚，洞内可有液气平面，空洞周围可有多量的纤维索条状影，可伴发脓胸或广泛胸膜增厚。

血源性肺脓肿表现为两肺多发、散在大小不等的圆形、椭圆形或片状致密影，部分病灶中可形成小空洞，也可有液气平面。

膈下脓肿、肝脓肿直接蔓延引起的肺脓肿，可见患侧膈升高，运动明显受限，邻近肺野内有大片致密影，可有明显的空洞，常伴有胸膜肥厚。

（四）肺结核

是由结核分枝杆菌引起的肺部慢性传染病，结核病中最常见的是肺结核病。影像学检查能够发现病变，确定其部位、范围和性质，并能观察病变的转归，对肺结核的防治有重要作用。

肺结核的病理变化较复杂。机体的免疫力和细菌的致病力都直接影响着病变的性质、病程和转归。因此，肺结核有多种形态的X线表现。

肺结核的分型对肺结核的防治具有重要意义。1998年8月中华结核病学会制定了新的中国结核病分类法，将结核病分为5类：原发型肺结核（Ⅰ型）；血行播散型肺结核（Ⅱ型）；继发型肺结核（Ⅲ型）；结核性胸膜炎（Ⅳ型）；其他肺外结核（Ⅴ型）。

1. 原发型肺结核（Ⅰ型）　为初次感染所发生的结核，多见于儿童，但也可见于未感染过结核分枝杆菌的青少年或成人。包括原发综合征和胸内淋巴结结核。

（1）原发综合征　结核分枝杆菌侵入肺部后，多在肺上叶下部或下叶上部近胸膜处发生急性渗出性病变为原发病灶，其周围可发生不同程度的病灶周围炎。结核分枝杆菌可侵入淋巴管，循淋巴液引流到肺门或纵隔淋巴结，引起相应的结核性淋巴管炎和淋巴结炎及淋巴结肿大。X线检查原发病灶表现为大小不一的片状模糊影，大者可占据数个肺段甚至一个肺叶。淋巴管炎表现为自原发病灶引向肺门的数条索条状影。肺门和纵隔肿大的淋巴

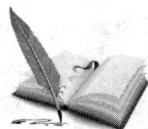

结表现为肿块影。原发病灶、淋巴管炎和淋巴结炎三者组成哑铃状阴影。原发综合征是原发型肺结核的典型表现，但较少见。

（2）胸内淋巴结结核 原发病灶经治疗后易于吸收消散，淋巴结炎常伴不同程度的干酪样坏死，愈合较慢，有时淋巴结病变继续发展，则表现为肺门或纵隔淋巴结肿大，为胸内淋巴结结核。根据其不同表现，分为结节型和炎症型。结节型为圆形或椭圆形结节状影，内缘与纵隔相连，突向肺野，外缘边界清晰；炎症型表现为肺门影增大，边缘模糊，境界不清。

原发型肺结核可以完全吸收或经纤维化、钙化而愈合。少数患者抵抗力低下，原发病灶可干酪样化、液化形成空洞。原发灶及淋巴结内的干酪样坏死物可通过支气管播散，也可通过淋巴、血流而引起淋巴和血行播散。

CT 检查可清晰显示肺内原发病灶、引流的淋巴管炎和肺门肿大的淋巴结炎，增强扫描可以更清晰地显示肿大淋巴结的内部结构与范围，多可出现环形强化或分隔样强化，中央为无强化的干酪坏死区。

2. 血行播散型肺结核（Ⅱ型）

（1）急性粟粒型肺结核 系大量结核分枝杆菌一次或短时期内数次进入血液循环，引起肺部及全身播散。粟粒型肺结核病灶小，透视不易辨认，在 X 线平片上表现为两肺弥漫均匀分布大小、密度相同的粟粒状影，大小 1.5 ~ 2 mm，边缘清晰，正常肺纹理常不能显示。CT 检查可以清晰显示两肺弥漫分布的粟粒性病灶。经过适当治疗后，病灶可在数月内逐渐吸收，偶尔以纤维硬结或钙化而愈合。

（2）亚急性或慢性血行播散型肺结核 系少量结核分枝杆菌在较长时间内多次进入血液循环播散至肺部所致，病灶以增殖为主。X 线检查表现为大小不一、密度不同、分布不均的多种性质的病灶。可呈粟粒状或较大的结节状，以两肺上中野为著，下野较少。早期播散的病灶多在上肺野，为纤维化及钙化灶，近期播散的病灶仍为增殖性或渗出性，多位于中下肺野。本型结核发展较慢，经治疗后新鲜病灶可以吸收，陈旧病灶多以纤维化或钙化而愈合。恶化时，病灶可融合并形成空洞。CT 检查表现与 X 线平片检查相似。

3. 继发型肺结核（Ⅲ型） 是肺结核中的主要类型，可出现以增殖病变为主、浸润病变为主、干酪病变为主或以空洞病变为主等多种病理改变。多为已静止的原发病灶重新活动，或为外源性再感染。由于机体对结核分枝杆菌已产生了特异性免疫力，结核分枝杆菌不再向淋巴径路蔓延，病变趋向局限于肺尖、锁骨下区及下叶背段。

X 线检查与 CT 检查表现多种多样。锁骨上、下区可见中心密度高、边缘模糊的片状影，为陈旧性病灶及周围炎。锁骨下区新的渗出性病灶，表现为小片云絮状影，也可呈肺段或肺叶分布的大片渗出性病变。也可表现为任何肺野的圆形浸润影，以上病灶内可溶解形成空洞。病变的发展过程较为复杂，可有渗出、增殖、纤维化和空洞等多种性质的病灶同时存在。

继发型肺结核还包括结核球及干酪性肺炎 2 种特殊类型的病变。

（1）结核球 为纤维膜包绕干酪样结核病灶形成。表现为圆形、类圆形或分叶状，直径 2 ~ 3 cm 大小，边缘清楚、光滑，一般密度均匀，球内可出现层状、环状或斑点状钙化，也可有小空洞存在。结核球附近常有散在的纤维增殖性病灶，称为卫星病灶。

（2）干酪性肺炎 见于机体抵抗力较差、对结核分枝杆菌高度过敏的患者。大量结核

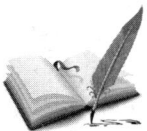

分枝杆菌经支气管播散，引起大叶性干酪性肺炎。

X 线与 CT 检查表现为大叶性或肺段性致密影，密度不均匀，其中可见多数小的边缘不规则的透亮区。其他肺野可见由支气管播散的小片状浸润影。

肺结核空洞或干酪样变的淋巴结，可通过引流支气管或破入支气管而发生支气管播散，形成小叶性干酪性肺炎。X 线检查表现为两肺散在小叶性实变影。

继发型肺结核晚期由于多种性质病变的恶化、好转与稳定交替发展，可形成纤维厚壁空洞、广泛纤维性变及支气管播散灶。

X 线与 CT 检查表现为两肺上部多发的厚壁空洞，轮廓大多不光滑、不规则，周围有较广泛的纤维索条状影和散在的新老病灶。患肺因纤维化而萎缩，上叶萎缩使肺门影向上移位，下肺野血管纹理被牵引向上及下肺叶的代偿性肺气肿，使膈肌下降、平坦，故肺纹理拉直，呈垂柳状，亦可见叶间裂向上移位和附近肋间隙变窄等。多数患者预后不良，极少数患者病情可好转，空洞消失或净化，纤维组织广泛增生，成为以纤维化为主的稳定状态。

4. 结核性胸膜炎（Ⅳ型） 可单独发生，也可与肺部结核同时出现。在结核性胸膜炎发展的不同阶段，有结核性干性胸膜炎、渗出性胸膜炎及结核性脓胸。

结核性干性胸膜炎不产生明显渗液或仅有少量纤维素渗出，X 线与 CT 检查可无异常或仅出现患侧膈肌运动受限；渗出性胸膜炎，多为单侧，液体一般为浆液性，偶为血性。病程长，有纤维素沉着，引起胸膜肥厚、粘连或钙化等。X 线与 CT 表现为胸腔积液和胸膜肥厚的相应征象。

（五）肺肿瘤

分为原发性与转移性两类，原发性者又分为良性与恶性。良性肺肿瘤临床少见，恶性肺肿瘤中约 98％ 为原发性支气管肺癌。

1. 原发性支气管肺癌 起源于支气管上皮、腺体、细支气管及肺泡上皮。组织学上可分为鳞癌、腺癌、未分化癌及细支气管肺泡癌。X 线检查将癌肿发生于主支气管、肺叶支气管及肺段支气管称中心型，发生在肺段以下支气管者称为周围型。

（1）中央型肺癌 早期癌肿局限于黏膜内，可无异常发现。病变发展，癌组织从支气管黏膜表面向腔内生长或沿支气管壁浸润生长，使管腔狭窄，先引起肺叶或一侧肺的阻塞性肺气肿，但很难发现。由于支气管狭窄、引流不畅而发生阻塞性肺炎，表现为同一部位反复发生、

> **考点提示**
> 　　原发性支气管肺癌的 X
> 线检查表现。

吸收缓慢的炎性实变，病变逐渐加重。如支气管管腔被完全阻塞后，引起肺不张。癌瘤穿透支气管壁，同时向腔外生长和伴有肺门淋巴结转移时，则形成肺门肿块。发生于右肺上叶的支气管肺癌，肺门部肿块和右肺上叶不粘连在一起，下缘可形成横"S"状，为典型征象。CT 表现为肺门区分叶状肿块影或病变支气管腔内的结节及息肉样阴影，还可显示支气管壁不规则增厚，引起支气管腔的狭窄与截断。MRI 表现支气管壁增厚、管腔狭窄及管腔内结节阴影，肿瘤与肺不张影在 T_1WI 上表现为略低信号，在 T_2WI 上表现为不均匀高信号；MRI 有助于显示肺门与纵隔淋巴结增大以及肿瘤侵犯血管与心脏等结构。

（2）周围型肺癌 发生于肺段以下较小支气管的肺癌，由于管壁结构薄弱，易侵入肺内或经局部淋巴管播散在肺小叶内生长，形成肿块。早期病变较小时，表现为肺野内密度

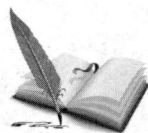

较高，边缘模糊的结节状或球形影；或表现为肺炎样小片浸润影，密度不均匀。癌瘤生长速度不均衡，局部淋巴播散灶融合，可形成分叶状肿块；如呈浸润性生长，则边缘毛糙常呈短细毛刺状，肿块中心可坏死形成厚壁、偏心性不规则空洞。

肺癌可转移至肺门和纵隔淋巴结，表现为肺门增大及纵隔旁肿块。胸膜转移时表现为胸腔积液。肺癌也可发生肺的转移，表现为肺野内多发圆形影，或呈网状结节阴影。

2. 肺转移瘤　肺外的恶性肿瘤可经血行、淋巴或由邻近器官直接蔓延等途径转移至肺部，约30%的恶性肿瘤有肺部转移。血行转移表现为两肺多发大小不一的圆形或结节状致密影，密度均匀，境界清楚，形似棉球状，中下肺野分布较多。少数呈单发球形灶，也可表现为粟粒状或小片状影。淋巴转移表现为两肺和（或）纵隔淋巴结增大，自肺门向外呈放射状分布的索条状影，其间可见微细的串珠状小点状影，也可与血行转移并存。纵隔、胸膜和胸壁组织的恶性肿瘤，可直接蔓延至肺部，出现大小不等的转移灶。

（六）纵隔原发性肿瘤

其种类繁多，起源于纵隔某种组织的肿瘤，有其一定的好发部位，根据肿瘤的部位，可推测肿瘤的类别。

1. 前纵隔肿瘤　常见的有胸腺瘤、胸内甲状腺肿及畸胎类肿瘤。

（1）胸腺瘤　多位于前纵隔的中部偏上，呈圆形、椭圆形或梭形，有时呈薄片状，贴近大血管。肿瘤常向一侧肺野突出。良性者边缘多光滑锐利；恶性者多呈分叶状，穿破包膜侵入邻近组织时，边缘可毛糙不整，并可发生胸膜反应。CT表现为均匀软组织密度肿块。MRI表现为稍长 T_1WI、长 T_2WI 信号。

（2）畸胎瘤　来自原始胚胎组织的残留物。可分为囊性（皮样囊肿）和实质性两种。皮样囊肿多为良性，实质性肿瘤可为良性或恶性，肿瘤多位于前纵隔中部，心与主动脉连接区。良性者多为单侧突出的圆形或卵圆形肿块，边缘光滑；恶性者多呈分叶状，边缘不规则，由于含有多种组织，故密度不均，若其内有骨骼、牙齿为该肿瘤的特征性表现。皮样囊肿可发生囊壁的蛋壳样钙化。

（3）胸内甲状腺肿　包括先天性异位及胸骨后甲状腺肿。多位于前纵隔上部，呈卵圆形或梭形，多与颈部肿块相连。气管受压向对侧和后方移位。肿块可随吞咽而上下移动。肿块内可能有斑片状钙化。

2. 中上纵隔肿瘤

（1）恶性淋巴瘤　是发生在淋巴结的全身性恶性肿瘤。纵隔内病变多与颈部及全身淋巴结病变同时存在。X线检查表现为上中纵隔双侧性纵隔影增宽，融合的肿大淋巴结呈分叶状突向肺野，侧位上多在中纵隔气管与肺门附近。CT上多数呈均匀软组织密度。MRI表现为稍长 T_1WI、长 T_2WI 信号。肿瘤可向肺内浸润，也可侵及胸膜、心包而产生胸腔积液和心包积液。

（2）支气管囊肿　多位于气管旁或气管分叉附近。囊肿表现为中纵隔气管周围的卵圆形影，边缘锐利、光滑，密度均匀，呼吸时随气管活动。由于囊肿较柔软，深呼吸时其形态可以改变。

3. 后纵隔肿瘤　后纵隔常见的肿瘤是神经源性肿瘤，多为良性，包括神经纤维瘤、神经鞘瘤、节细胞神经瘤，恶性者有神经纤维肉瘤。表现为后纵隔脊柱旁圆形、椭圆形或哑

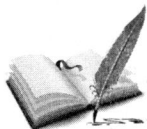

铃状肿块，边缘清楚、锐利，密度或信号均匀。发生在椎间孔者，可压迫椎间孔使之扩大。压迫肋骨头及脊柱，可产生边缘光滑的压迹。恶性者可呈分叶状，侵蚀破坏邻近骨质。

第二节　肺功能检测

一、通气功能检查

（一）肺容积

　　肺通气功能检查是呼吸功能检查中最基本的检查项目。这项检查包括肺泡的含气量、气流在气道中的流速及其影响。肺泡内含气量受肺与胸部扩张或回缩的影响发生相应改变，形成四种基础肺容积和四种基础肺容量。肺容积指在安静情况下，测定一次呼吸所出现的容积变化，不受时间限制，具有静态解剖学意义。四种基础肺容积由潮气容积、补吸气容积、补呼气容积和残气容积组成，它们之间彼此互不重叠。肺容量是由两个或两个以上的基础肺容积组成。四种基础肺容量包括深吸气量、功能残气量、肺活量、肺总量。临床上残气量、肺总量需先测定出功能残气量后通过计算求得，而其他各项均可直接测定。肺容量与年龄、性别和体表面积有关。肺容量大小对气体交换有一定影响。

　　测定方法是首先以体温、大气压、饱和水蒸气压校正肺量计。肺量计校正后嘱受检者取坐位，上鼻夹，含口器与肺量计相连，平静呼吸 5 次后测定肺活量。

　　1. 潮气容积（tidal volume，VT）　是指平静呼吸时，一次吸入和呼出的气量。正常成人参考值约为 500 ml。VT 受吸气肌功能的影响，尤其是膈肌的运动，呼吸肌功能不全时，VT 降低。

　　2. 补呼气容积（expiratory reserve volume，ERV）　是指平静呼气末再尽最大力呼气所呼出的气量。正常成人参考值：男性 1609±492 ml，女性 1126±338 ml。ERV 可随呼气肌功能的改变而发生变化。

　　3. 补吸气容积（inspiratory reserve volume，IRV）　是指平静吸气末再尽最大力吸气所吸入的气量。正常成人参考值：男性约 2160 ml，女性约 1400 ml。IRV 受吸气肌功能的影响。

　　4. 深吸气量（inspiratory capacity，IC）　是指平静呼气末尽最大力吸气所吸入的最大气量，即潮气容积加补吸气容积（VT + IRV）。正常成人参考值：男性为 2617±548 ml，女性为（1970±381）ml。一般情况下，正常 IC 应占肺活量的 2/3 或 4/5。当呼吸功能不全时，尤其是吸气肌力障碍以及胸廓、肺活动度减弱和气道阻塞时 IC 均降低。

　　5. 肺活量（vital capacity，VC）　是指尽力吸气后缓慢而又完全呼出的最大气量，即深吸气量加补呼气容积（IC + ERV）或潮气容积加补吸气容积加补呼气容积（VT + IRV + ERV）。右肺肺活量占全肺肺活量的 55%。

　　（1）测定方法　包括一期肺活量和分期肺活量。一期肺活量是指深吸气末尽力呼气所呼出的全部气量（即深吸气量加补呼气量，IC + ERV），又称为一次慢呼气肺活量；分期肺活量是将相隔若干次平静呼吸所分别测定的深吸气量加补呼气量。

　　（2）正常成人参考值　男性（4217±690）ml，女性（3105±452）ml；实测值占预计

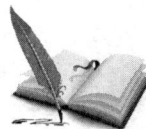

值的百分比 <80% 为减低，其中 60%～79% 为轻度，40%～59% 为中度，<40% 为重度。

（3）临床意义　肺活量是肺功能检测中简单易行而又最有价值的参数之一。肺活量减低提示有限制性通气功能障碍，亦可提示有严重的阻塞性通气功能障碍。临床上常见于胸廓畸形、广泛胸膜增厚、大量胸腔积液、气胸、肺不张、弥漫性肺间质纤维化和大量腹腔积液、腹腔巨大肿瘤等，以及重症肌无力、膈肌麻痹、传染性多发性神经根炎和严重的慢性阻塞性肺疾病及支气管哮喘等疾病。

6. 功能残气量（functional residual capacity，FRC）　是指平静呼气末肺内所含气量，即补呼气量加残气量（RV）。FRC、RV 均不能由肺量计直接测得，需应用气体（氦气或氮气）分析方法间接测定。FRC 测定时只需受检者平静呼吸，不受受检者主观用力呼吸与否的影响，因而重复性好。RV 测定则要求受检者用力呼吸，因此其用力程度和配合的好坏可能影响 RV 的测定。

（1）测定方法

1）密封式氦稀释法：包括重复呼吸法和一口气法两种，其中重复呼吸法多用。首先在空气冲洗后的肺量筒内充入定量氦与空气混合气（10%）。嘱受检者在坐位情况下平静呼吸，至功能残气位时重复呼吸 7～10 分钟，使肺内与肺量计内气体充分混合，达到氦浓度平衡后再持续 1 分钟，至平均呼吸末达到测定终点。休息 20 分钟后重复 1 次，要求 2 次容积差 <5%，然后根据初始氦浓度、平均后的氦浓度与已知的肺量计容积计算出 FRC。

2）氮稀释法：包括密闭式重复呼吸法、开放式重复呼吸法和开放式氮稀释法三种，其中密闭式重复呼吸法多用。首先在冲洗后的肺量筒内充入纯氧 5000 ml。嘱受检者取坐位，重复呼吸 7 分钟，使肺量计内的氧与肺内氮充分混合达到平衡，再取肺量计中气样测定氮浓度，计算 FRC。

（2）正常成人参考值　男性（3112±611）ml，女性（2348±479）ml。

（3）临床意义　FRC 在生理上是接近于正常呼吸模式，反映胸廓弹性回缩和肺弹性回缩力之间的关系。正常情况下这两种力量相等而互相抵消，FRC 约相当于肺总量的 40%。肺弹性回缩力下降，可使 FRC 增高，如阻塞性肺气肿、气道部分阻塞。反之 FRC 下降，如肺间质纤维化、急性呼吸窘迫综合征（ARDS）。另外，当胸廓畸形致肺泡扩张受限，或肥胖伴腹压增高使胸廓弹性回缩力下降时，FRC 亦下降。

7. 残气量（residual capacity，RV）　是指平静呼气末肺内所含气量，这些气量足够继续进行气体交换（弥散呼吸）。正常成人参考值：男性（1615±397）ml，女性（1245±336）ml。其临床意义同 FRC。然而临床上残气量常以其占肺总量（TLC）百分比（即 RV/TLC%）作为判断指标，正常情况下，RV/TLC 小于或等于 35%，超过 40% 提示肺气肿。RV 在正常情况下约占 TLC 的 25%，而且随 FRC 的改变而改变。但是在限制性肺疾病时 RV 减少比较轻，在小气道疾病时，RV 可能略增加，而 FRC 可正常。

8. 肺总量（total lung capacity，TLC）　是指最大限度吸气后肺内所含气量，即肺活量加残气量。正常成人参考值：男性约 5 020 ml，女性约 3 460 ml。肺总量减少见于广泛肺部疾病，如肺水肿、肺不张、肺间质性疾病、胸腔积液、气胸等。在肺气肿时，TLC 可正常或增高，主要取决于残气量和肺活量的增减情况。

（二）通气功能

通气功能又称为动态肺容积，是指单位时间内随呼吸运动进出肺的气量和流速。

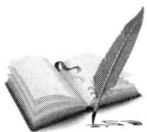

1. 肺通气量　每分钟静息通气量（minute ventilation，VE）指静息状态下每分钟呼出气的量，等于潮气容积（VT）×每分钟呼吸频率（RR/min）。

（1）测定方法　嘱受检者安静卧床休息15分钟平静呼吸后，将已调试好的肺量计与之相接进行测定。重复呼吸2分钟，同时记录呼吸曲线与自动氧耗量。选择呼吸曲线平稳、基线呈水平状态、氧摄取曲线均匀的1分钟，计算VE，并经BTPS校正。

（2）正常成人参考值　男性（6663±200）ml、女性（4217±160）ml。>10 L/min提示通气过度，可造成呼吸性碱中毒。<3 L/min提示通气不足，可造成呼吸性酸中毒。平静呼吸的潮气容积中，约25%来自肋间肌的收缩，75%依赖膈肌运动完成。故潮气容积的大小不仅与性别、年龄、身高、体表面积有关，且受胸廓与膈肌运动的影响。

2. 最大自主通气量（maximal voluntary ventilation，MVV）　是指在1分钟内以最大的呼吸幅度和最快的呼吸频率呼吸所得的通气量。可用来评估肺组织弹性、气道阻力、胸廓弹性和呼吸肌的力量，是临床上常用作通气功能障碍、通气功能储备能力考核的指标。

（1）测定方法　包括密闭式与开放式两种，其中开放式适用大规模筛查用。测定前首先须询问有无禁忌证，如严重心肺疾病及咯血者。再给受检者进行示范，然后嘱受试者取立位，与肺量计连接，平静呼吸4~5次后尽最大的力量，以最快的速度持续重复呼吸12 s或15 s，要求呼吸频率达10~15次/分。休息10分钟后重复一次。要求2次测定结果差异<8%。计算时应选择呼吸速度均匀、幅度一致连续达到12 s或15 s的一段最大曲线，取呼吸所得气量乘5或4即得。

（2）成人正常参考值　男性（104±2.71）L，女性（82.5±2.17）L。作为通气功能障碍考核指标时常以实测值占预计值%进行判定，占预计值%<80%为异常。

（3）临床意义

1）MVV降低：无论是阻塞性或限制性通气障碍均可使之降低。临床常见于阻塞性肺气肿、呼吸肌功能障碍、胸廓、胸膜、弥漫性肺间质疾病和大面积肺实变等。

2）作为通气储备能力考核指标：常以通气储备百分比表示，通气储备百分比被认为是胸部手术术前判断肺功能状况、预计肺合并症发生风险的预测指标以及职业病劳动能力鉴定的指标。正常值>95%，低于86%提示通气储备不足，气急阈为60%~70%。

3. 用力肺活量　用力肺活量（forced vital capacity，FVC）是指深吸气至肺总量位后以最大力量、最快的速度所能呼出的全部气量。第1秒用力呼气容积（forced expiratory volume in one second，FEV_1）是指最大吸气至肺总量位后，开始呼气第1秒钟内的呼出气量。正常人3秒内可将肺活量全部呼出，第1、2、3秒所呼出气量各占FVC的百分率正常分别为83%、96%、99%。FEV_1既是容积测定，亦为一秒钟内的平均呼气流量测定，临床应用非常广泛，并常以FEV_1/FVC%表示（简称一秒率）。

（1）测定方法　嘱受检者取立位，与肺量计连接后做最大吸气至肺总量位，屏气1秒钟后以最大力量、最快速度呼气至残气量位，持续、均匀、快速呼尽，重复2次。然后选择最佳曲线进行计算。

（2）正常成人参考值　男性（3179±117）ml，女性（2314±48）ml；FEV_1/FVC%均大于80%。

（3）临床意义　是测定呼吸道有无阻力的重要指标。阻塞性通气障碍病人，如慢性阻

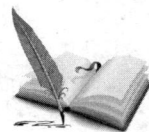

塞性肺疾病、支气管哮喘急性发作的病人，由于气道阻塞、呼气延长，其 FEV_1 和 $FEV_1/FVC\%$ 均降低。但在可逆性气道阻塞中，如支气管哮喘，在应用支气管扩张剂后，其值亦可较前改善。限制性通气障碍时，如弥漫性肺间质疾病、胸廓畸形等病人可正常，甚至可达 100%，因为此时虽呼出气流不受限制，但肺弹性及胸廓顺应性降低，呼气运动迅速减弱停止，使肺活量的绝大部分在极短时间迅速呼出。

4. 最大呼气中段流量 最大呼气中段流量（maximal mid - expiratory flow，MMF）是根据用力肺活量曲线而计算得出用力呼出 25% ~75% 的平均流量。

（1）测定方法 将用力肺活量起、止两点间平均分为四等份，取中间 50% 的肺容量与其所用呼气时间（最大呼气中段时间，MET）相比所得值。正常成人男性为 3452 ± 1160 ml/s，女性为 2836 ± 946 ml/s。

（2）临床意义 可作为评价早期小气道阻塞的指标。因为 MMF 主要取决于 FVC 非用力依赖部分，包括 MMF 在内的低肺容量位流量改变仅受小气道直径影响。有研究发现小气道疾患当 FEV_1 和 $FEV_1/FVC\%$ 及气道阻力均正常时，MMF 却可降低，表明 MMF 比 $FEV_1/FVC\%$ 能更好地反映小气道阻塞情况。

5. 肺泡通气量 肺泡通气量（alveolar ventilation，VA）是指安静状态下每分钟进入呼吸性细支气管及肺泡与气体交换的有效通气量。正常成人潮气容积为 500 ml，其中 150 ml 为无效腔气。无效腔气不参与气体交换，仅在呼吸细支气管以上气道中起传导作用，亦称为解剖无效腔。若按呼吸频率为 15 次/分计算，其静息通气量为 7.5 L/min，减除无效腔气，即肺泡通气量为 5.25 L/min。但进入肺泡中气体，若无相应肺泡毛细血管血流与之进行气体交流，也同样会产生无效腔效应，称肺泡无效腔。解剖无效腔加肺泡无效腔称生理无效腔（dead space ventilation，VD）。正常情况下因通气/血流比值正常，肺泡无效腔量小至可忽略不计，故生理无效腔基本等于解剖无效腔。

6. 临床应用

（1）通气功能的判断 临床上通气功能测定是肺功能测定的基本内容，是一系列肺功能检查中的初筛项目。根据上述各项指标，并结合气速指数（正常为1），可对通气功能做出初步判断、判断肺功能状况和通气功能障碍类型。通气量储备能力用通气储量% 来表示，95% 为正常，低于 86% 提示通气储备不佳，低于 70% 提示通气功能严重损害。

（2）阻塞性肺气肿的判断 可根据 RV/TLC% 结合肺泡氮浓度的测定，对阻塞性肺气肿的程度作出判断。

（3）气道阻塞的可逆性判断及药物疗效的判断 可通过支气管舒张试验来判断有无可逆性及药物疗效。

测定方法：测定前病人 24 小时停用支气管舒张药，再行常规肺功能测定。当结果提示 FEV_1 或 $FEV_1/FVC\%$ 降低时，给病人吸入沙丁胺醇 0.2 mg 后 15 ~20 分钟，重复测定 FEV_1 与 $FEV_1/FVC\%$，然后计算通气改善率来进行判断。

结果判断：改善率 >15%，判定为阳性。15% ~24% 轻度可逆，25% ~40% 为中度可逆，>40% 为高度可逆。支气管哮喘患者改善率至少应达 15% 以上，慢性阻塞性肺疾病患者改善率不明显。

注意事项：在评价通气改善率时须特别注意 FEV_1 的绝对值，因为 FEV_1 只要稍微增加就能达到改善 15% 的指标，但是其绝对值的微量增加对肺通气功能的改善并无意义，只有

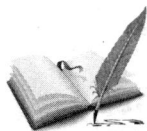

当其绝对值增加 200 ml，FEV_1 改善超过 15% 才能认为气道可逆。

（4）最大呼气流量（peak expiratory flow，PEF）是指用力肺活量测定过程中，呼气流速最快时的瞬间流速，亦称峰值呼气流速，主要反映呼吸肌的力量及气道有无阻塞。正常人一日内不同时间点的 PEF 值可有差异，称为日变异率或昼夜波动率。这种变异率的测定，可用微型峰流速仪于每日清晨及下午（或傍晚）测 PEF，连续测 1 周后计算，正常值一般 <20%，≥20% 对支气管哮喘诊断有意义。因该法操作简便，故常作为哮喘患者病情监测的指标，若日变异率明显增大，提示病情加重，需行相应处理。

（5）支气管激发试验 气道高反应性是支气管哮喘的特征，而支气管激发试验是测定气道反应性的一种方法。该试验是用某种刺激使支气管平滑肌收缩，再行肺功能检查。可依据检查结果的相关指标判定支气管狭窄的程度，借以判定气道反应性。

主要用于协助支气管哮喘的诊断。对于无症状、体征，或有可疑哮喘病史，或在症状缓解期肺功能正常者，或仅以咳嗽为主要表现的咳嗽变异性哮喘者。若支气管激发试验阳性可确定诊断。

二、换气功能检查

外呼吸进入肺泡的氧通过肺泡毛细血管进入血循环，而血中的二氧化碳通过弥散排到肺泡，这个过程称为"换气"，也称为"内呼吸"。肺有效的气体交换与通气量、血流量、吸入气体的分布和通气/血流比值以及气体的弥散有密切关系。

（一）气体分布（gas distribution）

肺泡是气体交换的基本单位，只有吸入的气体能均匀地分布于每个肺泡，才能发挥最大的气体交换效率。但是，即使是健康人，肺内气体分布也存在区域性差异，导致气体分布的不均一性。其原因与气道阻力、顺应性和胸膜腔内压的不一致有关。例如，在直立位时肺尖部胸腔负压最高，并向肺底部递减，结果引起上肺区扩张程度大于下肺区。在此基础上再深吸气时，上肺区肺泡先扩张，气体亦先进入上肺区，继而上、下肺区肺泡同时充气，充气时间和数量也基本相同。当吸气至肺总量位（TLC）时，上肺区先终止扩张充气（属快肺泡），而下肺区肺泡继续充气（属慢肺泡）。另外，有阻塞性气道病变时，由于气道阻力不一致，吸入气体容易进入气道阻力低的肺泡内。呼气过程中肺泡压不能达到平衡和呼吸频率增加均会加重气体分布不均。气体分布的测定方法和临床意义如下。

1. 测定方法 本项检查是以测定氮浓度作为判定指标。氮浓度不能直接测定，需通过吸入纯氧后测定呼出气中的氮浓度来间接测定。测定方法有单次呼吸法和重复呼吸法两类，其中以单次呼吸法为常用。单次呼吸法（一口气氮稀释法）测定时令受检者于深呼气至残气量（RV）位后吸入纯氧至肺总量（TLC）位，然后缓慢均匀地呼气至残气位。操作者将呼出气持续引入快速氮分析仪，连续测出呼出气中氮浓度，并描记肺泡氮浓度曲线。呼气氮浓度与曲线呈 4 相变化：先排出无效腔纯氧，氮浓度为零为Ⅰ相，曲线呈平段；随后呼出气为肺泡与气道混合气，氮浓度开始上升为Ⅱ相；待肺泡持续排气，由于各部肺泡氮浓度接近，出现高浓度氮的相对水平曲线为Ⅲ相，曲线呈肺泡平段；最后下肺区小气道关闭，含更高浓度氮自上肺区呼出为Ⅳ相，曲线上扬。判定指标以呼气至 750~1250 ml 的瞬时氮浓度差为准，正常 <1.5%。健康人吸入纯氧在肺内均匀分布，不同肺区的肺泡氮被吸入纯

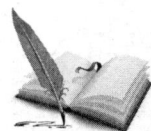

氧稀释后，浓度接近。

2. 临床意义 吸入气体分布不均匀主要是由于不均匀的气流阻力和顺应性。临床上支气管痉挛、受压可出现不均匀的气流阻力；间质性肺炎、肺纤维化、肺气肿、肺淤血、肺水肿等可降低肺顺应性。

（二）通气/血流比值

肺有效的气体交换不仅要求有足够的通气量和血流量，而且要求通气与血流灌注（即通气/血流比值，V/Q）在数量上比例适当。在静息状态下，健康成人每分钟肺泡通气量约4L，血流量约5 L，V/Q 比值为 0.8。但是肺内不同肺间区的 V/Q 比值存在很大差异，其原因是 V/Q 比值受重力、体位和肺容积的影响，其中重力和体位的影响最大。直立位时单位肺容积的通气肺底部最多，肺尖部最少；而肺血流亦同样为肺底部最多，肺尖部最少，结果导致 V/Q 比值从肺底向肺尖进行性增高；但通过生理上的调节，使整个肺的 V/Q 取得适当的比值，以保证最有效的气体交换。

在病理情况下，局部血流障碍时，进入肺泡的气体，由于未能和充足血流交换，V/Q 比值 >0.8，出现无效腔气体增加；反之，局部气道阻塞，V/Q 比值 <0.8，成为无效灌注，而导致静 – 动脉分流效应。这两种异常状况，都可造成换气功能障碍，导致缺氧（动脉氧分压降低），一般并无二氧化碳潴留，但可出现动脉二氧化碳分压降低。

V/Q 比值失调是肺部疾病产生缺氧的主要原因。临床上见于肺实质、肺血管疾病，如肺炎、肺不张、呼吸窘迫综合征、肺栓塞和肺水肿等。

（三）肺泡弥散功能

肺泡弥散是肺泡内和肺泡壁毛细血管中的氧和二氧化碳，通过肺泡壁毛细血管膜进行气体交换的过程。以弥散量（diffusing capacity）作为判定指标。肺泡弥散量是指肺泡膜两侧气体分压差为 1 mmHg 条件下，气体在单位时间（1 min）所能通过的气体量（ml）。影响肺泡毛细血管弥散的因素有弥散面积、弥散距离（厚度）、肺泡与毛细血管的氧分压差、气体分子量、气体在介质中的溶解度、肺泡毛细血管血流以及气体与血红蛋白的结合力。O_2 与 CO_2 在肺内的弥散过程不同，相同温度下，两种气体弥散的相对速率与该气体分子量平方根成反比、与气体在介质中的溶解度成正比。计算结果显示 CO_2 的弥散速率为 O_2 的 21 倍，实际上不存在 CO_2 弥散功能的障碍，故临床上弥散障碍是指氧而言，其后果是缺氧。由于一氧化碳（CO）有与氧分子相类似特性，临床上测定时则通常采用 CO 气体。

1. 测定方法 有单次呼吸法、恒定状态法和重复呼吸法三种。临床上较常用单次呼吸法。

2. 临床意义 弥散量值与年龄、性别、体位、身材等相关，男性大于女性，青年人大于老年人。弥散量如小于正常预计值的 80%，则提示有弥散功能障碍。

（1）弥散量降低 常见于肺间质纤维化、石棉沉着病、肺气肿、肺结核、气胸、肺部感染、肺水肿、先天性心脏病、风湿性心脏病、贫血等。

（2）弥散量增加 可见于红细胞增多症、肺出血等。

三、小气道功能检查

小气道功能（small airway function）为区域性肺功能（regional lung function）的一种。

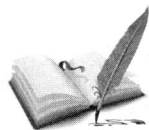

小气道是指吸气状态下内径≤2 mm的细支气管（相当于第6级支气管分支以下），包括全部细支气管和终末细支气管，是许多慢性阻塞性肺疾病早期容易受累的部位。由于呼吸道阻力与气管的横截面积成反比，而小气道的总横截面积比直径大于2 mm的气道的总横截面积大得多，因此小气道阻力仅占气道总阻力的20%以下，因此，当其发生病变时，临床上可无任何症状和体征，其异常变化亦不易被常规肺功能测定方法检出。以下介绍小气道功能检查方法，对早期发现、诊断小气道疾病有十分重要意义。

（一）闭合容积

闭合容积（closing volume，CV）原称闭合气量，是指平静呼气至残气位时，肺下垂部小气道开始闭合时所能继续呼出的气体量；而小气道开始闭合时肺内留存的气体量则称为闭合总量（closing capacity，CC）。

测定结果判定指标有两种，分别为CV（闭合气量）/VC（肺活量）%和CC（闭合总量）/TLC（肺总量）%。正常值随年龄增加而增加；CV/VC%，30岁为13%，50岁为20%；CC/TLC<45%。吸烟者不正常率明显增加，戒烟半年后可明显改善。

（二）最大呼气流量–容积曲线

最大呼气流量–容积曲线（maximum expiratory flow–volume curve）为受试者在作最大用力呼气过程中，将呼出的气体容积与相应的呼气流量所记录的曲线，或称流量–容积曲线（V–V曲线）。

1. 测定原理 小气道流量的变化与小气道壁受呼吸过程中肺容积大小变化的影响密切相关。吸气时肺容积增大，随胸腔压力的降低，气道周围肺组织弹性回缩力对管壁的牵张力增强，使气道扩张。用力呼气时，肺泡内压亦称肺内压，驱动气体自肺泡内排出，此时胸腔压力起双刃剑作用，既作用于肺泡有利于排气，也作用于气道，挤压使其口径缩小而妨碍肺泡排气。故在深吸气后用力呼气初期，肺容积较大，小气道内径相对较粗，单位时间呼气流量与胸内压力有关；到了呼气中后期，肺容积缩小，呼气流量则取决于小气道及其腔内压力抵制和削减其周围压力与气道阻力保持通畅的能力，而与胸膜腔内压大小无关，流量自动降低。

2. 测定方法 嘱受试者立位平静呼吸数次训练后深吸气至肺总量（TLC）位后，以最快速度用力呼气至残气量位，总呼气时间应达4s以上，用X–Y函数记录仪描绘出呼气量与相应气流速度的相关曲线。X轴代表肺容积、Y轴代表最大呼气流量（Vmax）。间隔5~10分钟后重复一次，至少测3次。两次测定的FVC值差应<5%或者100 ml，选择最大值曲线测算。

3. 判定指标及临床意义 临床上常用VC50%和VC25%时的呼气瞬时流量（$Vmax_{50}$和$Vmax_{25}$）作为检测小气道阻塞的指标，凡两指标的实测值/预计值小于70%，且$Vmax_{50}$/$Vmax_{25}$<2.5即认为有小气道功能障碍。通过观察最大呼气流量–容积曲线的下降支斜率的形状可判断气道阻塞的部位，特别是上气道阻塞，其曲线形态具有特征性。

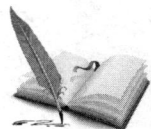

本章小结

X 线平片易于显示正常的解剖结构，肺部许多疾病利用 X 线平片可以准确地显示其部位、形状及大小，方法简单，诊断价值很高，因而应用最广。CT 检查对发现小的肺肿瘤、肺癌所致的肺门和纵隔淋巴结转移及纵隔肿瘤的诊断价值均较大，广泛应用于呼吸系统疾病的诊断。MRI 对纵隔肿瘤具有定位和定性诊断价值，也有助于了解纵隔肿瘤与心、大血管的关系。

肺通气功能检查是呼吸功能检查中最基本的检查项目，这项检查包括肺泡的含气量、气流在气道中的流速及其影响。换气功能检查包括肺吸入气体的分布、通气/血流比值以及肺泡弥散功能。小气道功能检查方法包括闭合容积、最大呼气流量－容积曲线。

目标检测

一、选择题

1. 肺部急性炎症的基本表现是
   A. 多发性空洞　　　　　　　　　　B. 渗出
   C. 纤维化　　　　　　　　　　　　D. 增殖
   E. 肺动脉

2. 下列征象中，对周围型肺癌的诊断价值最大的是
   A. 分叶和毛刺　　　　　　　　　　B. 空洞
   C. 钙化　　　　　　　　　　　　　D. 肺门或纵隔淋巴结肿大
   E. 无卫星病灶

3. 在早期发生淋巴转移的是
   A. 鳞癌　　　　　　　　　　　　　B. 腺癌
   C. 大细胞未分化癌　　　　　　　　D. 小细胞未分化癌
   E. 细支气管肺泡癌

4. 不引起纵隔移位的是
   A. 阻塞性肺气肿　　　　　　　　　B. 巨大肺肿瘤
   C. 胸腔积液　　　　　　　　　　　D. 转移性胸膜肿瘤
   E. 胸膜间皮瘤

5. 继发性肺结核主要发生于
   A. 新生儿　　　　　　　　　　　　B. 乳儿
   C. 幼儿　　　　　　　　　　　　　D. 儿童
   E. 12 岁以上年长儿

6. 胸膜粘连最常见的部位是
   A. 肺尖部胸膜　　　　　　　　　　B. 肋膈角处

扫码"练一练"

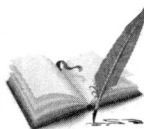

C. 心膈角处　　　　　　　　　　　　D. 纵隔胸膜

E. 以上都不是

7. 血行性肺转移瘤常见于两肺下野胸膜下区，试问下列 X 线表现最典型的是

A. 孤立性圆形肿块，密度均匀，边缘光滑

B. 多发大小不一肿块，密度均匀，边缘光滑

C. 肿块内出现空洞或骨化

D. 多发性斑片状浸润阴影

E. 弥散性粟粒性结节

8. 下列是淋巴管瘤 X 线征象的是

A. 位于前纵隔上中部　　　　　　　　B. 圆形、椭圆形或不规则形

C. 密度不均或有钙化　　　　　　　　D. 两侧纵隔阴影增宽

E. 肿块轮廓光滑，部分不规则

9. 大叶性肺炎的 X 线表现是

A. 肺纹理增强，透光度减低　　　　　B. 肺叶或肺段云雾状阴影

C. 炎症部位呈蜂窝状透亮影　　　　　D. 大叶不均匀性阴影

E. 肺叶或肺段密度增高一致性阴影

10. 肺气肿的 X 线表现，错误的是

A. 桶状胸，肋间隙增宽　　　　　　　B. 肺野透亮度增高

C. 两侧膈肌增高　　　　　　　　　　D. 两肺纹理稀疏

E. 心影呈滴状

二、思考题

1. 中等量胸腔积液与下叶大叶性肺炎在 X 线上如何鉴别？

2. 肺炎和肺脓肿 X 线检查最主要的区别是什么？

（罗　彬）

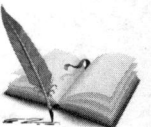

第六章　呼吸系统疾病常用药物

学习目标

1. **掌握**　常用治疗呼吸系统感染的青霉素类、头孢菌素类、大环内酯类、氟喹诺酮类药物的药理作用、临床应用及不良反应及使用注意事项；常用平喘药 β_2 肾上腺素受体激动药、茶碱类药、糖皮质激素类药物的药理作用、临床应用及不良反应；镇咳药喷托维林、右美沙芬、苯丙哌林的药理作用及临床应用；治疗肺小细胞癌、非小细胞癌的抗肿瘤药的药理作用、临床用途及不良反应。

2. **熟悉**　平喘药的分类及 M 胆碱受体阻断药、过敏介质阻释药的药理作用、临床应用及不良反应；祛痰药的药理作用、临床应用及不良反应。抗恶性肿瘤药的分类；常用小细胞肺癌和非小细胞肺癌等治疗用药的药理作用、临床应用和常见不良反应。

3. **了解**　镇咳药、祛痰药的分类；可待因、苯佐那酯的药理作用及临床应用；肿瘤细胞增殖动力学特点和其他抗恶性肿瘤药的作用特点、抗恶性肿瘤药的毒性反应和应用原则。

4. 能运用所学药物知识对呼吸系统疾病进行治疗。

5. 具有尊重关心患者的意识。

案例导入

患者，男，27 岁。打篮球后淋雨，晚上突然寒战、高热，自觉全身肌肉酸痛，右胸疼痛，深呼吸时加重，吐少量铁锈色痰，患者呈急性病容。查体：T 39℃，BP 110/80 mmHg，P 88 次/分，右肺触觉语颤增强，叩诊呈浊音，可闻及支气管呼吸音。实验室检查：WBC 25×10^9/L，中性粒细胞 0.90（0.4～0.75）。肝、肾功能正常。胸片示右上肺纹理增粗，肺野透明度降低。心电图正常。

问题：

1. 诊断及诊断依据是什么？
2. 治疗原则和药物是什么？

第一节　抗生素

抗生素是由微生物（包括细菌、真菌、放线菌等）产生，能抑制或杀灭其他微生物的物质。抗生素分为天然品和人工合成品，前者由微生物产生，后者是对天然抗生素进行结构改造获得的部分合成产品。

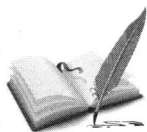

一、β-内酰胺类

β-内酰胺类抗生素是指化学结构中具有 β-内酰胺环的一大类抗生素，包括青霉素类、头孢菌素类以及其他非典型 β-内酰胺类抗生素等（图6-1）。本类药物为繁殖期杀菌药，通过抑制细菌细胞壁的合成，导致细菌细胞壁缺损而发挥抗菌作用。

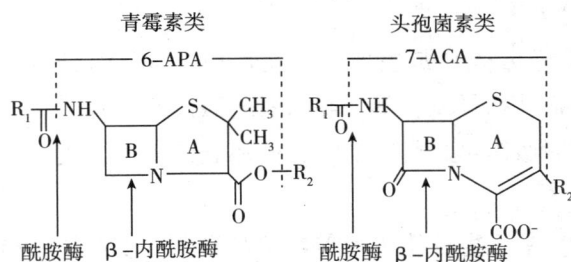

图6-1 青霉素类、头孢菌素类抗生素化学结构

（一）青霉素类

青霉素类药物根据其来源不同，分为天然青霉素类和半合成青霉素类。

1. 天然青霉素 青霉素 G 又称苄青霉素，是最早应用于临床的抗生素。

本药为有机酸，常用其钠盐或钾盐。干燥粉末在室温中保存数年仍有抗菌活性，溶于水后，性质极不稳定，易被酸、碱、醇、氧化剂、金属离子分解破坏。不耐热，在室温中大部分降解失效，产生具有抗原性的青霉烯酸和青霉噻唑，易引起过敏反应，故临床应现用现配。

【体内过程】青霉素 G 不耐酸，口服易被胃酸及消化酶破坏，临床一般采用肌内注射或静脉滴注给药，吸收快而完全，$t_{1/2}$ 为 $0.5 \sim 1.0$ 小时。主要分布于细胞外液，且广泛分布于关节腔、浆膜腔、间质液、淋巴液、中耳液及各组织，不易透过血脑屏障，但脑膜有炎症时药物渗入量增多，脑脊液中可达有效浓度。几乎全部以原形从肾脏排泄，90%经肾小管分泌。丙磺舒与青霉素 G 竞争肾小管分泌，可减慢青霉素 G 的排泄，延长其作用时间。

【抗菌作用】青霉素 G 对繁殖期敏感菌有强大的杀菌作用，属窄谱抗生素。可杀灭下列敏感菌：①G⁺球菌，如链球菌、肺炎球菌、敏感的葡萄球菌等。②G⁺杆菌，如白喉杆菌、破伤风杆菌、炭疽杆菌、产气荚膜梭菌、乳酸杆菌等。③G⁻球菌，如脑膜炎奈瑟菌、淋病奈瑟菌等。④螺旋体，如梅毒、钩端螺旋体、回归热螺旋体等。⑤放线菌。青霉素 G 对大多数的 G⁻杆菌不敏感，对立克次体、支原体、真菌、病毒无效。

青霉素 G 与细菌胞浆膜上青霉素结合蛋白（PBPs）结合，抑制转肽酶活性，阻止黏肽合成，造成细胞壁缺损，使菌体细胞破裂而死亡。对革兰阳性菌作用强，对革兰阴性菌作用弱；由于哺乳动物的细胞无细胞壁，对人毒性小。

青霉素 G 对 β-内酰胺酶不稳定，金黄色葡萄球菌等产酶细菌对青霉素类耐药。

【临床应用】首选用于敏感 G⁺球菌、G⁺杆菌、G⁻球菌、螺旋体等所致的感染。

（1）G⁺球菌感染 化脓性链球菌引起的咽炎、扁桃体炎、丹毒、猩红热、蜂窝织炎等；草绿色链球菌引起的心内膜炎；肺炎球菌引起的大叶性肺炎、脓胸、中耳炎等。

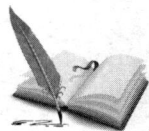

（2）G⁺杆菌感染　白喉、破伤风、气性坏疽等，但应加用抗毒血清以中和外毒素。

（3）G⁻球菌感染　脑膜炎奈瑟菌引起的流行性脑脊髓膜炎，不产酶淋病奈瑟菌引起的淋病。

（4）螺旋体感染　钩端螺旋体病、梅毒、回归热等。

（5）放线菌病　局部肉芽肿样炎症、脓肿、多发性瘘管及肺部感染等。

【不良反应及注意事项】

（1）过敏反应　是青霉素 G 最主要的不良反应。常见有药疹、药热、皮炎、关节肿痛、血管神经性水肿、血清病样反应等。严重者可致过敏性休克，表现为喉头水肿、支气管痉挛、胸闷、心悸、呼吸困难、血压下降、循环衰竭、意识丧失、昏迷等，抢救不及时可致死。

为了预防过敏性休克的发生，使用青霉素类时应注意以下预防措施：①用药前应详细询问过敏史，对青霉素类过敏者禁用，有其他药物过敏史者应慎用。②用药前必须对青霉素类药物进行皮肤过敏试验，阳性反应者禁用。治疗过程中如更换批号或停药 3 天以上者应重做皮试。③避免患者饥饿时注射及局部用药。④现用现配。⑤做好急救准备。一旦出现过敏性休克，立即给患者皮下注射或肌内注射 0.5 ~ 1.0 mg 肾上腺素，严重者静脉注射，可加用糖皮质激素类药物和抗组胺药物，必要时采取人工呼吸、给氧等。

（2）赫氏反应　青霉素 G 治疗梅毒或钩端螺旋体病时，可出现症状加剧现象，一般发生于治疗开始后 6 ~ 8 小时，表现为全身不适、寒战、发热、咽痛、头痛及心动过速等症状，严重者可危及生命，可能与螺旋体抗原与相应抗体形成免疫复合物或螺旋体被杀灭裂解后释放内毒素有关。

（3）其他　肌内注射青霉素钾盐可产生局部疼痛、硬结或周围神经炎；大剂量青霉素钾盐或钠盐静脉给药易致高血钾、高血钠症；鞘内注射可引起脑膜或神经刺激症状，产生肌肉痉挛性抽搐、昏迷等症状。

2. 半合成青霉素类　由于天然青霉素类存在有抗菌谱窄、不耐酸、不耐酶等缺点，因此，通过改变天然青霉素 G 的侧链可获得一系列的半合成青霉素类药物。根据其特点可分为五类，即耐酸、耐酶、广谱、抗铜绿假单胞菌、抗革兰阴性菌等。半合成青霉素类药物的作用机制、不良反应与青霉素 G 相似，抗菌活性均不及天然青霉素 G，并与青霉素 G 存在交叉过敏反应。本类药物分类和作用特点，见表 6 - 1。

表 6 - 1　半合成青霉素类药物的分类和作用特点

分类及代表药物	作用特点	不良反应
耐酸青霉素类 青霉素 V 非奈西林 丙匹西林	可口服，对耐药金黄色葡萄球菌无效，主要用于革兰阳性菌引起的轻度感染	胃肠道反应
耐酶青霉素类 甲氧西林 苯唑西林 双氯西林 氟氯西林	可口服，主要用于耐青霉素 G 金黄色葡萄球菌感染	胃肠道反应、皮疹

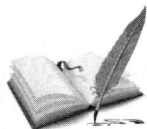

续表

分类及代表药物	作用特点	不良反应
广谱青霉素类 氨苄西林 阿莫西林 海他西林 酞氨西林	可口服，对 G^+、G^- 菌均有杀菌作用，对 G^- 菌作用优于青霉素 G，对铜绿假单胞菌无效。氨苄西林用于脑膜炎奈瑟菌、肺炎链球菌及流感嗜血杆菌引起的脑膜炎治疗；可用于幽门螺杆菌引起的消化性溃疡及伤寒、副伤寒的治疗	胃肠道反应、皮疹
抗铜绿假单胞菌广谱青霉素类 羧苄西林 哌拉西林 磺苄西林 替卡西林 呋苄西林 美洛西林	G^+、G^- 菌均有效，不耐酸，仅供注射用。对铜绿假单胞菌、变形杆菌作用强大。用于铜绿假单胞菌及大肠杆菌所引起的各种感染。哌拉西林抗铜绿假单胞菌大剂量神经强度为羧苄西林的 4～16 倍	毒性、皮疹、胃肠道反应
抗革兰阴性杆菌青霉素类 美西林 替莫西林 美西林	对革兰阴性菌产生的 β－内酰胺酶稳定，对铜绿假单胞菌无效。主要用于革兰阴性菌引起的尿路感染、软组织感染	胃肠道反应、皮疹、嗜酸性细胞增多

（二）头孢菌素类

头孢菌素类是一类半合成抗生素，其母核为 7－氨基头孢烷酸（7－ACA）。头孢菌素类抗生素化学结构中含有与青霉素类相同的 β－内酰胺环，作用机制与青霉素类相似，也能与细菌细胞膜上的不同 PBPs 结合，干扰细菌细胞壁合成，为杀菌药。具有抗菌谱广、抗菌作用强、对 β－内酰胺酶较稳定、临床疗效高、过敏反应较青霉素类少等优点。常用药物有 30 多种，根据开发年代和作用特点不同，可分为四代。

1. 第一代头孢菌素类　有头孢噻吩、头孢唑林、头孢氨苄、头孢拉定等。其特点是：①对革兰阳性菌包括耐药金黄色葡萄球菌的抗菌作用强于第二至第四代。②对革兰阴性菌作用弱，对铜绿假单胞菌、厌氧菌无效。③对金黄色葡萄球菌产生的 β－内酰胺酶稳定性高，但稳定性远比二至四代头孢菌素类药物差。④组织穿透力差，脑脊液浓度低。⑤对肾脏有一定的毒性。主要用于耐药金黄色葡萄球菌及敏感菌所致的轻、中度感染，如呼吸道、尿路感染及皮肤、软组织感染等。

2. 第二代头孢菌素类　有头孢呋辛、头孢孟多、头孢克洛、头孢丙烯、头孢替安等。其特点是：①对革兰阳性菌作用比第一代稍弱。②对革兰阴性菌作用比第一代明显增强，对铜绿假单胞菌无效，对部分厌氧菌有效。③对多种 β－内酰胺酶比较稳定。④肾脏毒性较第一代小。主要用于敏感菌，尤其是产酶耐药的革兰阴性菌所致的呼吸道感染、胆道感染、骨关节感染及皮肤软组织感染、泌尿道感染、妇产科感染及耐青霉素类淋病奈瑟菌感染等。

3. 第三代头孢菌素类　有头孢噻肟、头孢曲松、头孢他啶、头孢哌酮等。其特点是：①对革兰阳性菌作用不及一、二代。②对革兰阴性杆菌作用明显超过一、二代，对铜绿假单胞菌及厌氧菌均有较强作用。③对各种 β－内酰胺酶稳定。④体内分布广，组织穿透力强，在脑脊液中能达到有效浓度。⑤对肾脏基本无毒性。主要用于耐药革兰阴性杆菌引起的严重感染如严重肺炎败血症、脑膜炎及铜绿假单胞菌感染等。

4. 第四代头孢菌素类　有头孢匹罗、头孢吡肟、头孢利定、头孢噻利等。其特点是：①对革兰阳性菌的作用比第三代增强。②对革兰阴性菌的抗菌作用与第三代相似或略强，

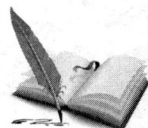

对铜绿假单胞菌作用强，对厌氧菌有抗菌活性，抗菌谱更为广泛。③对 β - 内酰胺酶高度稳定。④无肾脏毒性。主要用于对第三代头孢菌素类耐药的细菌引起的感染，特别是威胁生命的严重革兰阴性杆菌感染。

【不良反应及注意事项】

（1）过敏反多见皮疹和药热等，严重者可发生过敏性休克。对青霉素类过敏者有 5% ~10% 对头孢菌素类也过敏。

（2）肾毒性　第一代头孢菌素类大剂量使用时有肾毒性，第二代头孢菌素类肾毒性较第一代轻。与氨基糖苷类抗生素合用时肾毒性增强，注意肾功能的检查。

（3）菌群失调　第三代、第四代头孢菌素类长期使用可引起二重感染。

（4）其他　头孢孟多、头孢哌酮可致低凝血酶原血症或血小板减少，患者可有出血症状，可用维生素 K 和新鲜血浆治疗。

（三）非典型 β - 内酰胺类

非典型 β - 内酰胺类具有 β - 内酰胺环和另一杂环（头霉素除外），而仅有 β - 内酰胺环的化合物则称为单环类。

1. 头孢霉素类　化学结构与头孢菌素类相似，故也可将其列为第二代头孢菌素类。头霉素类药物有头孢西丁、头孢美唑、头孢替坦等，目前广泛使用的是头孢西丁。其抗菌谱广，对革兰阴性杆菌尤其是肠杆菌科细菌作用强，对各种厌氧菌有良好作用，但对铜绿假单孢菌无效。临床可用于盆腔、腹腔和妇科的需氧和厌氧菌的混合感染。

2. 碳青霉烯类　有亚胺培南（亚胺硫霉素）和美罗培南等。本类抗生素抗菌谱广，对多数革兰阳性和革兰阴性菌有效，对厌氧菌有强效（亚胺培南作用最强）。对 β - 内酰胺酶高度稳定，且有抑制 β - 内酰胺酶的作用。亚胺培南在体内易被肾脱氢肽酶水解失活，故需与此酶的特异性抑制剂西司他丁合用。临床主要用于多重耐药菌引起的严重感染及严重需氧菌和厌氧菌所致的混合感染。

美罗培南为新型碳青霉烯类抗生素。其特点是对肾脱氢肽酶稳定，不被水解，故可单独使用；抗菌谱比亚胺培南更广，抗菌活性强，对多种酶稳定，耐药菌极少；毒性低，耐受性好。主要用于敏感菌引起的中、重度及难治性感染。

3. 氧头孢烯类　主要有拉氧头孢和氟氧头孢，拉氧头孢抗菌谱与抗菌活性与第三代头孢菌素类相似，对多种革兰阴性杆菌及厌氧菌作用强，耐 β - 内酰胺酶。由于用药后可致明显的出血（有时是致命的），故临床上较少应用。

4. 单环 β - 内酰胺类抗生素　氨曲南是人工合成的第一个应用于临床的单环 β - 内酰胺类抗生素。抗菌谱窄，对革兰阴性杆菌作用强，对革兰阳性球菌、厌氧菌无效，对革兰阴性杆菌产生的 β - 内酰胺酶高度稳定。由于其抗菌谱与氨基糖苷类相似而无氨基糖苷类的肾毒性，可作为氨基糖苷类替代药选用。本药不良反应少，毒性低，与青霉素类及头孢菌素类无交叉过敏性，因此，可用于对青霉素类严重过敏的患者。

5. β - 内酰胺酶抑制剂　有克拉维酸、舒巴坦和他唑巴坦。β - 内酰胺酶抑制剂本身没有或只有微弱的抗菌活性，但能抑制内酰胺酶，保护 β - 内酰胺环免受水解，与其他 β - 内酰胺类抗生素联合应用，则可发挥抑酶增效作用。克拉维酸、舒巴坦和他唑巴坦与多种青霉素类和头孢菌素类的复方制剂在临床上有良好疗效。

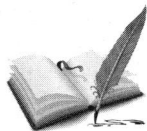

二、大环内酯类

大环内酯类是一类具有 14～16 元大环内酯结构的抗生素。自 20 世纪 50 年代初红霉素临床应用以来，大环内酯类已广泛应用于呼吸道、皮肤软组织等感染。红霉素等为天然品，克拉霉素、罗红霉素、阿奇霉素等为半合成品。

（一）天然大环内酯类

红霉素

【体内过程】 红霉素呈碱性，不耐酸，为避免胃酸破坏，制成红霉素的肠溶片、琥乙红霉素、依托红霉素等制剂。口服易吸收，胆汁中药物浓度为血药浓度的 10～40 倍。但不易透过血脑屏障，主要经肝脏代谢，随胆汁排泄，可形成肝肠循环，$t_{1/2}$ 约为 2 小时。

【抗菌作用】 红霉素为快速抑菌药，抗菌谱与青霉素 G 相似，对大多数革兰阳性球菌如金黄色葡萄球菌（包括耐药菌）、表皮葡萄球菌、链球菌和革兰阳性杆菌等均有强大的抗菌活性；对部分革兰阴性菌如脑膜炎奈瑟菌、淋病奈瑟菌、百日咳杆菌、流感杆菌、布鲁杆菌、军团菌等高度敏感；对弯曲杆菌、厌氧菌、螺旋体、肺炎支原体、衣原体、立克次体也有较强抑制作用。

以红霉素为代表的大环内酯类抗生素的作用机制是与敏感菌核糖体的 50S 亚基结合，抑制肽酰基转移酶，阻止转肽作用和 mRNA 移位，抑制细菌蛋白质的合成。

细菌对红霉素易产生耐药性，停药数月后可恢复其敏感性。本类药物之间存在不完全交叉耐药性，与其他常用抗生素之间无交叉耐药性。对红霉素耐药的菌株对其他天然品仍敏感，对天然品耐药的菌株，半合成品有效。

【临床应用】

（1）主要用于轻、中度的耐青霉素类的金黄色葡萄球菌感染以及替代青霉素类用于革兰阳性菌感染、放线菌病及梅毒等的治疗或用于对青霉素类过敏的患者。

（2）首选用于治疗军团菌病、弯曲杆菌感染、支原体肺炎、沙眼衣原体致婴儿肺炎和结肠炎、白喉带菌者。

【不良反应及注意事项】

（1）刺激反应　本药刺激性大，口服可引起胃肠道反应，如恶心、呕吐、上腹部不适及腹泻等；静脉给药可引起血栓性静脉炎。

（2）肝损害　红霉素酯化物可引起肝损害，出现转氨酶升高、肝大及胆汁淤积性黄疸等，及时停药可恢复。孕妇及肝功能不全者不宜应用，婴幼儿慎用。

（3）膜性肠炎　口服红霉素偶可致肠道菌株失调引起假膜性肠炎。本药与林可霉素和氯霉素合用，因竞争核糖体 50S 亚基，使抗菌作用减弱；可抑制茶碱代谢，使茶碱血药浓度升高，引起中毒；与氯霉素、盐酸四环素混合于 5% 葡萄糖液中，能产生沉淀，属于配伍禁忌。

（二）半合成大环内酯类

1. 克拉霉素　主要特点是口服吸收迅速、完全，不受进食影响，分布广泛并且组织中浓度明显高于血中浓度。首过消除明显，生物利用度仅有 55%。抗菌活性强于红霉素，对革兰阳性菌、军团菌、肺炎衣原体的作用是大环内酯类中作用最强者。主要用于呼吸道感染、泌尿生殖系感染及皮肤软组织感染的治疗。不良反应发生率较红霉素低。

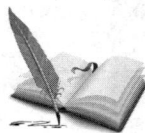

2. 阿奇霉素 目前是唯一半合成的 15 元大环内酯类抗生素。主要特点是口服吸收快，组织分布广，对胃酸的稳定性强，生物利用度高。$t_{1/2}$ 为 35 ~ 48 小时，为大环内酯类中半衰期最长者，每日仅需给药一次。抗菌作用是红霉素的 2 ~ 8 倍，对肺炎支原体的作用则为大环内酯类中最强者。主要用于敏感菌所致急性支气管炎、急性扁桃体炎、咽炎、皮肤软组织感染等。不良反应轻。

三、万古霉素及去甲万古霉素

万古霉素和去甲万古霉素属多肽类化合物，结构、作用相似，后者略强，仅对革兰阳性菌有强大杀菌作用。过去使用很少，但近年来因能够杀灭耐甲氧西林金黄色葡萄球菌（MRSA）和耐甲氧西林表皮葡萄球菌（MRSE）而得到广泛应用。

抗菌机制为阻碍细菌细胞壁合成。一般不易产生耐药性，与其他抗生素也无交叉耐药。但近年来已发现对万古霉素耐药的葡萄球菌、肠球菌及乳酸杆菌，应该引起注意。仅用于严重的革兰阳性菌感染，特别是 MRSA、MRSE、肠球菌属所致感染，是当前少有的对 MRSA 有效的抗生素；可用于对其他抗生素无效或 β - 内酰胺类抗生素过敏的严重革兰阳性菌感染患者。

不良反应多且严重。主要表现为耳毒性、肾毒性。耳毒性为本药最严重的毒性反应，大剂量应用出现耳鸣、听力减退甚至耳聋，监测听力常能较早发现耳毒性；及早停药尚能恢复功能，部分患者停药后仍可继续进展至耳聋。有一定肾毒性，与氨基糖苷类药物合用更易发生。其他尚有过敏反应、注射部位静脉炎等。

四、人工合成抗菌药

人工合成抗菌药包括喹诺酮类、磺胺类、甲氧苄啶及其他合成抗菌药物等。本节介绍呼吸系统常用的喹诺酮类药物。

（一）喹诺酮类药物共性

该类药物在 4 - 喹诺酮母核引入不同的基团，就产生了各具特点的喹诺酮类药物，喹诺酮类药物的化学结构如图 6 - 2 所示。

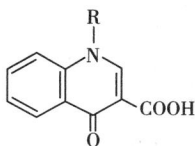

图 6 - 2　喹诺酮类药物的化学结构

【体内过程】口服易吸收，食物不影响药物的吸收，但与含有 Fe^{2+}、Ca^{2+}、Mg^{2+} 的食物同服可降低其生物利用度。血浆蛋白结合率一般低于 40%，组织穿透力强，体内分布广，在前列腺、骨组织、肺、肾、尿液、胆汁、巨噬细胞和中性粒细胞的药物浓度均高于血浆。可经肝脏代谢，部分以原形从肾脏排泄。

【抗菌作用】

1. 抗菌谱 第三代氟喹诺酮类属于广谱抗菌药，对革兰阴性菌有强大的杀菌作用，包括大肠埃希菌、变形杆菌、流感嗜血杆菌、克雷伯杆菌、伤寒沙门菌、淋病奈瑟菌等；对革兰阳性菌包括产酶金黄色葡萄球菌、链球菌、肺炎链球菌、炭疽杆菌等也有较好的抗菌

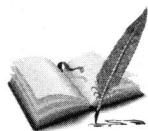

作用。第四代的莫西沙星、吉米沙星、加替沙星等，除保留了氟喹诺酮类的抗菌活性外，进一步增强了对革兰阳性菌的作用，对结核分枝杆菌、嗜肺军团菌、支原体和衣原体的杀灭作用也进一步增强，特别是提高了对厌氧菌如脆弱拟杆菌、梭杆菌属、消化链球菌属和厌氧芽孢杆菌属等的抗菌活性。

2. 抗菌机制　抑制细菌 DNA 回旋酶，阻碍细菌 DNA 合成，导致细菌死亡。

3. 耐药性　常见耐药菌有金黄色葡萄球菌、肠球菌、大肠埃希菌和铜绿假单胞菌等。喹诺酮类抗菌药之间有交叉耐药性。耐药机制包括：耐药菌株 DNA 回旋酶与药物的亲和力下降，使药物失去靶位；膜通道关闭，药物难以进入菌体；金黄色葡萄球菌可将药物从菌体内泵出。

【临床应用】

1. 泌尿生殖系统感染　广泛用于单纯性、复杂性尿路感染，细菌性前列腺炎，淋病奈瑟菌性尿道炎、宫颈炎等。

2. 肠道感染　细菌性肠炎、菌痢、腹泻、伤寒、副伤寒等。

3. 呼吸道感染　对下呼吸道感染效果好。常用于肺炎球菌、支原体、衣原体、军团菌等引起的肺部及支气管感染。

4. 骨骼系统感染　本类药物易渗入骨组织，可用于急慢性骨髓炎、化脓性关节炎等的治疗。

5. 皮肤软组织感染　用于包括革兰阴性杆菌所致的五官科感染和伤口感染。

6. 其他　可用于治疗败血症、细菌性脑膜炎（氧氟沙星、环丙沙星、培氟沙星）、腹膜炎等严重感染；氧氟沙星、环丙沙星、左氧氟沙星、司帕沙星可作为二线抗结核药治疗结核病。

【不良反应及注意事项】

1. 胃肠道反应　常见厌食、恶心、呕吐、上腹不适、腹痛、腹泻等。

2. 中枢神经系统反应　可出现头晕、头痛、焦虑、失眠、烦躁、惊厥等，可能与药物阻断 γ-氨基丁酸（GABA）与受体结合有关，有癫痫病史者禁用。

3. 过敏反应　可发生全疹、红斑、光敏性皮炎（如洛美沙星、司帕沙星）等，用药期应避免阳光直射。

4. 其他　可引关节痛、肌肉痛和关节炎；对幼年动物可引起软骨组织损害，孕妇、哺乳期妇女、儿童不宜使用。

📖 **知识链接**

光敏性皮炎

光敏性皮炎是使用某些药物后，皮肤表面或皮肤内药物或其代谢产物对正常无害剂量的紫外线或可见光产生的不良反应，包括光毒性反应和光变态反应。光变态反应是药物进入机体，经日光照射后，在皮肤内转化为具有半抗原性质的物质，与体内蛋白质结合成为复合抗原，引起迟发型变态反应，仅见于极少数患者。光敏性皮炎大多发生于日光直接照射部位如面部、颈部和颈前 V 字区、手背，有时可发生于前臂、小腿和足背等处。用药剂量越大，暴露于阳光下的时间越长，症状越严重，特别是皮肤娇嫩、儿童和年老体弱者更易发生。可引起皮肤光敏反应的药物有喹诺酮类、四环素类、磺胺、抗真菌药、异丙嗪、氯丙嗪、利尿药等。

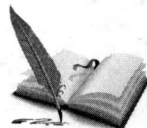

H_2 受体阻断药及 Fe^{2+}、Ca^{2+}、Mg^{2+}、Al^{3+} 等阳离子可降低氟喹诺酮类药物的生物用度，应避免同服；本类药物可抑制茶碱类、华法林、咖啡因的代谢，应避免合用。

（二）常用氟喹诺酮类药物

1. 依诺沙星 口服吸收好，抗菌谱与诺氟沙星相似，抗菌作用略强于诺氟沙星，主要用于泌尿道和肺部感染等。

2. 环丙沙星 抗菌谱广，对革兰阴性菌作用强大。对金黄色葡萄球菌、铜绿假单胞菌、流感嗜血杆菌、淋病奈瑟菌、链球菌、军团菌作用显著优于多数氟喹诺酮类药物。一些对第三代头孢菌素类、氨基糖苷类抗生素耐药的病菌对本药仍然敏感。但对厌氧菌多属无效。适用于敏感菌所致的呼吸道、泌尿道、消化道、皮肤和软组织、盆腔、眼、耳、鼻、咽喉等部位的感染。

3. 氧氟沙星 抗菌谱广，抗菌作用较诺氟沙星、依诺沙星强。对革兰阳性和阴性菌，如铜绿假单胞菌、耐药金黄色葡萄球菌、厌氧菌、奈瑟菌属及结核分枝杆菌等均有较强的抗菌作用，多数厌氧菌不敏感。药物动力学性能最好，在痰、尿液及胆汁中浓度高。适用于泌尿生殖系统、肠道、胆道、呼吸道及皮肤软组织等感染。不良反应少而轻。

4. 左氧氟沙星 本药是消旋氧氟沙星的左旋体，口服具有极好的生物利用度，抗菌活性为氧氟沙星的 2 倍，不良反应更少。临床上可用于敏感菌引起全身各系统感染。左氧氟沙星具有良好的抗结核分枝杆菌活性，且与其他抗结核药之间无交叉耐药性，同等剂量其抗结核活性是氧氟沙星的 2 倍。

5. 氟罗沙星 口服生物利用度高，血药浓度及作用持续时间（$t_{1/2}$ 约为 11 小时）均强于前述各药。分布广泛，在大多数组织和体液中均可达杀菌浓度，体内抗菌活性强大。临床主要用于呼吸系统、泌尿生殖系统等感染。

> **考点提示**
> 呼吸系统常用的抗生素的抗菌谱、不良反应和用药注意。

6. 莫西沙星和加替沙星 于肺组织和痰液中浓度高，是治疗下呼吸道感染安全、有效的广谱抗菌药物。抗革兰阴性菌活性约比环丙沙星强 4 倍，对厌氧菌、军团菌、支原体、衣原体等亦有作用。莫西沙星对结核分枝杆菌也有很强的作用。

第二节　平喘药

支气管哮喘（简称哮喘）是常见的呼吸系统疾病，是由多种细胞包括气道的炎性细胞、结构细胞和细胞组分参与的气道慢性炎症性疾病。这种慢性炎症导致气道高反应性，通常出现气道阻塞，并引起反复发作性的喘息、气急、胸闷或咳嗽等症状，常在夜间或清晨发作、加剧。

平喘药是指能作用于哮喘发作的不同环节，以缓解或预防哮喘发作的药物。作用机制见图 6 - 3。常用的平喘药分为以下 3 类。支气管扩张药，适用于缓解哮喘发作。抗炎平喘药如白三烯受体阻断药和吸入性糖皮质激素，适用于控制或预防哮喘发作。抗过敏平喘药，适用于预防哮喘的发作。

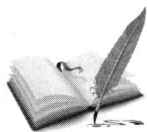

刺激（粉尘、冷空气、刺激性气体等）　　　　　抗原

气道感受器　　　　　　　　　致敏肥大细胞　　　←　抗过敏平喘

迷走神经中枢　　　　　　　　组胺、白三烯、5-HT

Ach

M胆碱受体阻断药　⟹　气道炎症和气道高反应性

茶碱类、肾上腺素受体激动药　⟹　←　抗炎平喘药

黏膜水肿、支气管痉挛、分泌物增多

气道狭窄

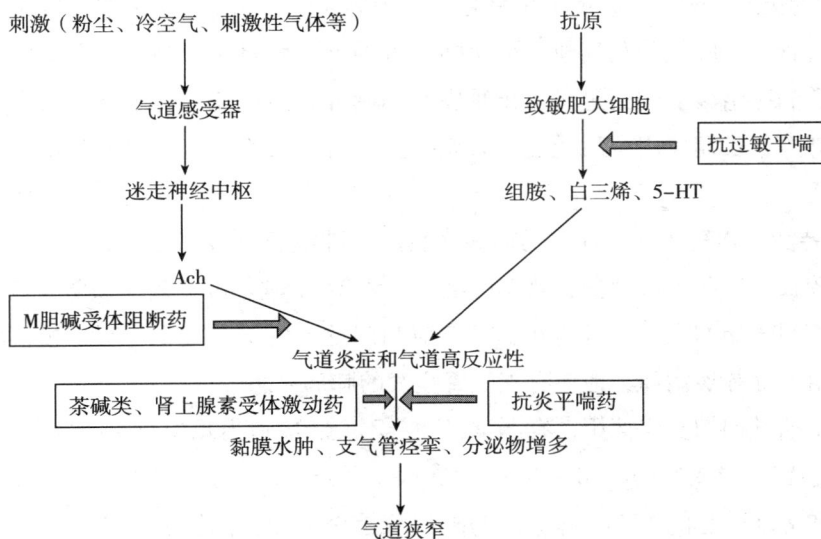

图 6-3　哮喘发生过程及平喘药的作用环节

一、支气管扩张药

支气管扩张药包括 β_2 肾上腺素受体激动药、M 胆碱受体阻断药、磷酸二酯酶抑制剂。

（一）β_2 肾上腺素受体激动药

β_2 肾上腺素受体激动药可分为短效和长效两类。短效类包括丁胺醇、特布他林等，通常在数分钟内起效，是缓解轻、中度急性哮喘症状的首选药，也可以用于运动性哮喘。长效药包括班布特罗、沙美特罗，用于需要长期用药的患者，一般不单独使用，须与吸入性糖皮质激素联合应用。

【药理作用】 本类药物通过选择性激动呼吸道平滑肌和肥大细胞等细胞膜表面的 β_2 肾上腺素受体，激活腺苷酸环化酶，使细胞内的环磷腺苷（cAMP）含量增加，游离钙离子减少，从而使支气管平滑肌松弛；减少肥大细胞和嗜碱性粒细胞脱颗粒以及引起的过敏介质的释放，降低毛细血管通透性；增加呼吸道上皮纤毛运动等，缓解哮喘症状。

【不良反应与注意事项】 不良反应有震颤、神经紧张、头痛、肌肉痉挛和心悸；偶见心律失常、外周血管扩张、睡眠及行为紊乱、支气管异常痉挛、荨麻疹、血管神经性水肿。大剂量使用本类药物可引起严重的低钾血症。妊娠期妇女禁用。

【常见药物】

1. 沙丁胺醇 气雾吸入或粉雾吸入给药，可迅速缓解支气管哮喘或喘息型支气管炎伴有支气管痉挛，5~15 分钟开始起效，持续 3~6 小时；口服给药 30 分钟开始起效，持续 6 小时，用于频发性或慢性哮喘的症状控制和预防发作；注射给药易引起心悸，多用于其他药无效的严重哮喘。用药后哮喘症状不缓解者，应及时就医，不得随意增加剂量和给药次数，久用易产生耐受。

哺乳期妇女、高血压、冠状动脉供血不足、糖尿病、心律失常、惊厥、甲状腺功能亢者慎用。

2. 特布他林 本药起效慢，药效持续时间短。吸入给药，5~30 分钟开始起效，持续

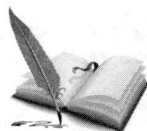

3~6 小时；口服给药 60~120 分钟开始起效，持续 4~8 小时，临床主要应用于支气管哮喘、慢性支气管炎、肺气肿及其他肺部疾病所致的支气管痉挛等症。推荐短期、间断吸入使用，重症需静脉给药。本药过量可出现癫痫、咽痛、高血压或低血压、心悸过速、心律不齐、低血钾等，长期应用有耐受性。有癫痫病史者，大剂量应用可发生酮症酸中毒。妊娠期妇女慎用。

3. 班布特罗　本药为特布他林的前体药物。与肺组织有很高的亲和力，选择性强，作用持续时间较长，口服一次剂量有效作用至少持续 24 小时。可有效地预防支气管哮喘的发作，特别是夜间哮喘的发作，目前在临床上应用广泛。用于支气管哮喘、慢性喘息型支气管炎、慢性阻塞性肺疾病和其他伴有支气管痉挛的肺部疾病。

妊娠期、哺乳期妇女应慎用；有严重肾功能不全者应适当减少起始剂量。

4. 沙美特罗　吸入给药，10~20 分钟起效，持续 12 小时。用于防治支气管哮喘，包括夜间哮喘和运动引起的支气管痉挛。与支气管扩张剂和吸入性糖皮质激素合用，用于支气管哮喘、慢性阻塞性肺疾病等。不适用于缓解哮喘急性发作、重度及危重哮喘；不适用于缓解哮喘急性发作、重度及危重哮喘。

本药有增加哮喘患者死亡风险，故仅在明确需要时与其他平喘药合用。本药不宜与三环类抗抑郁药合用，可增加心血管兴奋性，停用 2 周后方可使用本药。

（二）M 胆碱受体阻断药

异丙托溴铵

【体内过程】本药是阿托品的衍生物，口服难吸收，常吸入给药。5~10 分钟起效，作用持续 3~6 小时。

【药理作用】本药通过选择性阻断支气管平滑肌上的 M 胆碱受体控制支气管哮喘的发作而发挥平喘作用。

吸入极低剂量，对呼吸道即有局部作用，特异性很高，因黏膜对其吸收很低，全身性不良反应小，可用于心血管疾病患者。本药舒张支气管平滑肌的作用比 β 受体激动剂弱，起效慢，但是长期应用不易产生耐受性，对老年患者的疗效较好，适宜有吸烟史的老年哮喘患者。

【临床应用】本药用于防治支气管哮喘、慢性支气管炎和慢性阻塞性肺疾病，尤其适用于因 β 受体激动剂产生肌肉震颤、心动过速而不能耐受的患者。与 β 受体激动剂、磷酸二酯酶抑制剂及吸入性糖皮质激素合用可增强支气管扩张作用，并延长作用时间，尤其适用于夜间哮喘及多痰患者。

某些哮喘患儿应用 β 受体激动剂不良反应明显时，可换用 M 胆碱受体阻断药异丙托溴铵等，尤其适合夜间哮喘及痰多的患儿。

【不良反应及注意事项】本药不良反应少，可有皮疹、荨麻疹和血管性水肿等；少数患者有口腔干燥、苦味，气管痒感；吸入刺激也可导致支气管痉挛。如使用不当，使气雾进入眼内会有眼睛疼痛或不适、轻度可逆性调节障碍、视物模糊、结膜充血和角膜水肿或有闭角型青光眼征象，应首先使用缩瞳药并立即就医。本药能增加尿道梗阻患者尿潴留的危险。对阿托品及其衍生物或本药成分过敏者禁用。

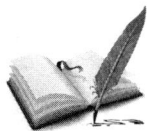

（三）磷酸二酯酶抑制剂

磷酸二酯酶抑制剂（PDE$_s$）可抑制磷酸二酯酶，减少环磷腺苷（cAMP）降解，提高支气管平滑肌细胞内 cAMP 的浓度，从而使支气管平滑肌松弛，用于哮喘的治疗。

氨茶碱

【药理作用及临床应用】

1. 平喘作用　其强度约为异丙肾上腺素的 1/3。用于支气管哮喘、喘息型支气管炎及慢性阻塞性肺疾病。对重症哮喘或哮喘持续状态可缓慢静脉给药。

2. 强心利尿作用　增强心肌收缩力，增加心输出量；增加肾血流量，提高肾小球滤过率，并抑制肾小管对如 Na$^+$、Cl$^-$ 的重吸收，增加尿量。静脉注射作为心源性哮喘、心性水肿和肾性水肿的辅助治疗。

3. 松弛胆道平滑肌　解除胆管痉挛，用于缓解胆绞痛。

【不良反应与注意事项】本药安全范围小，选择性低，被列为需要做血药浓度监测的药物。

1. 局部刺激　口服可引起恶心、呕吐等，需饭后服用。

2. 心脏毒性　静脉注射过快会出现心悸、心律失常、血压骤降、兴奋不安、惊厥，甚至猝死，故须稀释后缓慢静脉注射，并严格掌握用药剂量，有条件的应进行血药浓度监测，及时调整剂量。心肌梗死、低血压者禁用。

3. 中枢兴奋　可致烦躁不安、失眠等。必要时用镇静催眠药纠正。儿童对本药敏感性高，易致抽搐，需慎用。本药遇酸性药物可产生沉淀，不宜与哌替啶、洛贝林、维生素 C 等酸性药物配伍。

二、抗炎平喘药

1. 白三烯受体阻断药　白三烯受体阻断药通过拮抗半胱氨酸白三烯或多肽白三烯靶组织上的受体，缓解支气管的应激性和慢性炎症病变，用于轻度、持续哮喘的治疗和预防。代表药有孟鲁司特和扎鲁司特。

【药理作用及临床应用】　本类药适用于成人哮喘的预防和长期治疗，包括预防白天和夜间的哮喘症状；治疗对阿司匹林敏感的哮喘患者以及预防运动诱发的支气管收缩；也可用来减轻季节性过敏性鼻炎的症状。与吸入性糖皮质激素合用，可提高疗效，并可减少吸入性糖皮质激素用量。因治疗急性哮喘疗效尚未确定，故急性哮喘不宜使用。

【不良反应与注意事项】有嗜酸性粒细胞增多、血管炎性皮疹、心肺系统异常和末梢神经异常。用药期间可出现腹痛、头痛、过敏反应、转氨酶升高等，一般较轻微，无需停药。不宜单独使用，12 岁以下儿童、妊娠及哺乳期妇女宜慎用。

2. 吸入性糖皮质激素

【药理作用及临床应用】糖皮质激素类药物具有强大的抗炎、抗免疫作用，平喘效果好，是预防哮喘的基本药物，也是抢救重症哮喘或哮喘持续状态的重要药物。尤其是吸入性糖皮质激素具有用量小、局部作用强、全身不良反应少的特点，已成为哮喘长期综合治疗的主要药物。

【不良反应及注意事项】与口服剂型相比，吸入制剂全身不良反应较少。可引起口腔和

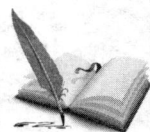

咽喉部白色念珠菌感染、声音嘶哑、咽喉部不适等。长期大剂量吸入可出现皮肤瘀斑、骨密度降低、肾上腺皮质功能抑制、青光眼和白内障的风险增加。可影响儿童生长发育与性格。

与长效β受体激动药、茶碱缓释或控释制剂、白三烯受体阻断药合用，可减少吸入性糖皮质激素的剂量，并减轻糖皮质激素不良反应；与排钾利尿药合用（氢氯噻嗪、呋塞米等），可出现低血钾；与非甾体抗炎药合用，增加消化道出血和溃疡发生率。

> **📖 知识链接**
>
> 定量吸入器正确使用步骤：摇动吸入器并打开瓶盖；缩唇慢慢地呼气；如应用"闭口"法，直立握住吸入器将其口端放入嘴中，注意不要用牙齿和舌头挡住吸入器口；如应用"开口"法，张大嘴，在离嘴唇1~2 cm的地方直立握住吸入器，注意对准嘴部；当开始慢慢深吸气时，按压吸入器；继续以口慢慢深吸气，吸气时间尽量超过5 s；屏气10 s（用手指慢数），如果觉得屏气10 s不舒服，至少屏气超过4 s；慢慢呼气；应用下一喷前至少间隔30~60 s。
>
> 气雾剂应注意防止受热和撞击。用药后应漱口，长期连续吸入可出现口咽部白色念珠菌感染，可局部给予抗真菌药治疗。长期吸入较大剂量易导致骨质疏松，应注意加服钙剂和维生素 D。

（1）倍氯米松　本药为局部应用的强效糖皮质激素，气雾吸入平喘效果好，其局部抗炎、抗过敏作用强，无全身不良反应，长期应用也不抑制肾上腺皮质功能。但起效慢，需提前用药，故不适用于哮喘急性发作；此外，对于哮喘持续状态的患者，因不能吸入足够的药物，疗效不佳。临床用于需长期全身应用糖皮质激素或非激素类药物治疗无效的慢性支气管哮喘患者；也可用于常年性、季节性、过敏性鼻炎和血管收缩性鼻炎患者。对伴有皮肤细菌、病毒感染的湿疹、疱疹、水痘、皮肤结核、化脓性感染和皮炎者原则上不得使用。儿童、妊娠期妇女、活动性肺结核患者慎用。

（2）布地奈德　本药为局部应用的不含卤素的糖皮质激素类药物，起效较快，局部抗炎作用强。临床用于轻、中度哮喘急性发作的治疗；支气管哮喘的症状和体征的长期控制，用药后肺功能明显改善，并降低急性发作率；也用来预防鼻息肉切除术后鼻息肉的再生。本药2岁以下儿童应避免使用。活动性肺结核患者慎用。

（3）氟替卡松　本药为局部应用的强效糖皮质激素药物，其脂溶性是目前已知吸入型糖皮质激素中最高的。吸入给药，一般4~7天显效。在呼吸道内浓度高，停留时间长，局部抗炎作用强。用于持续性哮喘的长期治疗，即使在无症状的情况下，其吸入气雾剂也应定期使用；也用于季节性和常年性过敏性鼻炎患者的预防和治疗。为防止吸入后出现咳嗽，可通过预先应用β受体激动药缓解。儿童和哺乳期妇女慎用。其余注意事项同倍氯米松。

三、抗过敏平喘药

本类药物主要抑制变态反应时炎症介质的释放，并抑制特异性刺激引起的支气管痉挛，有的药物还拮抗组胺受体，临床用于预防或治疗哮喘。

1. 色甘酸钠　色甘酸钠主要作用是稳定肺组织肥大细胞膜，阻止肥大细胞脱颗粒，减少过敏介质的释放。对多种炎性细胞如巨噬细胞、嗜酸性粒细胞及单核细胞活性亦有抑制

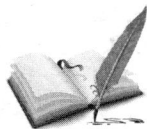

作用。此外，还可阻断引起支气管痉挛的神经反射，降低哮喘患者的呼吸道高反应性。

本药既无松弛支气管平滑肌作用，也不能直接拮抗组胺或白三烯等过敏介质，亦无抗炎作用，主要用于支气管哮喘的预防。

2. 酮替芬 本药为强效抗组胺和过敏介质阻释药。适用于各种类型的哮喘，对外源性哮喘疗效尤为显著，对儿童哮喘的疗效优于成人。

第三节 镇咳药

咳嗽（cough）是由各种原因引起的一种临床症状，常见原因包括急性或慢性支气管炎、支气管哮喘、鼻炎、用药影响（血管紧张素转换酶抑制剂、抗心律失常药胺碘酮、抗结核药对氨基水杨酸钠、抗肿瘤药博来霉素或环磷酰胺等）、吸烟、雾霾、环境污染等。咳嗽是呼吸道受刺激时产生的一种保护性反射活动，其反射弧包括感受器、传入神经、咳嗽中枢、传出神经和效应器。咳嗽能排出呼吸道内积痰和异物，保持呼吸道的清洁和通畅。轻度咳嗽有利于排痰，一般无需应用镇咳药；如痰液较多，单用镇咳药将使痰液滞留在气道，有害无益，并且剧烈频繁的咳嗽不仅影响患者休息，消耗体力，增加患者痛苦，而且还可加重病情或引起并发症。因此，只有在无痰或少痰而咳嗽频繁、剧烈时适宜应用镇咳药。

镇咳药是一类能作用于咳嗽反射弧的不同环节，缓解或消除咳嗽的药物。根据作用部位不同，可分为中枢性镇咳药和外周性镇咳药两类。有些药物兼有中枢和外周双重镇咳作用。

一、中枢性镇咳药

中枢性镇咳药是一类能选择性抑制延脑咳嗽中枢的药物，镇咳作用强大。目前临床应用的有成瘾性镇咳药和非成瘾性镇咳药两大类，前者主要是阿片类生物碱及其衍生物，如可卡因；后者主要有喷托维林和右美沙芬。

1. 可待因 可待因属阿片生物碱类。口服易吸收。能选择性抑制延髓咳嗽中枢，产生强大而迅速镇咳作用；还有中枢性镇痛作用。由于本药可抑制支气管腺体的分泌，使痰液黏稠不易咳出，故对于痰多、痰液黏稠的患者不宜使用。

临床主要用于各种原因引起的剧烈干咳和刺激性咳嗽，尤其适用胸膜炎伴有胸痛的患者，还可用于中度程度的疼痛患者。

不良反应较吗啡轻，常见恶心、呕吐、便秘等不良反应；长期应用可引起耐受性和依赖性，按麻醉药品的管理要求严格控制使用。过量可引起兴奋、烦躁不安、呼吸抑制、昏睡、瞳孔缩小等中毒症状。小儿过量可致惊厥。痰多者禁用。

2. 右美沙芬 本药为人工合成的吗啡衍生物。属于非成瘾性中枢镇咳药，通过抑制延髓咳嗽中枢而发挥中枢性镇咳作用，其镇咳强度与可待因相等或略强，但无镇痛作用，长期应用未见耐受性和成瘾性，治疗剂量不引起呼吸抑制。适用于上呼吸道感染、急性或慢性支气管炎、支气管哮喘、支气管扩张症、肺炎、肺结核等引起的干咳，也可用于胸膜腔穿刺术、支气管造影术以及支气管镜检查时引起的咳嗽。

本药是目前临床应用最广的镇咳药，除单独应用外，常用于多种复方制剂治疗感冒

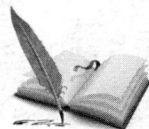

咳嗽。

不良反应常见幻想，偶有眩晕、轻度嗜睡、恶心、腹胀、便秘等症状，过量可引起中枢抑制。2 岁以下儿童不宜使用；过敏体质者、肝肾功能不全者、哮喘患者、痰多者慎用；用药期间不宜饮酒。

胺碘酮可提高本药血药浓度；氟西汀、帕罗西汀可加重本药不良反应；与单胺氧化酶抑制剂合用，可出现痉挛、反射亢进、异常发热、昏睡等症状。

3. 喷托维林　本药为人工合成的非成瘾性中枢性镇咳药，能选择性抑制咳嗽中枢，并有微弱的阿托品样作用和局麻样作用，其镇咳作用强度为可待因的 1/3。适用于上呼吸道感染引起的无痰干咳。偶有恶心、呕吐、便秘等。痰多、青光眼、心力衰竭、呼吸功能不全者禁用。与奋乃静、丁螺环酮、水合氯醛、丁苯诺啡、溴苯那敏、阿托斯汀、阿吡坦等药合用，可增强中枢神经系统和呼吸系统抑制作用。

> **知识链接**
>
> ### 光敏性皮炎
>
> 很多镇咳药中含有可待因成分，对过敏者、多痰者、婴幼儿、新生儿禁用。禁止将抗感冒与镇咳用的非处方药用于 2 岁婴幼儿，对 3 岁以下的幼儿尽量不用。对支气管哮喘时的咳嗽不宜单纯使用镇咳药，适当使用平喘药有助缓解支气管痉挛，并辅助镇咳和祛痰。

二、外周性镇咳药

外周性镇咳药通过抑制咳嗽反射弧中的感受器和传入神经纤维的末梢，发挥镇咳作用，临床上应用较多的有苯佐那酯；有些药物如苯丙哌林，兼有中枢性及外周性镇咳作用。

1. 苯佐那酯　本药为局麻药丁卡因的衍生物。化学结构与丁卡因类似，故有较强的局部麻醉作用。吸收后分布于呼吸道，通过抑制肺牵张感受器及感觉神经末梢，减少咳嗽冲动的传导而产生镇咳。镇咳作用略低于可待因，但不引起呼吸抑制。主要用于各种刺激性干咳、阵咳和支气管镜等检查前预防咳嗽。

不良反应有嗜睡、眩晕、口感、胸闷、鼻塞等。由于有麻醉作用，服用时切勿嚼碎，以免引起口腔麻木；多痰患者禁用。

2. 苯丙哌林　本药属非成瘾性镇咳药，兼有中枢和外周双重镇咳作用，除能抑制咳嗽中枢，还可抑制肺 - 胸膜的牵张感受器并有松弛支气管平滑肌的作用。镇咳作用强大，比可待因强 2 ~ 4 倍，但不抑制呼吸，无成瘾性和耐受性，可用于各种原因（如感染、吸烟、刺激物、过敏）引起的刺激性干咳。

本药服用可出现一过性口干、咽部发麻，偶有头晕、嗜睡、食欲缺乏、胃部烧灼感和皮疹等。

第四节　祛痰药

痰是呼吸道炎症的产物，可刺激呼吸道黏膜引起咳嗽，并可加重感染。能使痰液变稀

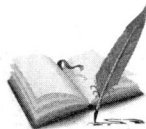

易于咳出的药物称祛痰药，还可间接起到镇咳、平喘作用。按其作用方式可将祛痰药分为四类。

一、祛痰药分类

1. 多糖纤维素溶解剂 本类药物可分解痰液中的黏性成分黏多糖和黏蛋白，使痰液黏滞度降低易于咳出，常用的有溴己新、乙酰半胱氨酸、氨溴索等。

2. 黏痰溶解剂 本类药物口服后可刺激胃黏膜，引起轻微的恶心，反射性促进呼吸道腺体分泌增加，使痰液稀释，易于咳出，常用的氯化铵、愈创木酚甘油醚等。

3. 含有分解脱氧核糖核酸（DNA）的酶类 糜蛋白酶、脱氧核糖核酸酶，这类酶类能降低痰液黏度，使痰易于咳出。

4. 黏液调节剂 本类药物可使黏液中黏蛋白的双硫链断裂，从而使痰液黏滞度降低，有利于痰液排出，常用的有羧甲司坦、厄多司坦。

二、常见祛痰药

1. 氯化铵 本药口服后可刺激胃黏膜，引起轻微的恶心，反射性促进呼吸道腺体分泌增加，使痰液稀释，易于咳出。主要用于干咳以及痰液黏稠不易咳出者，常与其他镇咳祛痰药合用或组成复方制剂应用。

本药为强酸弱碱盐，可使体液和尿液呈酸性，可用于酸化尿液及治疗某些碱血症。

不良反应常见的有恶心、呕吐，肝肾功能不全及溃疡病患者慎用。

2. 愈创木酚甘油醚 本药口服后可刺激胃黏膜，引起轻微的恶心，反射性促进呼吸道腺体分泌增加，使痰液稀释，易于咳出。本药还兼有轻度镇咳和消毒防腐作用，可减轻痰液的恶臭味。主要用于多种原因（如慢性气管炎）引起的多痰咳嗽，多与其他镇咳平喘药合用或配成复方制剂使用。

不良反应可见头晕、嗜睡、恶心、胃肠不适和过敏等。

3. 乙酰半胱氨酸 具有较强的黏痰溶解作用，可使黏痰中的二硫键断裂从而降低痰的黏滞度，使痰易于咳出。用于手术后、急性和慢性支气管炎、支气管扩张、肺结核、肺炎、肺气肿等引起的黏稠分泌物过多所致的咳痰困难。本药采用雾化吸入和气管注入给药，用于黏痰阻塞的非急救情况；气管滴入用于黏痰阻塞的急救情况，并要配有吸痰器一起使用。

不良反应有异味，可刺激呼吸道引起恶心、呕吐、呛咳甚至支气管痉挛，合并异丙肾上腺素可提高疗效、减少不良反应的发生。支气管哮喘者禁用。

4. 溴己新 本药具有较强的黏痰溶解作用，通过减少和断裂痰液中黏多糖纤维作用，使痰液黏滞度降低，痰液变稀，易于咳出。临床用于慢性支气管炎、哮喘、支气管扩张、硅沉着症等有白色黏痰不易咳出的患者。脓性痰患者需要加用抗生素控制感染。

本药可发生较轻的头痛、头晕、恶心、呕吐、胃部不适、腹痛、腹泻等反应，严重的不良反应有皮疹和遗尿。

5. 氨溴索 本药为溴己新在体内的活性代谢产物，具有稀释黏痰和促进纤毛运动作用，祛痰作用强于溴己新。口服吸收迅速，临床用于急、慢性支气管炎及支气管哮喘、支气管扩张、肺气肿、肺结核、肺尘埃沉着病以及手术后的咳痰困难等。不良反应较少，偶见恶心、呕吐、食欲缺乏、消化不良、腹痛、腹泻、便秘、胃部不适、胃痛等，极少发生过敏

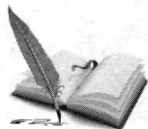

反应。

6. 羧甲司坦 本药主要通过影响支气管腺体分泌使痰液的黏滞度降低，痰易于排出。本药起效快，用于有呼吸道炎症痰液黏稠不易咳出者，也可用于防治手术后咳痰困难和肺炎合并症。偶有轻度头痛、头晕，偶见上腹部隐痛、腹泻、胃肠道出血和皮疹等不良反应。有消化性溃疡史的患者慎用。

7. 脱氧核糖核酸酶 脱氧核糖核酸酶是从哺乳动物胰腺或溶血性链球菌培养液中分离提取的酶制品。直接作用于脓性痰，分解脱氧核糖核酸，迅速降低痰的黏度。脱氧核糖核酸酶与抗生素合用，可使抗生素易于到达感染病灶，充分发挥其抗菌作用。用于呼吸系统感染有大量脓痰的患者。急性化脓性蜂窝织炎及支气管胸膜瘘管的活动性结核患者禁用。本药在室温或过度稀释可迅速灭活，溶液须新鲜配制。用药后发生咽部疼痛应立即漱口。禁与肝素、枸橼酸盐等配伍。

> **考点提示**
>
> 常用平喘、镇咳和祛痰药的临床应用、不良反应和用药注意。

第五节 抗恶性肿瘤药

恶性肿瘤即癌症，是严重危害人类健康的常见病、多发病。由于其病因和机制尚未阐明，许多肿瘤目前尚缺乏有效防治措施。恶性肿瘤的治疗方法有手术治疗、放射治疗、免疫治疗、化学药物治疗等，而且愈来愈强调综合疗法。其中，肿瘤的化学药物治疗（简称化疗）在综合治疗中占有重要地位，但化疗中存在着严重毒性反应和肿瘤细胞耐药性问题，也是导致化疗失败的主要原因。近年来，肿瘤分子生物学的进步和肿瘤药理学的发展为恶性肿瘤的药物防治提供了新靶点。

一、抗恶性肿瘤药概述

正常组织细胞通过分裂的方式进行增殖。细胞从一次分裂结束到下一次细胞分裂完成所需要的时间称为细胞增殖周期。大多数抗恶性肿瘤药都是通过抑制肿瘤增殖产生作用，所以了解肿瘤细胞动力学对理解药物的抗肿瘤机制及作用特点具有重要的意义。

（一）肿瘤细胞动力学与抗恶性肿瘤药的基本作用

1. 肿瘤细胞动力学

（1）增殖细胞群 增殖期细胞呈指数方式生长，其生化代谢活跃，对药物敏感。按细胞内 DNA 含量变化，分为 4 期。分别为 DNA 合成前期（G_1 期）、DNA 合成期（S 期）、DNA 合成后期（G_2 期）、有丝分裂期（M 期）。细胞增殖周期及药物作用示意图（图 6-4）。

（2）非增殖细胞群 主要是静止期（G_0 期）细胞，有潜在增殖能力但暂不进行分裂，对药物不敏感。当增殖期中对药物敏感的肿瘤细胞被杀灭后，处于 G_0 期的细胞可进入增殖期，是肿瘤复发的根源。

2. 抗恶性肿瘤药的基本作用 抗恶性肿瘤药种类繁多，对肿瘤细胞的作用是多方面的，基本作用包括以下几个方面：①作用于肿瘤细胞增殖周期，如许多细胞毒性抗肿瘤药作用于细胞周期 S 期，引起 DNA 损伤。②干扰肿瘤细胞核酸的生物合成。③作用于肿瘤细胞蛋

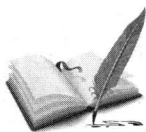

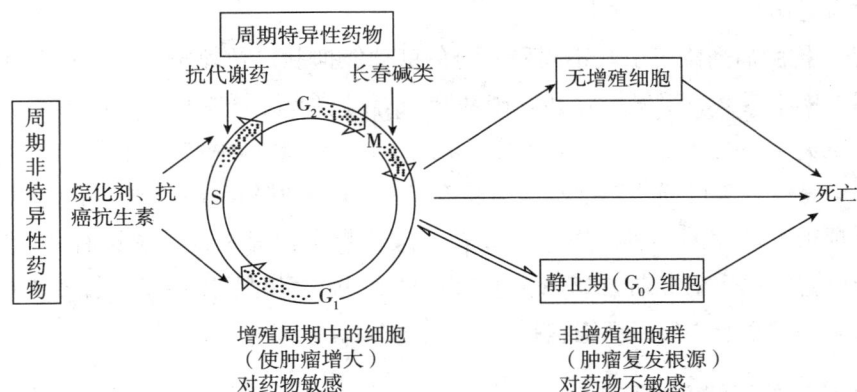

图 6 - 4　细胞增殖周期及药物作用示意图

白合成的不同阶段，杀伤肿瘤细胞，阻止其分裂繁殖。④影响体内正常激素平衡。

（二）抗恶性肿瘤的分类

抗恶性肿瘤药按照药理作用机制分为以下 6 类。

1. 直接影响 DNA 结构和功能的药物　如环磷酰胺、顺铂、奥沙利铂、丝裂霉素、博来霉素、依托泊苷等。

2. 干扰核酸生物合成的药物　如氟尿嘧啶、甲氨蝶呤、阿糖胞苷、巯嘌呤等。

3. 干扰转录过程和阻止 RNA 合成的药物　多种抗癌抗生素如放线菌素 D、多柔比星、柔红霉素等。

4. 抑制蛋白质合成与功能的药物　如长春新碱类、紫杉醇类、门冬酰胺酶类等。

5. 调节体内激素平衡的药物　如肾上腺皮质激素、雄激素、雌激素、他莫昔芬等。

6. 靶向抗肿瘤制剂　酪氨酸激酶抑制剂，如吉非替尼等；单克隆抗体，如利妥昔单抗等。

二、抗恶性肿瘤药的不良反应

多数抗恶性肿瘤药治疗指数较小，选择性差，在杀伤肿瘤细胞的同时，对正常组织细胞也有杀伤作用，特别是对增殖更新较快的骨髓、淋巴组织、胃肠黏膜上皮、毛囊和生殖细胞等正常组织损伤更明显。

1. 骨髓抑制　骨髓抑制是肿瘤进行化疗的最大障碍之一，常表现为白细胞、血小板计数减少，甚至发生再生障碍性贫血。除博来霉素、门冬酰胺酶、激素类药外，多数抗肿瘤药均有不同程度的骨髓抑制。

2. 胃肠道反应　上腹部不适、恶心、呕吐等胃肠道反应是抗肿瘤药最常见的不良反应。药物也可直接损伤消化道黏膜，引起口腔炎、胃炎、胃肠溃疡等。

3. 皮肤及毛发损害　大多数抗肿瘤药都损伤毛囊上皮细胞，特别是环磷酰胺、长春新碱、氟尿嘧啶、紫杉醇、博来霉素、多柔比星、甲氨蝶呤、丝裂霉素等易引起脱发，用药 1~2 周后出现，1~2 个月后最明显，停药后毛发可再生。

4. 肾损害及膀胱毒性　顺铂、甲氨蝶呤等药物可直接损伤肾小管上皮细胞，表现为血尿素氮、血清肌酐及肌苷酸升高。环磷酰胺等药物可引起急性出血性膀胱炎，尤其在大剂

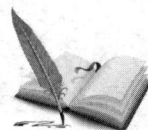

量静脉注射时易出现。

5. 其他 抗肿瘤药物可引起不同程度的免疫功能抑制，是肿瘤患者化疗后易出现感染的重要原因。博来霉素、甲氨蝶呤和亚硝基脲类等可引起肺纤维化。柔红霉素、丝裂霉素等可引起心肌炎、心肌缺血、心电图改变、心力衰竭等。环磷酰胺、阿糖胞苷、氟尿嘧啶、长春新碱、甲氨蝶呤等可损伤肝细胞，引起天门冬氨酸氨基转移酶升高、肝炎等。紫杉醇、长春新碱、顺铂可产生周围神经毒性。长春新碱有自主神经毒性。顺铂有耳毒性。此外，抗肿瘤药物可直接损伤正常细胞 DNA，干扰 DNA 复制，引起基因突变。若突变发生于胚胎生长期可致畸，发生于一般组织细胞则可致癌，以烷化剂最常见。

三、常用抗恶性肿瘤药物

（一）直接影响 DNA 结构和功能的药

1. 氮芥 是最早用于临床的抗肿瘤药物。本药进入体内后，形成高度活泼的乙烯亚胺离子，可与多种有机物质的亲核基团（如蛋白质的羧基、氨基、巯基、磷酸根等）结合，进行烷基化作用。起效迅速、作用持久，选择性低，G_1 期及 M 期细胞对氮芥的细胞毒作用最为敏感。对静止期细胞亦有杀灭作用。主要用于霍奇金病、非霍奇金淋巴瘤及肺癌，已少用于其他肿瘤。

2. 顺铂和卡铂 为金属铂类络合物，属周期非特异性药。主要与 DNA 上的碱基形成交叉联结，破坏 DNA 的结构和功能，阻止细胞分裂增殖。抗瘤谱广，对多种实体瘤有效，可用于小细胞肺癌、膀胱癌、卵巢癌、头颈部癌、睾丸恶性肿瘤等。卡铂是第二代铂类抗肿瘤药，不良反应较顺少。铂类药物是联合化疗的常用药物。不良反应有胃肠道反应、骨髓抑制、肾毒性和神经毒性。

3. 丝裂霉素 C 丝裂霉素 C 化学结构中有环乙亚胺及氨基甲酸酯基团，具有烷化作用。能与 DNA 的双链交叉联结。可抑制 DNA 复制，也能使部分 DNA 断裂。属周期非特异性药物。抗瘤谱广，可用于胃癌、肺癌、乳腺癌、慢性粒细胞白血病、恶性淋巴瘤等。

4. 依托泊苷 依托泊苷为细胞周期特异性抗肿瘤药物，作用于 DNA 拓扑异构酶 Ⅱ，形成药物 - 酶 - DNA 稳定的可逆性复合物，阻碍 DNA 修复，用于治疗小细胞及非小细胞肺癌、恶性淋巴瘤、恶性生殖细胞瘤、白血病、神经母细胞瘤、横纹肌肉瘤、卵巢瘤、胃癌及食管癌。哺乳期妇女慎用。使用时定期监测周围血象和肝肾功能。该药不宜静脉注射，静脉滴注速度不宜过快，至少 30 分钟以上。该药不得做胸腔、腹腔和鞘内注射。

5. 伊立替康（CPT - 11） CPT - 11 为喜树碱的半合成衍生物。喜树碱可特异性地与拓扑异构酶 Ⅰ 结合，后者诱导可逆性单链断裂，从而使 DNA 双链结构解螺旋。主要用于治疗肺癌、大肠癌、子宫颈癌、卵巢癌。常见不良反应包括急性胆碱能综合征（表现为多汗、流泪、流涎、视物模糊、痉挛性腹痛等）、腹泻、恶心呕吐、骨髓移植、脱发、口腔黏膜炎等。

（二）干扰核酸生物合成的药物（抗代谢药）

甲氨蝶呤（MTX）

【药理作用】 本药化学结构和叶酸相似，竞争性抑制二氢叶酸还原酶活性，阻断二氢叶酸还原成四氢叶酸，使一碳基团携带受阻，从而阻碍 DNA 的生物合成。还可干扰 RNA 和

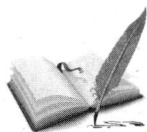

蛋白质的合成。

【临床应用】 主要用于儿童急性白血病，疗效显著。常与长春新碱和硫嘌呤等药物合用，完全缓解率可达90%，但对成人急性白血病疗效差。也用于绒毛膜上皮癌、恶性葡萄胎等。对头颈部、乳腺、肺、胃肠等部位实体瘤均有疗效。另外，还可用于牛皮癣和类风湿关节炎的治疗。

【不良反应及注意事项】 不良反应较多，主要是胃肠道反应和骨髓抑制，表现为口腔炎、胃炎、腹泻、溃疡、白细胞和血小板减少等。另外，可致肝肾损害、脱发、胎儿畸形等。

（三）干扰转录过程和阻止 RNA 合成的药物（作用于核酸转录药物）

多柔比星（ADM，阿霉素）

多柔比星为柔红霉素的衍生物，作用机制相似。属细胞周期非特异性药物，对 S 期和 M 期作用最强。抗瘤谱广，主要用于治疗耐药的急性白血病、恶性淋巴瘤及多种实体瘤（如肺癌、乳腺癌、肝癌等）。最严重的毒性反应是引起心肌退行性病变和心肌间质水肿。此外，还有骨髓抑制、胃肠道反应、脱发等不良反应。

（四）抑制蛋白质合成与功能的药物（干扰有丝分裂药）

1. 紫杉醇 系从短叶紫杉和红豆杉树皮中提取得到的新型双萜烯成分，也可人工半合成。本药抗癌机制独特，通过特异性促进微管蛋白聚合，并抑制其解聚，从而阻止纺锤体形成，影响肿瘤细胞的有丝分裂。具有广谱抗肿瘤作用，对转移性卵巢癌和乳腺癌有较好的疗效，对肺癌、食管癌、脑瘤、淋巴瘤有一定疗效。主要不良反应是骨髓抑制和胃肠道反应，也有心脏毒性、神经系统毒性。

2. 多西他赛 用于局部晚期或转移性乳腺癌、局部晚期或转移性非小细胞肺癌，即使是在以顺铂为主的化疗失败后，也可使用。

3. 鬼臼毒素 本药是从小檗科植物鬼臼中提取的有效成分，尚有半合成所得的糖苷衍生物，如依托泊苷（Etoposide，VP–16）和替尼泊苷（Teniposide，YM–26）。

【药理作用及临床应用】 能与微管蛋白结合，影响细胞的有丝分裂，抑制肿瘤细胞生长繁殖。其半合成品则主要干扰 DNA 拓扑异构酶 II，使 DNA 链断裂引起细胞死亡。属周期非特异性药物，但对 S 期或 G_2 期细胞较敏感。依托泊苷与顺铂合用治疗肺小细胞癌及睾丸癌，疗效较好；替尼泊苷用于治疗儿童白血病，特别适用于婴儿单核细胞性白血病。

【不良反应及注意事项】 主要不良反应为骨髓抑制和胃肠道反应，大剂量可引起肝脏毒性。

（五）调节体内激素平衡的药物

某些肿瘤（如乳腺癌、宫颈癌、卵巢癌、前列腺癌、睾丸肿瘤、甲状腺癌）的发生与相应的激素失调有关。因此，可用激素或激素的拮抗药来调整其失调的状态，抑制肿瘤的生长。本类药物虽无骨髓抑制作用，但滥用也会带来严重危害。本类药物有雌激素、雄激素、肾上腺皮质激素、他莫昔芬。

（六）靶向抗肿瘤药

1. 酪氨酸激酶抑制剂 吉非替尼用于既往接受过铂化合物和多西他赛治疗或不适于化

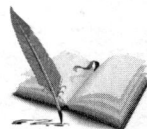

疗的晚期或转移性非小细胞肺癌。本药在治疗期间偶可发生急性间质性肺炎，极少部分患者可死亡。在使用该药期间，应告诫患者若有眼部症状、严重或持续的腹泻、恶心、呕吐或厌食加重应立即就医。使用期间，定期监测肝功能 AST 及 ALT，轻、中度升高者慎用，严重者停药。治疗期间可出现乏力症状，影响驾驶及机械操作。不推荐用于儿童或青少年。哺乳期妇女用药期间暂停哺乳。育龄妇女在接受治疗中及治疗后 12 个月内，应采取避孕措施。

2. 单克隆抗体　利妥昔单抗用于复发或耐药的滤泡性中央型淋巴瘤，未经治疗的 CD20 阳性Ⅲ - Ⅳ期滤泡性非霍奇金淋巴瘤。

本章小结

天然青霉素属于繁殖期杀菌药，主要对革兰阳性菌作用强，首选用于敏感菌所致的感染。通过对其化学结构的改造，研制出具有耐酸、耐酶、广谱、抗铜绿假单胞菌、抗革兰阴性菌等特点的半合成青霉素。

头孢菌素类抗生素分为四代，第一代对革兰阳性菌包括对青霉素敏感和耐药的金黄色葡萄球菌的抗菌作用较第二、第三代强，但对革兰阴性菌的作用不及第二、第三代；第四代对革兰阴性菌、革兰阳性菌显示广谱抗菌活性，其中对革兰阳性菌作用较第三代增强。

大环内酯类药物红霉素对革兰阳性球菌作用强，对革兰阴性菌如脑膜炎奈瑟菌、军团菌等高度敏感，是嗜肺军团病、白喉、百日咳的首选药和青霉素的替代药。

万古霉素对革兰阳性球菌、MRSA、MRSE、化脓性链球菌、草绿色链球菌、肺炎链球菌及大多数肠链球菌高度敏感，有强大的杀菌作用，不易耐药，有肾、耳毒性。

氟喹诺酮类药物对革兰阳性球菌及肠埃希菌、铜绿假单胞菌等敏感，尤其对革兰阴性杆菌作用强，用于敏感菌引起的呼吸道、生殖道、泌尿道感染等，不良反应有胃肠反应、神经系统毒性、皮肤反应及光敏反应、软骨损害。

镇咳药、祛痰药及平喘药是呼吸系统疾病对症治疗药。

平喘药是指能作用于哮喘发作的不同环节，以缓解或预防哮喘发作的药物。平喘药分为支气管扩张药、抗炎平喘药和抗过敏平喘药三类。支气管扩张药包括 β_2 肾上腺素受体激动药、M 胆碱受体阻断药及磷酸二酯酶抑制剂。抗炎平喘药包括白三烯受体阻断药和吸入性糖皮质激素。抗过敏平喘药以色甘酸钠为代表。

镇咳药根据作用部位不同可分为中枢性镇咳药和外周性镇咳药两类。中枢性镇咳药包括成瘾性（如可待因）和非成瘾性镇咳药（如喷托维林和右美沙芬）；外周性镇咳药临床上应用较多的有苯佐那酯。

祛痰药包括多糖纤维素溶解剂如溴己新、黏痰溶解剂如乙酰半胱氨酸、含有分解 DNA 的酶类如糜蛋白酶、黏液调节剂如羧甲司坦等，能降低痰液黏度，使痰液稀释，易于咳出。

治疗肺癌的常用抗肿瘤药物有：氮芥、顺铂、卡铂、丝裂霉素 C、依托泊苷、伊立替康、甲氨蝶呤、多柔比星、紫杉醇、多西他赛、鬼臼霉素和吉非替尼。抗恶性肿瘤药共同具有的不良反应有骨髓抑制、消化道反应、免疫抑制、毛发损伤等毒性作用。临床上抗肿瘤药物的使用一般采用大剂量间歇疗法。

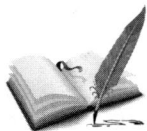

目标检测

扫码"练一练"

一、选择题

1. 可待因主要用于
   A. 长期慢性咳嗽
   B. 无痰剧咳
   C. 多痰咳嗽
   D. 支气管哮喘
   E. 痰多不易咳出

2. 剧咳伴有黏痰患者应选用
   A. 可待因
   B. 麻黄碱
   C. 氯化铵
   D. 可待因 + 乙酰半胱氨酸
   E. 喷托维林

3. 常用的黏痰溶解剂是
   A. 氯化铵
   B. 乙酰半胱氨酸
   C. 复方甘草合剂
   D. 溴己新
   E. 喷托维林

4. 预防外源性哮喘发作疗效最好的药物是
   A. 异丙肾上腺素
   B. 麻黄碱
   C. 氨茶碱
   D. 色甘酸钠
   E. 克仑特罗

5. 有关氨茶碱的描述，错误的是
   A. 舒张支气管平滑肌可治疗哮喘
   B. 兴奋心脏，过量可致心律失常
   C. 静脉注射过快可致血压下降
   D. 抑制呼吸，呼吸功能不全禁用
   E. 有利尿作用

6. 分解痰液黏蛋白成分而发挥祛痰作用的药物是
   A. 氯化铵
   B. 右美沙芬
   C. 乙酰半胱氨酸
   D. 愈创木酚甘油醚
   E. 碘化钾

7. 具有镇咳作用的药物是
   A. 右美沙芬
   B. 酮替芬
   C. 溴己新
   D. 乙酰半胱氨酸
   E. 氨茶碱

8. 为防止过敏性休克的发生，在使用青霉素前必须做到
   A. 明确诊断
   B. 肌注氯丙嗪
   C. 备好肾上腺素
   D. 备用氢化可的松
   E. 做皮试

9. 下列关于青霉素 G 性质的叙述，错误的是
   A. 水溶液性质不稳定
   B. 不耐热

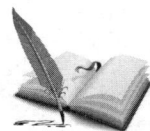

C. 口服易被胃酸破坏   D. 在室温下可放置 24 小时以上

E. 可被 β – 内酰胺酶破坏

10. 青霉素的抗菌机制是

     A. 抑制菌体 DNA 合成   B. 抑制细菌 RNA 合成

     C. 影响菌体蛋白质的合成   D. 抑制细菌细胞壁合成

     E. 影响菌体胞浆膜通透性

11. 有关第三代头孢菌素的特点，叙述错误的是

     A. 对肾脏基本无毒性   B. 对各种 β – 内酰胺酶高度稳定

     C. 对 G^- 菌的作用比一、二代强   D. 对 G^+ 菌的作用也比一、二代强

     E. 对铜绿假单胞菌的作用很强

12. 下列有关头孢菌素的叙述，错误的是

     A. 抗菌机制与青霉素类相似

     B. 第三代头孢菌素有肾毒性

     C. 第三代头孢菌素对 β – 内酰胺酶稳定性较高

     D. 第一代头孢菌素对铜绿假单胞菌无效

     E. 与青霉素类有部分交叉过敏反应

13. 喹诺酮类药物的靶酶为（　　）及拓扑异构酶Ⅳ

     A. 转肽酶   B. RNA 聚合酶

     C. DNA 回旋酶   D. DNA 聚合酶

     E. 二氢叶酸合成酶

14. 根据细胞增殖动力学，肿瘤复发的根源是

     A. M 期细胞   B. S 期细胞

     C. G_2 期细胞   D. G_0 期细胞

15. 下列抗恶性肿瘤药中主要作用于 S 期的是

     A. 氟尿嘧啶   B. 甲氨蝶呤

     C. 环磷酰胺   D. 噻替哌

16. 下列抗恶性肿瘤药中主要作用于 M 期的是

     A. 氟尿嘧啶   B. 巯嘌呤

     C. 长春新碱   D. 环磷酰胺

17. 通过抑制 DNA 多聚酶而产生抗癌作用的药物是

     A. 环磷酰胺   B. 氟尿嘧啶

     C. 阿糖胞苷   D. 甲氨蝶呤

二、思考题

1. 常用头孢菌素类药物分为几代？其相应的特点及代表药有什么？

2. 平喘药分为哪几类？各举一个代表药并简述其平喘机制。

3. 根据药物作用的细胞周期特异性，抗恶性肿瘤药可分为哪几类？

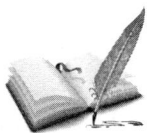

（夏　瀛）

下篇

呼吸系统常见疾病的诊断与治疗

第七章 鼻部和咽喉部疾病

学习目标

1. **掌握** 急慢性鼻炎、鼻窦炎、咽炎、扁桃体炎的临床表现。
2. **熟悉** 鼻出血的治疗方法。
3. **了解** 睡眠呼吸暂停低通气综合征的定义和诊断标准。
4. 能运用所学知识进行急慢性鼻炎、鼻窦炎、咽炎、扁桃体炎的诊断及治疗。
5. 具有尊重关心患者的意识；能用专业知识进行健康宣教，提高公民对睡眠呼吸障碍疾病的认知和重视。

案例导入

患者，男，20岁，学生。因鼻塞、流涕伴发热、乏力3天入院。

3天前受凉后开始出现鼻塞、流涕，起初为清水样鼻涕，昨日开始流黄脓涕，伴嗅觉减退，且出现发热、乏力、头痛等症状。来院就诊，查体：T 37.8℃。血常规检查：Hb 106 g/L，WBC 13.8×10^9/L，N 0.80，L 0.30，PLT 109×10^9/L，CRP 20 mg/L。肝、肾功能正常。前鼻镜检查示鼻腔黏膜充血，下鼻甲充血、肿大，鼻道较多黄脓性分泌物。胸片正常。心电图正常。

问题：

1. 诊断及诊断依据是什么？
2. 要明确诊断，还需做哪些检查？
3. 治疗原则是什么？

第一节 急性鼻炎

急性鼻炎（acute rhinitis），俗称"感冒""伤风"，是人类最常见的疾病，是由病毒感染引起的鼻腔黏膜急性炎症性疾病，具有传染性，四季可发病，但冬季和季节交替时更多见。

一、临床表现

1. 症状 潜伏期为1～3天。整个病程可分为3期，如前驱期、卡他期、恢复期。如无并发症，通常7～10天可痊愈。初期表现为鼻内干痒、灼热感，继而出现鼻塞、流涕、嗅觉减退等。全身症状因个体差异而不同，受患者年龄、机体免疫功能、病毒种类及其亚型

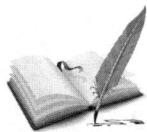

等影响。多数表现为发热、乏力、头痛、全身不适等。儿童全身症状较成人重，可出现高热、惊厥、呕吐、腹泻等症状。老年患者有时全身症状不明显，但易向下扩散导致肺炎，需引起警惕。

2. 体征　鼻黏膜充血、肿胀，下鼻甲充血、肿大，鼻腔通气差，鼻道可见较多分泌物，初期为清水样，继发细菌感染后逐渐可变为黏液性、黏脓性或脓性。

3. 并发症　常见有急性鼻窦炎、急性中耳炎、急性咽炎、急性喉炎、气管炎和支气管炎等。

> **考点提示**
>
> 急性鼻炎的临床表现。

二、诊断与鉴别诊断

（一）诊断

根据患者病史、鼻部的症状和体征，结合鼻镜、鼻内镜和外周血象、鼻窦 CT 检查等，不难做出急性鼻炎的诊断。

（二）鉴别诊断

1. 流感　全身症状重，如畏寒、高热、头痛、全身关节及肌肉酸痛。上呼吸道症状反而不明显。

2. 变应性鼻炎　为发作性鼻痒、喷嚏及清水样涕，阵发性、持续时间短，发作过后，一切恢复正常。无发热等全身症状。

3. 血管运动性鼻炎　症状与变应性鼻炎相似，无全身症状，有明显诱因，且发作突然、消退迅速。

4. 急性传染病　一些呼吸道急性传染病可出现急性鼻炎症状，如麻疹、猩红热等。这类疾病通常都伴有自身特殊性表现如皮疹，且全身症状重。

> **考点提示**
>
> 急性鼻炎的鉴别诊断。

三、病因、发病机制与病理

病毒感染是首要病因，在此基础上常继发细菌感染。最常见的是鼻病毒，其次是流感和副流感病毒、腺病毒、冠状病毒等。传播方式主要是经过呼吸道途径。通常有诱因导致机体抵抗力下降，使病毒侵犯人体，如受凉、劳累、疲劳等因素。

病理早期为血管痉挛、黏膜缺血、腺体分泌减少，进而出现血管扩张、黏膜充血、水肿、腺体分泌增加、黏膜下单核细胞和吞噬细胞浸润。继发感染者，黏膜下中性粒细胞浸润、纤毛及上皮细胞坏死脱落。恢复期时纤毛和上皮细胞新生并逐渐恢复形态和功能。

四、处理措施

急性鼻炎是一种自限性疾病，病程一般为 7～10 日，目前没有可直接治愈的药物。治疗以支持和对症治疗为主，积极预防并发症。平时加强锻炼身体，增强抵抗力，及时增减衣物，注意劳逸结合和合理健康饮食习惯，避免与患者密切接触，注意卧室通风。

1. 全身治疗

（1）大量饮水、清淡饮食、注意休息。

（2）中医疗法　早期可用"发汗"疗法减轻症状、缩短病程，如泡脚、生姜红糖水、

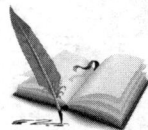

中成药疏风解表等。

（3）抗病毒药物。

（4）抗生素药物　合并细菌感染或有可疑并发症时，全身应用抗生素类药物治疗。

（5）对症处理　发热患者用冰袋物理降温，必要时使用解热镇痛药，如对乙酰氨基酚、阿司匹林等。呕吐、腹泻患者给予止吐、止泻的需注意补液，维持水盐及电解质平衡。

2. 局部治疗

（1）鼻腔减充血剂　此类药物可减轻鼻塞、改善引流，但连续使用应在 1 周以内，否则易形成依赖或导致药物性鼻炎。首选盐酸羟甲唑啉喷鼻剂。

（2）中医穴位按摩或针刺、针灸　可减轻鼻塞症状。

第二节　慢性鼻炎

慢性鼻炎（chronic rhinitis）是鼻腔黏膜和黏膜下层的慢性炎症性疾病。临床表现以鼻腔黏膜肿胀、分泌物增多、无明确致病微生物感染、病程持续数月以上或反复发作为特征。是一种常见病。根据病理类型，可分慢性单纯性鼻炎和慢性肥厚性鼻炎两种。

一、慢性单纯性鼻炎（chronic simple rhinitis）

（一）临床表现

1. 症状

（1）鼻塞　特点①间歇性：白天、夏天、运动时减轻，夜间、冬天、静坐时加重。②交替性：变换侧卧方位时，鼻塞随之交替，上通下塞。

（2）流涕　多为黏液涕，继发感染时有脓涕。

（3）有时可有头痛、头晕、咽干、咽痛。

2. 体征

（1）鼻腔黏膜充血，下鼻甲肿胀，表面光滑、有弹性，对鼻腔减充血剂敏感。

（2）分泌物较黏稠，主要位于鼻腔底、下鼻道或总鼻道。

（二）处理措施

主要为病因治疗和局部治疗。治疗原则是根除病因，恢复通气。

1. 病因治疗　去除全身和局部病因，如治疗鼻窦炎、鼻中隔偏曲、全身性慢性疾病等。改善生活工作环境，锻炼身体、增强体质。

2. 局部治疗　糖皮质激素类喷鼻剂、鼻腔冲洗、鼻腔减充血剂及中医疗法。其中首选糖皮质激素类喷鼻剂，抗炎效果好，可长期应用，疗效和安全性好。鼻腔减充血剂不可连续使用超过 7 天，慎用。

二、慢性肥厚性鼻炎（chronic hypertrophic rhinitis）

（一）临床表现

1. 症状

（1）鼻塞　单侧或双侧持续性鼻塞，无交替性。

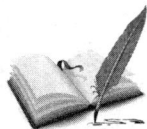

（2）流涕　鼻涕不多，黏液性或黏脓性，不易擤出。

（3）常有闭塞性鼻音、耳鸣、耳闭塞感及头痛、头晕、咽干、咽痛，少数有嗅觉减退。

2. 体征

（1）下鼻甲黏膜肥厚、鼻甲骨肥大。黏膜表面不平，呈结节状或桑葚样，弹性差，对鼻腔减充血剂不敏感。

（2）分泌物为黏性或黏脓性，主要见于鼻腔底和下鼻道。

（二）处理措施

1. 药物治疗　原则同单纯性鼻炎。一般药物治疗效果不佳时或病情反复发作时建议手术治疗。

2. 手术治疗　一般效果明显，方法有很多。如下鼻甲部分切除术、下鼻甲射频消融术、下鼻甲骨黏膜下部分切除术、下鼻甲骨折外移术等。

> **考点提示**
>
> 慢性鼻炎的分型和鉴别要点。

附：慢性单纯性鼻炎和慢性肥厚性鼻炎鉴别要点见表7-1。

表7-1　慢性单纯性鼻炎和慢性肥厚性鼻炎鉴别要点

症状与体征	慢性单纯性鼻炎	慢性肥厚性鼻炎
鼻塞	间断性、交替性	持续性
鼻涕	黏液性或黏脓性	黏液性或黏脓性
闭塞性鼻音	无	有
嗅觉	可正常	多减退
下鼻甲	表面光滑、有弹性	结节状或桑葚样、无弹性
对鼻腔减充血剂反应	有	小或无
治疗	药物为主	手术为主

第三节　急性化脓性鼻窦炎

急性化脓性鼻窦炎（acute sinusitis）是鼻窦黏膜的一种急性化脓性炎症，常继发于急性鼻炎。多由于上呼吸道感染引起，细菌和病毒感染可同时并发。低龄、年老体弱者多见。

一、临床表现

1. 全身症状　因多继发于上呼吸道感染或急性鼻炎，故原有症状加重，出现畏寒、发热、乏力、食欲减退等。

2. 局部症状

（1）鼻塞　一侧或两侧持续性鼻塞。

（2）脓涕　鼻腔内大量脓性分泌物，难以擤尽，可有恶臭（厌氧菌或大肠埃希菌感染）。脓涕倒流至咽喉部，可引起咽喉瘙痒、咳嗽、咳痰。

（3）头面部疼痛　为本病最常见的症状。是由于大量脓性分泌物、细菌毒素和黏膜肿胀刺激和压迫神经末梢所致。

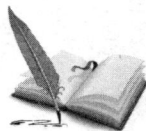

1）急性额窦炎：前额部周期性疼痛。晨起即出现，逐渐加重，午后开始减轻至消失，次日重复出现。

2）急性上颌窦炎：眶上额部痛，可伴有同侧颌面部痛或上颌磨牙痛。特点是晨起轻，午后重。

3）急性筛窦炎：一般头痛轻，局限于内眦或鼻根部，或放射至头顶部。前组筛窦炎头痛有时与急性额窦炎相似，后组筛窦炎与急性蝶窦炎相似。

4）急性蝶窦炎：颅底、枕部、眼球深部钝痛。特点是晨起轻，午后重。

3. 体征 局部红肿及压痛，急性上颌窦炎、额窦炎、前组筛窦炎由于病变位置接近头颅表面，因此表面皮肤及软组织可能发生红肿，由于炎症波及骨膜，故窦腔体表投影部位可有压痛。后组筛窦炎、蝶窦炎位置较深，表面无红肿和压痛。

4. 并发症

（1）眶内并发症　眶内炎性水肿、眶壁骨膜下脓肿、眶内蜂窝织炎、球后视神经炎。

（2）颅内并发症　硬脑膜外脓肿、硬脑膜下脓肿、化脓性脑膜炎、脑脓肿、海绵窦血栓性静脉炎。

> **考点提示**
>
> 急性化脓性鼻窦炎临床表现。

二、诊断与鉴别诊断

（一）诊断

详细询问和分析病史，如急性鼻炎出现上述症状，可考虑本病，可通过以下检查明确。

1. 鼻窦体表投影区检查 急性额窦炎可有额部或眶上压痛，急性上颌窦炎可有颌面部压痛，急性筛窦炎在鼻根和内眦处有压痛。

2. 鼻内镜检查 较前鼻镜检查更直观、准确，可检查鼻腔各部，观察各鼻道和窦口情况，清楚的直视中鼻道分泌物并可取分泌物培养。

3. 影像学检查 首选鼻窦 CT 检查，可清楚地显示鼻窦黏膜增厚、分泌物蓄积、累及鼻窦范围等。MR 可用于肿瘤性病变鉴别，一般不作为首选。X 线已基本淘汰。

（二）鉴别诊断

主要与引起头痛的疾病相鉴别，如偏头痛、颅内肿瘤；因有鼻塞、要与鼻腔鼻窦肿瘤鉴别，如鼻腔内翻性乳头状瘤、鼻腔恶性肿瘤等，病理可明确。

三、病因、发病机制和病理

急性化脓性鼻窦炎多继发于急性鼻炎，为细菌感染所致，鼻腔疾病如鼻息肉、鼻甲肥大等均可导致鼻塞，阻碍鼻腔鼻窦通气和引流，导致鼻窦炎。另外，还有牙源性、创伤性、医源性的因素均较常见。过度疲劳、受寒受湿、营养不良等引起全身抵抗力下降，生活及工作环境不洁等亦是常见诱因。致病菌多为化脓性球菌，如肺炎双球菌、溶血性链球菌、葡萄球菌等，其次为杆菌、如流感杆菌、变形杆菌和大肠埃希菌。此外，厌氧菌感染也较常见。临床上常为多种细菌混合感染。

病理改变与急性鼻炎相似，主要是鼻窦黏膜的急性卡他性炎症或化脓性炎症，严重者可累及骨质和周围组织及邻近器官，引起严重并发症。

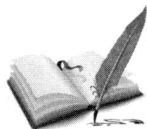

四、处理措施

治疗原则是根除病因，解除鼻腔鼻窦引流和通气障碍，控制感染和预防并发症。预防感冒，增强体质，改善生活和工作环境，及时治疗急性鼻炎以及鼻腔、口腔等慢性炎症，保持鼻窦的通气和引流。

1. 全身治疗

1）一般治疗同于急性鼻炎。

2）足量抗生素，及时控制感染，防止并发症或迁延成慢性炎症。

2. 局部治疗

1）首选糖皮质激素喷鼻剂；鼻腔减充血剂（疗程不超过 7 天）。

2）鼻腔冲洗：用注射器或专用鼻腔冲洗器。

3）上颌窦穿刺冲洗：限用于治疗上颌窦炎。应在全身症状消退或局部炎症控制后施行。

> **知识链接**
>
> ### 上颌窦穿刺冲洗术
>
> 用于治疗上颌窦炎，此方法同时有助于诊断。穿刺点位于下鼻道外侧壁、距下鼻甲前端 1 ~ 1.5 cm 的下鼻甲附着处稍下方。先行局部表面麻醉 10 ~ 15 分钟，穿刺针尖方向朝向同侧外眦或耳郭上缘，穿刺针头进入窦内可有明显的"落空感"，穿刺成功后固定穿刺针，拔出针芯、接上注射器，回抽检查有无空气或分泌物，以判断针尖是否在窦内，确定在窦内后，用注射器向窦内注入生理盐水冲洗，连续冲洗，至脓液冲净为止。冲洗完毕，退出穿刺针。一般极少量出血，片刻即止。

第四节　慢性化脓性鼻窦炎

慢性化脓性鼻窦炎（chronic sinusitis）多因急性鼻窦炎反复发作未彻底治愈而迁延所致，可单个或多个甚至全组鼻窦发病。

一、临床表现

（一）症状

1. 全身症状　多为头昏、记忆力减退、易倦、精神不振等。

2. 局部症状

1）流脓涕：主要症状之一，多为脓性或黏脓性。

2）鼻塞：另一主要症状，若有鼻息肉形成，则更为明显。

3）头痛：一般不明显，常表现为隐痛、钝痛或闷痛等。

4）嗅觉减退或消失：多数为暂时性，鼻腔通气后可恢复。亦有少数为永久性。

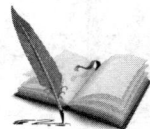

（二）体征

以中鼻道病变为主，中鼻甲水肿或肥大，甚至息肉样变，有的可见多发性息肉。前组慢性鼻窦炎可见中鼻道有黏脓性分泌物，后组鼻窦炎可见嗅裂及中鼻道后部有黏脓分泌物，严重者鼻咽部可见脓性分泌物。

（三）并发症

1. 颅内并发症 硬脑膜外脓肿、化脓性脑膜炎等。

2. 骨髓炎 慢性化脓性鼻窦炎经久不愈者易引起颅、蝶、筛、上颌骨骨髓炎。以额骨骨髓炎最常见。

3. 下行感染 咽炎、扁桃体炎、中耳炎、气管炎等。

考点提示

慢性化脓性鼻窦炎临床表现。

二、诊断与鉴别诊断

（一）诊断

慢性鼻窦炎诊断主要依据病史、鼻内镜检查和鼻窦 CT 最为客观、直观。并可对慢性化脓性鼻窦炎进行诊断和分型：慢性鼻窦炎不伴鼻息肉，慢性鼻窦炎伴鼻息肉。

（二）鉴别诊断

1. 慢性鼻炎 主要症状为鼻塞、病理改变多在下鼻甲，中鼻道和嗅裂一般无脓性分泌物，无息肉。

2. 鼻腔、鼻窦恶性肿瘤 多有长期鼻塞及流脓血涕史，常为一侧持续性渐进性加重鼻塞。

三、病因、发病机制和病理

病因和发病机制与急性化脓性鼻窦炎相似，此外，特应性体质与本病关系甚为密切。病理改变表现为黏膜水肿、增厚、血管增生、淋巴细胞和浆细胞浸润、上皮纤毛脱落或鳞状化生以及息肉样变。

四、处理措施

慢性鼻窦炎不伴鼻息肉首选药物治疗，无效者可考虑手术；伴鼻息肉或鼻腔结构异常者（如鼻中隔偏曲）首选手术治疗，围手术期仍需药物治疗。

鼻窦手术可分为传统手术和鼻内镜手术，鼻内镜手术目前已占主流地位，手术关键是解除鼻腔和窦口的引流及通气障碍，尽可能保留鼻腔和鼻窦的基本结构。

知识链接

鼻炎与鼻窦炎

鼻腔黏膜与鼻窦黏膜相延续，故鼻腔炎症常累及鼻窦黏膜。鼻窦炎症同时伴有鼻腔黏膜的炎症，鼻炎与鼻窦炎发病机制及病理生理过程相同，且相辅相成。因此，目前将鼻炎和鼻窦炎可统称为鼻－鼻窦炎；学界正趋于将"鼻窦炎"的病名改为"鼻－鼻窦炎"。

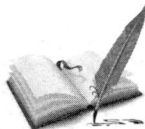

第五节　鼻出血

鼻出血是临床常见症状之一，可由鼻部疾病引起，也可由全身疾病所致。多数情况下为单侧出血，少出情况可出现双侧出血，出血量多少不等，轻者可为涕中带血，重者可引起失血性休克，甚至晚期肿瘤破坏颅底骨质、侵犯颈内动脉引起急性大出血，可导致死亡。反复鼻出血可导致贫血。儿童、青少年鼻出血多位于鼻中隔前下方的易出血区（利特尔动脉丛或克氏静脉丛），中老年鼻出血多位于鼻腔后段下鼻甲附近的吴氏鼻－鼻咽静脉丛及鼻中隔后部的动脉，该部位出血较为凶猛，且不易止血。

一、病因

1. 局部病因

（1）鼻部损伤　①机械性创伤：挖鼻、拳击、撞击、医疗鼻腔插管等，是引起鼻出血的常见原因。②气压性损伤：高空飞行或潜水中，压力变化过大所致。③放疗性损伤：头颈部放疗可导致鼻黏膜充血、水肿，也可出现鼻出血。

（2）鼻中隔疾病　鼻中隔偏曲、鼻中隔穿孔等是反复鼻出血的常见原因。

（3）炎症　各种鼻腔、鼻窦的特异性或非特异性炎症均可致黏膜血管受损而出血。

（4）肿瘤　鼻腔或鼻中隔毛细血管瘤、鼻咽纤维血管瘤、鼻腔鼻窦及鼻咽部恶性肿瘤等。

（5）鼻腔异物　多见于儿童，多为一侧鼻腔出血。

2. 全身病因

（1）出血性疾病及血液病　如白血病、遗传性出血性毛细血管扩张症、维生素 C 缺乏症、过敏性紫癜、血小板减少性紫癜、血友病等等。长期反复出血，出血量多少不一，易导致贫血。

（2）急性发热性传染病　如流感、出血热、猩红热、疟疾、麻疹、伤寒等。一般出血量较少，发生于发热期，位于鼻腔前部出血。

（3）心血管系统疾病　如高血压、动脉硬化等，高血压和动脉硬化是中老年人鼻出血的重要原因。

（4）其他全身性疾病　严重肝病、尿毒症等。另外内分泌失调，主要多见于女性，经期、绝经期和妊娠期也可出现鼻出血，可能与毛细血管脆性增加有关。

二、处理措施

治疗原则是长期、反复、少量出血者应积极寻找病因。大量出血者应先维持生命体征、尽可能迅速止血、再找病因。

1. 一般处理　首选对患者及家属进行安抚，解除患者紧张、恐惧情绪，使之镇静，以免精神因素导致血压升高，使出血加剧。取坐位或半卧位，嘱患者勿将血液咽下，以免刺激胃部引起呕吐。休克患者应取平卧低头位，按低血容量休克抢救。

2. 局部处理　根据具体情况，进行鼻腔局部和全身检查。尽可能地找到出血部位，以便准确止血。如有条件，最好在鼻内镜下寻找出血点并止血。常用的止血方法有以下几种。

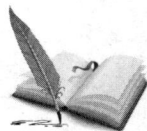

（1）指压法　此方法适用于鼻腔前部少量出血的患者，用手指捏紧双侧鼻翼或将出血侧鼻翼压向鼻中隔 10～15 分钟，同时可用冷水外敷前额及后颈部。

（2）局部止血药物　适用于较轻的鼻腔前部出血，用含 1% 麻黄素、1‰ 肾上腺素或凝血酶溶液棉片填塞出血部位数分钟至数小时，达到止血目的。

（3）烧灼法　适用于反复少量出血且有明确出血点者。常用的有化学药物烧灼（30%～50% 硝酸银或 30% 三氯醋酸溶液）和物理烧灼（包括电烧灼、激光烧灼、微波烧灼等）。此方法要注意避免烧灼时间过长，导致鼻中隔穿孔。

（4）填塞法　适用于渗血面大、出血凶猛或出血部位不明者。

1）前鼻孔可吸收性材料填塞：适用于鼻黏膜弥漫性、出血量小的患者。如可吸收性明胶海绵、纤维蛋白棉等。

2）前鼻孔填塞：较常用的。有效止血方法。适用于出血较剧、出血部位不明的患者。一般可用凡士林纱条、碘仿纱条、膨胀海绵等。填塞一般不超过 48 小时。

3）后鼻孔填塞：前鼻孔填塞未能奏效，出血从鼻咽部流至口腔的患者，可采用此法。

4）鼻腔或鼻咽部气囊或水囊压迫：此法可代替后鼻孔填塞，相对简单、方便，患者痛苦小。

（5）血管介入栓塞法　对严重出血者可采用此法。此法准确、快速、可靠，但费用高且有偏瘫、失语和一过性失明等风险。

（6）血管结扎法　严重出血者，其他方法无效者可采用此法。如中鼻甲下缘平面以下出血者可结扎上颌动脉或颈外动脉，中鼻甲下缘以上出血者可结扎筛前动脉。此法相对创伤较大，目前临床较少使用。

3. 全身治疗　引起鼻出血原因很多，出血程度亦不相同，因此，治疗不应仅仅局限于鼻部，应视病情采取必要的全身治疗措施。

（1）镇静剂　患者安静、血压降低有助于减少出血。

（2）止血剂　常用的有巴曲酶、酚磺乙胺、凝血酶等等。

（3）维生素　维生素 C、K_1、K_4 等。

（4）有贫血或休克患者应纠正贫血或抗休克治疗。

4. 其他治疗　因全身性疾病引起鼻出血的患者，应联系相应专科同时积极治疗原发病。

> **考点提示**
>
> 鼻出血的常见处理措施。

第六节　急性咽炎

急性咽炎（acute pharyngitis）是咽部黏膜与黏膜下组织的急性炎症，咽部淋巴组织常受累及。炎症可波及整个咽部，或仅仅局限于鼻咽、口咽或喉咽的一部分。可为原发性，亦常继发于急性鼻炎或扁桃体炎之后。具有传染性，秋、冬季和冬春交替时更多见。

一、临床表现

1. 症状　一般起病急，先有咽部干燥、灼热、微痛，后咽痛症状逐渐加重，吞咽时加剧，可放射至耳底部。全身症状一般相对较轻，可有发热、头痛、食欲下降等。

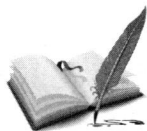

2. 体征 口咽部黏膜呈急性弥漫性充血、肿胀、深红色，咽后壁淋巴滤泡增生，表面可见黄白色点状分泌物。鼻咽及喉咽部亦可呈急性充血貌。颈部淋巴结可肿大。

考点提示

> 急性咽炎的临床表现。

3. 并发症 可引起中耳炎、鼻窦炎及呼吸道急性炎症，急性脓毒性咽炎可能并发急性肾炎、风湿热及败血症。

二、诊断与鉴别诊断

根据病史、症状及体征，本病不难诊断。但应注意与某些急性传染病（如麻疹、猩红热、流感等）相鉴别。此外，如咽部出现假膜坏死，应排除血液病等严重的全身性疾病。

三、病因、发病机制及病理

（一）病因和发病机制

1. 病毒感染 以柯萨奇病毒、腺病毒、副流感病毒多见，鼻病毒及流感病毒次之。可通过空气飞沫和密切接触传播。

2. 细菌感染 以链球菌、葡萄球菌及肺炎链球菌多见，其中以 A 组乙型链球菌感染者最重，可导致远处器官的化脓性病变，称之为急性脓毒性咽炎。

3. 环境因素 如粉尘、烟雾、刺激性气体均可引起本病。

（二）病理变化

病理表现为咽黏膜充血，血管扩张及浆液渗出，使黏膜下血管及黏液腺周围有中性粒细胞及淋巴细胞浸润，黏膜肿胀增厚。

四、处理措施

嘱患者多休息、多饮水、进流食或半流食。咽部可使用复方硼砂溶液或浓替硝唑漱口液含漱。针对病因可应用抗生素或抗病毒药物治疗。抗生素首选青霉素类，因为其对溶血性链球菌疗效较好。

第七节　慢性咽炎

慢性咽炎（chronic pharyngitis）为咽黏膜、黏膜下及淋巴组织的慢性炎症。多见于成人，病程长、症状易反复发作，难以彻底治愈。

一、临床表现

（一）症状

全身症状不明显，以局部症状为主。咽部不适感、异物感、痒感、灼热感、干燥感或微痛感等。由于咽后壁常有黏稠的分泌物附着，因此晨起时常出现刺激性咳嗽及恶心、干呕。由于咽部异物感可表现为频繁吞咽。咽部分泌物少且不易咳出者常表现为习惯性的干咳及清嗓动作。萎缩性咽炎患者可咳出带臭味的痂皮。

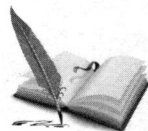

（二）体征

1. 慢性单纯性咽炎 黏膜充血、血管扩张，咽后壁有散在的淋巴滤泡，常有少量黏稠的分泌物附着。

2. 慢性肥厚性咽炎 黏膜充血、增厚，咽后壁淋巴滤泡增生明显，可见散在突起或融合成块，咽侧索充血、肥厚。

3. 萎缩性咽炎与干燥性咽炎 黏膜干燥，萎缩变薄，色苍白、发亮，常有黏稠分泌物或带臭味的黄色痂皮附着。

（三）并发症

可侵犯喉、气管引起慢性喉炎、气管炎及支气管炎。引起咽部、软腭、悬雍垂充血、水肿，导致上气道狭窄，产生打鼾，造成睡眠呼吸暂停综合征。

> **考点提示**
>
> 慢性咽炎的临床表现。

二、诊断与鉴别诊断

（一）诊断

根据患者的连续咽部不适感3个月以上的病史，结合咽部黏膜慢性充血、小血管扩张，呈暗红色，表面有少量黏稠分泌物或咽后壁滤泡增生、隆起，呈慢性充血状，咽侧索淋巴组织增厚呈条索状，或咽黏膜干燥、菲薄，覆盖脓痂，可诊断本病。但应注意，许多全身性疾病早期症状酷似慢性咽炎，故当主诉与查体不吻合或有其他疑点时，不应贸然单纯诊断慢性咽炎，应详细询问病史，全面仔细检查鼻、咽、喉、气管、食管及颈部甚至全身的隐匿性病变，以免漏诊。

（二）鉴别诊断

1. 慢性扁桃体炎 也可有咽异物感、咽痒、干燥、疼痛、干咳等症状。查体可见扁桃体增生肥大、扁桃体表面凹凸不平或扁桃体隐窝内可见栓塞物。

2. 咽部或邻近部位的良恶性肿瘤 如咽部乳头状瘤、纤维瘤、血管瘤、鳞状细胞癌、淋巴瘤等。

3. 茎突综合征、舌骨综合征 可有相同症状。通过触诊、X线片、CT检查可鉴别。

4. 肺结核 除伴发咽部结核外，肺结核的患者通常也伴有慢性咽炎。

三、病因、发病机制和病理

（一）病因和发病机制

1. 急性咽炎的反复发作。

2. 咽部邻近的上呼吸道病变 如鼻腔、鼻窦的慢性炎症，慢性扁桃体炎的蔓延，鼻腔通气功能障碍造成的长期张口呼吸等。

3. 气候及环境等影响 温度、湿度变化，空气质量差，烟酒刺激，粉尘、有害气体的影响等。

4. 全身因素 如贫血、消化不良、心血管疾病（因血液循环障碍影响咽部静脉回流造成淤血）、内分泌功能紊乱等。

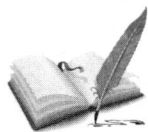

（二）病理变化

1. 慢性单纯性咽炎　黏膜下结缔组织和淋巴组织增生，鳞状上皮增厚，黏液腺肥大、分泌亢进。

2. 慢性肥厚性咽炎　黏膜下广泛的结缔组织及淋巴组织增生，黏液腺周围淋巴组织增生形成颗粒状隆起，咽侧索淋巴组织增生、肥厚，呈条索状。

3. 萎缩性咽炎与干燥性咽炎　腺体分泌减少，黏膜萎缩变薄。

四、处理措施

1. 去除病因　戒烟酒，积极治疗原发病（如急性咽炎、慢性鼻窦炎、胃食管反流等），改善工作及生活环境质量。

2. 生活方式改变　坚持体育锻炼，健康饮食，保持良好的心理状态等。

3. 局部治疗

（1）慢性单纯性咽炎　常用复方硼砂溶液、呋喃西林溶液、复方氯己定含漱液等含漱。亦可含服碘喉片、薄荷喉片等含片。超声雾化吸入也可缓解不适症状。一般不使用抗生素。

（2）慢性肥厚性咽炎　除上述治疗外，可对咽后壁增生隆起的淋巴滤泡用激光、低温等离子等治疗。

（3）萎缩性咽炎与干燥性咽炎　用2%碘甘油涂抹咽部，促进腺体分泌。服用维生素A、B_2、C、E，可促进黏膜上皮生长。超声雾化也可减轻干燥症状。

第八节　扁桃体炎

扁桃体炎（tonsillitis）可分为急性扁桃体炎（acute tonsillitis）和慢性扁桃体炎（chronic tonsillitis）。

一、临床表现

（一）症状

1. 急性期

（1）全身症状　起病急，畏寒，高热（可达39℃以上），幼儿可出现抽搐、呕吐、昏睡等。

（2）局部症状　咽痛明显，吞咽加重，可放射至耳底部。

2. 慢性期

（1）反复发作性咽痛　每遇感冒、受凉、烟酒或辛辣食物刺激后发作，并有咽部不适及堵塞感。

（2）口臭　由于扁桃体内细菌繁殖及残留于隐窝的脓栓，常可致口臭。

（3）扁桃体肿大　扁桃体肿大可导致吞咽困难，言语含混不清，呼吸不畅或睡眠打鼾。

（4）全身表现　扁桃体内细菌、脓栓进入消化道可导致消化不良。如细菌毒素进入体内，可有头痛、乏力或低热表现。

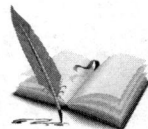

（二）体征

1. 急性期　口咽部黏膜明显充血、红肿，扁桃体、腭弓更为显著。细菌感染时白细胞总数显著升高，中性粒细胞分类明显升高。

2. 慢性期　扁桃体慢性充血，表面不平，瘢痕增生，与周围有粘连，有时见隐窝口有白色脓点或干酪样物，挤压时分泌物外溢。下颌下淋巴结时有肿大。

（三）并发症

1. 局部并发症　炎症接波及邻近组织，常导致扁桃体周围炎、扁桃体周脓肿、急性中耳炎、急性鼻炎及鼻窦炎、急性喉炎、咽旁脓肿等。

> **考点提示**
>
> 急、慢性扁桃体炎的主要临床表现。

2. 全身并发症　常见者有急性风湿热、心肌炎、急性肾炎、急性关节炎等。

二、诊断与鉴别诊断

1. 急性扁桃体炎　根据其典型的临床表现，不难诊断。但应注意与咽白喉、樊尚咽峡炎、白血病性咽峡炎、单核细胞增多症性咽峡炎等。

2. 慢性扁桃体炎　应根据病史、结合局部检查进行诊断。患者反复急性发作的病史，为本病诊断的主要依据。需同以下疾病相鉴别：①扁桃体生理性肥大；②扁桃体角化症；③扁桃体肿瘤。

三、病因、发病机制和病理

急性扁桃体炎主要是细菌和病毒感染引起，主要致病菌为乙型溶血性链球菌，非溶血性链球菌、葡萄球菌、肺炎链球菌、腺病毒、鼻病毒等也可引起本病。可通过飞沫或直接接触传播。慢性扁桃体炎主要是由急性扁桃体炎反复发作或因扁桃体隐窝阻塞导致细菌、病毒滋生感染而演变为慢性炎症。链球菌和葡萄球菌为本病的主要致病菌。

（一）急性扁桃体炎　病理一般分为 3 类。

1. 急性卡他性扁桃体炎　多为病毒引起。病变较轻，炎症仅局限于黏膜表面，隐窝内及扁桃体实质无明显炎症改变。

2. 急性滤泡性扁桃体炎　炎症侵犯扁桃体实质内的淋巴滤泡，引起充血、肿胀甚至化脓。可于隐窝口之间的黏膜下，呈现黄白色脓点。

3. 急性隐窝性扁桃体炎　扁桃体充血、肿胀，隐窝内充塞由上皮、纤维蛋白、脓细胞、细菌等组成的渗出物，并自窝口排除。有时连成一片，形似假膜，易拭去。

（二）慢性扁桃体炎　病理一般分 3 型。

1. 增生型　因炎症反复刺激，淋巴组织与结缔组织增生，腺体肥大、质软，突出于腭弓之外。

2. 纤维型　淋巴组织和滤泡变性萎缩，为广泛纤维组织所取代，因瘢痕收缩，腺体小而硬，常与腭弓及扁桃体周围组织粘连。病灶感染多为此型。

3. 隐窝型　腺体隐窝内有大量脱落上皮细胞、淋巴细胞、白细胞及细菌聚集而形成脓栓，或隐窝口音炎症瘢痕粘连，内容物不能排出，形成脓栓或囊肿，成为感染灶。

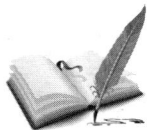

四、处理措施

1. 一般治疗

（1）保持口腔清洁，勤刷牙、漱口，减少口腔内细菌感染机会。

（2）急性发作时本病具有传染性，故患者要适当隔离。卧床休息，进流食，多饮水。

（3）慢性扁桃体炎患者需禁烟酒、忌辛辣刺激性食物，注意保暖、勿受凉，加强锻炼、增强体质。

2. 局部治疗　常用复方硼砂溶液、复方氯己定含漱液、浓替硝唑含漱液等含漱。

3. 抗生素等药物治疗　急性化脓性扁桃体炎患者及时、足量的使用敏感性抗生素，首选青霉素，全身症状重者可酌情使用糖皮质激素。

4. 手术治疗　急性期一般不实施手术，宜在急性炎症消退2～3周后切除扁桃体。手术的方法一般有剥离法、挤切法两种，后者目前已逐渐较少使用，现主张全麻下进行扁桃体剥离术，条件允许可行等离子手术，优点是创伤小、出血少、恢复快。

第九节　阻塞性睡眠呼吸暂停（低通气）综合征

阻塞性睡眠呼吸暂停低通气综合征（obstructive sleep apnea hypopnea syndrome, OS-AHS）是指睡眠时上气道塌陷阻塞引起的呼吸暂停和低通气，通常伴有打鼾、睡眠结构紊乱、频繁发生血氧饱和度下降、白天嗜睡、注意力不集中等病症，并可导致高血压、冠心病、糖尿病等多器官多系统损害。此疾病是最常见的睡眠呼吸紊乱疾病。以中年肥胖男性发病率最高，小儿亦可发病、严重者影响生长发育。

一、临床表现

> **考点提示**
>
> 阻塞性睡眠呼吸暂停低通气综合征的定义。

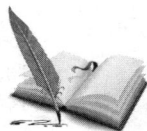

1. 症状

（1）睡眠打鼾、呼吸暂停　睡眠打鼾伴有憋气、呼吸暂停现象，严重者可有夜间憋醒。

（2）白天嗜睡　患者入睡快、睡眠时间长、但睡后精神体力无明显恢复，白天乏力或嗜睡。

（3）晨起口干、咽干、头痛、血压升高。

（4）记忆力下降、注意力不集中、反应迟钝。

（5）部分患者可出现性功能障碍，夜尿增多。

（6）性格变化　烦躁、易怒等。

（7）儿童患者可出现颌面部发育畸形、生长发育迟缓等。

2. 体征

（1）一般征象　成年患者多数肥胖、颈部粗短，部分患者有明显的上、下颌骨发育不良，部分患者外鼻狭小，鼻孔上翘、上唇翘起。儿童患者一般较同龄人差，可有颌面部发育异常，甚至胸廓发育畸形。

（2）上气道征象　咽腔尤其是口咽腔狭窄，可见扁桃体肥大、软腭肥厚松弛、悬雍垂肥厚过长、舌体或舌根肥厚、舌根淋巴组织增生、咽侧索肥厚等；部分患者可见腺样体肥大、鼻甲肥大、鼻息肉、鼻中隔偏曲等。

二、诊断与鉴别诊断

1. 多导睡眠检测（polysomnograph，PSG） 是目前诊断 OSAHS 的实验室金标准。成人 OSAHS 病情程度和低氧血症程度判断依据见表 7 - 2。

表 7 - 2　成人 OSAHS 病情程度和低氧血症程度判断依据

程度	AHI（次/小时）	最低 SaO_2（%）
轻度	5 ~ 15	85 ~ 90
中度	>15 ~ 30	65 - <85
重度	>30	<65

睡眠呼吸暂停低通气指数（apnea hypopnea index，AHI）指睡眠过程中平均每小时呼吸暂停和低通气的总次数。AHI =（呼吸暂停次数 + 低通气次数）/睡眠时间。

2. 纤维鼻咽喉镜检查 可观察上气道各部位的截面积及引起狭窄的结构。

（1）X 线头颅定位测量　主要评价气道形态特点。

（2）上气道 CT、MRI　可行二维、三维的观察、测量，更好地了解上气道的形态结构特点。

三、病因和发病机制

OSAHS 的病因和发病机制目前尚不完全清楚，目前主要考虑以下 3 个方面。①上气道解剖结构异常或病变；②上气道扩张肌力张力异常；③呼吸中枢调节功能异常。

四、处理措施

1. 一般治疗 锻炼减肥，戒烟酒，侧卧睡眠，养成良好的睡眠和生活习惯。

2. 非手术治疗

（1）无创气道正压通气治疗　包括持续正压通气治疗（continuous positive airway pressure，CPAP）和双水平气道正压通气（bi - level positive airway pressure，BiPAP），此法是内科治疗最有效方法，亦是重度 OSAHS 患者最有效方法。

（2）口腔矫治器　是治疗单纯鼾症的主要手段，特别适用有下颌后缩者。

3. 手术治疗 是治疗 OSAHS 的重要手段之一，手术的目的在于减轻和消除气道阻塞，防止气道软组织塌陷。常用的手术方法有：①扁桃体、腺样体切除术；②鼻中隔偏曲矫正术；③鼻息肉切除或鼻甲部分切除术；④悬雍垂腭咽成形术（UPPP）及改良术式；⑤舌根牵引术；⑥上气道低温等离子打孔消融术等。

五、健康教育

忌烟酒。避免辛辣食物刺激。尽量避免接触过敏原、粉尘环境和刺激性气体。预防受凉感冒，加强锻炼提升体质。术后遵医嘱严格执行滴鼻液、滴耳液等的滴注方法。养成较

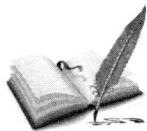

好的卫生习惯，勿用手挖鼻孔等。

本章小结

　　鼻部和咽喉部是构成人体的上呼吸道系统，是下呼吸道系统的门户。急慢性鼻炎、咽炎、扁桃体炎是常见病、多发病，可相互影响或同时发病，预防为主，平时加强体育锻炼、增强体质，有助预防此类疾病发生。鼻出血属于耳鼻喉科常见急症，反复长期鼻出血及老年人鼻出血需引起高度重视。睡眠呼吸暂停低通气综合征可导致高血压、冠心病、糖尿病等多器官多系统损害，因此切不可忽视。

目标检测

扫码"练一练"

一、选择题

1. 下列不是单纯性鼻炎临床表现的是

　A. 间歇性鼻塞　　　　　　　　　　B. 交替性鼻塞

　C. 鼻塞可随体位改变　　　　　　　D. 持续性鼻塞

　E. 以上都不对

2. 以下哪一种药长期使用将导致药物性鼻炎

　A. 鼻腔减充血剂　　　　　　　　　B. 抗组胺药

　C. 糖皮质激素　　　　　　　　　　D. 肥大细胞膜稳定剂

　E. 以上都不是

3. 下列鼻出血的处理措施，不正确的是

　A. 少量出血可采用局部止血方法

　B. 出血点找不到可先行前鼻孔填塞

　C. 有明确出血点可行冷冻或化学烧灼

　D. 只要有鼻出血均可行后鼻孔填塞

　E. 局部止血可同时适当配合全身用药

4. 诊断慢性扁桃体炎的主要依据是

　A. 咽部疼痛　　　　　　　　　　　B. 扁桃体肿大程度

　C. 扁桃体表面有脓　　　　　　　　D. 颌下淋巴结肿大

　E. 反复急性发作病史

5. 急性咽炎临床表现特征下列不符的是

　A. 口咽部黏膜呈急性弥漫性充血、肿胀

　B. 咽喉淋巴滤泡增生，表面可见片状白色伪膜

　C. 悬雍垂及软腭水肿

　D. 下颌角淋巴结肿大、压痛

　E. 吞咽疼痛

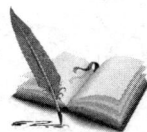

（6~8题共用题干）患者，男，17岁。昨日上午运动后受凉，下午出现咽痛不适，后逐渐加重，吞咽时明显，晚间开始出现发热，自行口服"三九感冒灵"，症状无明显好转。遂今日上午来院就诊。查体：口咽部充血、肿胀，双侧扁桃体充血、肿大，表面可见白色脓性分泌物附着，易拭去。T 37.8℃。查血常规：Hb 106 g/L，WBC 14.8×10^9/L，N 0.80，L 0.30，PLT 150×10^9/L。CRP 25 mg/L。

6. 目前考虑诊断是

 A. 急性咽炎   B. 急性扁桃体炎

 C. 白血病性咽峡炎   D. 扁桃体周围炎

 E. 扁桃体周脓肿

7. 首选治疗药物是

 A. 庆大霉素   B. 链霉素

 C. 青霉素   D. 头孢曲松

 E. 氧氟沙星

8. 如果该患者需要手术，最佳手术时机选择

 A. 立即手术

 B. 急性炎症消退后立即手术

 C. 急性炎症消退后 2~3 周

 D. 急性炎症消退后 2~3 个月

 E. 急性炎症消退后半年

（9~10题共用题干）患者，男，40岁。交替性鼻塞半年，睡觉时加重，少量黏涕。查体：双侧下鼻甲肿大，表面光滑，有弹性，鼻腔未见脓性分泌物及新生物。

9. 目前诊断考虑为

 A. 急性鼻炎   B. 慢性单纯性鼻炎

 C. 慢性肥厚性鼻炎   D. 慢性萎缩性鼻炎

 E. 慢性鼻窦炎

10. 首选治疗药物是

 A. 鼻内用糖皮质激素   B. 鼻内用减充血剂

 C. 抗生素   D. 中成药

 E. 以上都不是

二、思考题

1. 列举急性化脓性鼻窦炎的并发症。

2. 简述阻塞性睡眠呼吸暂停低通气综合征的定义。

3. 列举鼻出血常见的处理措施。

（徐仁良）

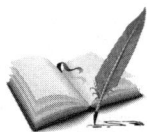

第八章　急性上呼吸道感染和急性气管－支气管炎

学习目标

1. **掌握**　急性上呼吸道感染和急性气管－支气管炎的临床表现。
2. **熟悉**　急性上呼吸道感染和急性气管－支气管炎的分型。
3. **了解**　急性上呼吸道感染和急性气管－支气管炎鉴别诊断。
4. 能运用所学知识进行急性上呼吸道感染和急性气管－支气管炎的诊断及治疗。
5. 具有尊重关心患者的意识，能用专业知识进行健康宣教。

案例导入

患者，男，25岁，工人。因咽喉肿痛伴发热、乏力2天入院。

近1周由于寒冷感到疲乏，咽喉肿痛逐渐加重，伴发声困难，偶有咳嗽，无寒战及盗汗。1天前感咽喉肿痛加剧，喷嚏伴鼻涕增多，自行口服"伤风感冒胶囊"无减轻。查体：T 38.4℃，BP 110/80 mmHg，P 80次/分。浅表淋巴结无肿大。皮肤黏膜无皮疹、出血点及淤斑。鼻腔清鼻涕增多、咽部红肿。肺部听诊未见明确湿性啰音，心脏检查无异常发现。腹软，无压痛，无包块，肝脾无肿大，肠鸣音正常。血常规：Hb 126 g/L，WBC 7.8×10^9/L，N 0.60，L 0.30，PLT 194×10^9/L，血沉15 mm/h。出、凝血时间正常，大便潜血试验阴性。肝、肾功能正常。胸片示：两肺纹理稍增多。心电图正常。

问题：

1. 诊断及诊断依据是什么？
2. 要明确诊断，还需做哪些检查？
3. 治疗原则是什么？

扫码"学一学"

第一节　急性上呼吸道感染

急性上呼吸道感染简称上感。由外鼻孔至环状软骨下缘包括鼻腔、鼻窦、咽喉部急性炎症的总称。各种病毒是主要病原体，少数由细菌引起。冬春季节，免疫功能低下者易感。起病较急，但病程短，一般预后良好，严重者也可影响工作和生活，所以要积极防治，部分上感可以有传染性。

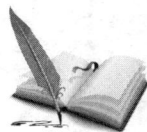

一、临床表现

1. 症状　成年人症状较轻，以局部症状为主，主要是鼻咽部症状，如鼻塞、流涕、喷嚏、干咳、咽痒、咽痛等，多于3~4天自然痊愈，无全身症状或全身症状较轻。婴儿病情大多较重，常有明显全身症状。常于受凉后1~3天出现症状，发热、烦躁不安、头痛、全身不适、乏力等。婴幼儿起病急，多有高热，体温可高达39~40℃，常持续2~3天至1周左右，常伴有呕吐、腹泻、烦躁不安，甚至高热惊厥。

考点提示

急性上呼吸道感染的临床表现。

2. 体征　体检可见咽部充血、淋巴滤泡，扁桃体可肿大、充血并伴有渗出物，颌下淋巴结肿大、触痛。肠道病毒引起者可出现不同形态的皮疹。肺部听诊一般正常。

知识链接

上呼吸道和下呼吸道

临床上，鼻部、咽部、喉部一般统称为上呼吸道。以环状软骨为界，其下对应的气管和支气管则为下呼吸道。各部位均有黏膜内壁，因而是各种病毒和细菌入侵的第一道防线。

3. 并发症　婴幼儿以及免疫力低下或高龄老人，可继发鼻窦炎、中耳炎，严重者甚至引起心肌炎或肾小球肾炎等。

二、诊断与鉴别诊断

（一）诊断

根据鼻咽口咽部的症状和体征，结合外周血象和胸部X线的阴性结果，可做出急性上呼吸道感染的诊断。特殊情况下可进行细菌培养和病毒分离，或病毒血清学检查。部分疾病初期表现类似感冒，及时鉴别尤为关键。

（二）鉴别诊断

（1）流行性感冒　为流感病毒引起，可为散发，也可小规模流行，当病毒发生变异时可大规模爆发。一般起病较急才，局部症状偏轻，但全身症状很重，伴高热寒战、全身酸痛和眼结膜炎症状。取患者咽拭子或鼻洗液中黏膜上皮细胞涂片免疫荧光标记的流感病毒免疫血清染色，置荧光显微镜下检查，有助于诊断。近些年已有快速血清PCR方法检测病毒，可资鉴别。

（2）过敏性鼻炎　症状急发，常有突发性连续喷嚏，鼻痒、鼻塞和大量清涕，无发热，咳嗽较少，全身症状轻微。常见过敏原有螨虫、花粉、动物毛发。寒冷刺激亦引起。当脱离过敏原后，常常在短时间内症状缓解。体格检查可见鼻黏膜苍白、水肿，鼻分泌物涂片可见嗜酸性粒细胞增多，皮肤过敏实验可明确过敏原。

（3）急性气管－支气管炎　临床变现常见咳嗽、咯痰或浓痰，血象检查可见白细胞和中性粒细胞百分比升高，鼻咽部症状减轻，呼吸道症状加重，X线检查可见两肺纹理增多

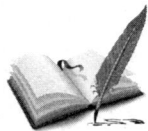

增粗。

（4）急性传染病的前驱症状 病毒感染性疾病众多，如禽流感、麻疹、脑炎、脊髓灰质炎、心肌炎等疾病前期症状类似，初期可有鼻塞、流涕、头痛等类似症状，短期治疗反而加重，应予以足够重视。但如果1周之内呼吸道症状减轻反而出现新的症状，需进行必要的实验室检查，以免延误诊断。

考点提示

急性上呼吸道感染的鉴别诊断。

三、病因、发病机制与病理

急性上呼吸道感染70%～80%由病毒引起，常见有鼻病毒、冠状病毒、腺病毒、流感和副流感病毒、呼吸道合胞病毒、埃克病毒和柯萨奇病毒等。另有20%～30%的上呼吸道感染由细菌引起，可单纯发生或继发于病毒感染后发生，常见口腔定植菌、溶血性链球菌、其次为流感嗜血杆菌、肺炎链球菌和葡萄球菌等，当接触以上病原体后是否发病，取决于多种因素，包括人群的易感性、传播途径等。季节变换、淋雨受寒、气候突变、过度疲劳可降低人体的防御机能，导致人体原存的病毒或细菌快速繁殖，或直接接触那些已经感染的病原体患者诱发本病。对于婴幼儿、免疫机能低下者、年老体弱或有慢性基础性疾病的患者更容易诱发上呼吸道感染。

组织学上可无明显病理改变，也可出现上呼吸道上皮细胞损伤。当炎症因子参与发病，使上呼吸道黏膜血管充血和分泌物增多，单核细胞浸润，有浆液性和黏液性炎性渗出物。继发细菌感染者，可有中性粒细胞浸润和脓性分泌物。

知识链接

腺病毒

腺病毒（adenovirus）是一种没有包膜的直径为70～90 nm的颗粒，由252个壳粒呈二十面体排列构成。每个壳粒的直径为7～9 nm。衣壳里是线状双链DNA分子，约含4.7kb，两端各有长约100 bp的反向重复序列。由于每条DNA链的5端同相对分子质量为55×10^3Da的蛋白质分子共价结合，可以出现双链DNA的环状结构。腺病毒对呼吸道、胃肠道、尿道和膀胱、眼、肝脏等均可感染，人腺病毒约1/3的已知血清型通常与人类疾病相关，但一种血清型可引起不同的临床疾患；相反，不同血清型也可引起同一种疾患。呼吸道感染的典型症状是咳嗽、鼻塞和咽炎，同时伴有发热、寒战、头痛和肌肉痛等。

四、处理措施

由于病毒变异多，市面并无抗病毒特效药物，以对症治疗为主，同时注意休息，多饮开水，保持空气新鲜，积极防治继发性细菌感染。

（1）对症治疗 对有急性鼻塞、流鼻涕、咽干的患者可用麻黄素滴鼻以减轻鼻黏膜充血水肿，必要时加用解热镇痛类药物。

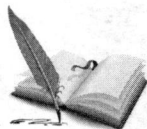

（2）抗生素治疗　轻微感冒无须使用抗生素。针对白细胞升高、咽部脓苔、咳黄绿色痰等细菌感染证据，可根据当地流行病学史和经验选用口服青霉素，第一代头孢菌素、大环类酯类药物，极少需要根据病原菌选用敏感的抗菌药物。

（3）抗病毒药物治疗　对于没有发热、免疫功能正常、发病不超过 2 天的患者，一般不需要应用抗病毒药物。对于基础疾病较多或免疫缺陷患者，尽量早期常规使用。利巴韦林和奥司他韦有较广的抗病毒谱，特别对流感病毒、副流感病毒和呼吸道合胞病毒等有较强的抑制作用，可缩短病程。

（4）中药治疗　给予清热解毒或辛温解表和有抗病毒作用的中药，如伤风感冒胶囊、双黄连等。有助于改善症状，缩短上呼吸道感染病程。

第二节　急性气管－支气管炎

急性气管－支气管炎是由于生物性或非生物性致病因素引起的支气管黏膜急性炎症，为一个独立病症，与慢性支气管炎不存在内在联系。本病属常见病，多发病，尤以小儿和老年多见。多为上呼吸道病毒感染引起，受凉为主要原因，秋冬为本病多发季节，寒冷地区也多见。在流感流行时，本病的发生率更高。

一、临床表现

1. 症状　通常急起发病，咳嗽加剧，有白痰或稠厚浓痰，全身症状较轻。随着痰量增多，偶有痰中带有血丝。经治疗后咳嗽咳痰常持续 2～3 周，每于夜间加剧。如果迁延不愈，可演变成慢性支气管炎。伴气道黏膜痉挛时，可出现程度不等的胸闷气促。

2. 体征　体检可见咽部充血、颌下淋巴结肿大、触痛。听诊可闻及两肺散在干湿性啰音。部位不固定，咳嗽后可减少或消失。部分患者也可无明确阳性表现。

📖 知识链接

急性气管－支气管炎高危人群

急性气管－支气管炎通常是由病毒感染导致的，所以一般不需要使用抗生素，但如果是容易发展为肺炎的高风险人群，医生也可能会开抗生素，因为肺炎是支气管炎最常见的并发症。下面这些人群要引起重视，如早产儿，80 岁以上的老人，有心脏病、肺病、肾病或肝脏疾病病史的人，免疫系统被削弱者（比如使用类固醇药物治疗其他疾病者），囊性纤维化患者。痰的颜色由白色变为绿色或黄色并不意味着合并细菌感染，只是提示和炎症相关的细胞已经移到气管和支气管。

3. 并发症　婴幼儿和免疫力低下或高龄老人，可继发支气管肺炎、大叶性肺炎，严重者甚至引起心肌炎或肾小球肾炎等。

考点提示

急性气管－支气管炎的临床表现。

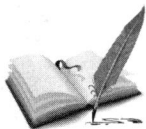

二、诊断与鉴别诊断

（一）诊断

根据病史、咳嗽、咳痰、发热等症状，体检听诊闻及双肺干性啰音或湿性啰音，部位散在而不固定，结合外周血象和胸部 X 线检查结果，可作出急性气管－支气管炎的临床诊断。特殊情况下可进行细菌培养和病毒分离，或病毒血清学检查。部分疾病初期表现类似感冒，及时鉴别尤为关键。

（二）鉴别诊断

（1）流行性感冒　为流感病毒引起，可为散发，也可小规模流行，当病毒发生变异时可大规模爆发。一般起病较急才，局部症状偏轻，但全身症状很重，伴高热寒战、全身酸痛和眼结膜炎症状。取患者咽拭子或鼻洗液中黏膜上皮细胞涂片免疫荧光标记的流感病毒免疫血清染色，置荧光显微镜下检查，有助于诊断。近些年已有快速血清 PCR 方法检测检查病毒，可资鉴别。

（2）急性上呼吸道感染　常为该病的前驱症状，鼻咽部症状明显，肺部常无异常体征，咳嗽轻微，一般无稠厚白痰或浓痰。胸部 X 线摄片大都正常。

（3）其他疾病　肺部各种疾病甚多，支气管肺炎、肺结核、肺癌、肺脓肿、百日咳等多种疾病均有咳嗽、咳痰等临床表现，需要联系病史和相关检查，仔细甄别。

> **考点提示**
>
> 急性气管－支气管炎的鉴别诊断。

三、病因、发病机制与病理

气管－支气管炎是由生物、物理、化学刺激或过敏等因素引起的气管支气管黏膜的急性炎症。临床主要症状有咳嗽和咳痰。常见于寒冷季节或气候突变时。也可由急性上呼吸道感染蔓延而来。

（1）微生物　可以由病毒、细菌直接感染，也可因急性上呼吸道感染的病毒或细菌蔓延引起本病。常见病毒为腺病毒、流感病毒（甲型、乙型）、冠状病毒、鼻病毒、单纯疱疹病毒、呼吸道合胞病毒和副流感病毒。常见细菌为流感嗜血杆菌、肺炎链球菌、卡他莫拉菌等，衣原体和支原体感染有所增加。也可在病毒感染的基础上继发细菌感。

（2）理化因素　过冷空气、粉尘、刺激性气体或烟雾（如二氧化硫、二氧化氨、氨气、氯气等）的吸入，对气管－支气管黏膜急性刺激和损伤引起。

（3）过敏反应　常见的吸入致敏原包括花粉、有机粉尘、真菌孢子等；或对细菌蛋白质和过敏，引起气管支气管炎症反应。

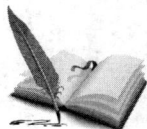

过敏反应

过敏反应是指已产生免疫的机体在再次接受相同抗原刺激时所发生的组织损伤或功能紊乱的反应。反应的特点是发作迅速、反应强烈、消退较快；一般不会破坏组织细胞，也不会引起组织严重损伤，有明显的遗传倾向和个体差异。生活中有时会看到这样的一个现象：有的人吸入花粉或尘土后，会发生鼻炎或哮喘；有的人注射青霉素后会发生休克。这些都是过敏反应的表现。严重的过敏反应，还会导致死亡。引起过敏反应的物质，在医学上被称为过敏原。当人体抵抗抗原侵入的功能过强时，在过敏原的刺激下，就会发生过敏反应。找出过敏原，并且尽量避免再次接触过敏原，是预防过敏反应发生的主要措施。已经发生过过敏反应的人，应当及时去医院治疗。

四、处理措施

急性气管－支气管炎常由上呼吸道感染引起，抗病毒治疗不及时所致，对症治疗同时予以抗生素治疗，同时注意休息，多饮开水，保持空气新鲜，积极防治。

（1）对症治疗　咳嗽、无痰或少痰，可用右美沙芬、喷托维林镇咳。咳嗽有痰而不易咳出，可选用盐酸氨溴索、溴己新化痰，也可雾化祛痰。较常用既可以化痰也可祛痰的，如复方甘草合剂，也可以选用其他中成药。发生支气管平滑肌痉挛时可选用平喘药如茶碱、胆碱能阻滞剂等。发热除了物理降温外，可选用解热镇痛药对症处理，如阿司匹林、对乙酰氨基酚。

（2）抗生素治疗　结合血象白细胞升高伴粒细胞比值升高，C－反应蛋白升高，细菌感染证据明确，可使用抗生素。一般咳嗽10天以上，细菌、支原体、肺炎衣原体、鲍特菌等感染的概率较大。可首选新大环类酯类或青霉素类药物。也可选用头孢菌素类或喹诺酮类等药物。推荐服用阿奇霉素5天，克拉霉素7天，或红霉素14天。多数患者口服抗生素即可，症状较重或全身反应明显者可肌注或静滴给药，极少数患者需根据病原体培养结果指导用药。

（3）其他治疗　给予清热解毒或辛温解表的中药，如双黄连等。有助于改善症状，缩短感染病程。同时多休息，多饮水，避免过度劳累。

五、健康教育

上感重在预防，要及时关注国家层面的相关传染病资讯，隔离传染源有助于避免传染。增强体质，适当锻炼，改善营养，饮食生活规律，避免受凉和过度劳累有助于降低易感性，是预防上呼吸道感染的最好方法。婴幼儿和年老体弱者更应注意防护，在上呼吸道感染流行时应戴口罩，减少在人群密集的地方出入。急性气管－支气管炎为气管－支气管的急性炎症，一般为自限性，最终完全痊愈并恢复功能。尽管通常病情轻，但急性支气管炎在糖尿病和慢性肺脏或心脏患者中可能很严重，常继发气流阻塞，肺炎是严重的并发症。因此也要引起重视。鼓励排痰，排痰困难的，可轻拍患者背部或指导患者变换体位，以引起咳嗽，协助排痰；增加营养，加强锻炼，以增强体质，预防机体对疾病的易感性；注意保暖，

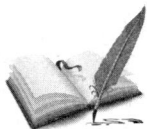

预防着凉。改善劳动卫生，减少空气污染。过敏患者要避免接触过敏原。戒除吸烟习惯，指导患者作腹式呼吸锻炼，有利于改善通气功能。

本章小结

上呼吸道感染，简称"上感"，是冬春季节的常见病、多发病。从引起感冒的病原体看，大部分都是病毒，如鼻病毒、腺病毒、流感病毒、副流感病毒、呼吸道合胞病毒等；细菌引起的有肺炎双球菌、链球菌、金黄色葡萄球菌、流感杆菌等。常以对症治疗和抗病毒治疗为主，而急性气管－支气管炎常先有急性上呼吸道感染症状。全身症状一般较轻，可有发热，38℃左右，多于3~5天降至正常。咳嗽、咳痰，先为干咳或少量黏液性痰，随后可转为黏液脓性或脓性，痰量增多，咳嗽加剧，偶可痰中带血，咳嗽可延续2~3周才消失，啰音部位不固定，咳嗽后可减少或消失。周围血中白细胞计数和分类无明显改变。细菌感染较重时，白细胞总数和中性粒细胞增高，痰培养可发现致病菌。X线胸片检查大多数表现正常或仅有肺纹理增粗。根据病史、咳嗽和咳痰等呼吸道症状以及两肺散在干、湿性啰音等体征，结合血象和X线胸片检查，可作临床诊断，常以对症治疗和抗生素治疗为主。

目标检测

一、选择题

1. 疱疹性咽峡炎引起的病毒为

    A. 合胞病毒   B. 腺病毒

    C. 柯萨奇病毒 A 组   D. 流感病毒

    E. 副流感病毒

2. 支气管炎与支气管肺炎的主要鉴别点是

    A. 发热的高低   B. 咳嗽的轻重

    C. 食欲的好坏   D. 肺部是否有固定的中小水泡音

    E. 血白细胞数的高低

3. 小儿急性上呼吸道感染，最常见的病原是

    A. 细菌   B. 病毒

    C. 支原体   D. 衣原体

    E. 真菌

4. 关于急性上呼吸道感染患者，下列不正确的是

    A. 避免淋雨

    B. 增强机体抵抗能力

    C. 口服抗生素预防

    D. 患者使用的餐具、痰盂等用具应每日消毒

    E. 接触患者时注意做好床边隔离，防止交叉感染

扫码"练一练"

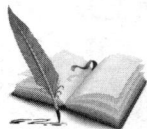

5. 持续高热的年老体弱患者，降温时应慎用下列哪项措施
    A. 酒精擦浴
    B. 4℃冷盐水灌肠
    C. 头部冷敷、冰袋置大血管附近
    D. 室温保持在 18～22℃
    E. 应用强烈的退热药

6. 咽结合膜热的病原体是
    A. 腺病毒   B. EB 病毒
    C. 柯萨奇病毒   D. 流感病毒
    E. 以上都不是

7. 引起急性气管 - 支气管炎最常见的病原体是
    A. 细菌   B. 病毒
    C. 支原体   D. 真菌
    E. 原虫

（8～10 题共用题干）患者，女，32 岁。因加夜班后淋雨后次日咽痛、鼻塞，流清鼻涕伴低热。查体：发现咽部红肿，听诊双肺清音，血白细胞 4.5×10^9/L。

8. 最可能的诊断是
    A. 流感   B. 上呼吸道感染
    C. 肺炎   D. 支气管肺炎
    E. 肺结核

9. 首选的辅助检查是
    A. 血常规   B. X 线检查
    C. CT   D. B 超检查
    E. 喉镜

10. 最常用的处理措施是
    A. 抗生素运用   B. 抗病毒治疗
    C. 中药   D. 抗结核治疗
    E. 休息观察

二、思考题

简述急性气管 - 支气管炎与上呼吸道感染的鉴别与处理。

（徐仁良）

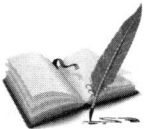

第九章 胸部损伤

案例导入

患者，男，20岁。被刀刺伤右前外侧胸壁近半小时，急诊入院。诉头晕、无力和气促。查体：血压 80/60 mmHg，脉搏 110 次/分，皮肤黏膜苍白，右前外侧胸壁伤口为利器伤，宽约 1.3 cm，位于右锁骨中线第 4 肋间水平，无明显血液流出。胸部听诊右侧呼吸音降低，叩诊右胸上部呈鼓音，下部呈浊音。

问题：

1. 考虑为何种损伤？

2. 如何处理？

扫码"学一学"

第一节 概 述

胸部损伤（chest trauma）指胸部遭受直接暴力或间接冲击力作用，而造成的胸廓、胸膜、肺、纵隔、横膈等的损伤，其损伤范围和程度常与所受暴力的性质、大小、方向有关。当遭受钝性暴力后，肋骨骨折或胸骨骨折会破坏骨性胸廓的完整性，使心、肺与胸壁发生碰撞或挤压，造成心、肺组织广泛挫伤，可引起显著的呼吸和循环功能障碍。肋骨骨折致起始于降主动脉的肋间血管损伤后可发生致命性大出血。正常胸膜腔呈负压双侧均衡，纵隔居中。当损伤累及胸膜腔，致伤侧胸膜腔积气或积液可导致纵隔移位，患侧肺受压的同时健侧肺受压，并影响腔静脉回流。胸部损伤，无论是否穿破膈肌，都可能同时伤及腹部脏器，这种胸腹同时累及的多发性损伤成为胸腹联合伤（thoraco abdominal injury）。膈肌分隔两个压力不同的胸腔和腹腔，胸腔压力低于腹腔，膈肌破裂时，腹内脏器和积液可进入胸腔。此外，胸部损伤病情变化快，当受到严重创伤时，常合并颅脑、腹腔脏器或脊柱四

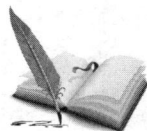

肢等多发伤，导致病情复杂，如不及时救治或救治不正确，会造成严重后果甚至导致死亡，在创伤中占重要地位。

一、分类

（一）根据所受暴力性质的不同，胸部损伤可分为钝性伤（blunt injury）和穿透伤（penetrating injury）；根据损伤是否造成胸膜腔与外界相通，可分为开放性和闭合性两类。

1. 钝性伤 多由减速性、挤压性、撞击性或冲击性暴力打击胸部所致，胸膜多保持完整，胸膜腔不与外界相通，其损伤机制复杂，常伴有肋骨骨折或胸骨骨折，亦常合并其他部位损伤，常容易误诊或漏诊。器官组织损伤以钝挫伤与挫裂伤为多见，心肺组织广泛钝挫伤后继发的组织水肿可导致急性呼吸窘迫综合征、心力衰竭和心律失常；钝性伤患者多数不需开胸手术治疗。当严重暴力挤压胸部时，骤升的胸膜腔内压会使无静脉瓣的上腔静脉压急剧升高，导致头、颈、肩、眼结膜、颅内等毛细血管破裂出血，称为创伤性窒息（traumatic asphyxia）。高压冲击胸部时，可引起小支气管和肺泡破裂及肺组织毛细血管出血，而产生严重的肺水肿，这种肺损伤称为肺挫裂伤（blast injury of lung）。

2. 穿透伤 往往由火器或锐器等穿破胸壁致伤，常造成胸膜腔与外界相通，可伴发胸腔内脏器损伤及血胸、气胸，其损伤机制较清楚，损伤范围直接与伤道有关，较易早期诊断。器官组织裂伤导致的进行性出血是患者死亡的主要原因，多数穿透性胸部损伤患者需要开胸手术治疗。

> **知识链接**
>
> ### 创伤性窒息病理生理
>
> 猛烈的暴力挤压胸部→声门紧闭→气道和肺内空气不能外溢→胸腔内压力升高→静脉回流挤回上半身→静脉压骤然升高，以致头、颈、肩、胸部毛细血管破裂→眼结膜和口腔黏膜可见出血斑点；鼻、耳道出血、鼓膜穿破、耳鸣和暂时性耳聋；视网膜视神经出血，视力障碍，失明；颅内出血发生昏迷→窒息→心搏骤停。

（二）根据危及生命的严重程度，胸部损伤可分为快速致命性胸伤（immediately life-threatening chest injuries）和潜在致命性胸伤（potentially life-threatening chest injuries）。

1. 快速致命性胸伤 包括心脏压塞、气道梗阻、进行性或大量血胸、张力性气胸、开放性气胸和连枷胸。对于快速致命性胸伤应在院前急救和医院急诊时给予快速有效的处理。

2. 潜在致命性胸伤 包括食管破裂、膈肌破裂、肺挫伤、心脏顿挫伤。在院前急救和医院急诊时除针对快速致命性胸伤给予快速有效的处理，还应警惕和搜寻是否存在潜在致命性胸伤的证据。

二、紧急处理

包括院前急救处理和院内急诊处理两部分。

1. 院前急救处理 包括基本生命支持与快速致命性胸伤的现场急救。基本生命支持的原则为：保持呼吸道通畅、吸氧，控制出血、补充血容量，镇痛、固定长骨骨折、保护脊

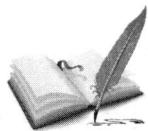

柱（特别是颈椎），迅速安全转运。快速致命性胸伤危及生命者需在现场行特殊急救处理：气道梗阻需立即清理呼吸道，必要时人工辅助呼吸；张力性气胸需放置具有单向活瓣作用的胸腔穿刺针或行胸腔闭式引流；开放性气胸需迅速包扎和封闭胸部吸吮伤口，安置上述穿刺针或引流管；对伴有呼吸困难的大面积胸壁软化所致连枷胸患者，应给予人工辅助呼吸。

2. 院内急诊处理　院前急救水平的提升使更多严重胸部损伤病人能转送到医院救治，抓住抢救黄金时间进行有效的急诊处理至关重要（图 9 - 1）。穿透性胸部损伤伴重度休克，动脉收缩压低于 80 mmHg，或呈濒死状态且高度怀疑心脏压塞者，应行急诊开胸手术，争取挽救生命。急诊开胸探查术的适应证为：①胸膜腔内进行性出血；②心脏大血管损伤；③严重肺裂伤或气管、支气管损伤；④食管破裂；⑤胸腹联合伤；⑥胸壁大面积缺损；⑦较大异物在胸内存留。

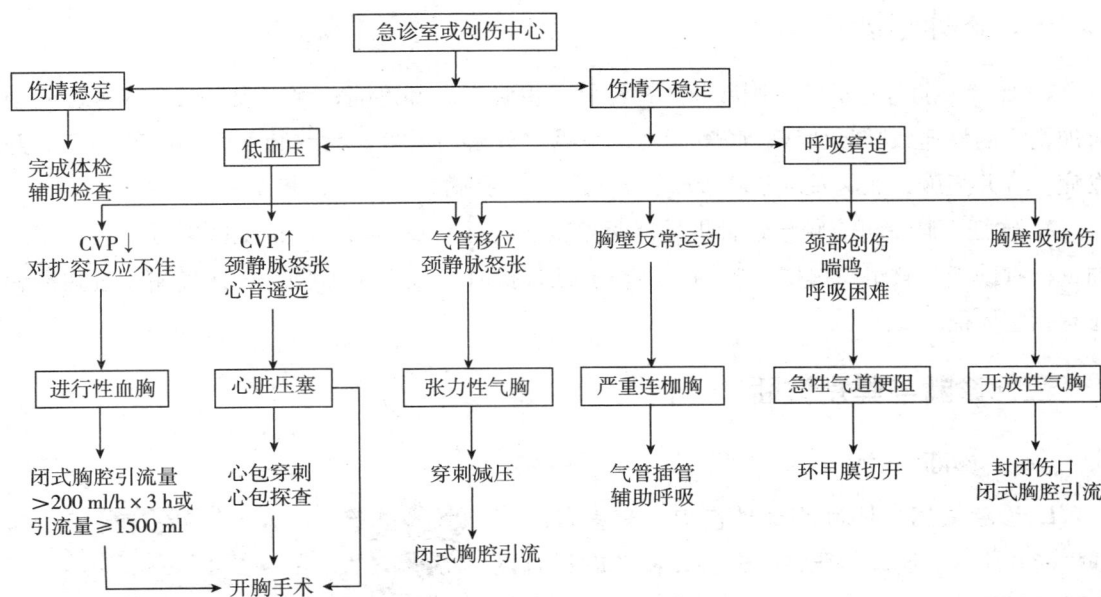

图 9 - 1　胸部损伤紧急处理流程

第二节　肋骨骨折

在胸部损伤中除胸壁软组织挫伤外，肋骨骨折（rib fracture）最常见。肋骨骨折多发生于第 4~10 肋骨的腋段和后段，一般多发，也可单发，临床上还可看到单一肋骨两处骨折甚至多处骨折的情况。肋软骨骨折常发生在肋软骨与肋骨或与胸骨连接处，易造成脱位。

考点提示

肋骨骨折好发部位。

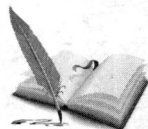

肋骨的特点与骨折的关系

1. 肋骨骨折常发生在第 4 ～ 10 肋骨。第 1 ～ 3 肋骨较短，且有肩胛骨、锁骨保护，不易骨折；一旦骨折说明致伤暴力巨大，常合并锁骨、肩胛骨骨折和颈部、腋部血管神经损伤，同时警惕有无合并胸内脏器损伤。第 11 ～ 12 肋骨为浮肋，活动度大，少见骨折；若发生骨折，应警惕腹内脏器和膈肌损伤。

2. 儿童的肋骨富有弹性，不易折断。老年人骨质疏松、脆性较大，容易发生骨折。

3. 肋骨骨折发生在骨质疏松、骨质软化或原发性和转移性肋骨肿瘤的基础上，称为病理性肋骨骨折。

一、临床表现

1. 症状 肋骨骨折断端刺激肋间神经可产生骨折局部疼痛，深呼吸、咳嗽或体位变动时加剧。因疼痛致呼吸变浅，咳嗽无力，呼吸道分泌物增多，易致肺不张和肺部感染等并发症。合并气胸、血胸及反常呼吸时，有气促、呼吸困难、发绀，甚至引起休克。

2. 体征 胸壁可有畸形，骨折局部明显压痛，可闻及骨擦音，挤压胸廓可使局部疼痛加重，有助于与软组织挫伤相鉴别。多根多处骨折时出现反常呼吸。合并气胸、血胸患者还有相应体征。

二、诊断与鉴别诊断

（一）诊断

1. 诊断依据 明确胸部外伤史、胸壁有局部疼痛和压痛、胸廓挤压试验阳性，应考虑到肋骨骨折的可能。如压痛点可触及骨擦音，即可确诊。如胸壁出现反常呼吸，说明有多根多处肋骨骨折。胸部 X 线检查不但可以观察骨折的情况和部位，还可了解有无胸内脏器损伤及并发症。对于不全骨折或无明显移位的骨折，X 线及 CT 检查易漏诊，必要时可通过薄层 CT 肋骨三维成像技术观察，避免漏诊。

2. 辅助检查

（1）X 线 胸部正斜位片，可较好显示肋骨有无骨皮质断裂及断端移位，诊断不难。但是不全骨折及膈下肋骨骨折易漏诊，应注意对肋骨逐条观察。X 线胸片还可观察到肋骨骨折的继发征象，如气胸、血气胸、皮下气肿、纵隔气肿等（图 9 - 2）。

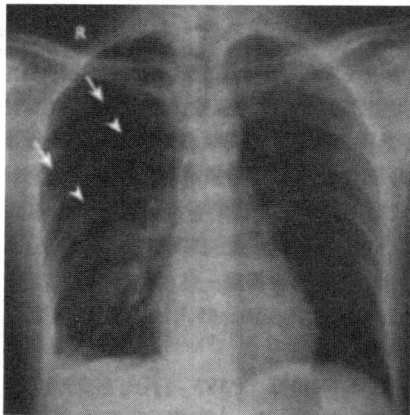

图 9 - 2 肋骨骨折 X 线表现
注：右侧肋骨骨折（箭头），右侧气胸（白箭），右下肺挫伤，右侧少量胸腔积液。

（2）CT 胸部 CT 可见透亮骨折线，骨质断裂及断端错位等。通过薄层 CT 肋骨三维成

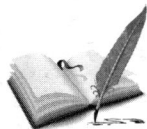

像技术，可以更清晰显示骨折部位及形态。同时，CT 扫描可更好地显示肺、胸膜及软组织外伤性改变，进一步明确有无血胸及气胸表现（图 9 - 3）。

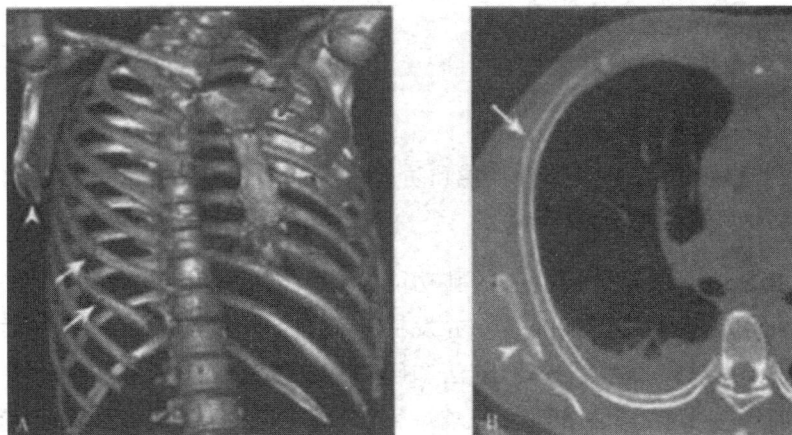

图 9 - 3　肋骨骨折 CT 表现

注：CT（A 为三维重建 VR 像，B 为 MRP 二维重建）显示右侧肋骨骨折（白箭）

合并右侧肩胛骨骨折（白箭头），右侧第 1 ~ 2 腰椎横突骨折，右侧胸腔积液。

（二）鉴别诊断

胸壁软组织挫伤伤后初期疼痛逐渐加重，无明显固定的压痛点；且不能触及骨擦感，胸廓挤压征阴性；X 线胸片可资鉴别。

三、病因及病理生理

（一）病因

肋骨骨折一般由暴力所致，根据暴力作用的方式不同分为直接暴力和间接暴力两种。

1. 直接暴力　肋骨骨折常发生于受力部位，骨折端向内弯曲折断，可致胸内脏器损伤，伴发皮下气肿、气胸、纵隔气肿和肺出血等。

2. 间接暴力　肋骨骨折发生于暴力作用点以外的部位，如胸部受到前后挤压暴力、肋骨腋段骨折端向外弯曲折断、胸壁软组织受损、产生胸壁血肿等。

（二）病理生理

骨折断端向内移位可刺破胸膜、肋间血管和肺组织，产生血胸、气胸、皮下气肿或咯血。另外，肋骨骨折导致的剧烈疼痛迫使患者伤侧呼吸活动度受限，呼吸变浅，咳嗽无力，气道分泌物增多、潴留，导致肺不张和肺部感染等并发症。相邻的多根肋骨多处骨折使局部胸壁失去完整肋骨支撑而软化，出现反常呼吸，即吸气时

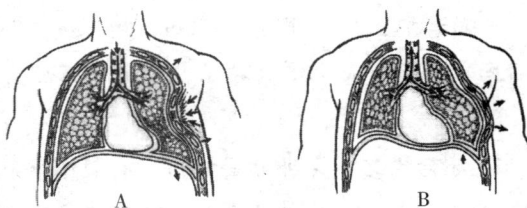

图 9 - 4　胸壁软化区的反常呼吸运动

A 吸气；B 呼吸

软化区胸壁内陷，呼气时外凸，称为连枷胸（flail chest）（图 9 - 4），连枷胸呼吸时两侧胸腔压力不均衡使纵隔左右移动，称为纵隔扑动，造成缺氧、二氧化碳潴留和静脉血流回流

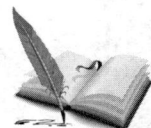

障碍，严重影响呼吸和循环功能。连枷胸常伴广泛肺挫伤，挫伤的肺间质或肺泡水肿可导致氧弥散障碍，出现肺换气障碍，导致低氧血症而引起呼吸困难、发绀，甚至引起休克。

考点提示

多根多处肋骨骨折的呼吸特点。

四、处理措施

治疗原则为有效镇痛、恢复胸壁功能和防治并发症。

（一）有效镇痛

理想的镇痛能改善胸部损伤病人的肺功能，减少机械通气，缩短 ICU 停留和住院时间，促进早日下床活动，降低呼吸系统并发症和相关治疗费用。镇痛的方法包括静脉镇痛法、肋间神经阻滞法、胸膜腔内麻醉法和硬膜外麻醉法。静脉镇痛法有抑制咳嗽与呼吸的副作用。肋间神经阻滞法镇痛时间较短暂。硬膜外麻醉法镇痛效果持续可靠，副作用小。

（二）固定骨折肋骨和防治并发症

1. 闭合性单处肋骨骨折 通常采用多头胸带、弹性胸带或胶布固定胸廓（图 9 - 5）。这种方法也适用于胸背部、胸侧壁多根多处肋骨骨折，胸壁软化范围小而反常呼吸运动不严重的病人。

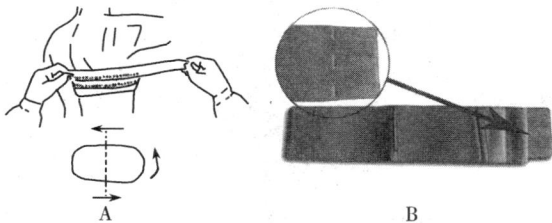

图 9 - 5 肋骨骨折胶布、多头胸带固定

A. 胶布固定；B. 多头胸带固定

知识链接

叠瓦状宽胶布固定法

患者取坐位，用宽 7~8 cm、长超过前后正中线的胶布数条，在患者深呼气末，自后向前、自下而上依次粘贴，上下胶布应重叠 2~3 cm，固定时间为 2~3 周。

2. 闭合性多根多处肋骨骨折 有效镇痛和呼吸管理是其主要治疗原则。咳嗽无力、呼吸道分泌物潴留者应施行纤维支气管镜吸痰和肺部物理治疗。连枷胸病人出现明显呼吸困难，呼吸频率 >35 次／分或 <8 次／分，动脉血氧饱和度 <90% 或动脉氧分压 <60 mmHg，动脉二氧化碳分压 >55 mmHg，应予气管插管或气管切开并行正压机械通气辅助呼吸。正压机械通气能纠正低氧血症，还能控制胸壁反常呼吸运动。现场急救处理或较小范围的胸壁软化者可采用包扎固定法，即用厚纱布压于胸壁软化区，再行固定。大范围胸壁软化，病

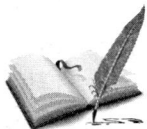

情危重者多采用内固定法，即用手术采用不锈钢丝、克氏针或 Judet 固定架（图 9-6）等内固定术固定肋骨断端，近年来也有使用电视胸腔镜下导入钢丝的方法固定浮动胸壁。因其他指征需开行手术时，同时施行肋骨固定手术。胸壁外牵引术现已少用。

3. 开放性肋骨骨折　需彻底清创胸壁伤口，固定骨折断端。如有胸膜破损，需行胸腔闭式引流术。术后予抗生素，防止并发感染。

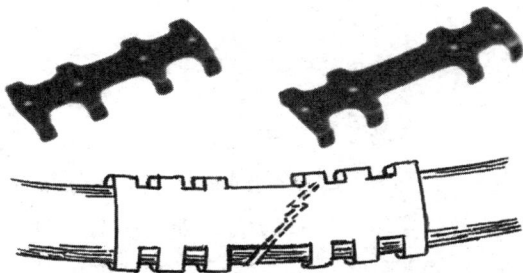

图 9-6　Judet 固定架肋骨固定术

五、健康教育

1. 保持室内安静，空气流通。

2. 宜采取半坐卧位，应多饮水、缩唇式深呼吸和及时咳痰，咳嗽时按压伤区，必要时进行肺部叩击或雾化吸入。

3. 饮食指导　骨折早期（1~2周），饮食以清淡为主，如蔬菜、蛋类、豆制品、水果、鱼汤等，忌食辛辣、油腻、油炸食品，不宜过早使用滋补之品，如食用海参、肥鸡等。中后期由清淡转为高营养补充，以满足骨痂生长需要。

4. 康复训练指导　正确进行腹式呼吸、深呼吸和有效咳嗽训练，无移位骨折和单根肋骨骨折，10天后可下地活动，但仍以卧位休息为主。多发肋骨骨折，1个月后下床活动，每日做扩胸运动、吹气球等，有利于肺部扩张、胸肌的伸展与强化。

5. 出院指导　禁止做剧烈运动，禁止提重物，出院后如出现发热、咳嗽、咳痰、胸痛、呼吸困难等情况，立即来院就诊；出院后继续胸部肋骨带外固定，按要求定期复查，3个月后复查 X 线片，以了解骨折愈合情况。

第三节　肺损伤

根据损伤的组织学特点，肺损伤包括肺挫伤、肺裂伤和肺爆震（冲击）伤，它们常合并出现。肺损伤除肺爆震伤外，非穿透性损伤引起的肺实质损伤者经常合并有胸内脏器的损伤。

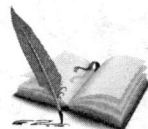

> **知识链接**
>
> **肺爆震伤**
>
> 高压气浪、水浪冲击胸部→肺挫伤，肺毛细血管出血，小支气管和肺泡破裂→肺组织广泛性渗出（肺水肿）、血胸、气胸。临床三个特点是多部位复合伤、外轻内重、病情发展快。表现为呼吸困难，咯血，咳泡沫状血痰。治疗原则是吸氧、保证呼吸道通畅，处理合并症。

一、临床表现

1. 肺挫伤 肺损伤最常见的类型，临床表现为咯血和胸闷、气短。X 线胸片可见肺纹理模糊不清，粟粒样或斑片状淡薄致密影，不按肺叶（段）分布，边缘模糊。

2. 肺裂伤 肺实质撕裂使血管和支气管破裂，如与胸膜腔相通，可引起血胸、气胸或血气胸。血气胸在穿透性损伤时最常见，而钝性损伤所造成的肺实质撕裂多位于深部，所产生的淤血或（和）气体积聚，形成血肿、气腔和气液囊肿。胸片检查可见撕裂部位不规则致密影。如有肺内血肿形成，可表现为类圆形高密度影，边缘不清。

3. 肺血肿 由肺实质撕裂所产生的淤血积聚形成，是钝性胸部损伤较常见的并发症。临床表现为胸痛、中度咯血、低热和呼吸困难，通常持续 1 周后逐渐缓解；X 线胸片可见肺轮廓模糊，几天后由于其周围积血被吸收，轮廓逐渐分明，通常位于上叶后段，直径 2 ~ 5 cm。

4. 创伤性肺气腔 较罕见。是由于支气管破裂导致向邻近肺组织漏气所形成的气腔。临床表现因气腔大小而异。如仅撕破小的细支气管而无血管损伤则空气积存在实质深部形成的气腔，一般无继发感染 1 周内自行消退；较粗的支气管破裂形成的大气腔则难以消退，需手术缝扎支气管的残端。

二、诊断与鉴别诊断

（一）诊断

胸部明确的外伤史及肺损伤的特征性改变，结合胸部 X 线片表现，肺损伤的诊断一般较容易。

（二）鉴别诊断

1. 肺挫伤有时需与肺部感染性病变相鉴别，明确的外伤史和病变吸收速度快，有利于鉴别。

2. 肺撕裂伤形成的肺血肿需与肺肿瘤、球形肺炎、包裹性积液鉴别。气液囊肿需与肺肿瘤性空洞、肺脓肿相鉴别。明确的严重胸部外伤史伴其他外伤性改变，病变短期内可明显吸收，是肺撕裂伤与其他疾病相鉴别的要点。

3. 创伤性肺气腔有时需要与先天性肺囊肿、囊性支气管扩张等鉴别。

三、病理生理

肺损伤是由各种直接和间接致伤因素导致的肺泡上皮细胞及毛细血管内皮细胞损伤，

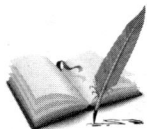

造成弥漫性肺间质及肺泡水肿，严重者致急性低氧性呼吸功能不全。以肺容积减少、肺顺应性降低、通气/血流比例失调为病理生理特征。肺挫伤大多为钝性暴力所致，伤后炎症反应过程中肺毛细血管通透性增加、炎性细胞沉积、炎性介质释放，使损伤区发生水肿，大面积肺间质和肺泡水肿则引起换气障碍，导致低氧血症。肺裂伤伴有脏层胸膜裂伤者可发生血气胸，而脏层胸膜完整者则多形成肺内血肿。肺爆震伤由爆炸产生的高压气浪或水波浪冲击损伤肺组织。

四、治疗措施

治疗原则是：①及时处理合并伤；②保持呼吸道通畅；③吸氧；④限量晶体液输入；⑤糖皮质激素治疗；⑥低氧血症给予机械通气。

肺挫伤、肺内血肿和创伤性肺气肿的病人如有呼吸困难，在急诊检查病人时，应用鼻导管或面罩给予100%浓度的氧吸入，同时给予镇痛剂以减轻胸痛，有利呼吸。经X线胸片证实诊断后，应住院行进一步诊治，为预防肺挫伤后并发感染，予以抗生素治疗。如胸片发现出现弥漫性绒毛状阴影，提示有发展为急性呼吸窘迫综合征的可能。

对肺裂伤的并发症（血胸、气胸或血气胸）应进行相应处理。漏气严重或大量出血、经对症治疗效果不佳、生命体征不稳且病情逐渐恶化的病例，应立即做开胸探查，缝扎漏气的支气管和出血的血管，缝合撕裂的肺组织，尽可能保留肺组织，对广泛撕裂破碎的肺组织可做局部切除。术后留置闭式胸腔引流。

五、健康教育

1. 保持室内环境安静、舒适、空气新鲜、温湿度适宜，预防感冒，防止呼吸道感染的发生。

2. 及时有效咳嗽排痰，必要时给予雾化吸入以促进痰液的排出，保持呼吸道通畅，做深呼吸锻炼。

3. 合理膳食，严禁暴饮暴食，禁食辛辣刺激性食物，以高蛋白质、高钙食物为主，少食多餐，细嚼慢咽，以促进营养的吸收。

4. 戒烟酒，因吸烟可刺激呼吸道引起痰液增多，如果痰液黏稠不易咳出，更会加重呼吸困难；因饮酒可扩张血管，容易造成肺损伤部位出血。

5. 宜半坐卧位，床上行双下肢和患侧上肢功能锻炼，促进肺功能恢复。

第四节　膈肌损伤

早期膈肌损伤的临床表现轻，易被其他重要脏器损伤所掩盖而漏诊。根据致伤暴力不同，膈肌损伤（diaphragmatic injury）可分为穿透性膈肌损伤和钝性膈肌损伤。穿透性膈肌损伤多由火器或刀器致伤，多伴有失血性休克；钝性膈肌损伤的致伤暴力大，损伤机制复杂，常伴有多部位损伤。穿透性膈肌损伤或钝性膈肌损伤，不论膈肌是否穿破，都可能伤及腹部脏器。

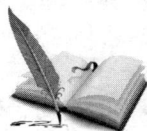

一、穿透性膈肌损伤

下胸部或上腹部穿透性损伤都可累及膈肌，造成穿透性膈肌损伤（penetrating diaphragmatic injury）。穿透性暴力同时伤及胸部、腹部内脏和膈肌者，致伤物入口位于胸部，称为胸腹联合伤（thoracoabdominal injuries）；致伤物入口位于腹部，称为腹胸联合伤（abdominothoracic injuries）。受损胸部脏器多为肺与心脏，腹部脏器多为肝、脾，其他依次为胃、结肠、小肠等。穿透性暴力所致单纯膈肌损伤者较为少见。胸腹联合伤或腹胸联合伤除了由于躯体伤口处大量外出血所导致的失血性休克等临床表现外，一般多同时存在血胸、血气胸、心包积血，腹腔积血、积气和空腔脏器穿孔所致腹膜炎体征。床旁 B 超检查可快速、准确地判断胸腹腔积血情况。胸腔穿刺术和腹腔穿刺术是判断胸腹腔积血简单而有效的措施。胸腹部 X 线检查和 CT 检查有助于明确金属异物存留、血气胸、腹内脏器疝入胸腔、膈下游离气体和腹腔积血等情况，但耗时较多且需搬动病人，伤情危重者需慎重选择。

穿透性膈肌损伤应急诊予以手术治疗。首先处理胸部吸吮伤口和张力性气胸，输血补液纠正休克，并迅速手术。根据伤情与临床表现选择经胸切口或经腹切口，控制胸腹腔内出血，仔细探查胸腹腔器官，并对损伤的器官与膈肌予以修补。

二、钝性膈肌损伤

钝性膈肌损伤（blunt diaphragmatic injury）多由于膈肌附着的胸廓下部骤然变形和胸腹腔之间压力梯度骤增而引起膈肌破裂。交通事故和高处坠落是导致钝性膈肌损伤最常见的原因。绝大部分钝性膈肌损伤发生在左侧（占90%），可能与位于右上腹的肝可减缓暴力作用和座椅安全带的作用方向有关。钝性损伤所致膈肌裂口较大，有时可达 10 cm 以上，常位于膈肌中心腱和膈肌周边附着处。由于胸腹腔内压力梯度差，腹内脏器很容易通过膈肌裂口疝入胸腔，常见疝入胸腔的腹内脏器依次为胃、脾、结肠、小肠和肝。严重钝性暴力不但可致膈肌损伤，还常导致胸腹腔内脏器挫裂伤，并常伴有颅脑、脊柱、骨盆和四肢等多部位损伤。

血气胸和疝入胸腔的腹腔脏器引起肺受压和纵隔移位，导致呼吸困难、伤侧胸部呼吸音降低、叩诊呈浊音或鼓音等临床表现。疝入胸腔的腹内脏器发生嵌顿与绞窄，可出现腹痛、呕吐、腹胀和腹膜刺激征等消化道梗阻或腹膜炎表现。膈肌破裂后初期可能不易诊断，临床体征和胸部 X 线检查结果均缺乏特异性，CT 检查有助于诊断。由于进入肠道的气体和造影剂可将疝入肠袢的部分梗阻转变为完全梗阻，故禁行肠道气钡双重造影检查。为预防伤及疝入胸腔的腹内脏器，对膈疝病人应慎做胸腔穿刺或闭式胸腔引流手术。怀疑创伤性膈疝者，禁用充气的抗休克裤，以免增加腹内压。

一旦高度怀疑或确诊为创伤性膈破裂或膈疝，应尽早进行膈肌修补术。视具体伤情选择经胸或经腹手术路径。无论选择何种手术路径，外科医师均应准备两种不同路径的手术野，以备改善术中暴露之需。仔细探查胸腹腔内脏器，并予以相应处理。使用不可吸收性缝线修补膈肌裂口，清除胸腹腔内积液，并置闭式胸腔引流。

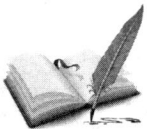

本章小结

胸部损伤机制复杂，常合并其他部位损伤。钝性伤病人多数不需要开胸手术治疗；穿透性胸部损伤范围直接与伤道有关，相当一部分穿透性胸部损伤病人需要开胸手术治疗。要抓住抢救黄金时间进行有效的急诊处理。穿透性胸部损伤伴重度休克，动脉收缩压<80 mmHg，或呈濒死状态且高度怀疑心脏压塞者，应施行最紧急的急诊开胸手术方能挽救生命。有下列情况时应行急诊开胸探查术：①胸膜腔内进行性出血；②心脏大血管损伤；③严重肺裂伤或气管、支气管损伤；④食管破裂；⑤胸腹联合伤；⑥胸壁大面积缺损；⑦胸内存留较大的异物。

目标检测

一、选择题

1. 创伤性窒息的发生是由于
   - A. 胸腔内压骤然升高
   - B. 强大冲击波的超压和动压
   - C. 空间缺氧
   - D. 胸部受到撞伤
   - E. 多发性肋骨骨折

扫码"练一练"

2. 反常呼吸常见于
   - A. 多根单处肋骨骨折
   - B. 多根多处肋骨骨折
   - C. 开放性气胸
   - D. 张力性气胸
   - E. 闭合性气胸

3. 多根多处肋骨骨折的最主要影响是
   - A. 胸部疼痛
   - B. 妨碍正常呼吸
   - C. 痰不易咳出
   - D. 反常呼吸
   - E. 骨折端摩擦

4. 严重胸腹联合损伤后，必须首先处理的是
   - A. 呼吸骤停
   - B. 闭合性液气胸
   - C. 急性弥漫性腹膜炎
   - D. 粉碎性胸腰椎骨折
   - E. 轻度血压下降

5. 不适用于连枷胸的院内处理措施是
   - A. 气管插管吸痰，给氧辅助呼吸
   - B. 浮动胸壁牵引
   - C. 胸壁加压，包扎固定
   - D. 胸腔镜骨折固定
   - E. 开胸骨折固定

6. 患者，男，45岁。从3米高处坠落致左胸外伤8小时。查体：T 36.5℃，P 95次/分，R 16次/分，BP 100/60 mmHg，神志清，气管居中，反常呼吸运动，左胸壁可触及多根多处肋骨断端，左肺呼吸音明显减弱。最佳治疗方案首选
   - A. 胸腔闭式引流
   - B. 胸腔穿刺排气排液

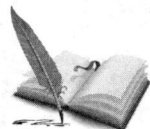

C. 开胸探查 + 肋骨固定　　　　　　　D. 胸壁加压包扎

E. 镇静镇痛，鼓励排痰

7. 患者，女，30 岁，农民。房屋倒塌压在上半身 30 分钟，呼吸困难。查体：神志清，血压 130/86 mmHg，脉搏 100 次/分，呼吸 30 次/分，两眼结膜充血，颈静脉怒张，前胸皮肤瘀斑，腹软，无压痛，尿常规正常。最可能的诊断是

A. 早期创伤性休克　　　　　　　　B. 创伤性窒息

C. 挤压综合征　　　　　　　　　　D. 开放性气胸

E. 眼结膜损伤

（8～9 题共用题干）患者，男，25 岁。既往体健，半小时前从 4 m 高处摔下，左胸疼痛，呼吸困难，急诊。神清合作、轻度发绀，左前胸壁 10 cm×10 cm 皮下淤血，胸壁浮动，两肺未闻及湿啰音，胸片见左 4、5、6 肋各有两处骨折，肋膈角稍钝。

8. 此时患者的呼吸困难主要原因是

A. 胸壁软化　　　　　　　　　　　B. 纵隔扑动

C. 静脉血回心障碍　　　　　　　　D. 精神过度紧张

E. 缺氧、二氧化碳潴留

9. 此时应采取的急诊处理是

A. 吸痰　　　　　　　　　　　　　B. 气管切开

C. 胸壁包扎固定、镇痛　　　　　　D. 气管内插管

E. 呼吸机辅助呼吸

二、思考题

1. 简述闭合性多根多处肋骨骨折的治疗原则。

2. 简述胸外伤的开胸手术指征。

（陈珊珊）

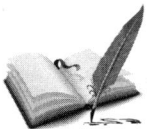

第十章 气胸、脓胸、血胸和胸腔积液

学习目标

1. **掌握** 气胸、脓胸、血胸的临床表现、诊断及治疗原则。

2. **熟悉** 气胸、脓胸、血胸和胸腔积液的病因和病理生理变化。

3. **了解** 血胸来源；胸腔积液诊疗原则；胸腔闭式引流的机制。

4. 能运用所学知识对气胸、脓胸、血胸的伤情做出正确的判断和初步诊断，并给予及时适当的急救处理；能独立完成胸膜腔闭式引流术。

5. 具备高度的责任感和爱伤意识，能针对不同患者不同伤情进行有效的医患沟通，得到其理解和配合，及时有效的救治患者。

案例导入

患者，女，42 岁。因"突发左胸疼痛 1 天"入院。患者 1 天前突发胸闷伴左胸疼痛，未在意，未治疗，今日自觉症状较前加重来院就诊。入院查体：T 37.2℃，P 90 次/分，R 26 次/分，BP 120/70 mmHg。神志清，一般情况尚好，心脏未闻及病理性杂音，叩诊左肺呈鼓音，听诊左肺呼吸音低，双肺可闻及湿啰音。入院后查血常规：白细胞计数 12.9×10^9/L，中性粒细胞 86.5%，血红蛋白 116 g/L，血细胞比容 55.3%，血小板计数 207×10^9/L。胸片示左肺见无纹理区，左肺压缩约 70%。

问题：

1. 考虑该患者为何种诊断？可能病因及相应诊断依据分别是什么？

2. 下一步治疗方案是什么？

扫码"学一学"

第一节 气 胸

各种原因致胸壁伤口或肺、气管、支气管、食管破裂穿透胸膜，导致胸膜腔完整性和密闭性被破坏，气体进入并蓄积在胸膜腔内称为气胸（pneumothorax）。根据气胸漏气通道的状态以及气体在胸膜腔内的蓄积量和胸膜腔内压力增高的程度，气胸可以分为闭合性气胸、开放性气胸和张力性气胸三类。炎症、手术等因素造成胸腔粘连者，胸腔积气可局限在某些区域，导致局限性气胸。

一、闭合性气胸

闭合性气胸（closed pneumothorax）是指空气经胸部伤口或肺组织、气管、气管破裂口

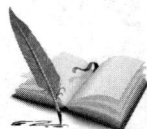

进入胸膜腔，形成气胸，患侧肺被压缩而发生萎陷，随之造成气胸的漏气通道闭合而不再有气体继续漏入到胸膜腔。胸部损伤中较为常见，往往为肋骨骨折的并发症。

（一）临床表现与诊断

临床表现取决于肺萎陷程度，轻者（肺压缩30%以下）可无症状或仅有轻度气短，重者呈现胸痛、胸闷和呼吸短促。查体可见伤侧胸廓饱满，呼吸活动度减弱，气管移向健侧，患侧胸部叩诊呈鼓音，听诊呼吸音减弱。胸部X线检查可明确积气量和肺萎缩程度，有胸腔积液时可见液平面。

（二）病理生理

胸腔含气组织破裂后，气体进入胸膜腔，并压迫肺组织闭合破裂口而不再漏气，形成闭合性气胸。此时，患侧胸内负压减少，纵隔被推移向健侧，在呼吸运动中，两侧胸腔内压力的变化接近，纵隔无明显摆动。胸腔积气量决定伤侧肺萎陷的程度。患侧肺萎陷使肺呼吸面积减少，将影响肺通气和换气功能，通气/血流比例也失衡。

（三）处理措施

气胸发生缓慢且积气量少者不需特殊处理，一般在1~2周内可自行吸收。大量气胸者需行胸腔穿刺术，或行胸腔闭式引流术，以尽早排出胸膜腔积气，促使肺早期复张。必要时应用抗生素预防胸膜腔感染。

1. 胸膜腔闭式引流术（图10-1）的适应证　①中量以上的气胸、开放性气胸、张力性气胸。②经胸腔穿刺术治疗后肺叶仍无法复张者。③需使用机械通气的气胸或血气胸者。④拔除胸腔引流管后气胸或血气胸复发者。⑤剖胸手术者。

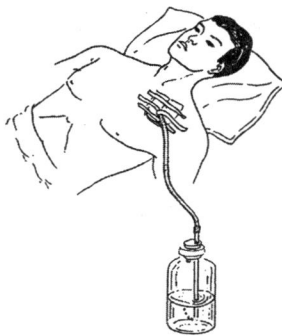

图10-1　胸膜腔闭式引流术

2. 手术方法　选定插管肋间隙：引流气体者，多在锁骨中线第2肋间；引流液体者，多在腋中线与腋后线之间第6~8肋间。手术步骤：患者取半卧位，选定肋间，消毒部位皮肤，用1%利多卡因溶液3~5 ml局部浸润麻醉穿刺点胸壁全层，切开皮肤约2 cm，用血管钳在肋骨上缘逐层分离肌层直至胸膜腔，随即经切口插入一个带有侧孔的橡胶管或软塑料管，插入胸膜腔内4~5 cm，引流管的外端连接无菌水封瓶，缝合切口并固定引流管。

3. 术后观察与管理

（1）管道密封　使用前应严格检查装置的密闭性和引流管是否通畅。

（2）固定　将留有足够长度的引流管固定在床缘上。搬动患者应确保钳夹引流管近端，严防引流管脱出、引流瓶破碎、引流玻璃管松动脱出水面。水封瓶应置于患者胸部水平下

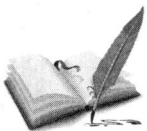

60～100 cm，并应放在特殊的架子上，防止被踢倒或抬高。

（3）保持引流管通畅　胸膜腔引流管外端连接无菌水封瓶的长玻璃管插至水平面下 3～4 cm，管内水柱随呼吸上下移动，表明引流管通畅；如水柱不移动，表明引流管不通，应及时挤压引流管，保持引流管通畅。

考点提示

闭合性气胸的治疗。

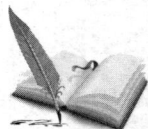

（4）观察与记录　详细记录引流物的性状及量，一般患者每日记录一次，疑有胸内大出血患者，则须每小时记录一次，以判断有无进行性出血。

（5）更换水封瓶　应先将引流管近端钳紧，更换完好后，方可松开钳夹。同时应注意无菌操作。

（6）拔管　引流后肺膨胀良好，已无气体或液体排出，观察24小时，经胸部 X 先检查证实，或脓腔容量小于 10 ml，可拔除引流管。拔引流管时，先剪开引流管固定缝线，嘱患者深吸气后屏气，将管迅速拔出，随即用凡士林纱布紧压伤口，用胶布固定或结扎预置切开的缝合线。

（四）健康教育

1. 气胸患者常需作胸膜腔穿刺、胸膜腔闭式引流，操作前向患者及家属说明治疗的目的、意义及注意事项，以取得配合。

2. 向患者说明深呼吸、有效咳嗽的意义，指导患者练习腹式呼吸。方法如下：患者仰卧，腹部安置 3～5 kg 重沙袋，吸气时保持胸部不动，腹部上升鼓起，呼气时尽量将腹壁下降呈舟状；呼吸动作缓慢、均匀，每分钟 8～12 次或更少。

3. 术后 6～8 小时病情允许，取半卧位有利于呼吸及胸腔闭式引流。引流管避免牵拉、扭曲、打折、引流瓶不能高于引流部位，防止管道脱落，发现异常时通知医生。

4. 肺功能下降或严重肺纤维化的患者，活动后可能出现气短症状，应嘱患者戒烟或避免刺激物的吸入。

5. 鼓励患者早期活动并说明其意义。

二、开放性气胸

开放性气胸（open pneumothorax）多为锐器或火器弹片伤及胸壁，使胸膜腔与外界相通，且漏气通道呈持续开放状态，空气可随呼吸自由进出胸膜腔。

（一）临床表现与诊断

伤情多较严重，患者有明显气促、烦躁不安及显著性呼吸困难，重者有发绀、血压下降甚至休克。查体：患侧胸壁有随气体进出胸腔而发出吸吮样声音的伤口，称为吸吮伤口（sucking wound）。气管向健侧移位，患侧胸部叩诊呈鼓音，听诊呼吸音减弱或消失。胸部 X 线片显示伤侧胸腔大量积气，肺萎陷，纵隔来回摆动，且偏向健侧。

（二）病理生理

开放性气胸造成两种主要的病理生理改变。①呼吸障碍：开放性气胸时，外界空气经胸壁伤口或软组织缺损处，随呼吸自由进出胸膜腔，患侧胸膜腔内负压消失，肺受压萎陷，丧失呼吸功能。吸气时大量气体进入患侧，患侧胸膜腔内压显著高于健侧，纵隔移至健侧，呼气时空气由伤口排出体外，两侧胸膜腔压力差缩小，纵隔移回患侧，纵隔这种随呼吸运动而左右移动的反常呼吸运动，称为纵隔扑动（mediastinal flutter）（图10－2）。肺受压萎陷和扩张受限，导致通气不足，塌陷肺泡区域的血液不能氧合，肺动－静脉分流增加，引起全身缺氧及二氧化碳潴留。此外，呼气、吸气时，两侧胸膜腔压力不均衡的周期性变化，使吸气时伤侧肺部分残气吸入健侧肺内，呼气时健侧肺部分残气进入患侧肺内，加重缺氧及二氧化碳潴留（图10－3）。②循环障碍：胸膜腔内负压消失影响静脉回流，纵隔摆动引起腔静脉和右房连接处间隙扭曲，可进一步减少回心血量，导致循环功能障碍。

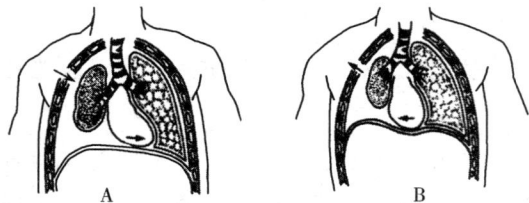

A 吸气；B 呼气

图 10－2　开放性气胸的纵隔扑动

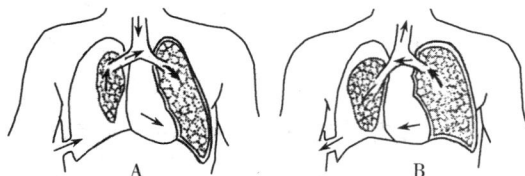

A. 吸气；B. 呼气

图 10－3　开放性气胸时两肺部分残气
在肺内重复交换

（三）处理措施

治疗原则为尽快闭合胸壁缺损，恢复胸膜腔负压。可用无菌凡士林纱布5～6层，大小超过伤口边缘4 cm以上，覆盖伤口，再用棉垫加压包扎。应争取尽早进行清创缝合术或胸壁缺损修补术。若疑有胸腔脏器严重损伤或进行性出血，应剖胸探查。术后置胸膜腔闭式引流管，接水封瓶或负压吸引，同时使用抗生素及破伤风抗毒素（TAT）治疗。

> **考点提示**
>
> 开放性气胸的急救及处理原则。

（四）健康教育

同闭合性气胸患者。

三、张力性气胸

张力性气胸（tension pneumothorax）常见于肺、支气管破裂及胸壁损伤后，形成与胸膜腔相通的单向活瓣状裂口。吸气时胸膜腔内压降低，活瓣开放，气体通过活瓣进入胸膜腔；呼气时胸膜腔内压升高，活瓣关闭，气体不能排出。随之胸膜腔压力不断升高，并超过大气压而呈高张状态，又称高压性气胸（high pressure pneumothorax）。

（一）临床表现与诊断

张力性气胸患者表现为极度呼吸困难、烦躁、意识障碍、大汗淋漓、发绀和休克等症状。抢救不及时可危及生命。查体：气管明显移向健侧，颈静脉怒张，多有面、颈、胸、上肢等皮下气肿。伤侧胸部饱满，叩诊呈鼓音，听诊呼吸音消失。胸部X线检查显示胸腔大量积气，肺完全萎陷，纵隔向健侧移位，并有纵隔气肿和皮下气肿现象。胸腔穿刺时高压气体可将针芯向外推移。可有循环障碍表现。

（二）病理生理

由于单向活瓣的作用，患侧胸膜腔内积气不断增多，压力不断升高，致使患侧肺逐渐

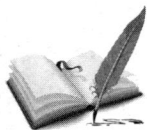

萎陷，纵隔严重向健侧移位，同时挤压健侧肺，导致呼吸与循环功能严重障碍。张力性气胸的高压气体可挤入纵隔，扩散至皮下组织，于颈部、面部、胸部等处形成广泛性皮下气肿。

（三）处理措施

张力性气胸所引起的严重病理生理改变可迅速致死，因此紧急排出胸腔内的高压力气体至关重要。

1. 急救的关键是尽快排出胸膜腔积气，以减低胸膜腔内压力。紧急情况下，可在患侧第2肋间锁骨中线处插入粗针头暂时排气减压，或在针头尾端套扎上消毒指套，顶端剪开1 cm的小口，呼气时，气体经剪开的小口排出；吸气时指套塌陷，阻断气体进入（图10-4）。若患者有穿透性伤口，可用戴手套的手指或钳子深入扩大创口以减压。上述措施可使张力性气胸变为开放性气胸，减缓病情，以确保转运途中安全。

> **考点提示**
> 张力性气胸的急救原则。

2. 在紧急排气后，患者情况趋于平稳或被转送到有救治能力的医院，应立即于第2肋间锁骨中线处放置胸腔闭式引流管，作闭式胸膜腔引流，持续减压排气，观察气胸的发展变化。数日后，肺或支气管破裂口可自行闭合，肺复张。如不能有效地减低胸膜腔的压力，提示肺、支气管裂口较大，应尽早行剖胸探查，修补裂口。此外，还应使用抗生素预防感染。

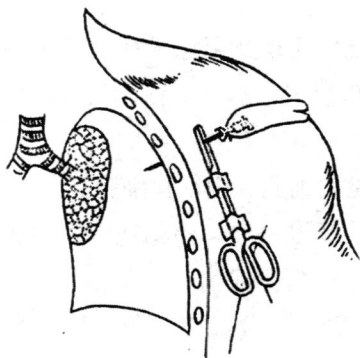

图10-4　粗针头胶皮指套排气法

（四）健康教育

同闭合性气胸患者。

第二节　脓　　胸

脓胸（empyema）是指不同致病菌引起胸膜腔内的化脓性感染，产生的脓液积聚于胸膜腔内。根据致病菌的不同，可分为化脓性脓胸、结核性脓胸及特异病原性脓胸；根据病变范围，分为弥漫性脓胸（全脓胸）和包裹性脓胸（局限性脓胸）；根据病理发展过程，分为急性脓胸（病期短于6周）和慢性脓胸（病期长于6周）。脓胸可发生于任何年龄，但以幼儿及年老体弱者多见。

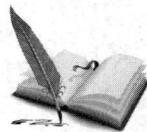

一、临床表现

（一）急性脓胸

急性脓胸（acute empyema）患者常有高热、胸痛、呼吸急促、胸闷、咳嗽、食欲减退、全身乏力等表现。当肺脓肿或邻近组织的脓肿破溃进入胸腔后，常会突发剧烈胸痛、呼吸困难、寒战高热，甚至休克。查体可见患侧胸廓饱满、呼吸运动减弱、触觉语颤减弱、叩诊呈浊音、听诊呼吸音减弱或消失、气管向对侧移位。

（二）慢性脓胸

急性脓胸病程超过 6 周以上，脓液中的纤维素物沉积于脏、壁层胸膜，并逐渐机化增厚，形成坚厚的纤维板，使肺不能扩张，脓腔不能缩小，导致慢性脓胸（chronic empyema）的形成。

患者因长期慢性感染及消耗，多有全身中毒症状及营养不良，如低热、乏力、消瘦、贫血及低蛋白血症，可有气促、咳嗽、咳脓痰等症状。查体可见患侧胸壁下陷、肋间隙变窄、纵隔移位、呼吸运动受限，叩诊有实变，听诊呼吸音减弱或消失，并可见脊柱侧弯及杵状指（趾）。

二、诊断与鉴别诊断

（一）诊断

1. 诊断依据　依据病史、临床表现及影像学征象，脓胸诊断并不困难。如诊断慢性脓胸，还需进一步明确形成慢性脓胸的原因和病理性质，以进行彻底治疗。

2. 实验室和其他检查

（1）实验室检查　血象可见白细胞、中性粒细胞显著升高，核左移。

（2）胸部 X 线　可见胸腔内积液呈均匀模糊或致密阴影，并因积液量不同、部位不同而表现各异。量少者仅显示肋膈角模糊或消失；量多者可见积液呈外高内低的弧形阴影，患侧胸部呈一片均匀模糊阴影，肺受压伴纵隔移位。局限性脓胸可在胸内不同部位呈现局限性阴影。脓气胸或合并支气管瘘时可见液平面。慢性脓胸者 X 线胸片可见胸膜增厚、肋间隙变窄、纵隔移位、膈肌抬高，最可靠的 X 线征象是胸膜分离征。

（3）超声检查　可见脓胸区呈无回声区或内有点状回声，可确定积液部位及范围，对胸腔穿刺定位有帮助。

（4）胸膜腔穿刺　抽得脓液，可诊断为脓胸。首先了解其外观性状、质地稀稠、有无臭味等。其次作涂片镜检、细菌培养及药物敏感试验，以指导临床用药。

（5）胸部 CT 及 MRI 检查　有助于判断脓腔大小、部位及有无其他病变。

（6）脓腔造影或瘘管造影　慢性脓胸者可显示脓腔的部位和范围，若疑有支气管胸膜瘘宜慎用或禁用。可自瘘口注入少量亚甲蓝，若患者咯出蓝色痰液，即可证实有支气管胸膜瘘。

（二）鉴别诊断

肺脓肿病变的组织是肺组织，是由于致病微生物引起肺组织化脓性病变；肺脓肿多出

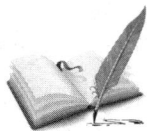

现畏寒、发热、咳嗽和咳大量浓臭痰等临床表现；X 线胸片可见肺野大片浓密炎性阴影中有脓腔及液平面的征象；对于鉴别困难者，CT 检查有助于鉴别诊断，洞壁特点、胸膜分离征和肺压迫征等 CT 征象对脓胸和肺脓肿鉴别诊断有帮助。

三、病因及病理生理

（一）病因

1. 常见致病菌　常见致病菌为肺炎链球菌、金黄色葡萄球菌等。随着抗生素的广泛应用，金黄色葡萄球菌和革兰阴性杆菌明显增多；结核分枝杆菌和真菌较少见。多数脓胸为数种细菌混合感染，伴有厌氧菌感染者称为腐败性脓胸。

2. 感染途径　致病菌可通过以下途径进入胸膜腔。①直接由化脓病灶侵入或破入胸膜腔，或因外伤、穿刺引流、手术污染胸膜腔。②淋巴途径：毗邻脏器脓肿如膈下脓肿、肝脓肿、纵隔脓肿、化脓性心包炎等，通过淋巴管侵入胸膜腔。③血源性播散：在全身败血症或脓毒血症时，致病菌可经血液循环进入胸膜腔。

3. 形成慢性脓胸的主要原因　①急性脓胸诊断或治疗不及时，或引流不当。②异物存留于胸膜腔内，如弹片、死骨、血胸的积血等。③有支气管胸膜瘘或食管瘘。④存在某些特异性感染源，如结核分枝杆菌、阿米巴、霉菌等感染。⑤胸内或邻近脏器的原发感染灶未能得到彻底治疗，感染源仍然存在，如肋骨骨髓炎、膈下脓肿、肝脓肿等。

（二）病理生理

考点提示

急性脓胸致病途径。

脓胸的病理过程可分为三个时期。①渗出期（Ⅰ期）：胸水是细胞的渗出液，仅为单纯性肺周积液。②纤维化脓性期（Ⅱ期）：以感染性胸水为特点，胸水变混浊，随着病程发展，积液由浆液性转为脓性，且易被分隔而形成多个脓腔，称为多房性脓胸。③机化期（Ⅲ期）：成纤维细胞植入胸膜腔，产生纤维板包绕肺脏，影响肺功能。

四、处理措施

急性脓胸以控制感染、控制原发病灶、全身支持治疗及彻底排脓促进肺复张为主。慢性脓胸则是改善全身情况、增强愈合和抗病能力，消除致病因素及感染，闭合脓腔，尽可能保存和恢复肺功能。

（一）急性脓胸

1. 支持治疗　给予高维生素、高蛋白饮食，维持水、电解质平衡，对于贫血或低蛋白血症患者，必要时可少量多次输注新鲜血。

2. 控制感染　根据细菌培养及药物敏感试验，选用有效、足量的抗生素控制感染，及时调整抗生素品种及用量。在无细菌培养结果前，可根据脓液性状及涂片染色结果，初步推测可能的致病菌类别，并结合临床经验选用适当抗生素。用药时间应在体温正常后 2 周以上，以防止复发。

3. 排除脓液　及时排除脓液是急性脓胸治疗的关键，不仅可以减轻感染中毒症状，而且可促使肺复张，对恢复肺功能具有积极作用。常用方法如下。①胸腔穿刺：在病变早期与儿童脓胸时效果较好。脓胸渗出期，脓液易于抽出。②胸腔闭式引流：经多次胸腔穿刺

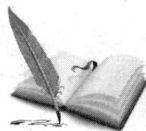

抽脓无明显好转、积脓有增加或脓液黏稠不易抽出者，腐败性脓胸或脓气胸患者，穿刺抽脓有困难的包裹性脓胸者，宜行胸腔闭式引流，以利更及时、更彻底地引流脓液，有利于肺复张，预防慢性脓胸形成。③早期脓胸廓清术：经胸腔闭式引流不见好转或脓腔分隔形成多房性脓胸，可行早期脓胸廓清术。除常规剖胸手术外，目前多采用电视胸腔镜手术，手术创伤小，利于患者恢复。手术后，对于无支气管胸膜瘘的患者，应充分引流和适当使用抗生素；对于多腔脓胸，术中应完全分离纤维组织间隔，使肺复张并消除脓腔，并可辅以纤维蛋白溶解剂；如果是机化性脓胸，则应行纤维板剥除术。

知识链接

胸腔镜手术

胸腔镜被誉为上世纪胸外科界的重大突破之一，是胸部微创外科的代表性手术。胸腔镜外科手术（电视辅助胸腔镜手术）使用现代电视摄像技术和高科技手术器械装备，在胸壁套管或微小切口下完成胸内复杂手术的微创胸外科新技术，改变了一些胸外科疾病的治疗概念，被认为是 20 世纪末胸外科手术的最重大进展，是未来胸外科发展的方向。

（二）慢性脓胸

1. 全身治疗，加强营养支持　同急性脓胸。

2. 改进脓腔引流　针对引流不畅的原因，如引流管的口径过细、引流位置不在脓腔最低位、置管深度不够等予以调整，以利脓液引流，控制感染，减轻中毒症状，使脓腔缩小，为下一步手术根治做好准备。少数患者可因引流改善后而使脓腔闭合。

3. 手术治疗　常用的手术方法如下。①胸膜纤维板剥除术：剥离壁层及脏层增厚的纤维板，消除脓腔，恢复胸壁呼吸运动，并使肺重新膨胀。这是慢性脓胸较理想的治疗方法，适用于病变早期、肺内无病变、肺组织能够复张的慢性脓胸。②胸廓成形术：适用于慢性脓胸晚期，肺组织严重纤维性变而不能复张者；或肺有广泛结核性病变，不宜使肺扩张者。手术剥除脏层纤维板上肉芽组织和坏死组织，切除脓腔外侧壁增厚的胸膜壁层纤维板及相应的肋骨，保留肋间神经血管、肋间肌肉和肋骨骨膜，使剩留的胸壁软组织塌陷与内侧壁对合，以消灭两层胸膜间的无效腔。术毕骨膜外放置引流，并妥善加压包扎。如患者体质虚弱不能耐受一次广泛手术，可自上而下分期进行，间隔约 3 周左右。此术式创伤较大，目前已很少使用。③胸膜肺切除术：慢性脓胸伴有肺内广泛病变，如肺脓肿、支气管扩张症或支气管胸膜瘘者，应根据病变范围，将脓胸纤维板与病肺一并切除。此手术较复杂、出血多、手术风险性较大，应严格掌握适应证并做好充分的准备。④带蒂肌瓣或大网膜移植填充术：手术后残腔较大、肋间肌不能完全填充者，或手术失败导致脓胸复发者，或有支气管胸膜瘘者，可同时采用带蒂肌瓣（胸大肌、背阔肌、前锯肌或骶棘肌）或带蒂大网膜移植填充，以消除残腔。

考点提示

脓胸的治疗。

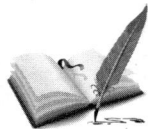

知识链接

胸廓成形术

胸廓成形术（thoracoplasty）自 1925 年 Alenander 推行以来，一直是胸外科治疗中最为有效和安全的永久性的、不可复原的外科萎陷疗法之一。目的是去除胸廓局部的坚硬组织，使胸壁内陷，以消灭两层胸膜间的无效腔。该手术以是否保留或切除壁层胸膜纤维层，分为胸膜外胸廓成形术和胸膜内胸廓成形术。前者适用于范围较局限而病程较短的慢性脓胸，手术只在骨膜下切除部分肋骨，保留壁层胸膜，使胸壁塌陷，以消除脓腔。后者过去采用薛德（Schede）手术，即将脓腔顶部的肋骨、骨膜、肋间组织和胸膜纤维板一并切除，但该手术损伤大，可造成胸壁长时间软化。目前采用改良手术，只切除肋骨和壁层胸膜上的纤维板，保留肋骨骨膜和肋间组织。手术后 2~3 个月，新生肋骨形成，保持了胸廓的稳定，又可明显减少手术后胸、腹壁皮肤麻木不适感觉，此即梯形手术。适用于肺内有病变（如活动性结核病灶、支气管-胸膜瘘）而脓腔范围较大的慢性脓胸或结核性脓胸。随着肺切除的发展，胸廓成形术已减少应用。

五、健康教育

1. 指导患者进食高蛋白、高热量、高维生素、易消化饮食，改善机体抵抗力。

2. 高热时给予物理降温，鼓励患者多饮水，注意口腔卫生。

3. 保持呼吸道通畅，指导有效呼吸、排痰，指导正确的排痰方法。

4. 术后 6~8 小时病情允许，宜取半卧位有利呼吸及保证有效引流；支气管胸膜瘘者，避免健侧卧位。卧床期间 2~4 小时翻身一次，病情稳定及早下床活动，防止静脉血栓形成。

5. 胸廓成形术后患者，由于手术需切断胸或背部肌群以及肋间肌，易引起脊柱侧弯及手术侧肩关节的运动障碍。故患者需采取躯干正直姿势，坚持练习头部前后左右回转运动、上半身的前屈运动及左右弯曲运动。自手术后第 1 天开始行上肢运动，如上肢屈伸、抬高上举、旋转等，使之恢复到健康时的活动水平。

第三节 血 胸

胸膜腔积血称为血胸（hemothorax），与气胸同时存在者称为血气胸（hemopneumothorax）。

知识链接

血胸出血的来源特点

胸腔积血主要来源于心脏、心包血管、胸内大血管及其分支、肺组织、胸壁和膈肌出血。心脏和大血管出血，出血量多而急，不易控制，很快导致失血性休克，往往得不到抢救机会而死亡。肺裂伤出血最多见，由于肺循环压力低，出血量少且较缓慢，常可自行停止。肋间血管或胸廓内动静脉出血，因压力较高，出血量较多而快，常不易止血，需手术止血。

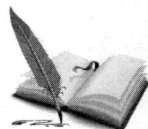

一、临床表现与诊断

血胸的临床表现与出血量、速度和个人体质有关。成人血胸量≤500 ml 为少量血胸，可无症状，X 线检查时可见肋膈角消失，下肺野欠清晰。为进一步确诊，可行超声波探测定位。中量血胸（出血量 500～1000 ml）或大量血胸（出血量＞1000 ml），可出现不同程度的面色苍白、脉搏细速、烦躁不安、呼吸急促、血压下降和末梢血管充盈不良等低血容量性休克症状，有胸膜腔内积液相关体征；X 线检查可见伤侧胸膜腔内有大片积液阴影，纵隔向健侧移位。B 超、CT 检查可帮助诊断血胸。胸腔穿刺抽出不凝血可确诊。

具备以下征象则提示存在进行性血胸。①临床症状经治疗后未见明显好转甚至进行性加重（如血压或红细胞、血红蛋白计数、血细胞比容等重复测定呈持续降低）。②输血、补液后血压仍不回升或短暂升高后又迅速下降。③胸膜腔闭式引流量每小时＞200 ml，连续 3 小时以上。④胸膜腔穿刺或引流因血液迅速凝固抽不出血液，但胸部 X 线连续检查见胸膜腔积液阴影不断增大，表明出血量多而急。

具备以下情况应考虑感染性血胸。①有畏寒、高热等全身性感染表现。②胸腔引流出现混浊或絮状物提示感染。③胸腔积血出现红细胞计数/白细胞计数比例达 100∶1（无感染时与周围血相似，即 500∶1）。④积血涂片或细菌培养发现致病菌。

如闭式胸腔引流量减少，但体格检查和影像学检查发现血胸仍存在，应考虑凝固性血胸。

二、病理生理

早期主要是急性内出血和胸膜腔内积血，使肺受压、纵隔移位，造成呼吸循环功能紊乱，其危害程度取决于胸内出血量。心脏、肺脏及膈肌的不断运动，对胸腔内的积血起着去纤维蛋白的作用，使其不易凝固；当胸腔内迅速积聚大量血液，超过去纤维蛋白的速度时，积血可发生凝固，称为凝固性血胸（coagulating hemothorax）。附在胸膜上的纤维蛋白和血块机化，逐渐形成较厚的纤维层，称为机化性血胸（euplastic hemothorax），限制肺膨胀及胸壁活动，影响呼吸功能。胸内积血易并发细菌感染，可发展为感染性血胸（infective hemothorax），最终导致脓血胸（pyohemothorax）。持续大量出血所致胸膜腔积血称为进行性血胸（progressive hemothorax）。少数患者因肋骨断端活动刺破肋间血管或血管破裂处凝血块脱落，发生迟发出现的胸腔内积血，称为迟发性血胸（delayed hemothorax）。

三、处理措施

1. 非进行性血胸 少量血胸可自行吸收，无需特殊处理。中等量或大量血胸，可根据积血量多少，采用胸腔穿刺或闭式胸腔引流术，及时排出积血，促使肺复张，改善呼吸功能，并使用抗生素预防感染。

2. 进行性血胸 在输血、补液、纠正低血容量性休克的同时，应及时行急诊开胸探查手术以止血。如果胸

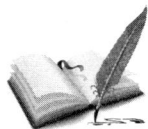

壁血管破裂，可做缝扎止血。如有肺撕裂伤，出血创面大且组织脆弱，无法修补或缝合时，可做肺楔形切除术或肺叶切除术。术后应鼓励患者咳嗽和深呼吸，以促使肺复张。

3. 凝固性血胸 最好在伤后 2 ~ 3 日内剖胸，清除积血或血块以防感染和机化。血块机化后，应行纤维板剥除术。血胸合并感染，按脓胸处理。

四、健康教育

1. 评估患者的心理状态及身体状态，做好心理疏导。

2. 讲解各种检查的目的、要求及配合方法。

3. 保持呼吸道通畅，指导正确排痰、叩背，必要时雾化吸入，及时清除呼吸道分泌物，指导患者有效排痰。鼓励患者有效呼吸、吹气球膨肺。

4. 患者需要作胸膜腔穿刺、闭式胸腔引流，操作前向患者或家属说明治疗的目的、意义，以取得配合。做引流期间应避免引流管牵拉、扭曲、打折，引流瓶不能高于引流部位，防止管道脱落，发现异常及时通知医护人员。

5. 术后病情允许宜半坐卧位，有利于呼吸及胸腔闭式引流。卧床期间 2 ~ 4 小时翻身一次，翻身活动或咳嗽时双手按压保护伤口。床上行双下肢和患侧上肢功能锻炼，促进肺功能恢复。病情稳定及早下床活动，防止静脉血栓形成。

6. 术后可经口进食，给予营养丰富、易消化饮食。

7. 出院后休息 1 ~ 3 个月，避免重体力劳动，定期到医院复查胸片。

第四节 胸腔积液

胸腔积液（pleural effusion）是以胸膜腔内病理性液体积聚为特征的一种常见临床症候。胸膜腔为脏层和壁层胸膜之间的一个潜在间隙，正常人胸膜腔内有 5 ~ 15 ml 液体，在呼吸运动时起润滑作用。胸膜腔内的液体并非处于静止状态，健康人每天有 500 ~ 1000 ml 的液体形成与吸收，通过呼吸周期中胸膜腔形状和压力变化来维持动态平衡。任何全身或局部病变破坏了这种动态平衡，则导致胸膜腔内液体产生增多或吸收减少，即可产生胸腔积液。按其发生机制可分为漏出性胸腔积液和渗出性胸腔积液两类。

> ▣ 知识链接
>
> ### 胸腔积液循环
>
> 胸腔积液从脏层胸膜和壁层胸膜的体循环血管顺压力梯度通过胸膜进入胸膜腔，然后通过壁层胸膜的淋巴管微孔被淋巴管回吸收。通常脏层胸膜对胸腔积液循环的作用较小。

一、临床表现

（一）症状

1. 胸闷和呼吸困难 积液较少时症状多不明显，但急性胸膜炎早期积液量少时，可有

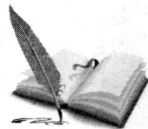

明显的胸痛，于吸气时加重，患者喜患侧，当积液增多时胸膜脏层和壁层分开，胸痛可减轻或消失。中、大量胸腔积液（大于 500 ml）时，可出现气短、胸闷、心悸、呼吸困难，甚至端坐呼吸并伴有发绀。

2. 原发病症状　如结核病所致胸腔积液者多见于青年人，常有低热、盗汗、乏力、消耗等结核中毒症状；恶性肿瘤所致胸腔积液常见于中年以上，多胸部隐痛，伴消瘦及原发肿瘤症状；心力衰竭患者有心功能不全的症状；肺炎相关性胸腔积液和脓血常有发热、咳嗽、咳痰；肝脓肿者有肝区疼痛。

（二）体征

与积液量多少有关。少量积液时可无明显体征，或可触及胸膜摩擦感，闻及胸膜摩擦音。中、大量积液时，患侧呼吸运动受限、呼吸浅快，胸廓饱满、肋间隙增宽，气管、纵隔向健侧移位，触觉语音震颤减弱或消失，局部叩诊呈浊音，听诊时积液区呼吸音减弱或消失，积液区上方呼吸音增强，有时可听到支气管呼吸音。如有胸膜增厚和粘连时，则患侧胸廓塌陷、肋间隙变窄、呼吸运动受限、呼吸音减弱等。

二、诊断与鉴别诊断

（一）诊断与鉴别诊断

1. 确定有无胸腔积液　根据临床症状、体征及影像学检查等，确定是否存在胸腔积液。

2. 区别漏出液和渗出液　鉴定胸腔积液的性质，即区别漏出液和渗出液（表 10－1）。

3. 病因诊断　根据伴随的原发病的特征性临床表现、各项检查结果和漏出液或渗出液所涉及的病因范围，进一步寻找证据，明确病因。漏出液的常见病因是心力

> **考点提示**
>
> 漏出液与渗出液的鉴别；结核性胸腔积液与肿瘤性胸腔积液的鉴别。

衰竭、肝硬化、肾病综合征和低蛋白血症等。渗出液最常见的病因是结核性胸膜炎和恶性肿瘤（两者的鉴别见表 10－2），后者最多见的是支气管肺癌，其次是乳腺癌，此外还有恶性胸膜间皮瘤、由其他部位转移至胸膜的肿瘤。

（二）实验室和其他检查

1. 胸腔穿刺抽液化验常规　观察积液外观并做比重、黏蛋白定性、蛋白质含量和细胞数检查，以明确积液特点。测定积液中葡萄糖含量有助于鉴别胸腔积液的病因。积液涂片查找细菌及培养，有助于病原诊断。测定乳酸脱氢酶、淀粉酶、腺苷脱氨酶等酶活性，用于区分漏出液和渗出液，或鉴别恶性胸腔积液和结核性胸腔积液。测定胸腔积液和血清胆红素的比值（大于 0.6）有助于渗出液的诊断。脂质的测定有助于鉴别乳糜胸和假性乳糜胸。

2. 胸片和胸部 CT　其改变与积液量多少和是否有包裹或粘连有关。一般少量游离性胸腔积液量在 200 ml 左右即可见到肋膈角变钝。包裹性积液局限于一处，随包裹部位不同而形成不同形状密度增高阴影，且不随体位改变而变动。中等量积液时可见典型的外高内低、凹面向上的弧形均匀高密度阴影。大量胸腔积液时，患侧肺野大部呈均匀浓密阴影，可仅见肺尖透亮，气管和纵隔均向健侧移位。液气胸时有气液平面。积液时常遮盖肺内原发病灶，故复查应在抽液后，可发现肺部肿瘤或其他病变。胸部 CT 表现为后胸壁下弧形水样密度影。CT

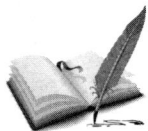

在显示积液的同时，还能显示肺内、纵隔和胸膜病变的情况，有助于病因诊断。

表 10-1 漏出液与渗出液的鉴别

鉴别点	漏出液	渗出液
病因	充血性心力衰竭、肝硬化、局部静脉回流障碍、肾炎、肾病综合征、低蛋白血症	感染性疾病、结缔组织病、恶性肿瘤、肺梗死、变态反应性疾病等
外观	清，常呈淡黄色，为浆液性	混浊，可呈草黄色，为脓性、血性、乳糜性
凝固性	不易凝固	常自行凝固
比重	<1.018	>1.018
Rivalta 试验	阴性	阳性
蛋白含量	<25~30 g/L	>25~30 g/L
细胞数	常 $<100\times10^6$/L，以淋巴细胞、间皮细胞为主	常 $>100\times10^6$/L，急性炎症时以中性粒细胞为主，慢性炎症以淋巴细胞为主
葡萄糖	同血液含量	多正常，脓胸时明显降低
LDH	<200 U/L	>200 U/L
胸腔积液 LDH/血清 LDH	<0.6	>0.6
胸腔积液总蛋白/血清总蛋白	<0.5	>0.5
致病菌	无	可找到致病菌

3. 胸部超声 在胸膜脏层和壁层之间出现可随呼吸而改变的无回声区，是胸腔积液超声检查的特征。胸部超声检查灵敏度高，定位准确，可估计积液量的多少，还可鉴别胸腔积液、胸膜增厚、液气胸等。对包囊性积液可提供较准确的定位诊断，有助于胸腔穿刺抽液。

4. 经皮胸膜活检 在 B 超或 CT 引导下进行经皮胸膜活检，活组织送病理学检查对积液的病因诊断有重要意义。考虑结核性胸膜炎时还可做结核菌培养及抗酸染色，若胸膜肉芽肿改变95%，则提示结核性胸膜炎。

5. 胸腔镜或开胸活检 对上述检查不能确诊者，必要时可经胸腔镜或开胸直视下活检，是诊治胸腔积液最直接准确的方法。

表 10-2 结核性胸腔积液与肿瘤性胸腔积液的鉴别

鉴别点	结核性胸腔积液	肿瘤性胸腔积液
年龄	青、少年多见	中、老年多见
中毒症状	有	无
胸腔积液量	多为少、中量	多为大量、增长快
胸腔积液外观	草黄色	多为血性
细胞类型	淋巴细胞为主，间皮细胞 <5%	肿瘤细胞或大量间皮细胞
胸腔积液腺苷脱氨酶	>45 U/L	<45 U/L
胸腔积液癌胚抗原	正常	升高或胸腔积液/血清 CEA >1
脱落细胞检查	阴性	可找到肿瘤细胞
沉渣找 TB 或 TB 培养	可阳性	阴性
胸膜活检	结核性肉芽肿	肿瘤组织

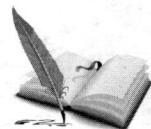

三、病因及病理生理

胸膜毛细血管内静水压增高（如充血性心力衰竭）、胸膜毛细血管内胶体渗透压降低（如低蛋白血症、肝硬化）、胸膜毛细血管通透性增加（如胸膜炎症、肿瘤），壁层胸膜淋巴回流障碍（如癌性淋巴管阻塞）以及胸部损伤等，均可引起胸腔积液，其常见病因和病理生理如下。

（一）胸膜毛细血管内静水压增高

充血性心力衰竭、缩窄性心包炎、血容量增加、上腔静脉或奇静脉受阻等，产生胸腔漏出液。

（二）胸膜毛细血管内胶体渗透压降低

肝硬化、低蛋白血症、肾病综合征、急性肾小球肾炎、黏液性水肿等引起的胸腔积液常为漏出液。

（三）胸膜毛细血管通透性增加

胸膜和肺的感染（如结核病和其他细菌、真菌、病毒、寄生虫感染）、胸膜恶性肿瘤（包括原发性间皮瘤和转移性胸膜瘤）、结缔组织疾病（如系统性红斑狼疮、多发性肌炎、硬皮病、干燥综合征）、肺梗死、膈下炎症等，产生胸腔渗出液。

（四）壁层胸膜淋巴回流障碍

癌性淋巴管阻塞、发育性淋巴管引流异常等，产生胸腔渗出液。

（五）损伤

食管破裂、主动脉瘤破裂、胸导管破裂等，产生脓胸、血胸、乳糜胸。

四、处理措施

胸腔积液为胸部疾病或全身疾病的一部分，病因治疗尤为重要，故本节按病因不同分别介绍其治疗。

（一）结核性胸腔积液

1. 抗结核药物治疗 与活动性肺结核相同，坚持早期、联合、适量、规律及全程的用药原则。多数患者经抗结核药物治疗效果满意。

2. 穿刺抽液治疗 少量胸液一般不必抽液或仅做诊断性穿刺。胸腔穿刺不仅有助于诊断，且可解除肺及心、血管受压，改善呼吸，防止纤维蛋白沉着与胸膜增厚，使肺功能免受损伤。抽液后可减轻毒性症状，使患者体温下降。大量胸液者可每周抽液 2~3 次，首次抽液不超过 700 ml，以后每次抽液量不应超过 1000 毫升，且宜缓慢抽吸。过快、过多抽液可使胸腔压力骤降，易发生复张性肺水肿或循环衰竭，表现为剧咳、气促、咳大量泡沫状痰，双肺满布湿啰音，PaO_2 下降，X 线胸片显示肺水肿征。此时应立即吸氧，酌情应用糖皮质激素及利尿剂，控制入水量，严密监测病情及酸碱平衡。抽液时若发生头晕、胸闷、心悸、面色苍白、冷汗、脉细、四肢发凉等"胸膜反应"症状时，应立即停止抽液，使患者平卧，必要时皮下注射 0.1% 肾上腺素 0.5 ml，密切观察病情，注意血压变化，防止休克。

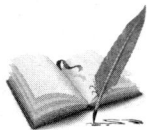

一般情况下，抽胸液后，没必要向胸腔内注入抗结核药物。结核性脓胸可用生理盐水或 2% 碳酸氢钠溶液冲洗脓腔后注入异烟肼 400～600 mg 或链霉素 0.5～1 g。必要时可注射尿激酶 10～20 IU，防止胸膜粘连。

3. 糖皮质激素 糖皮质激素可减少机体的变态反应及炎症反应，改善毒性症状，加速胸液吸收，减少胸膜粘连或胸膜增厚等后遗症。但亦有一定不良反应或导致结核播散，故应慎重掌握适应证。急性结核性渗出性胸膜炎全身毒性症状严重或胸液较多者，在抗结核药物治疗的同时，可加用糖皮质激素，通常用泼尼松或泼尼松龙。待患者体温正常、全身毒性症状减轻或消退、胸液明显减少时，即应逐渐减量以至停用。停药速度不宜过快，否则易出现反跳现象，一般疗程为 4～6 周。

（二）肺炎相关胸腔积液和脓胸

治疗原则是控制感染、引流胸腔积液，以及促使肺复张，恢复肺功能。详见第二节脓胸。

（三）恶性胸腔积液

治疗性胸穿抽液和胸膜固定术是治疗恶性胸腔积液的常用方法。由于胸腔积液生长迅速且持续存在，患者常因大量积液的压迫出现严重呼吸困难，甚至导致死亡。因此，对于这类患者需反复胸腔穿刺抽液。但反复抽液可使蛋白丢失太多（1 升胸液含蛋白 40 克），故治疗甚为棘手，效果不理想。为此，正确诊断恶性肿瘤及组织类型，及时进行合理有效治疗，对缓解症状、减轻痛苦、提高生存质量、延长生命有重要意义。全身化疗对于部分小细胞肺癌所致胸腔积液有一定疗效。纵隔淋巴结有转移者可行局部放射治疗。在抽吸胸液后，胸腔内注入包括阿霉素、顺铂、氟尿嘧啶、丝裂霉素、硝卡芥、博来霉素等在内的抗肿瘤药物，是常用的治疗方法。这有助于杀伤肿瘤细胞、减缓胸腔积液的产生，并可以引起胸膜粘连。胸腔内注入生物免疫调节剂，是近年探索治疗恶性胸腔积液较为成功的方法，诸如短小棒状杆菌疫苗（CP）、IL-2、干扰素 β、干扰素 γ、淋巴因子激活的杀伤细胞（LAK 细胞）、肿瘤浸润性淋巴细胞（TIL）等，可抑制恶性肿瘤细胞、增强淋巴细胞局部浸润及活性，并使胸膜粘连。为闭锁胸膜腔，可在用胸腔插管将胸液引流完后，注入胸膜粘连剂，如四环素、红霉素、滑石粉，使两层胸膜发生粘连，以避免胸液的再度形成。若同时注入少量利多卡因及地塞米松，可减轻疼痛及发热等不良反应。

（四）漏出性胸腔积液

对于漏出性胸腔积液，主要针对原发病进行治疗，原发病如低蛋白血症被控制后，积液通常可自行吸收。当积液量大引起明显临床症状时或原发病治疗效果不佳时，可通过胸腔闭式引流术等方法缓解症状。

> **考点提示**
>
> 胸腔积液的处理。

五、健康教育

1. 心理指导 胸腔积液患者多病程较长，以"明显胸痛、气短、呼吸困难"为主要症状，尤其恶性胸腔积液患者，身心都将承受一定的痛苦和压力，因此情绪上多表现为焦躁、忧虑，要多与患者沟通、交谈，鼓励患者树立战胜疾病的信心，积极配合治疗。

2. 饮食指导 给予高蛋白、高热量、高维生素、营养丰富食物。

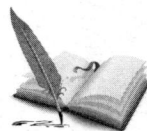

3. 出院指导　保持心情舒畅，避免劳累；若有胸痛，可适当服用镇痛剂，症状不缓解及时就诊；结核性胸膜炎患者应坚持规律抗结核治疗，每月复查肝功、胸部彩超 1 次，在合理抗结核药物治疗后，应每年行 X 线检查一次，随访 4～5 年。

本章小结

胸膜疾病是临床呼吸科常见病、多发病，主要表现为胸腔积液、血胸、脓胸和气胸，是导致呼吸困难的常见原因，严重者可出现呼吸功能衰竭、休克甚至死亡，因此，早期正确的急诊处理至关重要。胸部 X 线检查是诊断的重要依据。胸腔穿刺术或胸膜腔闭式引流术是胸膜腔积气、积液治疗中最常用的技术，各级医院均可开展，应熟练掌握。

目标检测

扫码"练一练"

一、选择题

1. 开放性气胸的主要病理生理变化为
    A. 反常呼吸运动　　　　　　　　　B. 纵隔扑动
    C. 进行性伤侧肺压缩　　　　　　　D. 呼吸无效腔增加
    E. 健侧肺受压

2. 现场急救开放性气胸患者的首要措施是
    A. 吸氧、输液　　　　　　　　　　B. 镇静、镇痛
    C. 清创与缝合　　　　　　　　　　D. 封闭胸壁伤口
    E. 应用抗生素

3. 下列对气胸患者闭式胸膜腔引流装置的叙述，错误的是
    A. 锁骨中线第 2 肋间插管　　　　　B. 水封瓶的长管管口在水面下 3 cm
    C. 水封瓶的短管与大气相通　　　　D. 整个装置均须密封完好
    E. 水封瓶距离引流口平面 30 cm

4. 纵隔偏向患侧常见于
    A. 急性脓胸　　　　　　　　　　　B. 慢性脓胸
    C. 张力性气胸　　　　　　　　　　D. 进行性血胸
    E. 血气胸

5. 急性脓胸常见的致病菌是
    A. 金黄色葡萄球菌　　　　　　　　B. 结核分枝杆菌
    C. 肺炎双球菌　　　　　　　　　　D. 大肠埃希菌
    E. 厌氧菌

6. 确诊脓胸的最好方法是
    A. X 线胸片　　　　　　　　　　　B. 血常规
    C. CT　　　　　　　　　　　　　　D. MRI
    E. 胸膜腔穿刺

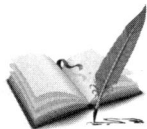

7. 脓胸最常继发于

    A. 支气管异物堵塞　　　　　　　　B. 支气管肺癌

    C. 上呼吸道感染　　　　　　　　　　D. 肺大疱破裂

    E. 肺部感染

8. 慢性脓胸病期不长且肺内无严重病变者，较为理想的手术方法是

    A. 胸廓成形术＋纤维板剥除术　　　B. 胸廓成形术＋肺切除术

    C. 肋间插管闭式引流术　　　　　　　D. 胸膜纤维板剥除术

    E. 胸廓成形术

9. 一名患者 X 线胸片示右侧大量胸腔积液，体检可发现

    A. 气管向左侧移位　　　　　　　　B. 右肺叩诊呈清音

    C. 右肺听诊有胸膜摩擦音　　　　　　D. 喜左侧卧位

    E. 右肺呼吸音增强

10. 结核性渗出性胸膜炎，胸腔穿刺抽液时，下列选项错误的是

    A. 每周可以抽 3 次　　　　　　　　B. 抽液不宜过快、过多

    C. 严格无菌操作　　　　　　　　　　D. 抽液后胸腔内可以不用药

    E. 穿刺发生"胸膜反应"不影响继续抽液

11. 开放性气胸是指

    A. 肺裂伤　　　　　　　　　　　　B. 支气管破裂

    C. 胸部存在伤口　　　　　　　　　　D. 胸部伤口与胸膜腔相通

    E. 胸部伤口深达肌层

12. 患者，男，20 岁。突发右侧胸痛伴气短 1 天入院。体检示右胸叩诊呈鼓音。该患者最可能出现的胸部 X 线表现是

    A. 膈疝　　　　　　　　　　　　　B. 气胸

    C. 少量胸腔积液　　　　　　　　　　D. 肺气肿

    E. 巨大肺大疱

13. 患者，男，35 岁。2 周前发热、咳嗽、咳黄痰，经抗感染治疗后好转。现再次高热、咳嗽、胸闷。查体：T 39.5℃，P 115 次/分，R 24 次/分，气管右移，左侧语颤减弱，肺叩诊呈实音，呼吸音消失。血常规 WBC 23×10^9/L。最有效的治疗措施是

    A. 胸腔闭式引流　　　　　　　　　B. 胸腔成形术

    C. 胸膜剥脱术　　　　　　　　　　　D. 静脉点滴广谱抗生素

    E. 胸腔内注入抗生素

14. 患者，男，43 岁。外伤致右胸腔积血，胸腔穿刺抽出混浊胸腔积液。此时主要治疗应是

    A. 抗生素治疗　　　　　　　　　　B. 补充血容量

    C. 胸腔闭式引流　　　　　　　　　　D. 伤口包扎固定

    E. 对症支持治疗

15. 患者，男，50 岁。长期吸烟。主诉：咳嗽、左胸痛、气短 1 个月，胸部 X 线检查示左胸腔中等量积液，胸腔积液为血性渗出液。为进一步确诊应首先做的检查是

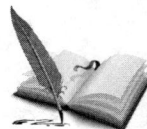

    A. 胸部 CT 检查　　　　　　　　　B. 纤维支气管镜检查

    C. 诊断性人工气胸   D. 胸腔积液癌胚抗原测定

    E. 胸腔积液查癌细胞

16. 患者，男，20 岁。闭合性胸部外伤 5 小时。查体：口唇发绀，端坐呼吸，左侧胸壁触及皮下气肿，气管右偏，左侧呼吸音消失，正确的急救措施是

    A. 急诊开胸探查   B. 立即左胸腔穿刺排气

    C. 心包穿刺   D. 气管插管

    E. 加压吸氧

（17~19 题共用题干）患者，男，26 岁。左胸痛 2 周伴低热，起初胸痛为针刺样，深呼吸时及咳嗽时加剧。近 5 天觉胸痛减轻，但出现活动后气促。体检左下肺呼吸音消失，叩诊呈浊-实音。X 线胸片检查示左下胸部大片致密影，密度均匀一致。

17. 该患者最有可能的诊断是

    A. 左侧气胸   B. 大叶性肺炎

    C. 左侧胸腔积液   D. 肺栓塞

    E. 肺结核

18. 以下检查中最有助于确诊的是

    A. 血沉   B. 心脏超声

    C. 胸腔穿刺术   D. 心电图

    E. 肝功能检查

19. 胸穿抽液中该患者突然心悸、出汗、颜面苍白，应立即给予

    A. 0.1% 肾上腺素 0.5 ml 立即静脉推注

    B. 50% 葡萄糖 20 ml 静脉注射

    C. 阿托品 1 mg 肌内注射

    D. 充血性心衰

    E. 肾功能不全

（20~21 题共用题干）患者，男，20 岁。右胸刀刺伤 2 小时就诊。既往体健。查体：T 36.5℃，P 120 次/分，R 24 次/分，BP 80/60 mmHg。面色苍白，皮肤潮湿，右胸腋前第 5 肋间 2 cm 伤口，有血液流出，右胸叩诊呈实音，呼吸音减弱。急行胸腔闭式引流，引流出血性液体约 600 ml，1 小时内又引流出血性液体 300 ml。

20. 此时首先考虑的诊断是

    A. 凝固性血胸   B. 创伤性湿肺

    C. 迟发性血胸   D. 心脏压塞

    E. 进行性血胸

21. 该患者最有效的处置措施是

    A. 气管插管、呼吸机辅助呼吸   B. 开胸探查

    C. 输液、输血   D. 镇静、吸氧

    E. 调整引流管位置

二、思考题

1. 简述气胸的临床分型。

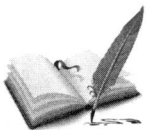

2. 简述开放性气胸、张力性气胸的临床表现和急救措施。

3. 怎样排出胸腔内的积脓?

4. 胸腔积液患者的临床表现有哪些?

（陈珊珊）

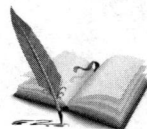

第十一章　慢性支气管炎和慢性阻塞性肺疾病

学习目标

1. **掌握**　慢性支气管炎、慢性阻塞性肺疾病的临床表现、治疗。
2. **熟悉**　慢性支气管炎、慢性阻塞性肺疾病的鉴别诊断。
3. **了解**　慢性支气管炎的病因与发病机制。
4. 能运用所学知识进行慢性支气管炎、慢性阻塞性肺疾病的诊断及治疗。
5. 具有尊重关心慢性支气管炎、慢性阻塞性肺疾病患者的观念和意识。

☞ 案例导入

患者，男，65 岁。咳嗽、咳痰 20 年，加重 1 周。

20 年来每年冬季咳嗽、咳痰，痰量少，白色黏稠状，伴有气短，无咯血、无低热、食欲减退、盗汗。1 周前受凉，上述症状加重，气急明显，痰呈黄色脓性，不易咯出，无胸痛、咯血和呕吐、腹泻等，为求进一步诊治来院。

既往史及家族史：吸烟史 20 年，每日 10 支，饮酒史 20 年，每日饮黄酒半斤。其父因"肺气肿"病故，其他家族史无特殊。

查体：T 37℃，P 104 次/分，R 26 次/分，BP 120/75 mmHg。营养中等，神志清楚，自主体位，无发绀，咽部略充血，胸廓正常，两侧呼吸运动对称，两肺叩诊呈清音，双肺可闻及哮鸣音和湿啰音，心率 104 次/分，律齐，各瓣膜听诊区未闻及病理性杂音。腹平软，全腹无压痛，肝脾肋下未触及，无杵状指（趾）。

辅助检查：血常规，血红蛋白 146 g/L，红细胞 4.2×10^9/L，白细胞 11.2×10^9/L，中性粒细胞 0.84，淋巴细胞 0.16。X 线胸片示两肺纹理紊乱、增多。

问题：

1. 本病临床特点有哪些？
2. 该患者的临床诊断是什么？

第一节　慢性支气管炎

慢性支气管炎（chronic bronchitis）是气管、支气管黏膜及其周围组织的慢性非特异性炎症。临床上以咳嗽、咳痰为主要症状，每年发病持续 3 个月或更长时间，连续 2 年或 2 年以上。排除具有咳嗽、咳痰、喘息症状的其他疾病（如肺结核、肺脓肿、心脏病、心功能不全、支气管扩张、支气管哮喘、慢性鼻咽炎、食管反流综合征等疾病）。

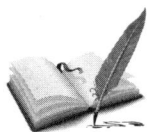

一、临床表现

（一）症状

缓慢起病，病程长，反复急性发作而病情加重。急性加重是指咳嗽、咳痰、喘息等症状突然加重。急性加重的主要原因是呼吸道感染，病原体可以是病毒、细菌、支原体和衣原体等。

考点提示

慢性支气管炎的临床表现。

1. 咳嗽　一般以晨间咳嗽为主，睡眠时有阵咳或排痰。

2. 咳痰　一般为白色黏液和浆液泡沫性，偶可带血。清晨排痰较多，起床后或体位变动可刺激排痰。

3. 喘息或气急　喘息明显者常称为喘息性支气管炎，部分可能合并支气管哮喘。若伴肺气肿时可表现为劳动或活动后气急。

（二）体征

早期多无异常体征。急性发作期可在背部或双肺底听到干湿啰音。

二、诊断与鉴别诊断

（一）诊断

1. 依据咳嗽、咳痰，或伴有喘息，每年发病持续 3 个月，并连续 2 年或 2 年以上，并排除其他可以引起类似症状的慢性疾病。

考点提示

慢性支气管炎的诊断依据。

2. 实验室和其他检查

1）X 线检查：早期可无异常。反复发作者表现为肺纹理增粗、紊乱，呈网状或条索状、斑点状阴影，以双下肺野明显。

2）呼吸功能检查：早期无异常。如有小气道阻塞时，最大呼气流速 – 容量曲线在 75% 和 50% 肺容量时，流量明显降低。

3）血液检查：细菌感染时可出现白细胞总数和（或）中性粒细胞增高。

4）痰液检查：可培养出致病菌。痰涂片可发现革兰阳性菌或革兰阴性菌。

知识链接

痰液检查

痰采集方便，是最常用的下呼吸道病原学标本。采集后在室温下 2 小时内送检。先直接涂片，光镜下观察细胞数量，如每低倍视野鳞状上皮细胞 10 个，白细胞 25 个，或鳞状上皮细胞：白细胞 < 1：2.5，可作为污染相对较少的"合格"标本接种培养。痰定量培养分离的致病菌或条件致病菌浓度 ≥ 10^7 cfu/ml，可以认为是肺部感染的致病菌；≤ 10^4 cfu/ml 介于两者之间建议重复痰培养；如连续分离到相同细菌，10^5 ～ 10^6 cfu/ml 连续两次以上，也可认为是致病菌。

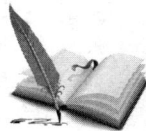

（二）鉴别诊断

1. 支气管哮喘 部分支气管哮喘以刺激性咳嗽为特征，灰尘、油烟、冷空气等容易诱发咳嗽，常有家庭或个人过敏疾病史。对抗生素治疗无效，支气管激发试验阳性可鉴别。

2. 嗜酸细胞性支气管炎 临床症状类似，X线检查无明显改变或肺纹理增加，支气管激发试验阴性，临床上容易误诊。诱导痰检查嗜酸细胞比例增加（≥3%）可以诊断。

3. 肺结核 常有发热、乏力、盗汗及消瘦等症状。痰液找抗酸杆菌及胸部X线检查可以鉴别。

4. 支气管肺癌 多数有数年吸烟史，顽固性刺激性咳嗽或过去有咳嗽史，常有痰中带血。有时表现为反复同一部位的阻塞性肺炎，抗菌药物治疗效果不佳。痰脱落细胞学、胸部CT及纤维支气管镜等检查，可明确诊断。

5. 肺间质纤维化 病程缓慢，开始仅有咳嗽、咳痰，偶有气短感。仔细听诊在胸部下后侧可闻爆裂音（Velcro啰音）。血气分析示动脉血氧分压降低，而二氧化碳分压可不升高。肺功能检测为限制性通气功能障碍，弥散功能降低。

6. 支气管扩张症 典型者表现为反复大量咯脓痰，或反复咯血。X线胸片常见肺野纹理粗乱或呈卷发状。高分辨螺旋CT检查有助诊断。

7. 其他引起慢性咳嗽的疾病 慢性咽炎、鼻后滴漏综合征、胃食管反流、某些心血管疾病（如二尖瓣狭窄）等均有其各自的特点。

三、病因、发病机制与病理

（一）病因与发病机制

本病的病因尚不完全清楚，可能是多种因素长期相互作用的结果。

1. 有害气体和有害颗粒 如香烟、烟雾、粉尘、刺激性气体（二氧化硫、二氧化氮、氯气、臭氧等）。这些理化因素可损伤气道上皮细胞，使纤毛运动减退，巨噬细胞吞噬能力降低，导致气道净化功能下降。同时刺激黏膜下感受器，使副交感神经功能亢进，使支气管平滑肌收缩，腺体分泌亢进，杯状细胞增生，黏液分泌增加，气道阻力增加。

香烟烟雾还可使氧自由基产生增多，诱导中性粒细胞释放蛋白酶，抑制抗胰蛋白酶系统，破坏肺弹力纤维，引发肺气肿的形成。

2. 感染因素 病毒、支原体、细菌等感染是慢性支气管炎发生发展的重要原因之一。病毒感染以流感病毒、鼻病毒、腺病毒和呼吸道合胞病毒为常见。细菌感染常继发于病毒感染，常见病原体为肺炎链球菌、流感嗜血杆菌、卡他莫拉菌和葡萄球菌等。这些感染因素同样造成气管、支气管黏膜的损伤和慢性炎症。

3. 其他因素 免疫、年龄和气候等因素均与慢性支气管炎有关。例如，老年人肾上腺皮质功能减退、细胞免疫功能下降、溶菌酶活性降低，从而容易造成呼吸道的反复感染。寒冷空气可以刺激腺体增加黏液分泌，纤毛运动减弱，黏膜血管收缩，局部血循环障碍，有利于继发感染。

（二）病理

支气管上皮细胞变性、坏死、脱落，后期出现鳞状上皮化生，纤毛变短、粘连、倒伏、脱失。黏膜和黏膜下充血水肿，杯状细胞和黏液腺肥大、增生、分泌旺盛，大量黏液潴留。

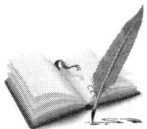

浆细胞、淋巴细胞浸润及轻度纤维增生。

（三）慢性支气管炎的发展

病情继续发展，炎症由支气管壁向其周围组织扩散，黏膜下层平滑肌束可断裂萎缩，黏膜下和支气管周围纤维组织增生，肺泡弹性纤维断裂，进一步发展成阻塞性肺疾病。

四、处理措施

1. 急性加重期的治疗

（1）控制感染　抗菌药物多依据所在地常见病原菌选择，治疗可选用喹诺酮类、大环类酯类、β-内酰胺类或磺胺类口服，病情严重时静脉给药。如左氧氟沙星 0.4 g，每日 1 次；罗红霉素 0.3 g，每日 2 次；阿莫西林 2~4 g/d，分 2~4 次口服；头孢呋辛 1.0 g/d，分 2 次口服；复方磺胺甲基异噁唑，每次 2 片，每日 2 次。如果能培养出致病菌，可按药敏试验选用抗菌药。

（2）镇咳祛痰　可试用复方甘草合剂 10 ml，每日 3 次；或复方氯化合剂 10 ml，每日 3 次；也可加用祛痰药溴己新 8~16 mg，每日 3 次；盐酸氨溴索 30 mg，每日 3 次；桃金娘油 0.3 g，每天 3 次。干咳为主者可用镇咳药物，如右美沙芬、那可丁或其合剂等。

（3）平喘　有气喘者可加用解痉平喘药，如氨茶碱 0.1 g，每日 3 次，或用茶碱控释剂，或长效 β_2 受体激动剂吸入。

2. 缓解期治疗

（1）戒烟，避免有害气体和其他有害颗粒的吸入。

（2）增强体质，预防感冒。

（3）反复呼吸道感染者，可试用免疫调节剂或中医中药，如细菌溶解产物、卡介菌多糖核酸、胸腺素等，部分患者或可见效。

> **考点提示**
>
> 慢性支气管炎的治疗。

五、健康教育

1. 戒烟。

2. 饮食上要尽可能少食辛辣食物，不宜多吃烧烤，忌食油腻厚味，以防加重症状。

3. 老年人在冬季注意心理健康的保养，保持轻松愉快的好心情和积极乐观的情绪，以避免悲伤的情绪损伤肺脏。

4. 学会正确的呼吸方式，如腹式呼吸、缩唇呼吸。

第二节　慢性阻塞性肺疾病

慢性阻塞性肺疾病（chronic obstructive pulmonary disease，COPD）是以持续气流受限为特征的肺部疾病，简称慢阻肺。气流受限不完全可逆，呈进行性发展，但是可以预防和治疗的疾病。

COPD 是呼吸系统疾病中的常见病和多发病，患病率和病死率均居高不下。1992 年在我国北部和中部地区，对 102 230 名农村成人进行了调查，COPD 的患病率为 3%。近年来

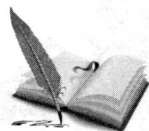

对我国 7 个地区 2 0245 名成年人进行调查，COPD 的患病率占 40 岁以上人群的 8.2%。

因肺功能进行性减退，严重影响患者的劳动力和生活质量。根据世界卫生组织发表的研究，预计至 2020 年 COPD 将成为世界疾病经济负担的第 5 位。

一、临床表现

（一）症状

起病缓慢、病程较长。主要症状如下。

1. 慢性咳嗽 随病程发展可终身不愈。常晨间咳嗽明显，夜间有阵咳或排痰。

2. 咳痰 一般为白色黏液或浆液性泡沫性痰，偶可带血丝，清晨排痰较多。急性发作期痰量增多，可有脓性痰。

3. 气短或呼吸困难 早期在劳力时出现，后逐渐加重，以致在日常活动甚至休息时也感到气短，是 COPD 的标志性症状。

4. 喘息和胸闷 特别是重度患者，部分患者急性加重时出现喘息。

5. 其他 晚期患者有体重下降、食欲减退等。

> **考点提示**
>
> 慢性阻塞性肺疾病的临床表现。

（二）体征

早期体征可无异常，随疾病进展出现以下体征。

1. 视诊 胸廓前后径增大，肋间隙增宽，剑突下胸骨下角增宽，称为桶状胸。部分患者呼吸变浅、频率增快，严重者可有缩唇呼吸等。

2. 触诊 双侧语颤减弱。

3. 叩诊 肺部呈过清音，心浊音界缩小，肺下界和肝浊音界下降。

4. 听诊 两肺呼吸音减弱，呼气延长，部分患者可闻及湿啰音和（或）干啰音。

（三）并发症

严重发作时，可并发慢性呼吸衰竭、自发性气胸和慢性肺源性心脏病。

> **知识链接**
>
> ### 自发性气胸
>
> 胸膜腔是不含气体的密闭的潜在腔隙，当气体进入胸膜腔造成积气状态时，称为气胸。气胸可分为自发性、外伤性和医源性三类。原发性气胸多见于瘦高体型的男性青壮年，常规 X 线检查肺部无显著病变，但可有胸膜下肺大疱，多在肺尖部，此种胸膜下肺大疱的原因尚不清楚，与吸烟、身高和小气道炎症可能有关，也可能与特异性炎症瘢痕或弹性纤维先天性发育不良有关。继发性自发性气胸多见于有基础肺部病变者，由于病变引起细支气管不完全阻塞，形成肺大疱破裂。如肺结核、慢性阻塞性肺疾病、肺癌、肺脓肿、肺尘埃沉着症及淋巴管平滑肌瘤病等。

二、诊断与鉴别诊断

（一）诊断

1. 主要根据吸烟等高危因素史、症状、体征及肺功能检查等综合分析确定。不完全可

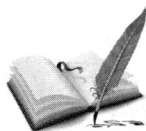

逆的气流受限是 COPD 诊断的必备条件。吸入支气管舒张药后 $FEV_1/FVC < 70\%$ 可确定为不完全可逆性气流受限。

COPD 病程分期中急性加重期（慢性阻塞性肺疾病急性加重）指在疾病过程中，短期内咳嗽、咳痰、气短和（或）喘息加重，痰量增多，呈脓性或黏液脓性，可伴发热等症状。稳定期则指患者咳嗽、咳痰、气短等症状稳定或症状较轻。

目前多主张对稳定期慢阻肺采用综合指标体系进行病情严重程度评估。

（1）症状评估　可采用改良版英国医学研究委员会呼吸困难问卷（mMRC 问卷）进行评估（表 11 - 1）。

表 11 - 1　mMRC 问卷

mMRC 分级	呼吸困难症状
0 级	剧烈活动时出现呼吸困难
1 级	平地快步行走或爬缓坡时出现呼吸困难
2 级	由于呼吸困难，平地行走时比同龄人慢或需要停下来休息
3 级	平地行走 100 m 左右或数分钟后即需要停下来喘气
4 级	因严重呼吸困难而不能离开家，或在穿衣脱衣时即出现呼吸困难

（2）肺功能评估　可使用 GOLD 分级：慢阻肺患者吸入支气管扩张剂后 $FEV_1/FVC < 0.70$；再依据其 FEV_1 下降程度进行气流受限的严重程度分级（表 11 - 2）。

表 11 - 2　慢阻肺患者气流受限严重程度的肺功能分级

肺功能分级	患者肺功能 FEV1 占预计值的百分比（$FEV_1\%\ pred$）
GOLD1 级：轻度	$FEV_1\%\ pred \geqslant 80\%$
GOLD2 级：中度	$50\% \leqslant FEV_1\%\ pred < 80\%$
GOLD3 级：重度	$30\% \leqslant FEV_1\%\ pred < 50\%$
GOLD4 级：极重度	$FEV_1\%\ pred < 30\%$

（3）急性加重风险评估　上一年发生 2 次或以上急性加重或 $FEV_1\%\ pred < 50\%$，均提示今后急性加重的风险增加。

依据上述症状、肺功能改变和急性加重风险等，即可对稳定期慢阻肺患者的病情严重程度做出综合性评价，并依据该评估结果选择稳定期的主要治疗药物（表 11 - 3）。

表 11 - 3　稳定期慢阻肺患者病情严重程度的综合性评估及其主要治疗药物

患者综合评估分组	特征	肺功能分级	上一年急性加重次数	mMRC 分级	首选治疗药物
A 组	低风险，症状少	GOLD1 ~ 2 级	≤1 次	0 ~ 1 级	SAMA 或 SABA，必要时
B 组	低风险，症状多	GOLD1 ~ 2 级	≤1 次	≥2 级	LAMA 或 LABA
C 组	高风险，症状少	GOLD3 ~ 4 级	≥2 次	0 ~ 1 级	ICS 加 LABA，或 LAMA
D 组	高风险，症状多	GOLD3 ~ 4 级	≥2 次	≥2 级	ICS 加 LABA，或 LAMA

注：SABA，短效 β_2 受体激动剂；SAMA，短效抗胆碱能药物；LABA，长效 β_2 受体激动剂；LAMA，长效抗胆碱能药物；ICS，吸入糖皮质激素。

2. 实验室和其他检查

（1）肺功能检查　肺功能检查是判断气流受限的主要客观指标，对 COPD 诊断、严重程度评价、疾病进展、预后及治疗反应等有重要意义。

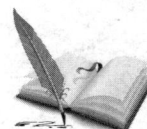

1）吸入支气管舒张药后 $FEV_1/FVC < 70\%$，可确定为不能完全可逆的气流受限。

2）肺总量（TLC）、功能残气量（FRC）和残气量（RV）增高，肺活量（VC）减低，表明肺过度充气，有参考价值。由于 TLC 增加不及 RV 增高程度明显，故 RV/TLC 增高。

3）一氧化碳弥散量（DLco）及 DLco 与肺泡通气量（VA）比值（DLco/VA）下降，该项指标对诊断有参考价值。

（2）胸部 X 线检查　COPD 早期胸片可无变化，以后可出现肺纹理增粗、紊乱等非特异性改变，也可出现肺气肿改变。X 线胸片改变对 COPD 诊断特异性不高，主要作为确定肺部并发症及与其他肺疾病鉴别之用。

（3）胸部 CT 检查　胸部 CT 检查不应作为 COPD 的常规检查。高分辨 CT 检查对疑问病例的鉴别诊断有一定意义。

（4）血气检查　对确定是否发生低氧血症、高碳酸血症、酸碱平衡失调以及判断呼吸衰竭的类型有重要价值。

（5）其他　COPD 合并细菌感染时，外周血白细胞增高，核左移。痰培养可能查出病原菌；常见病原菌为肺炎链球菌、流感嗜血杆菌、卡他莫拉菌、肺炎克雷伯杆菌等。

（二）鉴别诊断

1. 支气管哮喘　支气管哮喘多在儿童或青少年期起病，以发作性喘息为特征，发作时两肺布满哮鸣音，常有家庭或个人过敏史，症状经治疗后可缓解或自行缓解。哮喘的气流受限多为可逆性，其支气管舒张试验阳性。某些患者可能存在慢性支气管炎合并支气管哮喘。在这种情况下，表现为气流受限不完全可逆，从而使两种疾病难以区分。

2. 支气管扩张症　支气管扩张症有反复发作咳嗽、咳痰特点，常反复咯血。合并感染时咯大量脓性痰。查体常有肺部固定性湿啰音。部分胸部 X 线平片显示肺纹理粗乱或呈卷发状，高分辨 CT 检查可见支气管扩张改变。

3. 肺结核　肺结核可有午后低热、乏力、盗汗等结核中毒症状，痰液检查可发现抗酸杆菌，胸部 X 线片检查可发现病灶。

4. 弥漫性泛细支气管炎　弥漫性泛细支气管炎患者大多数为非吸烟男性，几乎所有患者均有慢性鼻窦炎；X 线胸片和高分辨率 CT 检查显示弥漫性小叶中央结节影和过度充气征，红霉素治疗有效。

5. 支气管肺癌　刺激性咳嗽、咳痰，可有痰中带血。或原有慢性咳嗽，咳嗽性质发生改变。胸部 X 线片及 CT 检查可发现占位病变、阻塞性肺不张或阻塞性肺炎。痰细胞学检查、纤维支气管镜检查、肺活检，可有助于明确诊断。

6. 其他原因所致呼吸气腔扩大　肺气肿是一病理诊断名词。呼吸气腔均匀规则扩大而不伴有肺泡壁的破坏时，虽不符合肺气肿的严格定义，但临床上也常习惯称为肺气肿，如代偿性肺气肿、老年性肺气肿、Down 综合征中的先天性肺气肿等。临床表现可以出现劳力性呼吸困难和肺气肿体征，但肺功能测定没有气流受限的改变，即 $FEV_1/FVC \geqslant 70\%$，与 COPD 不同。

三、病因、发病机制与病理

1. 病因和发病机制　确切的病因不清楚。但认为与肺部对香烟烟雾等有害气体或有害

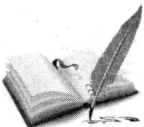

颗粒的异常炎症反应有关。这些反应存在个体易感因素和环境因素的互相作用。

（1）吸烟 吸烟为 COPD 重要的发病因素，吸烟者慢性支气管炎的患病率比不吸烟者高 2~8 倍，烟龄越长，吸烟量越大，COPD 患病率越高。烟草中含焦油、尼古丁和氢氰酸等化学物质，香烟可损伤气道上皮细胞和纤毛运动，促使支气管黏液腺和杯状细胞增生肥大，黏液分泌增多，使气道净化能力下降。还可使氧自由基产生增多，诱导中性粒细胞释放蛋白酶，破坏肺弹力纤维，诱发肺气肿形成。

（2）职业粉尘和化学物质 接触职业粉尘和化学物质，如烟雾、变应原、工业废气及室内空气污染等，浓度过高或时间过长时，均可能产生与吸烟类似的 COPD。

（3）空气污染 大气中的有害气体如二氧化硫、二氧化氮、氯气等可损伤气道黏膜上皮，使纤毛清除功能下降，黏液分泌增加，为细菌感染增加条件。

（4）感染因素 与慢性支气管炎类似，感染亦是 COPD 发生发展的重要因素之一。

（5）蛋白酶-抗蛋白酶失衡 蛋白水解酶对组织有损伤、破坏作用；抗蛋白酶对弹性蛋白酶等多种蛋白酶具有抑制功能，其中 α_1-抗胰蛋白酶（α_1-AT）是活性最强的一种。蛋白酶增多或抗蛋白酶不足均可导致组织结构破坏产生肺气肿。吸入有害气体、有害物质可以导致蛋白酶产生增多或活性增强，而抗蛋白酶产生减少或灭活加快；同时氧化应激、吸烟等危险因素也可以降低抗蛋白酶的活性。

（6）氧化应激 有许多研究表明 COPD 患者的氧化应激增加。氧化物主要有超氧阴离子（O_2^-）、羟根（OH^-）、次氯酸（$HClO$）、H_2O_2 和一氧化氮（NO）等。氧化物可直接作用并破坏许多生化大分子，如蛋白质、脂质和核酸等，导致细胞功能障碍或细胞死亡，还可以破坏细胞外基质；引起蛋白酶-抗蛋白酶失衡；促进炎症反应，如激活转录因子 NF-κB，参与多种炎症因子的转录，如 IL-8、TNF-α 等。

（7）炎症机制 气道、肺实质及肺血管的慢性炎症是 COPD 的特征性改变，中性粒细胞、巨噬细胞、T 淋巴细胞等炎症细胞均参与了 COPD 发病过程。中性粒细胞的活化和聚集是 COPD 炎症过程的一个重要环节。通过释放中性粒细胞弹性蛋白酶、中性粒细胞组织蛋白酶 G、中性粒细胞蛋白酶-3 和基质金属蛋白酶引起慢性黏液高分泌状态并破坏肺实质。

（8）其他 如自主神经功能失调、营养不良、气温变化等都有可能参与 COPD 的发生、发展。

2. 病理 COPD 的病理改变主要表现为慢性支气管炎、肺气肿的病理变化。慢性支气管炎的病理改变见本章第一节。

肺气肿的病理改变可见肺过度膨胀，弹性减退。外观灰白或苍白，表面可见多个大小不一的大疱。镜检见肺泡壁变薄，肺泡腔扩大、破裂或形成大疱，血液供应减少，弹力纤维网破坏。细支气管壁有炎症细胞浸润，管壁黏液腺及杯状细胞增生、肥大，纤毛上皮破损、纤毛减少。有的管腔纤细狭窄或扭曲扩张，管腔内有痰液存留。细支气管的血管内膜可增厚或管腔闭塞。按累及肺小叶的部位，可将阻塞性肺气肿分为小叶中央型、全小叶型及介于两者之间的混合型三类，其中以小叶中央型为多见。小叶中央型是由于终末细支气管或一级呼吸性细支气管炎症导致管腔狭窄，其远端的二级呼吸性细支气管呈囊状扩张，其特点是囊状扩张的呼吸性细支气管位于二级小叶的中央区。全小叶型是呼吸性细支气管狭窄，引起所属终末肺组织，即肺泡管、肺泡囊及肺泡的扩张，其特点是气肿囊腔较小，遍布于肺小叶内。有时两型同时存在一个肺内称混合型肺气肿，多在小叶中央型基础上，

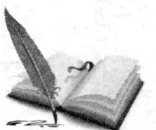

并发小叶周边区肺组织膨胀。

3. 病理生理 在早期,一般反映大气道功能的检查如第一秒用力呼气容积（FEV_1）、最大通气量、最大呼气中期流速多为正常,但有些患者小气道功能(直径小于 2 mm 的气道)已发生异常。随着病情加重,气道狭窄,阻力增加,常规通气功能检查可有不同程度异常。

慢性支气管炎并发肺气肿时,视其严重程度可引起一系列病理生理改变。早期病变局限于细小气道,仅闭合容积增大,反映肺组织弹性阻力及小气道阻力的动态肺顺应性降低。病变累及大气道时,肺通气功能障碍,最大通气量降低。随着病情的发展,肺组织弹性日益减退,肺泡持续扩大,回缩障碍,则残气量及残气量占肺总量的百分比增加。肺气肿加重导致大量肺泡周围的毛细血管受膨胀肺泡的挤压而退化,致使肺毛细血管大量减少,肺泡间的血流量减少,此时肺泡虽有通气,但肺泡壁无血液灌流,导致生理无效腔气量增大;也有部分肺区虽有血液灌流,但肺泡通气不良,不能参与气体交换。如此,肺泡及毛细血管大量丧失,弥散面积减少,产生通气与血流比例失调,导致换气功能发生障碍。通气和换气功能障碍可引起缺氧和二氧化碳潴留,发生不同程度的低氧血症和高碳酸血症,最终出现呼吸功能衰竭。

四、治疗措施

(一)急性加重期治疗

急性加重是指咳嗽、咳痰、呼吸困难比平时加重或痰量增多或成黄痰,或者是需要改变用药方案。

1. 确定急性加重期的原因及病情严重程度 最多见的急性加重原因是细菌或病毒感染,根据病情严重程度决定门诊或住院治疗。

2. 支气管舒张药 药物同稳定期。有严重喘息症状者可给予较大剂量雾化吸入治疗,如应用沙丁胺醇 500 μg,或异丙托溴铵 500 μg,或沙丁胺醇 1000 μg 加异丙托溴铵 250 ~ 500 μg,通过小型雾化器给患者吸入治疗以缓解症状。

3. 低流量吸氧 发生低氧血症者可鼻导管吸氧,或通过文丘里（Venturi）面罩吸氧。鼻导管给氧时,吸入的氧浓度与给氧流量有关,估算公式为吸入氧浓度（%）= 21 + 4 × 氧流量（L/min)。一般吸入氧浓度为28% ~30%,应避免吸入氧浓度过高引起二氧化碳潴留。

4. 抗生素 当患者呼吸困难加重,咳嗽伴痰量增加、有脓性痰时,应根据患者所在地常见病原菌类型及药物敏感情况积极选用抗生素治疗。如给予 β 内酰胺类/β 内酰胺酶抑制剂、第二代头孢菌素、大环内酯类或喹诺酮类。如门诊可用阿莫西林/克拉维酸、头孢唑肟 0.25 g (每日 3 次)、头孢呋辛 0.5 g (每日 2 次)、左氧氟沙星 0.4 g (每日 1 次)。莫西沙星或加替沙星 0.4 g (每日 1 次);较重者可应用第三代头孢菌素如头孢曲松钠 2.0 g 加于生理盐水中静脉滴注,每天 1 次。住院患者当根据疾病严重程度和预计的病原菌更积极地给予抗生素,一般多静脉滴注给药。如果找到确切的病原菌,根据药敏结果选用抗生素。

5. 糖皮质激素 对需住院治疗的急性加重期患者可考虑口服泼尼松龙 30 ~ 40 mg/d,也可静脉给予甲泼尼龙 40 ~80 mg (每日 1 次),连续 5 ~7 天,根据病情逐渐减量。

6. 祛痰剂 溴己新 8 ~16 mg,每日 3 次;盐酸氨溴索 30 mg,每日 3 次酌情选用。

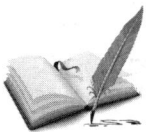

如患者有呼吸衰竭、肺源性心脏病、心力衰竭，给予相应治疗。

（二）稳定期治疗

1. 教育和劝导患者戒烟，因职业或环境粉尘、刺激性气体所致者，应脱离污染环境。

2. 支气管舒张药 包括短期按需应用以暂时缓解症状，及长期规则应用以减轻症状。

（1）β_2 肾上腺素受体激动剂 主要有沙丁胺醇气雾剂，每次 $100 \sim 200 \ \mu g$（$1 \sim 2$ 喷），定量吸入，疗效持续 $4 \sim 5$ 小时，每 24 小时不超过 $8 \sim 12$ 喷。特布他林气雾剂亦有同样作用。可缓解症状，尚有沙美特罗、福莫特罗等长效 β_2 肾上腺素受体激动剂，每日仅需吸入 2 次。

（2）抗胆碱能药 主要为异丙托溴铵气雾剂，定量吸入，起效较沙丁胺醇慢，持续 $6 \sim 8$ 小时，每次 $40 \sim 80 \ \mu g$，每天 $3 \sim 4$ 次。长效抗胆碱药有噻托溴铵选择性作用于 M_1、M_3 受体，每次吸入 $18 \ \mu g$，每天 1 次。

（3）茶碱类 茶碱缓释片，$0.2 \ g$，每 12 小时 1 次；氨茶碱，$0.1 \ g$，每日 3 次。

3. 祛痰药 对痰不易咳出者可应用。常用药物有盐酸氨溴索，$30 \ mg$，每日 3 次；N - 乙酰半胱氨酸 $0.2 \ g$，每日 3 次；羧甲司坦 $0.5 \ g$，每日 3 次。

4. 糖皮质激素 对重度和极重度患者（Ⅲ级和Ⅳ级），有研究显示长期吸入糖皮质激素与长效 β_2 肾上腺素受体激动剂联合制剂，可增加运动耐量、减少急性加重发作频率、提高生活质量，甚至有些患者的肺功能得到改善。目前常用剂型有沙美特罗加氟替卡松、福莫特罗加布地奈德。

5. 长期家庭氧疗 对 COPD 并发慢性呼吸衰竭者可提高生活质量和生存率。对血流动力学、运动能力和精神状态均会产生有益的影响。使用长期家庭氧疗的指征是：①$PaO_2 \leqslant 55 \ mmHg$ 或 $SaO_2 \leqslant 88\%$，有或没有高碳酸血症。②PaO_2 $55 \sim 60 \ mmHg$，或 $SaO_2 < 89\%$，并有肺动脉高压、心力衰竭所致水肿或红细胞增多症（血细胞比容 > 0.55）。一般用鼻导管吸氧，氧流量为 $1.0 \sim 2.0 \ L/min$，吸氧时间 $10 \sim 15 \ h/d$。目的是使患者在静息状态下，达到 $PaO_2 \geqslant 60 \ mmHg$ 和（或）使 SaO_2 升至 90% 以上。

五、健康教育

（一）休息指导

取舒适体位，病室内环境安静、舒适，空气洁净，保持合适的温湿度，室温 $18 \sim 20 \ ℃$，相对湿度 $50\% \sim 70\%$。冬季注意保暖，避免直接吸入冷空气，防止受凉感冒。劝吸烟者戒烟。

（二）饮食指导

呼吸功的增加可使热量和蛋白消耗增多，导致营养不良，应制定出高能量、高蛋白、高维生素的饮食计划。少食多餐，避免餐前、餐后过多饮水。避免餐后平卧，不利于消化。腹胀的患者应进食软食，细嚼慢咽。避免进食产气食物，如汽水、豆类、马铃薯、胡萝卜等；避免进食引起便秘的食物，如油煎食物、干果、坚果等。

（三）呼吸功能锻炼指导

1. 腹式呼吸 患者取立位，体弱者也可取坐位或仰卧位，上身肌群放松做深呼吸，一

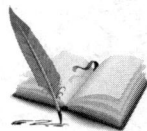

手放于腹部一手放于胸前，吸气时尽力挺腹，也可用手加压腹部，呼气时腹部内陷，尽量将气呼出，一般吸气 2 s，呼气 4 ~ 6 s，吸气与呼气时间比为 1 : 2 或 1 : 3。用鼻吸气，用口呼气，要求深吸气缓慢呼气，不可用力，每分钟呼吸速度保持在 7 ~ 8 次，开始每日 2 次，每次 10 ~ 15 min，熟练后可增加次数和时间，使之成为自然的呼吸习惯。

2. 缩唇呼吸法 方法为：用鼻吸气，缩唇做吹口哨样缓慢呼气，在不感到费力的情况下，自动调节呼吸频率、呼吸深度和缩唇程度。每天 3 次，每次 30 min。

（四）氧疗指导

一般采取鼻导管持续低流量吸氧，氧流量为 1 ~ 2 L/min。对于无创机械通气应注意面罩是否漏气。

本章小结

慢性支气管炎是气管、支气管黏膜及其周围组织的慢性非特异性炎症。临床上以咳嗽、咳痰为主要症状，每年发病持续 3 个月，连续 2 年或 2 年以上。临床特点为缓慢起病，病程长，反复急性发作而病情加重。急性加重是指咳嗽、咳痰、喘息等症状突然加重。早期多无异常体征。急性发作期可在背部或双肺底听到干湿啰音。呼吸功能检查早期无异常。血液检查细菌感染时可出现白细胞总数和（或）中性粒细胞增高。痰液检查可培养出致病菌，痰涂片可发现革兰阳性菌或革兰阴性菌。治疗：急性期控制感染，镇咳祛痰、平喘；缓解期戒烟，增强体质，预防感冒，反复呼吸道感染者可试用免疫调节剂或中医中药。预后：部分患者可控制，不影响工作、学习；部分患者可发展成阻塞性肺疾病，甚至肺心病。

目标检测

扫码"练一练"

一、选择题

1. 早期慢性支气管炎肺部 X 线表现是

    A. 无特殊征象   B. 两肺纹理增粗、紊乱

    C. 肺野透亮度增加   D. 膈肌下降

    E. 胸廓扩张、肋间隙增宽

2. 有关慢性支气管炎诊断标准，咳嗽、咳痰，反复发作时间为

    A. 每年发作至少 3 个月，持续 5 年以上

    B. 每年发作至少 1 个月，持续 2 年以上

    C. 每年发作至少 2 个月，持续 3 年以上

    D. 每年发作至少 3 个月，持续 2 年以上

    E. 每年发作至少 6 个月，持续 5 年以上

3. 慢性支气管炎急性发作期治疗，下列各项中不恰当的是

    A. 应用敏感抗生素   B. 应用祛痰、镇咳药物

    C. 应用支气管扩张剂   D. 雾化吸入稀释痰液

    E. 菌苗注射

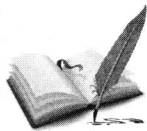

4. 慢性支气管炎患者的下列表现中，不应使用抗生素的是

 A. 咳黏液样痰　　　　　　　　B. 发热

 C. 喘息伴哮鸣音　　　　　　　D. 肺内多量湿啰音

 E. 外周血白细胞 $15 \times 10^9/L$

5. 慢阻肺的病理分型为

 A. 小叶中央型、气肿型、支气管炎型

 B. 小叶中央型、气肿型、全小叶型

 C. 小叶中央型、全小叶型、混合型

 D. 气肿型、支气管炎型、全小叶型

 E. 全小叶型、气肿型、混合型

6. 对于早期 COPD，下列各项肺功能指标中最敏感的是

 A. 第一秒用力呼气容积与用力肺活量比（FEV_1/FVC）

 B. 第一秒用力呼气容积实测值与预计值比（FEV_1 实测值/预计值）

 C. 呼气相峰流速（PEF）

 D. 残气量与肺总量比（RV/TLC）

 E. 肺活量（FV）

7. 患者，男，60 岁。反复咳嗽、咳痰 20 余年，活动后气短 10 余年，每天 20 支。考虑诊断为慢阻肺，最有价值的检查是

 A. X 线胸片　　　　　　　　　B. 胸部 CT

 C. 肺功能　　　　　　　　　　D. 血气分析

 E. 肺核素扫描

8. 慢性阻塞性肺疾病的主要特征是

 A. 大气道阻塞　　　　　　　　B. 小气道阻塞

 C. 双肺哮鸣音　　　　　　　　D. 桶状胸

 E. 胸片示肺纹理增粗

9. 诊断慢性阻塞性肺疾病肺功能的诊断标准是

 A. 吸入支气管舒张药后 $FEV_1/FVC < 70\%$

 B. 吸入支气管舒张药后 $FEV_1/FVC < 80\%$

 C. 吸入支气管舒张药后 $FEV_1/FVC < 90\%$

 D. 吸入支气管舒张药后 $FEV_1/FVC < 75\%$

 E. 吸入支气管舒张药后 $FEV_1/FVC < 85\%$

10. 慢性阻塞性肺疾病肺气肿的体征，下列不正确的是

 A. 呼气相延长，呼气相哮鸣音　　B. 呼吸音减低

 C. 心音遥远　　　　　　　　　　D. 胸膜摩擦音

 E. 桶状胸

二、思考题

试述慢性支气管炎的诊断标准。

（张　燕）

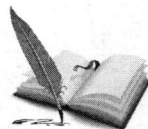

第十二章　肺动脉高压与肺源性心脏病

学习目标

1. **掌握**　肺源性心脏病的临床表现、诊断和治疗。
2. **熟悉**　肺源性心脏病的并发症。
3. **了解**　肺动脉高压的分类、继发性肺动脉高压的临床表现。
4. 能运用所学知识进行肺源性心脏病的诊断及治疗。
5. 具有尊重关心肺动脉高压与肺源性心脏病患者的意识。

案例导入

患者，男，62 岁。咳嗽、咳痰伴气促 20 年，心悸、气短 3 年，加重 1 周。

现病史：反复咳嗽、咳痰伴气促 20 年，冬季易发作，每年持续 2~3 个月。咳嗽早、晚重，咳白色泡沫样痰，有时为黄痰，经常服用抗生素和止咳、化痰药物，2~3 年来症状加重，发作时出现心悸、呼吸困难，夜间不能平卧，自服抗生素不见好转。1 周前着凉而发热，气短加剧而入院。

既往史及家族史：吸烟史 30 年，每日 10 支，否认饮酒史。

查体：T 38.1℃，P 120 次/分，BP 105/60 mmHg。慢性病容，营养中等，神志清楚，端坐呼吸，口唇发绀，颈静脉怒张，桶状胸，肋间隙增宽，两肺叩诊过清音，双肺呼吸音低，可闻及散在较多干湿啰音，心尖搏动位于剑突下，心率 120 次/分，律齐，心音遥远，三尖瓣区闻及 2 级收缩期吹风样杂音，$P_2 > A_2$。腹软，全腹无压痛，肝肋下 2 cm，剑突下 5 cm，质软、光滑，肝颈静脉回流征阳性，脾肋下未触及，双下肢凹陷性水肿。无杵状指（趾）。

辅助检查：血常规示血红蛋白 156 g/L，红细胞 4.8×10^9/L，白细胞 14×10^9/L，中性粒细胞 0.86，淋巴细胞 0.14。血钾 4.2 mmol/L，血钠 136 mmol/L，血氯 100 mmol/L。X 线胸片示两肺透亮度增高，肺纹理多呈网状，肋间隙增宽，右下肺动脉干横径 18 mm，右前斜位肺动脉圆锥突起。心电图示窦性心动过速，肺型 P 波，电轴右偏 +120°。动脉血气示 pH 7.35，$PaCO_2$ 54 mmHg，PaO_2 42 mmHg（吸空气）。

问题：

1. 本病例临床特点有哪些？
2. 根据上述资料，该患者的临床诊断是什么？
3. 该患者应如何进行治疗？

肺动脉高压（pulmonary hypertension）是一种临床常见病症，病因复杂，可由多种心、

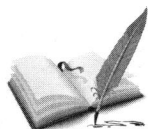

肺或肺血管疾病引起。肺动脉高压患者因肺循环阻力增加，右心负荷增大，最终导致右心衰竭，从而引起一系列临床表现。病程中肺动脉高压常呈进行性发展。

目前肺动脉高压的诊断标准为：海平面、静息状态下，右心导管测量所得平均肺动脉压（mean pulmonary artery pressure，mPAP）>25 mmHg，或者运动状态下 mPAP>30 mmHg。

第一节　肺动脉高压的分类

肺动脉高压曾经被习惯性地分为"原发性"和"继发性"两类，随着认识的逐步深入，肺动脉高压的分类也在不断完善。2008 年世界卫生组织（WHO）第 4 届肺动脉高压会议重新修订了肺动脉高压分类，共分为 5 大类（表 12 - 1）。①动脉性肺动脉高压。②左心疾病所致肺动脉高压。③肺部疾病和（或）低氧所致肺动脉高压。④慢性血栓栓塞性肺动脉高压。⑤未明多因素机制所致肺动脉高压。该分类考虑了病因或发病机制、病理与病理生理学特点，对于制订患者的治疗方案具有重要的指导意义。

肺动脉高压尤其是动脉性肺动脉高压（PAH）具有潜在致命性，早期明确诊断、及时规范治疗是获得最佳疗效的关键，否则患者预后极差。国外研究结果表明，特发性动脉性肺动脉高压（IPAH）多在患者出现症状后 2 年左右才能确诊，而确诊后的自然病程仅 2.5～3.4 年。

表 12 - 1　2008 年 WHO 第四届肺动脉高压会议修订的肺动脉高压分类

1. 动脉性肺动脉高压（pulmonary arterial hypertension，PAH）
1.1 特发性（idiopathic）
1.2 遗传性（heritable）
1.2.1 骨形成蛋白受体 2（bone morphogenetic protein receptor type 2，BMPR2）
1.2.2 激活素受体样激酶 1（activin receptor - like kinase type 1，ALK1），内皮因子（伴或不伴遗传性出血性毛细血管扩张症）［endoglin（with or without hereditary hemorrhagic telangiectasia）］
1.2.3 未知遗传因素（unknown）
1.3 药物所致和毒物所致肺动脉高压（drug - and toxin - induced）
1.4 疾病相关性肺动脉高压（associated with）
1.2.4 结缔组织疾病（connective tissue diseases）
1.2.5 HIV 感染（human immunodeficiency virus infection）
1.2.6 门静脉高压（portal hypertension）
1.2.7 先天性心脏病（congenital heart diseases）
1.2.8 血吸虫病（schistosomiasis）
1.2.9 慢性溶血性贫血（chronic hemolytic anemia）
1.5 新生儿持续性肺动脉高压（persistent pulmonary hypertension of the newborn）
1' 肺静脉闭塞病和（或）肺毛细血管瘤样增生症［pulmonary veno - occlusive disease（PVOD）and/or pulmonary capillary hemangiomatosis（PCH）］
2. 左心疾病所致肺动脉高压（pulmonary hypertension owing to left disease）
1.6 收缩性心功能不全（systolicdysfunction）
1.7 舒张性心功能不全（diastolic dysfunction）
1.8 心脏瓣膜病（valvular disease）
3. 肺部疾病和（或）低氧所致肺动脉高压（pulmonary hypertension owing to lung disease and/or hypoxia）
1.9 慢性阻塞性肺疾病（chronic obstructive pulmonary disease）
1.10 间质性肺疾病（Interstitial lung disease）
1.11 其他限制性与阻塞性通气障碍并存的肺部疾病（other pulmonary diseases with mixed restrictive and obstructive pattern）
1.12 睡眠呼吸障碍（sleep - disordered breathing）
3.5 肺泡低通气（alveolar hypoventilation disorders）
3.6 长期居住高原环境（chronic exposure to high altitude）
3.7 肺发育异常（Developmental abnormalities）
4. 慢性血栓栓塞性肺动脉高压（chronic thromboembolic pulmonary hypertension，CTEPH）
5. 未明多因素机制所致肺动脉高压（pulmonary hypertension with unclearmultifactorial mechanisms）
5.1 血液系统疾病（hematologic disorders）：骨髓增生异常（myeloproliferative disorders），脾切除（splenectomy）

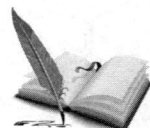

5.2 系统性疾病（systemic disorders）：结节病（sarcoidosis），肺朗汉斯细胞组织细胞增多症（pulmonary Langerhans cell histiocytosis），淋巴管平滑肌瘤病（lymphangioleiomyomatosis），神经纤维瘤（neurofibromatosis），血管炎（vasculitis）

5.3 代谢性疾病（metabolic disorders）：糖原贮积症（glycogen storage disease），戈谢病（Gaucher disease），甲状腺疾病（thyroid disorders）

5.4 其他（others）：肿瘤阻塞（tumoral obstruction），纤维素性纵隔炎（fibrosing mediastinitis），接受透析治疗的慢性肾功能不全（chronic renal failure on dialysis）

第二节　特发性肺动脉高压

世界卫生组织将原发性肺动脉高压（primary pulmonary arterial hypertension，PPAH）改称为特发性肺动脉高压（idiopathic pulmonary arterial hypertension，IPAH），是一种不明原因的肺动脉高压。在病理上主要表现为"致丛性肺动脉（plexogenic pulmonary arteriopathy）"，即由动脉中层肥厚、向心或偏心性内膜增生及丛状损害和坏死性动脉炎等构成的疾病。

一、临床表现

（一）症状

IPAH 早期通常无症状，仅在剧烈活动时感到不适；随着肺动脉压力的升高，可逐渐出现全身症状。

1. 呼吸困难　大多数 IPAH 患者以活动后呼吸困难为首发症状，与心排出量减少、肺通气/血流比例失调等因素有关。

2. 胸痛　由于右心后负荷增加、耗氧量增多及冠状动脉供血减少等引起心肌缺血所致，常于活动或情绪激动时发生。

3. 头晕或晕厥　由于心排出量减少，脑组织供血突然减少所致。常在活动时出现，有时休息时也可以发生。

4. 咯血　咯血量通常较少，有时也可因大咯血而死亡。

其他症状还包括疲乏、无力，10% 患者出现雷诺现象，增粗的肺动脉压迫喉返神经引起声音嘶哑（Ortner 综合征）。

（二）体征

IPAH 的体征均与肺动脉高压和右心室负荷增加有关。

（三）并发症

右心衰竭、肺部感染、肺栓塞、猝死、晕厥等。

二、诊断与鉴别诊断

（一）诊断

1. IPAH 必须在除外各种引起肺动脉高压的病因后方可做出诊断。

2. 实验室和其他检查

（1）血液检查　包括肝功能试验和 HIV 抗体检测及血清学检查，以除外肝硬化、HIV 感染和隐匿的结缔组织病。

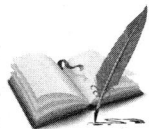

（2）心电图　心电图不能直接反映肺动脉压升高，只能提示右心室增大或肥厚。

（3）胸部 X 线检查　提示肺动脉高压的 X 线征象。

（4）超声心动图和多普勒超声检查　可反映肺动脉高压及其相关的表现。

（5）肺功能测定　可有轻度到中度限制性通气障碍与弥散功能减低。

（6）血气分析　早期血氧分压可以正常，随着病程延长多数患者有轻、中度低氧血症，系由通气/血流比例失衡所致。几乎所有的患者均存在呼吸性碱中毒。重度低氧血症可能与心排出量下降、合并肺动脉血栓或卵圆孔开放有关。

（7）放射性核素肺通气/灌注显像　IPAH 患者可呈弥漫性稀疏或基本正常。也是排除慢性栓塞性肺动脉高压的重要手段。

> **知识链接**
>
> ### 急性血管反应试验
>
> 急性血管反应试验可评价肺血管对短效血管扩张剂的反应性，目的是筛选出对口服钙通道阻滞剂可能有效的患者。对肺血管扩张剂有良好反应的 IPAH 患者预后明显好于无反应患者。用于该试验的药物有静脉用前列环素（依前列醇）、静脉用腺苷和吸入 NO。急性肺血管反应试验阳性标准为 mPAP 下降≥10，同时心排出量增加或保持不变。一般而言，仅有 10% ~ 15% 的 IPAH 患者可达到此标准。

（8）右心漂浮导管检查　右心漂浮导管检查是能够准确测定肺血管血流动力学状态的唯一方法。IPAH 的血流动力学诊断标准为静息 mPAP > 20 mmHg，或运动 mPAP > 30 mmHg，PAWP 正常（静息时为 12 ~ 15 mmHg）。

（二）鉴别诊断

凡能引起肺动脉高压的疾病均应与 IPAH 进行鉴别。

三、病因、发病机制

特发性肺动脉高压迄今病因不明，目前认为其发病与遗传因素、自身免疫及肺血管收缩等因素有关。

（一）遗传因素

家族性 IPAH 至少占所有 IPAH 的 6%，家系研究表明其遗传类型为常染色体显性遗传。

（二）免疫与炎症反应

免疫调节作用可能参与 IPAH 的病理过程。有 29% 的 IPAH 患者抗核抗体水平明显升高，但却缺乏结缔组织病的特异性抗体。IPAH 患者病变内可见巨噬细胞、淋巴细胞浸润，提示炎症细胞参与了 IPAH 的发生发展。

（三）肺血管内皮功能障碍

肺血管收缩和舒张由肺血管内皮分泌的收缩和舒张因子共同调控，前者主要为血栓素 A_2（TXA_2）和内皮素 -1（$ET-1$），后者主要是前列环素和一氧化氮（NO）。由于上述因子表达的不平衡，导致肺血管处于收缩状态，从而引起肺动脉高压。

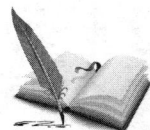

（四）血管壁平滑肌细胞钾离子通道缺陷

IPAH 患者存在电压依赖性钾离子（K^+）通道功能缺陷，K^+ 外流减少，细胞膜处于除极状态，使 Ca^{2+} 进入细胞内，从而使血管处于收缩状态。

四、处理措施

因特发性肺动脉高压的病因不明，治疗主要针对血管收缩、内膜损伤、血栓形成及心功能不全等方面进行，旨在恢复肺血管的张力、阻力和压力，改善心功能，增加心排出量，提高生活质量。

（一）药物治疗

1. 血管舒张药

（1）钙拮抗剂　钙拮抗剂仅对 10% ～ 15% 的 IPAH 患者有效，使用剂量通常较大，如硝苯地平 150 mg/d，应用时要特别注意药物的不良反应。急性血管扩张药物试验结果阳性是应用钙拮抗药治疗的指征。

（2）前列环素　不仅能扩张血管降低肺动脉压，长期应用尚可逆转肺血管改建。但常用的前列环素如依前列醇半衰期很短，须持续静脉滴注。现在已有半衰期长且能皮下注射的曲前列尼尔，口服的贝前列素，口服和吸入的伊洛前列腺素。

（3）一氧化氮（NO）　NO 吸入是一种仅选择性地扩张肺动脉而不作用于体循环的治疗方法。但是由于 NO 的作用时间短，加上外源性 NO 的毒性问题，从而限制了其在临床上的使用。

（4）内皮素受体拮抗剂　多项临床试验结果都证实了该药可改善肺动脉高压患者的临床症状和血流动力学指标，提高运动耐量，改善生活质量和存活率，常用非选择性内皮素受体拮抗剂波生坦 62.5 ～ 125 mg，每天 2 次。

2. 抗凝治疗　抗凝治疗并不能改善患者的症状，但在某些方面可延缓疾病的进程，从而改善患者的预后。华法林作为首选的抗凝药。

3. 其他治疗　当出现右心衰竭、肝淤血及腹水时，可用利尿药治疗。

（二）肺或心肺移植

疾病晚期可以行肺或心肺移植治疗。

五、健康教育

（一）合理营养饮食以清淡、易消化、富含维生素为宜，保证疾病恢复期的营养。

（二）根据肺动脉高压患者的具体情况指导患者制订合理的活动与休息计划，教会患者避免耗氧量较大的活动，并在活动过程中增加休息。

（三）如发生咯血现象，教会患者处理措施。

（四）戒烟酒，注意保暖，避免到人多、空气污染的公共场所，预防感冒。

（五）按医嘱定时服药，并讲解药物的不良反应，如有不适，随时就诊。

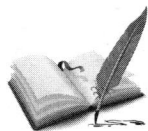

第三节　慢性肺源性心脏病

肺源性心脏病（cor pulmonale，简称肺心病）是指由支气管－肺组织、胸廓或肺血管病变致肺血管阻力增加，产生肺动脉高压，继而右心室结构或（和）功能改变的疾病。根据起病缓急和病程长短，可分为急性和慢性肺心病两类。临床上以后者多见。本节论述慢性肺源性心脏病。

慢性肺源性心脏病（chronic pulmonary heart disease），简称慢性肺心病（chronic cor pulmonale），是由肺组织、肺血管或胸廓的慢性病变引起肺组织结构和（或）功能异常，产生肺血管阻力增加，肺动脉压力增高，使右心室扩张或（和）肥厚，伴或不伴右心衰竭的心脏病，并排除先天性心脏病和左心病变引起者。

一、临床表现

本病发展缓慢，临床上除原有肺、胸疾病的各种症状和体征外，主要是逐步出现肺、心功能衰竭，以及其他器官损害的征象。按其功能的代偿期与失代偿期进行分述。

（一）肺、心功能代偿期

1. 症状　咳嗽、咳痰、气促，活动后可有心悸、呼吸困难、乏力和劳动耐力下降。急性感染可使上述症状加重。少有胸痛或咯血。

2. 体征　可有不同程度的发绀和肺气肿体征。偶有干湿啰音，心音遥远，$P_2 > A_2$，三尖瓣区可出现收缩期杂音或剑突下心脏搏动增强，提示有右心室肥厚。部分患者因肺气肿使胸膜腔内压升高，阻碍腔静脉回流，可有颈静脉充盈。或使横膈下降致肝界下移。

（二）肺、心功能失代偿期

1. 呼吸衰竭

（1）症状　呼吸困难加重，夜间为甚，常有头痛、失眠、食欲下降，但白天嗜睡，甚至出现表情淡漠、神志恍惚、谵妄等肺性脑病的表现。

（2）体征　明显发绀，球结膜充血、水肿，严重时可有视网膜血管扩张、视乳头水肿等颅内压升高的表现。腱反射减弱或消失，出现病理反射。因高碳酸血症可出现周围血管扩张的表现，如皮肤潮红、多汗。

2. 右心衰竭

（1）症状　气促更明显，且有心悸、食欲缺乏、腹胀、恶心等。

（2）体征　发绀更明显，颈静脉怒张，心率增快，可出现心律失常，剑突下可闻及收缩期杂音，甚至出现舒张期杂音。肝大且有压痛，肝颈静脉回流征阳性，下肢水肿，重者可有腹水。少数患者可出现肺水肿及全心衰竭的体征。

> **考点提示**
>
> 慢性肺源性心脏病的临床表现。

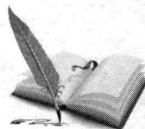

（三）并发症

主要并发症包括肺性脑病、酸碱平衡失调及电解质紊乱、心律失常和休克、消化道出血、弥散性血管内凝血、深静脉血栓形成。

肺性脑病

肺性脑病（简称肺脑，又称为肺－心－脑综合征），是慢性肺心病最常见最严重的并发症之一，是指各种慢性肺胸疾病伴发呼吸功能不全，导致高碳酸血症、低氧血症及动脉血 pH 值下降而出现神经症状的一组综合征。其死亡率高，在肺心病患者死亡中占首位。

二、诊断与鉴别诊断

（一）诊断

1. 根据患者有慢性支气管炎、肺气肿、其他胸肺疾病或肺血管病变，并已引起肺动脉高压、右心室增大或右心功能不全，如 $P_2 > A_2$、颈静脉怒张、肝大、压痛、肝颈静脉反流征阳性、下肢水肿及体静脉压升高等，心电图、X 线胸片、超声心动图有右心增大肥厚的征象，可以做出诊断。

2. 实验室和其他检查

（1）X 线检查　除肺、胸基础疾病及急性肺部感染的特征外，尚有肺动脉高压症，如右下肺动脉干扩张，其横径≥15 mm；其横径与气管横径比值≥1.07；肺动脉段明显突出或其高度≥3 mm；中央动脉扩张，外周血管纤细，形成"残根"征；右心室增大征，皆为诊断慢性肺心病的主要依据。个别患者心力衰竭控制后可见心影有所缩小。

（2）心电图检查　主要表现为右心室肥大改变，如电轴右偏、额面平均电轴≥＋90°、重度顺钟向转位（$V_5R/S≤1$）、$RV_1 + SV_5≥1.05$ mV 及肺型 P 波。也可见右束支传导阻滞及低电压图形，可作为诊断慢性肺心病的参考条件。在 V_1、V_2 甚至延至 V_3，可出现酷似陈旧性心肌梗死图形的 QRS 波，应注意鉴别。

（3）超声心动图检查　通过测定右心室流出道内径（≥30 mm）、右心室内径（≥20 mm）、右心室前壁的厚度、右心室内径比值（＜2）、右肺动脉内径或肺动脉干及右心房增大等指标，可诊断慢性肺心病。

（4）血气分析　慢性肺心病肺功能失代偿期可出现低氧血症或合并高碳酸血症，当 $PaO_2 < 60$ mmHg、$PaCO_2 > 50$ mmHg 时，表示有呼吸衰竭。

（5）血液化验　红细胞及血红蛋白可升高。全血黏度及血浆黏度可增加，红细胞电泳时间常延长；合并感染时白细胞总数增高，中性粒细胞增加。部分患者血清学检查可有肾功能或肝功能改变；血清钾、钠、氯、钙、镁均可有变化。

（6）其他　肺功能检查对早期或缓解期慢性肺心病患者有意义。痰细菌学检查对急性加重期慢性肺心病可以指导抗生素的选用。

（二）鉴别诊断

1. 冠状动脉粥样硬化性心脏病（冠心病）　慢性肺心病与冠心病均多见于老年人，有

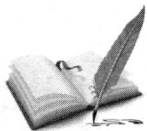

许多相似之处，而且常两病共存。冠心病有典型的心绞痛、心肌梗死病史或心电图表现，若有左心衰竭的发作史、原发性高血压、高脂血症、糖尿病病史，则更有助鉴别。体格检查、X 线、心电图、超声心动图检查呈以左心室肥厚为主的征象，可资鉴别。慢性肺心病合并冠心病时鉴别有较多困难，应详细询问病史，并结合体格检查和有关心、肺功能检查加以鉴别。

2. 风湿性心脏病 风湿性心脏病的三尖瓣疾病，应与慢性肺心病的相对三尖瓣关闭不全相鉴别。前者往往有风湿性关节炎和心肌炎病史，其他瓣膜如二尖瓣、主动脉瓣常有病变，X 线、心电图、超声心动图有特殊表现。

3. 原发性心肌病 本病多为全心增大，无慢性呼吸道疾病史，无肺动脉高压的 X 线表现等。

三、病因、发病机制与病理

(一) 病因

按原发病的不同部位，可分为四类。

1. 支气管、肺疾病 支气管、肺疾病以慢性阻塞性肺疾病（COPD）最为多见，占 80%～90%，其次为支气管哮喘、支气管扩张症、重症肺结核、肺尘埃沉着症、结节病、间质性肺炎、过敏性肺泡炎、嗜酸性肉芽肿、药物相关性肺疾病等。

2. 胸廓运动障碍性疾病 胸廓运动障碍性疾病较少见，严重的脊椎后凸、侧凸、脊椎结核、类风湿关节炎、胸膜广泛粘连及胸廓成形术后造成的严重胸廓或脊椎畸形，以及神经肌肉疾病（如脊髓灰质炎），均可引起胸廓活动受限、肺受压、支气管扭曲或变形，导致肺功能受损。气道引流不畅，肺部反复感染，并发肺气肿或纤维化。

3. 肺血管疾病 慢性血栓栓塞性肺动脉高压、肺小动脉炎、累及肺动脉的过敏性肉芽肿病，以及原因不明的原发性肺动脉高压，均可使肺动脉狭窄、阻塞，引起肺血管阻力增加、肺动脉高压和右心室负荷加重，发展成慢性肺心病。

4. 其他 原发性肺泡通气不足及先天性口咽畸形、睡眠呼吸暂停低通气综合征等均可产生低氧血症，引起肺血管收缩，导致肺动脉高压，发展成慢性肺心病。

(二) 发病机制和病理生理改变

引起右心室扩大、肥厚的因素很多。但先决条件是肺功能和结构的不可逆性改变，发生反复的气道感染和低氧血症，导致一系列体液因子和肺血管的变化，使肺血管阻力增加，肺动脉血管的结构重塑，产生肺动脉高压。

1. 肺动脉高压的形成

（1）肺血管阻力增加的功能性因素 缺氧、高碳酸血症和呼吸性酸中毒使肺血管收缩、痉挛，其中缺氧是肺动脉高压形成最重要的因素。引起缺氧性肺血管收缩的原因很多，现认为体液因素在缺氧性肺血管收缩中占重要地位。缺氧时收缩血管的活性物质增多，使肺血管收缩，血管阻力增加，特别受重视的是花生四烯酸环氧化酶产物前列腺素和脂氧化酶产物白三烯。白三烯、5-羟色胺（5-HT）、血管紧张素Ⅱ、血小板活化因子（PAF）等起收缩血管的作用。内皮源性舒张因子和内皮源性收缩因子的平衡失调，在缺氧性肺血管收缩中也起一定作用。

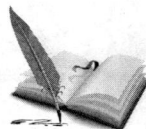

缺氧使平滑肌细胞膜对 Ca^{2+} 的通透性增加，细胞内 Ca^{2+} 含量增高，肌肉兴奋 – 收缩偶联效应增强，直接使肺血管平滑肌收缩。

高碳酸血症时，由于 H^+ 产生过多，使血管对缺氧的收缩敏感性增强，致肺动脉压增高。

（2）肺血管阻力增加的解剖学因素　　解剖学因素系指因肺血管解剖结构的变化，形成肺循环血流动力学障碍。主要原因如下。

1）长期反复发作的慢性阻塞性肺疾病及支气管周围炎，可累及邻近肺小动脉，引起血管炎，管壁增厚、管腔狭窄或纤维化，甚至完全闭塞，使肺血管阻力增加，产生肺动脉高压。

2）随肺气肿的加重，肺泡内压增高，压迫肺泡毛细血管，造成毛细血管管腔狭窄或闭塞。肺泡壁破裂造成毛细血管网的毁损，肺泡毛细血管床减损超过 70% 时肺循环阻力增大。

3）慢性缺氧使肺血管收缩，管壁张力增高，同时缺氧时肺内产生多种生长因子（如多肽生长因子），可直接刺激管壁平滑肌细胞、内膜弹力纤维及胶原纤维增生。

4）尸检发现，部分慢性肺心病急性发作期患者存在多发性肺微小动脉原位血栓形成，引起肺血管阻力增加，加重肺动脉高压。

此外，肺血管性疾病、肺间质疾病、神经肌肉疾病等皆可引起肺血管的病理改变，使血管腔狭窄、闭塞，肺血管阻力增加，发展成肺动脉高压。

（3）血液黏稠度增加和血容量增多　　慢性缺氧产生继发性红细胞增多，血液黏稠度增加。缺氧可使醛固酮增加，使水、钠潴留；缺氧使肾小动脉收缩，肾血流减少，加重水、钠潴留，血容量增多。血液黏稠度增加和血容量增多，更使肺动脉压升高。

2. 心脏病变和心力衰竭　　肺循环阻力增加时，右心发挥其代偿功能，以克服肺动脉压升高的阻力而发生右心室肥厚。肺动脉高压早期，右心室尚能代偿，舒张末期压仍正常。随着病情的进展，特别是急性加重期，肺动脉压持续升高，超过右心室的代偿能力，右心失代偿，右心排出量下降，右心室收缩末期残留血量增加，舒张末压增高，促使右心室扩大和右心室功能衰竭。

慢性肺心病除发现右心室改变外，也有少数可见左心室肥厚。由于缺氧、高碳酸血症、酸中毒、相对血流量增多等因素，使左心负荷加重。如病情进展，则可发生左心室肥厚，甚至导致左心衰竭。

3. 其他重要器官的损害　　缺氧和高碳酸血症除影响心脏外，也导致其他重要器官如脑、肝、肾、胃肠及内分泌系统、血液系统等发生病理改变，引起多器官的功能损害。

四、处理措施

（一）急性加重期

积极控制感染；通畅呼吸道，改善呼吸功能；纠正缺氧和二氧化碳潴留；控制呼吸和心力衰竭；积极处理并发症。

1. 控制感染　　参考痰菌培养及药敏试验选择抗生素。还没有培养结果前，根据感染的环境及痰涂片革兰染色选用抗生素。

2. 氧疗　　通畅呼吸道，纠正缺氧和二氧化碳潴留，可用鼻导管吸氧或面罩给氧，并发呼吸衰竭者参阅第二十一章的治疗方案。

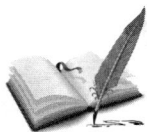

3. 控制心力衰竭　慢性肺心病心力衰竭的治疗与其他心脏病心力衰竭的治疗有其不同之处，因为慢性肺心病患者一般在积极控制感染、改善呼吸功能后心力衰竭便能得到改善，患者尿量增多，水肿消退，不需加用利尿药。但对治疗无效的重症患者，可适当选用利尿药、正性肌力药或扩血管药物。

（1）利尿药　有减少血容量、减轻右心负荷、消除水肿的作用。原则上宜选用作用轻的利尿药，小剂量使用。如氢氯噻嗪 25 mg，1 ~ 3 次/日，一般不超过 4 天；尿量多时需加用 10% 氯化钾 10 ml，3 次/日，或用保钾利尿药，如氨苯蝶啶 50 ~ 100 mg，1 ~ 3 次/日。重度而急需行利尿的患者可用呋塞米 20 mg，肌内注射或口服。利尿药应用后可出现低钾、低氯性碱中毒，痰液黏稠不易排痰和血液浓缩，应注意预防。

（2）正性肌力药　慢性肺心病患者由于慢性缺氧及感染，对洋地黄类药物的耐受性很低，疗效较差，且易发生心律失常。正性肌力药的剂量宜小，一般约为常规剂量的 1/2 或 2/3，同时选用作用快、排泄快的洋地黄类药物，如毒毛花苷 K 0.125 ~ 0.25 mg，或毛花苷 C 0.2 ~ 0.4 mg 加于 10% 葡萄糖液内静脉缓慢注射。用药前应注意纠正缺氧、防治低钾血症，以免发生药物毒性反应。低氧血症、感染等均可使心率增快，故不宜以心率作为衡量洋地黄类药物的应用和疗效考核指征。应用指征是：①感染已被控制、呼吸功能已改善、用利尿药后有反复水肿的心力衰竭患者。②以右心衰竭为主要表现而无明显感染的患者。③合并急性左心衰竭的患者。

（3）血管扩张药　血管扩张药可减轻心脏前、后负荷，降低心肌耗氧量，增加心肌收缩力，对部分顽固性心力衰竭有一定效果，但并不像治疗其他心脏病那样效果明显。血管扩张药在扩张肺动脉的同时也扩张体动脉，往往造成体循环血压下降，反射性产生心率增快、氧分压下降、二氧化碳分压上升等不良反应。因而限制了血管扩张药在慢性肺心病的临床应用。钙拮抗剂、一氧化氮（NO）、川芎嗪等有一定的降低肺动脉压效果。

4. 控制心律失常　一般经过治疗慢性肺心病的感染、缺氧后，心律失常可自行消失。如果持续存在，可根据心律失常的类型选用药物。

5. 抗凝治疗　应用普通肝素或低分子肝素防止肺微小动脉原位血栓形成。

6. 护理　因病情复杂多变，必须严密观察病情变化，宜加强心肺功能的监护。翻身、拍背排出呼吸道分泌物，是改善通气功能的一项有效措施。

（二）缓解期

原则上采用中西医结合综合治疗措施，目的是增强患者的免疫功能，去除诱发因素，减少或避免急性加重期的发生，希望使肺、心功能得到部分或全部恢复，如长期家庭氧疗、家庭无创呼吸机治疗、调整免疫功能等。

五、健康教育

1. 饮食指导　饮食治疗对慢性肺源性心脏病的发展、预后起着重要的作用。肺心病多数有营养不良（占 60% ~ 80%），营养疗法有利于增强呼吸肌力及改善免疫功能，提高机体抗病能力。每天热量摄入至少达到 125 kJ/kg（30 kcal/kg），其中蛋白质为 1.0 ~ 1.5 g

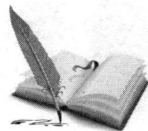

（kg·d），碳水化合物不宜过高（一般≤60%），碳水化合物增加二氧化碳生成量，增加呼吸负荷。少食多餐，有利于减少用餐时的疲劳，进餐前后漱口，保持口腔清洁，有利于促进食欲。宜进食高纤维素、易消化清淡饮食，避免因便秘、腹胀而加重呼吸困难。减少进食含糖高的食物，避免引起痰液黏稠。如患者出现水肿、腹水或尿少时，应限制钠水摄入，钠盐<3 g/d，水分<1500 ml/d。

2. 休息与活动指导　在心肺功能失代偿期，病人应绝对卧床休息，可以协助采取舒适的卧位，如半卧位或坐位，可以减少机体的耗氧量，有利于促进心肺功能恢复，减慢心率和减轻呼吸困难。对于卧床的病人，应定时协助翻身、变换姿势，保持舒适的体位，避免压疮的发作。代偿期根据循序渐进、量力而行的原则，鼓励病人适当的活动，活动量以病人不感觉疲劳、症状不加重为度。鼓励病人进行呼吸功能锻炼，提高活动耐力。

3. 坚持家庭合理氧疗　持续低流量、低浓度吸氧，氧流量1~2 L/min，浓度在25%~29%，吸氧时间在15小时以上。避免自行将氧流量调大，以免加重二氧化碳潴留，导致肺性脑病。坚持持续吸氧，特别夜间持续吸氧，有利于提高病人的生活质量。

4. 鼓励病人戒烟　吸烟可引起支气管黏膜上皮细胞纤毛运动障碍，使腺体增生，分泌物增多，使肺巨噬细胞吞噬能力降低，导致气道净化功能减弱，易发生感染。

本章小结

肺动脉高压是一种临床常见病症，病因复杂，可由多种心、肺或肺血管疾病引起。肺动脉高压共分为5大类，动脉性肺动脉高压是第一大类。特发性动脉性肺动脉高压（IPAH）多在患者出现症状后2年左右才能确诊，而确诊后的自然病程仅2.5~3.4年。IPAH早期通常无症状，仅在剧烈活动时感到不适；随着肺动脉压力的升高，可逐渐出现全身症状：呼吸困难、胸痛、咯血等。右心漂浮导管检查是能够准确测定肺血管血流动力学状态的唯一方法。IPAH的血流动力学诊断标准为静息mPAP>20 mmHg，或运动mPAP>30 mmHg，PAWP正常（静息时为12~15 mmHg）。治疗：药物治疗、肺或心肺移植。

肺源性心脏病（简称肺心病）是指由支气管-肺组织、胸廓或肺血管病变致肺血管阻力增加，产生肺动脉高压，继而右心室结构或（和）功能改变的疾病。根据起病缓急和病程长短，可分为急性和慢性肺心病两类。按其功能可分为代偿期与失代偿期。肺、心功能代偿期症状为咳嗽、咳痰、气促，活动后可有心悸、呼吸困难、乏力和劳动耐力下降。急性感染可使上述症状加重。少有胸痛或咯血。体征可有不同程度的发绀和肺气肿体征。肺、心功能失代偿期可表现为呼吸衰竭和心力衰竭，症状为呼吸困难加重，夜间为甚，常有头痛、失眠、食欲下降，但白天嗜睡，甚至出现表情淡漠、神志恍惚、谵妄等肺性脑病的表现。体征为右心功能不全的表现。根据患者有慢性支气管炎、肺气肿、其他胸肺疾病或肺血管病变，并已引起肺动脉高压、右心室增大或右心功能不全，如$P_2>A_2$、颈静脉怒张、肝大压痛、肝颈静脉反流征阳性、下肢水肿及体静脉压升高等，心电图、X线胸片、超声心动图有右心增大肥厚的征象，可以做出诊断。急性加重期的治疗主要是控制感染、氧疗、控制心力衰竭、控制心律失常、抗凝治疗和护理。缓解期采用中西医结合综合治疗措施。

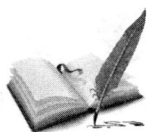

目标检测

扫码"练一练"

一、选择题

1. 慢性肺心病最常见的病因是

 A. 慢性支气管炎   B. 支气管哮喘

 C. 支气管扩张   D. 肺结核

 E. 肺间质纤维化

2. 肺心病心力衰竭时可出现以下常见症状和体征，除了

 A. 颈静脉怒张   B. 水肿

 C. 肝肿大和压痛   D. 尿少

 E. 咳粉红色泡沫状痰

3. 以下各项中不是慢性肺心病心电图表现的是

 A. 电轴右偏   B. $Sv_1 + Rv_5 \geq 1.05$ mV

 C. V_1 和 V_2 导联出现 QRS 波   D. 肺型 P 波

 E. 右束支传导阻滞

4. 慢性阻塞性肺疾病合并慢性肺心病，最常见的死亡原因是

 A. 心律失常   B. 休克

 C. 消化道出血   D. 肺性脑病

 E. 电解质紊乱

5. 关于慢性肺心病心衰应用洋地黄治疗的叙述，错误的是

 A. 应用前需纠正缺氧   B. 应先抗感染治疗

 C. 心衰纠正即停用   D. 用小剂量快作用制剂

 E. 心率 70~80 次/分为疗效指征

6. 慢性肺心病急性加重期使用利尿剂，可能引起

 A. 低钾低氯性碱中毒

 B. 代谢性酸中毒

 C. 呼吸性酸中毒合并代谢性酸中毒

 D. 呼吸性碱中毒合并代谢性酸中毒

 E. 稀释性低钠血症

7. 关于慢性肺心病急性加重期使用强心剂的指征，以下各项中不正确的是

 A. 感染控制，呼吸功能改善，但仍有反复水肿的心力衰竭患者

 B. 以右心衰竭为主要表现，而无明显急性感染的病人

 C. 合并冠心病出现急性左心衰竭者

 D. 合并高血压性心脏病出现急性左心衰竭

 E. 心率 >120 次/分，有房性期前收缩者

8. 下列不符合肺心病体征的是

 A. 颈静脉怒张   B. 肺动脉区第二音亢进

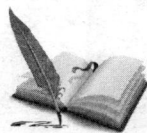

C. 剑突下示心脏搏动   D. 下肢水肿

E. 心浊音界向左下扩大

9. 治疗肺心病心力衰竭的首要措施是

   A. 卧床休息、低盐饮食   B. 使用小剂量强心剂

   C. 使用小剂量作用缓和的利尿剂   D. 应用血管扩张剂减轻心脏负荷

   E. 积极控制感染和改善呼吸功能

10. 慢性阻塞性肺疾病并发肺心病患者 X 线检查可出现以下征象，除了

   A. Kerley B 线   B. 右下肺动脉干扩张

   C. 心影狭长   D. 两肺透亮度增加

   E. 肺纹理紊乱

二、思考题

慢性肺源性心脏病是如何诊断的？

（张　燕）

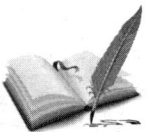

第十三章　支气管扩张症

学习目标

1. **掌握**　支气管扩张症的临床表现、检查方法及其意义。
2. **熟悉**　支气管扩张症的处理措施。
3. **了解**　支气管扩张症的病因、发病机制与病理。
4. 能运用所学知识进行支气管扩张症的诊断及治疗。
5. 具有尊重关心支气管扩张症患者的观念和意识。

扫码"学一学"

案例导入

患者，男，27岁。反复咳嗽、咳大量脓痰13年，加重伴发热8天，咯血1天。

患者咳嗽、咳痰13年，痰量逐年增多，咳黄色脓痰。间断发热，有时可达39℃。近8天来因受凉咳嗽加剧，痰量增多，黄脓痰，发热38.9℃，食欲减退，有时胸闷。入院前1天咯血100 ml。年幼时患过麻疹，否认肺结核病史，家族史无异常。

查体：发育正常，营养中等，神志清楚。T 38.5℃，P 80次/分，R 20次/分，BP 120/80 mmHg。皮肤黏膜无黄染，无皮下出血，无发绀，全身浅表淋巴结未触及。颈软、对称，气管居中。胸廓对称，呼吸运动正常，触觉语颤正常，两肺叩诊呈清音，右下肺可闻及湿啰音。心率100次/分，律齐，各瓣膜区未闻及杂音。腹软，全腹无压痛，肝脾肋下未触及。无杵状指（趾）。

辅助检查：白细胞13.5×10^9/L，中性粒细胞0.87。胸片示心影正常，右下肺纹理增粗、紊乱，间有"轨道征"，并有斑片状阴影。高分辨率CT显示右肺下叶圆形或卵圆形薄壁低密度阴影，支气管壁增厚，周围不规则斑点状高密度炎性阴影，心电图正常。

问题：

1. 该病例临床特点有哪些？
2. 该患者的临床诊断是什么？
3. 该患者应如何进行治疗？

支气管扩张症（bronchiectasis）是由于急、慢性呼吸道感染和支气管阻塞后，反复发生支气管炎症，致使支气管壁结构破坏，引起支气管的异常和持久性扩张。主要临床表现为慢性咳嗽、咳大量脓痰和（或）反复咯血。多见于儿童和青年。近年来随着急、慢性呼吸道感染的恰当治疗，本病的发病率有减少趋势。

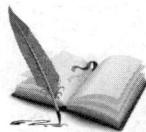

一、临床表现

（一）症状

1. 慢性咳嗽伴大量脓痰 常发生于早晨和晚上，与体位改变有关，支气管扩张部位炎性分泌物蓄积，改变体位时分泌物刺激支气管黏膜引起咳嗽和排痰。其严重程度可用痰量估计：轻度，< 10 ml/d；中度，10 ~ 150 ml/d；重度，>150 ml/d。急性感染发作时，黄绿色脓痰量每日可达数百毫升，若合并厌氧菌感染，则痰有臭味。感染时痰液收集于玻璃瓶中静置后出现分层的特征：上层为泡沫，下悬脓性成分，中层为混浊黏液，下层为坏死组织沉淀物。

考点提示

支气管扩张症的临床表现。

2. 反复咯血 50% ~70% 的患者有程度不等的咯血，可为痰中带血至大量咯血，咯血量与病情严重程度、病变范围有时不一致。部分患者以反复咯血为唯一症状，临床上称为"干性支气管扩张"，其病变多位于引流良好的上叶支气管。

3. 慢性感染中毒症状 如反复感染，可出现发热、乏力、食欲减退、消瘦、贫血等，儿童可影响生长发育。

（二）体征

早期或干性支气管扩张常无异常肺部体征，病变重或继发感染时，可在下胸部、背部闻及固定而持久的局限性粗湿啰音，部分患者伴有杵状指（趾）。

（三）并发症

伴发窒息、失血性休克、肺气肿、肺心病、呼吸衰竭等。

二、诊断与鉴别诊断

（一）诊断

1. 根据反复咳嗽、大量脓痰、咯血的病史，胸部 CT 显示支气管扩张症的异常影像学改变，即可明确诊断。纤维支气管镜检查或局部支气管造影，可明确出血、扩张或阻塞的部位。还可经纤维支气管镜进行局部灌洗，采取灌洗液标本进行涂片、细菌学和细胞学检查，进一步协助诊断和指导治疗。

考点提示

支气管扩张症的诊断依据。

2. 实验室和其他检查 胸部 X 线平片检查时，囊状支气管扩张的气道表现为显著的囊腔，腔内可存在气液平面。囊腔内无气液平面时，很难与大疱性肺气肿或严重肺间质病变的蜂窝肺鉴别。支气管扩张的其他表现为气道壁增厚，主要由支气管周围的炎症所致。由于受累肺实质通气不足、萎陷，扩张的气道往往聚拢，纵切面可显示为"双轨征"，横切面显示"环形阴影"。这是由于扩张的气道内充满了分泌物，管腔显像较透亮区致密，产生不透明的管道或分支的管状结构。但是这一检查对判断有无支气管扩张缺乏特异性，病变轻时影像学检查可正常。

可明确支气管扩张症诊断的传统影像学检查为支气管碘脂质造影，但由于其为创伤性

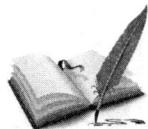

检查，现已被 CT 取代，后者在横断面上可清楚地显示扩张的支气管。高分辨 CT（HRCT）的出现，进一步提高了 CT 诊断支气管扩张症的敏感性，现已成为支气管扩张症的主要诊断方法。

当支气管扩张症呈局灶性且位于段支气管以上时，纤维支气管镜检查可明确出血、扩张或阻塞的部位，进行局部灌洗，采取灌洗液标本进行涂片、细菌学和细胞学检查，进一步协助诊断和指导治疗；痰液检查，痰涂片染色以及痰细菌培养可指导抗生素治疗；肺功能测定可明确由弥漫性支气管扩张或相关阻塞性肺病导致的气流受限。

（二）鉴别诊断

需与慢性支气管炎、肺脓肿、肺结核、先天性肺囊肿、支气管肺癌、弥漫性泛细支气管炎等鉴别。

三、病因、发病机制与病理

（一）病因和发病机制

支气管扩张症的主要病因是支气管 - 肺组织感染和支气管阻塞。两者相互影响，促使支气管扩张症的发生和发展。支气管扩张症也可能是先天发育障碍及遗传因素引起，但较少见。另有约 30% 支气管扩张症患者病因未明，但通常弥漫性的支气管扩张症发生于存在遗传、免疫或解剖缺陷的患者，如囊性纤维化、纤毛运动障碍和严重的 α_1 - 抗胰蛋白酶缺乏。低免疫球蛋白血症和免疫缺陷和罕见的气道结构异常也可引起弥漫性疾病，如气管支气管扩张（Mounier - Kuhn 综合征）、软骨缺陷（Williams - Campbell 综合征），以及变应性支气管肺曲菌病等常见疾病的少见并发症。局灶性支气管扩张可源自未进行治疗的肺炎或阻塞，如异物或肿瘤、外源性压迫或肺叶切除后解剖移位。

上述疾病损伤了宿主气道清除机制和防御功能，使其清除分泌物的能力下降，易于发生感染和炎症。细菌反复感染可使充满炎性介质和病原菌黏稠液体的气道逐渐扩大，形成瘢痕和扭曲。支气管壁由于水肿、炎症和新血管形成而变厚。周围间质组织和肺泡的破坏导致了纤维化、肺气肿，或两者兼有。

（二）病理

支气管扩张症常常是位于段或亚段支气管管壁的破坏和炎性改变，受累管壁的结构，包括软骨、肌肉和弹性组织破坏被纤维组织替代。扩张的支气管内可积聚稠厚脓性分泌物，其外周气道也往往被分泌物阻塞或被纤维组织闭塞所替代。扩张的支气管包括三种不同类型。①柱状扩张。支气管呈均一管形扩张且突然在一处变细，远处的小气道往往被分泌物阻塞。②囊状扩张。扩张的支气管腔呈囊状改变，支气管末端的盲端也呈无法辨认的囊状结构。③不规则扩张。病变支气管腔呈不规则改变或呈串珠样改变。显微镜下可见支气管炎症及纤维化、支气管壁溃疡、鳞状上皮化生和黏液腺增生。病变支气管相邻的肺实质也可存在纤维化、肺气肿、支气管肺炎和肺萎陷。炎症可致支气管壁血管增多，并伴有相应支气管动脉扩张及支气管动脉和肺动脉吻合。

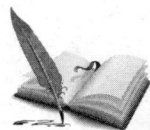

四、处理措施

（一）治疗基础疾病

对活动性肺结核伴支气管扩张症应积极抗结核治疗，低免疫球蛋白血症可用免疫球蛋白替代治疗。

（二）控制感染

出现痰量及其脓性成分增加等急性感染时需应用抗生素。可依据痰革兰染色和痰培养指导抗生素应用，但在开始时常需给予经验治疗（如给予氨苄西林、阿莫西林或头孢克洛）。存在铜绿假单胞菌感染时，可选择口服喹诺酮类，静脉给予氨基糖苷类或第三代头孢菌素。对于慢性咯脓痰的患者，除使用短程抗生素外，还可考虑使用疗程更长的抗生素，如口服阿莫西林或吸入氨基糖苷类，或间断并规则使用单一抗生素以及轮换使用抗生素。

> **考点提示**
>
> 支气管扩张症的处理措施。

（三）改善气流受限

支气管舒张剂可改善气流受限，并帮助清除分泌物，伴有气道高反应及可逆性气流受限的患者常有明显疗效。

（四）清除气道分泌物

祛痰药物，以及振动、叩击拍背和体位引流等胸部物理治疗均有助于清除气道分泌物。为改善分泌物清除，应强调体位引流和雾化吸入重组脱氧核糖核酸酶，降低痰液黏度。

（五）咯血治疗

对反复咯血者，可对症治疗或口服卡巴克洛、云南白药等，咯血量较多时给予垂体后叶素、氨甲苯酸、酚磺乙胺等止血。对不易控制、反复大咯血者，可考虑外科治疗。

（六）外科治疗

经充分的内科治疗仍反复发作且支气管扩张病变局限者，可作病变肺段或肺叶外科手术切除术。保守治疗不能缓解的反复大咯血，病变局限者可考虑手术切除或支气管动脉栓塞术。

五、健康教育

积极防治百日咳、支气管肺炎等急、慢性呼吸道感染，预防支气管扩张症。指导患者和家属共同了解疾病的进程，制定防治计划。避免呼吸道感染，戒烟。补充营养和水分，稀释痰液，有利于排痰。参加体育锻炼，增强机体抵抗力。建立良好的生活习惯，保持肺功能，防止病情进一步恶化。患者学会自我监测病情，识别病情变化，及时发现症状加重并就诊。

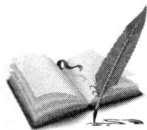

本章小结

支气管扩张症是指反复的支气管炎症致使支气管壁结构破坏，引起支气管的异常和持久性扩张。典型表现为慢性咳嗽伴大量脓痰、反复咯血、反复肺部感染、慢性感染中毒症状。可闻及固定而局限的湿啰音。胸部影像学检查特别是高分辨CT能清楚地显示扩张的支气管，为支气管扩张症的主要诊断方法。治疗主要是控制感染、改善气流受限、清除气道分泌物等，做好咯血的处理，必要时行外科手术或介入治疗。

目标检测

扫码"练一练"

一、选择题

1. 引起支气管扩张症的主要原因是

    A. 支气管－肺脏的感染和支气管阻塞

    B. 先天性发育缺陷

    C. 过敏体质

    D. 遗传因素

    E. 支气管外部纤维的牵拉

2. 支气管扩张症确诊依靠

    A. CT

    B. 痰液培养

    C. 胸部 X 线检查

    D. 咯血量

    E. 发热

3. 体位引流的适应证是

    A. COPD 患者

    B. 支气管肿瘤患者

    C. 昏迷患者

    D. 重症肺炎患者

    E. 支气管扩张症患者

4. 患者，女，65 岁。因支气管扩张症合并感染入院，现患者高热、咳嗽、痰多不易咳出。该患者可能存在的体征是

    A. 固定而持久的局限性湿啰音

    B. 呼吸音减弱

    C. 叩诊呈过清音

    D. 语颤减弱

    E. 两肺底满布湿啰音

5. 患者，男，37 岁。因支气管扩张症合并感染入院，昨日出现大咯血，提示患者 24 小时咯血量超过

    A. 100 ml

    B. 300 ml

    C. 500 ml

    D. 700 ml

    E. 1000 ml

6. 患者，女，26 岁。有支气管扩张病史 10 年，咳嗽伴脓痰，痰量 40 ml/d。下列治疗不正确的是

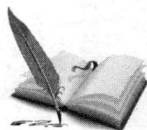

A. 体育锻炼 　　　　　　　　B. 应用抗生素预防感染

C. 免疫治疗 　　　　　　　　D. 生理盐水雾化吸入

E. 体位引流

7. 干性支气管扩张是指

A. 干咳为主

B. 仅有早晨咳嗽及咳痰

C. 纤维支气管镜检见支气管黏膜干燥、萎缩

D. 仅有反复咯血，一般无咳嗽、咳痰

E. 病变局限于上叶

8. 支气管扩张引起大咯血的原因为

A. 支气管动脉先天性解剖畸形

B. 支气管动脉与肺动脉终末支扩张血管瘤破裂

C. 合并重度支气管炎

D. 支气管发生囊性扩张

E. 支气管黏膜溃疡

（9～10题共用题干）患者，男，52岁。既往支气管扩张症10年，2天来高热，咳嗽、咳痰。

9. 支气管扩张症的患者每天咳嗽、咳痰最明显的时间段是

A. 夜间 　　　　　　　　　　B. 白天

C. 睡前 　　　　　　　　　　D. 清晨起床时

E. 无时间差异

10. 其治疗原则应为

A. 促进排痰和控制感染 　　　　B. 加强痰液引流

C. 促进排痰和卧床休息 　　　　D. 控制感染和增强营养

E. 手术治疗

二、思考题

1. 支气管扩张症的临床特点是什么？

2. 支气管扩张症气流受限的处理措施有哪些？

（刘　永）

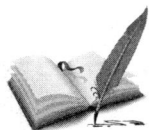

第十四章　支气管哮喘

扫码"学一学"

案例导入

患者，男，19岁。反复阵发性气喘13年，发作2天。

13年前接触油漆后感咽部不适、咳嗽、气喘，经治疗后缓解。此后，接触油漆、汽油、煤油等物即诱发气喘。春季易发作。非发作期心肺功能如常人。曾做支气管舒张试验，吸沙丁胺醇200 μg，15分钟后FEV_1增加21%。2天前受凉后咳嗽，并逐渐出现气喘，不能平卧，遂入院治疗。年幼时有皮肤湿疹，无烟酒嗜好，其母患有支气管哮喘。

查体：神志清楚，T 37.5℃，P 114次/分，R 30次/分，BP 115/70 mmHg。端坐位，气促状，口唇、指甲无发绀，颈软，颈静脉无怒张。胸廓无畸形，叩诊呈过清音，两肺闻及广泛哮鸣音。心浊音界未扩大，HR 104次/分，律齐，各瓣膜区未闻及病理性杂音。腹软，肝脾肋下未触及，双下肢无水肿。

辅助检查：血常规示血红蛋白126 g/L，红细胞$4.5×10^{12}$/L，白细胞$8.6×10^9$/L，中性粒细胞0.60，淋巴细胞0.288。胸片两肺纹理增多。心电图示：窦性心动过缓。吸沙丁胺醇200 μg后，峰流速为正常预值的60%。动脉血气分析示pH 7.53，$PaCO_2$ 45 mmHg，PaO_2 65 mmHg。

问题：

1. 阐述该病例的主要临床特点是什么？
2. 该患者的临床诊断是什么？
3. 该患者应如何进行处理？

支气管哮喘（bronchial asthma），简称哮喘，是由多种细胞（如嗜酸性粒细胞、肥大细胞、T淋巴细胞、中性粒细胞、气道上皮细胞等）和细胞组分参与的气道慢性炎症性疾病。这种慢性炎症与气道高反应性相关，通常引起广泛多变的可逆性气流受限，出现反复发作性的喘息、气急、胸闷或咳嗽等症状，多在夜间和（或）清晨发作、加剧，多数患者可自

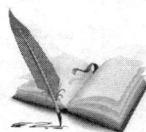

行缓解或经治疗缓解。如诊治不及时，随病程的延长可导致气道不可逆性缩窄和气道重构。哮喘是世界上最常见的慢性病之一，我国哮喘患病率为0.5%~5%，超过1500万。本病约半数患者12岁以前起病，老年人也不少见，成人男女患病率相同，发达国家高于发展中国家，城市高于农村，约40%的患者有家族史。

📖 **知识链接**

世界哮喘防治日

世界各国的哮喘防治专家共同起草，并不断更新了全球哮喘防治倡议（Global Initiative for Asthma，GINA）。1998年12月11日，在西班牙巴塞罗那举行的第二届世界哮喘大会的开幕。GINA与欧洲呼吸学会（ERS）代表世界卫生组织（WHO）提出了组织世界哮喘日活动的倡议，并将该日作为第一个世界哮喘日。但从2000年起，世界哮喘日改为每年5月的第一个周二，目的就是让人们哮喘是全球性的健康问题，并促使有关当局、机构和公众参与实施科学有力的管理措施。

一、临床表现

（一）症状

典型表现为发作性伴有哮鸣音的呼气性呼吸困难或发作性胸闷和咳嗽。严重者被迫坐位或端坐呼吸，甚至出现发绀等，干咳或咳大量白色泡沫痰，有时咳嗽可为唯一的症状（咳嗽变异型哮喘）。哮喘症状可在数分钟内发作，可持续数小时至数天，可经支气管舒张剂治疗后缓解或自行缓解。夜间及凌晨发作和加重常是哮喘的特征之一。有些青少年的哮喘症状表现为运动时出现胸闷、咳嗽和呼吸困难（运动性哮喘）。

（二）体征

发作时胸部呈过度充气状态，双肺可闻及广泛哮鸣音，呼气音延长。但在轻度哮喘或非常严重哮喘发作时，

> **考点提示**
>
> 支气管哮喘的临床表现。

哮鸣音可不出现，表现为沉默胸。严重者常出现心率增快、奇脉、胸腹反常运动和发绀。非发作期可无异常发现。

（三）并发症

哮喘发作时可并发自发性气胸、纵隔气肿、肺不张；长期反复发作、感染或并发慢性支气管炎、肺气肿、支气管扩张症、肺纤维化和肺源性心脏病。

二、诊断与鉴别诊断

（一）诊断

1. 诊断标准

（1）反复发作喘息、气急、胸闷或咳嗽，多与接触变应原、冷空气、物理性刺激、化学性刺激、病毒性上呼吸道感染、运动等有关。

（2）发作时双肺可闻及散在或弥漫性以呼气相为主的哮鸣音，呼气相延长。

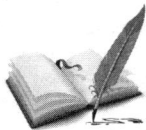

（3）上述症状可经治疗缓解或自行缓解。

（4）除外其他疾病所引起的喘息、气急、胸闷和咳嗽。

（5）临床表现不典型者（如无明显喘息或体征）应有下列三项中至少一项阳性：①支气管激发试验或运动试验阳性。②支气管舒张试验阳性。③昼夜 PEF 变异率 ≥20%。

符合 1~4 条或 4、5 条者，可以诊断为支气管哮喘。

2. 支气管哮喘的分期及控制水平分级　支气管哮喘可分为急性发作期和非急性发作期。

（1）急性发作期　是指气促、咳嗽、胸闷等症状突然发生或原有症状加重，常有呼吸困难，以呼气流量降低为其特征，常因接触变应原等刺激或治疗不当所致。哮喘急性发作时其程度轻重不一，应对病情做出正确评估，以便给予及时有效的紧急治疗。哮喘急性发作时严重程度可分为轻度、中度、重度和危重四级。

（2）非急性发作期　又称慢性持续期，指哮喘患者虽然没有急性发作，但在相当长的时间内仍有不同频度和（或）不同程度的喘息、咳嗽、胸闷等症状，可伴肺通气功能下降。目前应用最为广泛的非急性发作期哮喘严重性评估方法为哮喘的控制水平，包括目前临床控制评估和未来风险评估，临床控制水平分为控制、部分控制和未控制三个等级。

> **考点提示**
> 支气管哮喘的诊断依据。

3. 实验室和其他检查

（1）痰液检查　部分患者痰涂片在显微镜下可见较多嗜酸性粒细胞。

（2）肺功能检查

1）通气功能检测：哮喘发作时呈阻塞性通气功能障碍改变，1 秒钟用力呼气容积（FEV_1）、1 秒率［1 秒钟用力呼气容积占用力肺活量比值（$FEV_1/FVC\%$）］以及最高呼气流量（PEF）均减少。肺容量指标可见用力肺活量减少、残气量增加、残气量与肺总量比值增加。其中 $FEV_1/FVC\% < 70\%$ 或 FEV_1 低于正常预计值的 80% 为判断气流受限的最重要指标。缓解期上述通气功能指标可逐渐恢复。病变迁延、反复发作者，其通气功能可逐渐下降。

2）支气管激发试验（BPT）：用以测定气道反应性。常用吸入激发剂为醋甲胆碱、组胺、甘露醇等。吸入激发剂后其通气功能下降，气道阻力增加。一般适用于 FEV_1 在正常预计值的 70% 以上的患者。如 FEV_1 下降 ≥20%，判断激发试验结果为阳性。通过剂量反应曲线计算使 FEV_1 下降 20% 的吸入药物累积剂量（$PD_{20} - FEV_1$）或累积浓度（$PC_{20} - FEV_1$），可对气道反应性增高的程度做出定量判断。

3）支气管舒张试验（BDT）：用以测定气道的可逆性改变。常用吸入型的支气管舒张剂，如沙丁胺醇、特布他林及异丙托溴铵等可使发作时的气道痉挛得到改善，肺功能指标好转。阳性结果判断标准：FEV_1 较用药前增加 12%，且其绝对值 ≥200 ml。

4）呼气峰流速（PEF）及其变异率测定：哮喘发作时 PEF 下降。由于哮喘有通气功能时间节律变化的特点，此测定有助于哮喘的诊断和病情评估。若 24 小时内昼夜 PEF 变异率 ≥20%，提示气道可逆性改变的特点。

（3）胸部 X 线/CT 检查　哮喘发作时可见两肺透亮度增加，呈过度通气状态，缓解期多无明显异常。如并发呼吸道感染，可见肺纹理增加及炎性浸润阴影。胸部 CT 检查可见部分患者支气管壁增厚、黏液阻塞。

（4）特异性变应原的测定　哮喘患者大多数伴有过敏体质，对众多的变应原和刺激物

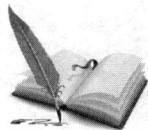

敏感。测定变应性指标结合病史有助于对患者的病因诊断和脱离致敏因素的接触。体外检测可检测患者的特异性 IgE，过敏性哮喘患者血清特异性 IgE 可较正常人明显增高。体内试验包括皮肤变应原测试和吸入变应原测试。应尽量防止发生过敏反应。

（5）动脉血气分析　严重发作时可有缺氧，PaO_2 降低，由于过度通气可使 $PaCO_2$ 下降，pH 上升，表现为呼吸性碱中毒。若重症哮喘，病情进一步发展，气道阻塞严重，可有缺氧及 CO_2 滞留，$PaCO_2$ 上升，表现为呼吸性酸中毒。若缺氧明显，可合并代谢性酸中毒。

（二）鉴别诊断

支气管哮喘需与高血压、冠状动脉粥样硬化性心脏病、风湿性心脏病和二尖瓣狭窄等出现左心衰竭引起的呼吸困难；慢性阻塞性肺疾病；中央型支气管肺癌、气管支气管结核、复发性多软骨炎等气道疾病或异物气管吸入而导致的上气道阻塞；热带嗜酸性粒细胞增多症、肺嗜酸性粒细胞增多性浸润、多源性变态反应性肺泡炎等变态反应性肺浸润鉴别。

三、病因、发病机制与病理

（一）病因

哮喘与多基因遗传有关，受遗传因素和环境因素的双重影响。

哮喘患者亲属患病率高于群体患病率，并且亲缘关系越近，患病率越高；患者病情越严重，其亲属患病率也越高。研究表明，与气道高反应性、IgE 调节和特应性反应相关的基因在哮喘的发病中起着重要作用。

环境因素中主要为哮喘的激发因素，如尘螨、花粉、真菌、动物毛屑、二氧化硫、氨气等各种特异和非特异性吸入性变应原；食物，如鱼、虾、蟹、蛋类、牛奶等；药物，如普萘洛尔、阿司匹林等；气候变化、运动、妊娠等。

（二）发病机制

哮喘的发病机制不完全清楚，可概括为免疫－炎症反应、神经调节机制和气道高反应性及其相互作用。

1. 免疫－炎症机制　体液（抗体）介导的和细胞介导的免疫，均参与哮喘的发病。

（1）外源性变应原通过抗原递呈细胞激活 T 细胞　活化的辅助性 T 细胞（主要是 Th2 细胞）产生 IL－4、IL－5、IL－10 和 IL－13 等进一步激活 B 淋巴细胞，后者合成特异性 IgE，并结合于肥大细胞和嗜碱性粒细胞等细胞表面的 IgE 受体。若变应原再次进入体内，可与结合在细胞的 IgE 交联，使该细胞合成并释放多种活性介质导致平滑肌收缩、黏液分泌增加、血管通透性增高和炎症细胞浸润等。炎症细胞在介质的作用下又可分泌多种介质，使气道病变加重，炎症浸润增加，产生哮喘的临床症状，这是一个典型的变态反应过程。另一方面，活化的 Th（主要是 Th_2）细胞分泌的细胞因子，可以直接激活肥大细胞、嗜酸性粒细胞及肺泡巨噬细胞等多种炎症细胞，使之在气道浸润和聚集。这些细胞相互作用可以分泌出许多炎症介质和细胞因子，构成了一个与炎症细胞相互作用的复杂网络，使气道收缩，黏液分泌增加，血管渗出增多。根据介质产生的先后，可分为快速释放性介质，如组胺；继发产生性介质，如前列腺素（PG）、白三烯（LT）、血小板活化因子（PAF）等。肥大细胞激活后，可释放出组胺、嗜酸性粒细胞趋化因子（ECF）、中性粒细胞趋化因子（NCF）、LT 等介质。肺泡巨噬细胞激活后可释放血栓素（TX）、PG、PAF 等介质，进一步

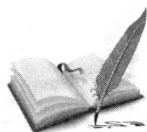

加重气道高反应性和炎症。

根据变应原吸入后哮喘发生的时间，可分为速发型哮喘反应（IAR）、迟发型哮喘反应（LAR）和双相型哮喘反应（OAR）。IAR 几乎在吸入变应原的同时立即发生反应，15～30分钟达高峰，2 小时后逐渐恢复正常。LAR 约 6 小时左右发病，持续时间长，可达数天。而且临床症状重，常呈持续性哮喘表现，肺功能损害严重而持久。LAR 是气道慢性炎症反应的结果。

（2）气道高反应性（AHR）　表现为气道对各种刺激因子出现过强或过早的收缩反应，是哮喘患者发生发展的另一个重要因素。目前普遍认为气道炎症是导致气道高反应性的重要机制之一，当气道受到变应原或其他刺激后，由于多种炎症细胞、炎症介质和细胞因子的参与，气道上皮的损害和上皮下神经末梢的裸露等而导致气道高反应性。AHR 常有家族倾向，受遗传因素的影响。AHR 为支气管哮喘患者的共同病理生理特征，然而出现AHR 者并非都是支气管哮喘，如长期吸烟、接触臭氧、病毒性上呼吸道感染、慢性阻塞性肺疾病（COPD）等也可出现 AHR。

2. 神经调节机制　神经因素也被认为是哮喘发病的重要环节。支气管受复杂的自主神经支配。除胆碱能神经、肾上腺素能神经外，还有非肾上腺素能非胆碱能（NANC）神经系统。支气管哮喘与 β 肾上腺素受体功能低下和迷走神经张力亢进有关，并可能存在有 α 肾上腺素神经的反应性增加。NANC 能释放舒张支气管平滑肌的神经介质如血管活性肠肽（VIP）、一氧化氮（NO）及收缩支气管平滑肌的介质（如 P 物质、神经激肽），两者平衡失调，则可引起支气管平滑肌收缩。

（三）病理

气道慢性炎症为哮喘的基本特征，表现为气道上皮下有肥大细胞、肺泡巨噬细胞、嗜酸性粒细胞、淋巴细胞与中性粒细胞浸润。气道黏膜下组织水肿，微血管通透性增加，支气管内分泌物潴留，支气管平滑肌痉挛，纤毛上皮细胞脱落，基底膜露出，杯状细胞增殖及支气管分泌物增加等病理改变。若哮喘长期反复发作，表现为支气管平滑肌肌层肥厚、气道上皮细胞下纤维化、基底膜增厚等，致气道重构和周围肺组织对气道的支持作用消失。

四、处理措施

目前尚无根治方法，但长期规范化治疗可使大多哮喘症状能得到控制，减少复发乃至不发作，使患者活动不受限制，并能与正常人一样生活、工作和学习。

（一）脱离变应原

部分患者能找到引起哮喘发作的变应原或其他非特异刺激因素，使者脱离变应原的接触是防治哮喘最有效的方法。

（二）药物治疗

治疗哮喘药物主要分为两类。

1. 缓解哮喘发作　此类药物主要作用为舒张支气管，故也称支气管舒张药。

（1）β_2 肾上腺素受体激动剂（简称 β_2 受体激动剂）　β_2 受体激动剂主要通过激动呼吸道的 β_2 受体，激活腺苷酸环化酶，使细胞内的环磷酸腺苷（cAMP）含量增加，游离 Ca^{2+} 减少，从而松弛支气管平滑肌，是控制哮喘急性发作的首选药物。常用的短效 β 受体

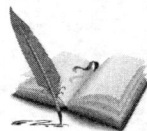

激动剂有沙丁胺醇、特布他林和非诺特罗，作用时间为 4～6 小时。长效 β_2 受体激动剂有福莫特罗、沙美特罗及丙卡特罗，作用时间为 10～12 小时。长效 β_2 受体激动剂尚具有一定的抗气道炎症，增强黏液－纤毛运输功能的作用。不主张长效 β_2 受体激动剂单独使用，须与吸入激素联合应用。但福莫特罗可作为应急缓解气道痉挛的药物。肾上腺素、麻黄碱和异丙肾上腺素，因其心血管不良反应多而已被高选择性的 β_2 受体激动剂所代替。

用药方法，可采用吸入，包括定量气雾剂（MDI）吸入、干粉吸入、持续雾化吸入等，也可采用口服或静脉注射。首选吸入法，因药物吸入气道直接作用于呼吸道，局部浓度高且作用迅速，所用剂量较小，全身性不良反应少。常用剂量为沙丁胺醇或特布他林 MDI，每喷 100 μg，每天 3～4 次，每次 1～2 喷。通常 5～10 分钟即可见效，可维持 4～6 小时。长效 β_2 受体激动剂如福莫特罗 4.5 μg，每天 2 次，每次 1 喷，可维持 12 小时。应教会患者正确掌握 MDI 吸入方法。儿童或重症患者可在 MDI 上加贮雾瓶，雾化释出的药物在瓶中停留数秒，患者可从容吸入，并可减少雾滴在口咽部沉积引起刺激。干粉吸入方法较易掌握。持续雾化吸入多用于重症和儿童患者，使用方法简单，易于配合。如沙丁胺醇 5 mg 稀释在 5～20 ml 溶液中雾化吸入。沙丁胺醇或特布他林一般口服用法为 2.4～2.5 mg，每日 3 次，15～30 分钟起效，但心悸、骨骼肌震颤等不良反应较多。β_2 受体激动剂的缓释型及控制型制剂疗效维持时间较长，用于防治反复发作性哮喘和夜间哮喘。注射用药，用于严重哮喘。一般每次用量为沙丁胺醇 0.5 mg，滴速 2～4 $\mu g/min$，易引起心悸，只在其他疗法无效时使用。

（2）抗胆碱药　吸入抗胆碱药如异丙托溴铵，为胆碱能受体（M 受体）拮抗剂，可以阻断节后迷走神经通路，降低迷走神经兴奋性而起舒张支气管作用，并有减少痰液分泌的作用。与 β_2 受体激动剂联合吸入有协同作用，尤其适用于夜间哮喘及多痰的患者。可用 MDI，每日 3 次，每次 25～75 μg 或用 100～150 $\mu g/ml$ 的溶液持续雾化吸入。约 10 分钟起效，维持 4～6 小时。不良反应少，少数患者有口苦或口干感。近年发展的选择性 M_1、M_3 受体拮抗剂，如噻托溴铵作用更强，持续时间更久（可达 24 小时）、不良反应更少。

（3）茶碱类　茶碱类除能抑制磷酸二酯酶，提高平滑肌细胞内的 cAMP 浓度外，还能拮抗腺苷受体；刺激肾上腺素的分泌，增强呼吸肌的收缩；增强气道纤毛清除功能和抗炎作用。是目前治疗哮喘的有效药物。茶碱与糖皮质激素合用具有协同作用。

口服给药：包括氨茶碱和控（缓）释茶碱，后者且因其昼夜血药浓度平稳，不良反应较少，且可维持较好的治疗浓度，平喘作用可维持 12～24 小时，可用于控制夜间哮喘。一般剂量每日 6～10 mg/kg，用于轻中度哮喘。静脉注射氨茶碱首次剂量为 4～6 mg/kg，注射速度不宜超过 0.25 mg/（kg·min），静脉滴注维持量为 0.6～0.8 mg/（kg·h）。日注射量一般不超过 1.0 g。静脉给药主要应用于重、危症哮喘。

茶碱的主要副作用为胃肠道症状（恶心、呕吐）、心血管症状（心动过速、心律失常、血压下降）及尿多，偶可兴奋呼吸中枢，严重者可引起抽搐乃至死亡。最好在用药中监测血浆氨茶碱浓度，其安全有效浓度为 6～15 $\mu g/ml$。发热、妊娠、小儿或老年，患有肝、心、肾功能障碍及甲状腺功能亢进者尤须慎用。合用西咪替丁、喹诺酮类、大环内酯类药物等可影响茶碱代谢而使其排泄减慢，应减少用药量。

2. 控制或预防哮喘发作　此类药物主要治疗哮喘的气道炎症，又称抗炎药。

（1）糖皮质激素　由于哮喘时病理基础是慢性炎症，糖皮质激素是当前控制哮喘发作

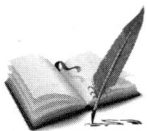

最有效的药物。主要作用机制是抑制炎症细胞的活化、聚集；抑制细胞因子的生成；抑制炎症介质的释放；增强平滑肌细胞 β_2 受体的反应性。可分为吸入、口服和静脉用药。

吸入用药：吸入型糖皮质激素（ICS）是目前推荐长期治疗哮喘的最常用方法。常用吸入药物有倍氯米松、布地奈德、氟替卡松、莫米松等，后两者生物活性更强，作用更持久。通常需规律吸入 1 周以上方能生效。根据哮喘病情，吸入剂量（BDP 或等效量其他皮质激素）在轻度持续者一般 $200 \sim 500\ \mu g/d$，中度持续者一般 $500 \sim 1000\ \mu g/d$，重度持续者一般 $>1000\ \mu g/d$（不宜超过 $2000\ \mu g/d$，氟替卡松剂量减半）。吸入治疗药物全身性不良反应少，少数患者可引起口咽念珠菌感染、声音嘶哑或呼吸道不适，吸药后用清水漱口可减轻局部反应和胃肠吸收。长期使用较大剂量（$>1000\ \mu g/d$）者应注意预防全身性不良反应，如肾上腺皮质功能抑制、骨质疏松等。为减少吸入大剂量糖皮质激素的不良反应，可与长效 β_2 受体激动剂、控释茶碱或白三烯受体拮抗剂联合使用。

口服用药：有泼尼松（强的松）、泼尼松龙（强的松龙）。用于吸入糖皮质激素无效或需要短期加强的患者。起始 $30 \sim 60\ mg/d$，症状缓解后逐渐减量至 $\leqslant 10\ mg/d$。然后停用，或改用吸入剂。

静脉用药：重度或严重哮喘发作时应及早应用琥珀酸氢化可的松，注射后 $4 \sim 6$ 小时起作用，常用量 $100 \sim 400\ mg/d$，或甲泼尼龙（甲基强的松龙，$80 \sim 160\ mg/d$）起效时间更短（$2 \sim 4$ 小时）。地塞米松因在体内半衰期较长、不良反应较多，宜慎用，一般 $10 \sim 30\ mg/d$。症状缓解后逐渐减量，然后改口服和吸入制剂维持。

（2）白三烯（LT）调节剂　通过调节 LT 的生物活性而发挥抗感染作用，同时具有舒张支气管平滑肌。可以作为轻度哮喘的一种控制药物。常用药物有孟鲁司特 10 mg，每天 1 次；或扎鲁司特 20 mg，每日 2 次，不良反应通常较轻微，主要是胃肠道症状，少数有皮疹、血管性水肿、转氨酶升高，停药后可恢复正常。

（3）其他药物　酮替酚和新一代组胺 H_1 受体拮抗剂阿司咪唑、曲尼斯特、氯雷他定在轻症哮喘和季节性哮喘有一定效果，也可与 β_2 受体激动剂联合用药。

（三）急性发作期的治疗

急性发作期治疗目的是尽快缓解气道阻塞，纠正低氧血症，恢复肺功能，预防进一步恶化或再次发作，防止并发症。一般根据病情的分度进行综合性治疗。

1. 轻度　每日定时吸入糖皮质激素（$200 \sim 500\ \mu g$，倍氯米松），出现症状时吸入短效 β_2 受体激动剂，可间断吸入。效果不佳时可加用口服 β_2 受体激动剂控释片或小量茶碱控释片（200 mg/d），或加用抗胆碱药如异丙托溴铵气雾剂吸入。

2. 中度　吸入剂量一般为每日 $500 \sim 1000\ \mu g$，倍氯米松；规则吸入 β_2 激动剂或联合抗胆碱药吸入或口服长效 β_2 受体激动剂。亦可加用口服 LT 调节剂，若不能缓解，可持续雾化吸入 β_2 受体激动剂（或联合用抗胆碱药吸入），或口服糖皮质激素（$<60\ mg/d$）。必要时可用氨茶碱静脉注射。

3. 重度至危重度　持续雾化吸入 β_2 受体激动剂，或合并抗胆碱药；或静脉滴注氨茶碱或沙丁胺醇。加用口服 LT 拮抗剂。静脉滴注糖皮质激素如琥珀酸氢化可的松或甲泼尼龙或地塞米松（剂量见前）。待病情得到控制和缓解后（一般 $3 \sim 5$ 天），改为口服给药。注意维持水、电解质平衡，纠正酸碱平衡失调。当 pH <7.20 时，且合并代谢性酸中毒时，应适

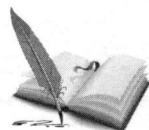

当补碱；可给予氧疗，如病情恶化缺氧不能纠正时，进行无创通气或插管机械通气。若并发气胸，在胸腔引流气体下仍可机械通气。此外应预防下呼吸道感染等。

（四）慢性持续期的治疗

必须制定哮喘的长期治疗方案，维持患者的控制水平。哮喘的长期治疗方案分为5级（表14 – 1）。

对哮喘患者进行哮喘知识教育和控制环境、避免诱发因素贯穿于整个治疗阶段。对于大多数未经治疗的持续性哮喘患者，初始治疗应从第2级治疗方案开始，如果初始评估提示哮喘处于严重未控制，治疗应从第3级方案开始。从第2步到第5步的治疗方案中都有不同的哮喘控制药物可供选择。而在每一步中缓解药物都应该按需使用，以迅速缓解哮喘症状。

其他可供选择的缓解用药包括吸入型抗胆碱能药物、短效或长效口服 β_2 受体激动剂、短效茶碱等。除非规律地联合使用吸入型糖皮质激素，否则不建议规律使用短效和长效 β_2 受体激动剂。

表 14 – 1　哮喘长期治疗方案

第 1 级	第 2 级	第 3 级	第 4 级	第 5 级
		哮喘教育、环境控制		
		按需使用短效 β_2 受体激动剂		
控制性药物	选用 1 种	选用 1 种	在第 3 级基础上选择 1 种或 1 种以上	在第 4 级基础上增加 1 种
	低剂量 ICS	低剂量 ICS 加长效 β_2 受体激动剂	中等剂量或高剂量 ICS 加长效 β_2 受体激动剂	口服最小剂量糖皮质激素
	白三烯调节剂	中等剂量 ICS 或高剂量 ICS	白三烯调节剂	抗 IgE 治疗
		低剂量 ICS 加白三烯调节剂	缓释茶碱	
		低剂量 ICS 加缓释茶碱		

由于哮喘的复发性以及多变性，需不断评估哮喘的控制水平，治疗方法则依据控制水平进行调整。如果目前的治疗方案不能够使哮喘得到控制，治疗方案应该升级直至达到哮喘控制为止。当哮喘控制维持至少3个月后，治疗方案可以降级。通常情况下，患者在初诊后1~3个月回访，以后每3个月随访一次。如出现哮喘发作时，应在2周至1个月内进行回访。对大多数控制剂来说，最大的治疗效果可能要在3~4个月后才能显现，只有在这种治疗策略维持3~4个月后，仍未达到哮喘控制，才考虑增加剂量。对所有达到控制的患者，必须通过常规跟踪及阶段性地减少剂量来寻求最小控制剂量。大多数患者可以达到并维持哮喘控制，但一部分难治性哮喘患者可能无法达成同样水平的控制。

以上方案为基本原则，但必须个体化，联合应用，以最小量、最简单的联合，副作用最少，达到最佳控制症状为原则。

（五）免疫疗法

免疫疗法分为特异性和非特异性两种，前者又称脱敏疗法（或称减敏疗法）。由于有60%的哮喘发病与特异性变应原有关，采用特异性变应原（如螨、花粉、猫毛等）定期反复皮下注射，剂量由低至高，以产生免疫耐受性，使患者脱（减）敏。例如采用标化质量

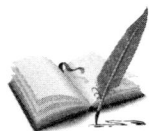

（SQ）单位的变应原疫苗，起始浓度为 100 U/ml，每周皮下注射一次，15 周达到维持量，治疗 1~2 年，若治疗反应良好，可坚持 3~5 年。脱敏治疗的局部反应发生率为 5%~30%（皮肤红肿、风团、瘙痒等），全身反应包括荨麻疹、结膜炎、鼻炎、喉头水肿、支气管痉挛以及过敏性休克等。

季节前免疫法，对于一些季节性发作的哮喘患者（多为花粉致敏，可在发病季节前 3~4 个月开始治疗，除皮下注射以外，目前已发展了口服或舌下（变应原）免疫疗法，但尚不成熟。

非特异性疗法，如注射卡介苗、转移因子、疫苗等生物制品抑制变应原反应的过程，有一定辅助的疗效。目前采用基因工程制备的人工重组抗 IgE 单克隆抗体治疗中、重度变应性哮喘，已取得较好效果。

> **考点提示**
>
> 支气管哮喘的药物治疗。

五、健康教育

哮喘患者的教育与管理是提高疗效，减少复发，提高患者生活质量的重要措施。在医生指导下患者要学会自我管理、学会控制病情。应为每个初诊哮喘患者制定防治计划，应使患者了解或掌握哮喘的激发因素以及避免诱因的方法，熟悉哮喘发作先兆表现及相应处理办法，学会在家中自行监测病情变化并进行评定、重点掌握峰流速仪的使用方法、有条件的应记录哮喘日记，学会哮喘发作时进行简单的紧急自我处理方法，掌握正确的吸入技术（MDI 或 Spacer 用法），知道什么情况下应去医院就诊，与医生共同制定出防止复发，保持长期稳定的方案。

在此基础上采取一切必要措施对患者进行长期系统管理，包括鼓励哮喘患者与医护人员建立合作关系，通过规律的肺功能监测客观地评价哮喘发作的程度，避免和控制哮喘激发因素，减少复发，制定哮喘长期管理的用药计划，制定发作期处理方案和长期定期随访保健，改善患者的依从性，并根据患者病情变化及时修订。

本章小结

支气管哮喘是以气道变应性炎症和气道高反应性为特征，气流受限可逆。遗传和环境因素是主要的致病因素。典型表现是反复发作的呼气性呼吸困难、气喘、哮鸣音、奇脉，可自行缓解或经治疗后缓解。肺功能检查可明确哮喘发作时呈阻塞性通气功能障碍，并具有可逆性改变的特点。治疗主要是控制气道炎症和缓解症状，达到并维持有效控制状态的治疗目标，减少复发，常用药物有 β_2 受体激动剂、茶碱类药物、激素类药物等。患者脱离变应原的接触是防治哮喘最有效的方法，做好自我监测。通过有效地哮喘管理，通常可以实现哮喘控制。

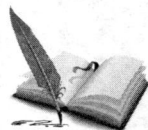

扫码"练一练"

目标检测

一、选择题

1. 支气管哮喘的临床表现，下列错误的是
   - A. 呼气性呼吸困难
   - B. 两肺满布哮鸣音
   - C. 心浊音界缩小
   - D. 三凹征
   - E. 发绀

2. 支气管哮喘患者呼吸困难的特点是呼气比吸气更为困难，原因是
   - A. 吸气是被动的，呼气是主动的
   - B. 吸气时肺弹性阻力小，呼气时肺弹性阻力大
   - C. 吸气时胸廓弹性阻力增大，呼气时胸廓弹性阻力增大
   - D. 吸气时气道阻力减小，呼气时气道阻力增大
   - E. 呼气时胸内负压减小，吸气时胸内负压增大

3. 患者，男，18 岁。因外出春游出现咳嗽、咳白黏痰伴喘息 1 天入院。查体：体温 36.5℃，脉搏 90 次/分，呼吸 28 次/分，血压 120/80 mmHg，在肺部可闻及广泛哮鸣音，既往有过敏史。该病人本次发作最可能的诱因是
   - A. 花粉
   - B. 尘螨
   - C. 动物的毛屑
   - D. 病毒感染
   - E. 精神因素

4. 典型支气管哮喘发作时，最主要的临床表现是
   - A. 带哮鸣音的吸气性呼吸困难及双肺哮鸣音
   - B. 带哮鸣音的呼气性呼吸困难及双肺哮鸣音
   - C. 带哮鸣音的混合性呼吸困难及双肺哮鸣音
   - D. 带哮鸣音的混合性呼吸困难、粉红色泡沫痰
   - E. 带哮鸣音的混合性呼吸困难、咯血

5. 下列提示哮喘患者出现严重的气道阻塞的是
   - A. 沉默肺
   - B. 大汗
   - C. 端坐呼吸
   - D. 发绀
   - E. 两肺弥漫性哮鸣音

6. 患者，男，32 岁。在进入某旅馆时出现流鼻涕、打喷嚏，继而出现明显喘憋。查体：呼气音延长，满肺广泛哮鸣音。最可能的原因是
   - A. 喉头水肿
   - B. 急性支气管炎
   - C. 慢性阻塞性肺气肿
   - D. 支气管哮喘
   - E. 急性肺水肿

7. 某支气管哮喘患者发生哮喘时查血可发现
   - A. 血小板增多
   - B. 大单核细胞增多
   - C. 嗜碱性粒细胞增多
   - D. 中性粒细胞增多
   - E. 嗜酸性粒细胞增多

8. 患者，女，40 岁，毛绒玩具车间工人。有哮喘史 5 年。防治其哮喘发作最有效的方

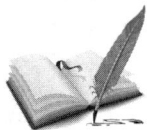

法是

  A. 脱离变应原   B. 药物治疗

  C. 免疫治疗   D. 对症治疗

  E. 长期治疗

9. 支气管哮喘患者禁忌使用的药物是

  A. α 肾上腺素能受体激动剂 B. α 肾上腺素能受体阻断药

  C. β_1 肾上腺素能受体激动剂 D. β_1 肾上腺素能受体激动剂

  E. β 肾上腺素能受体阻断药

10. 患者，男，30 岁。反复发作性呼吸困难，胸闷 2 年。2 天前受凉后咳嗽，咳少量脓痰，呼吸困难并进行性加重。查体：双肺广泛哮鸣音，肺底部少许湿啰音。对该患者应首先考虑的治疗药物是

  A. 糖皮质激素   B. β_2 受体激动剂

  C. 茶碱类   D. 抗生素

  E. 抗胆碱药物

11. 茶碱类药物平喘的主要作用机制是

  A. 刺激腺苷环化酶   B. 稳定肥大细胞膜

  C. 抑制磷酸二酯酶   D. 抑制变态反应过程

  E. 阻断迷走神经，抑制肥大细胞释放递质

12. 对支气管哮喘患者作保健指导，错误的是

  A. 居室应美化，适当放置花、草、地毯

  B. 避免进食可能致敏的食物（如鱼、虾、蛋）

  C. 避免刺激性气体吸入

  D. 避免过度劳累或情绪激动等诱发因素

  E. 气候变化时注意保暖，避免呼吸道感染

（13 ~ 15 题共用题干）患者，女，22 岁。春天踏青后出现喘息伴咳嗽咳痰。查体：口唇发绀，双肺闻及广泛哮鸣音，诊断为支气管哮喘。

13. 该患者此次发病最可能的主要诱因是

  A. 尘螨   B. 动物毛屑

  C. 花粉   D. 病毒感染

  E. 精神因素

14. 控制症状的首选药物是

  A. 氯苯那敏   B. β_1 受体激动剂

  C. 氨茶碱   D. 色甘酸钠

  E. 异丙托溴铵

15. 当前防治哮喘最有效的抗炎药物是

  A. 茶碱类   B. 糖皮质激素

  C. 抗胆碱能药物   D. β_2 受体激动剂

  E. 肥大细胞膜稳定剂

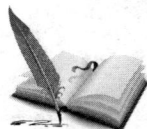

二、思考题

1. 试述支气管哮喘诊断标准。

2. 治疗支气管哮喘的药物主要分为哪几类？各类药物的作用如何及重度哮喘急性发作期的治疗原则是什么？

（刘　永）

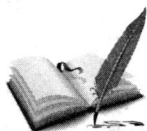

第十五章 肺　　炎

扫码"学一学"

案例导入

患者，男，25 岁。因寒战、高热、咳嗽、胸痛 3 天，呼吸困难、四肢厥冷 4 小时急诊入院。患者于 3 天前淋雨后出现寒战、高热，体温 40℃，咳痰，为少量白黏痰，在当地诊所按"上感"输液治疗，效果不佳，痰液渐呈铁锈色痰，伴右胸痛，且逐渐加重，近半天出现呼吸困难、烦躁、四肢厥冷、出汗而入院。既往体健，无重要病史。

查体：急性病容，T 39.8℃，P 126 次/分，R 28 次/分，BP 75/41 mmHg。神志模糊，烦躁不安，口唇发绀，四肢冰凉。右上肺部叩诊浊音，语颤增强，可闻及支气管呼吸音，心率 120 次/分，心律齐，心脏各瓣膜听诊区未闻及杂音，腹软，无压痛，肝脾未触及，双下肢无水肿，指端发绀。

实验室检查及其他检查：血常规 WBC 17.5×10^9/L，N 90%。X 线胸片示右肺上野可见大片状致密阴影。

问题：

1. 临床诊断及诊断依据是什么？
2. 要明确诊断，还需做何检查？
3. 处理原则是什么？

第一节 概　　述

肺炎（pneumonia）是指终末气道、肺泡和肺间质的炎症，可由多种病原体微生物、理化因子、免疫损伤、过敏因素等引起，其中以感染最常见，是呼吸系统的常见病，也是临床上最为常见的感染性疾病之一。近些年来，由于社会人口老龄化、吸烟、慢性病发病率升高、医院获得性肺炎发病率增高、病原体变迁及不合理使用抗生素导致细菌耐药性增高

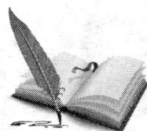

等因素，肺炎的发病率及病死率有增加的趋势。

按病因可以分为：①感染性肺炎，此类最为多见，病原体主要包括细菌（革兰阳性菌、革兰阴性菌、厌氧菌等）、病毒（腺病毒、巨细胞病毒、流感病毒、呼吸道合胞病毒等）、真菌（白色念珠菌、曲菌、组织胞质菌、放线菌等）、支原体（肺炎支原体等）、衣原体（肺炎衣原体等）、立克次体、弓形体、寄生虫（卡氏肺孢子虫、肺吸虫等）。②理化因素所致肺炎，主要包括类脂性、放射线、毒性气体或液体、某些药物等。③免疫或变态反应性肺炎，如过敏性肺炎、风湿性肺炎等。此分类方法有利于针对病因进行治疗。本节主要讨论感染原因引起的肺炎。

肺炎按病原体的来源可以分为：①典型肺炎，是指由正常聚居于鼻咽部的化脓性细菌引起的肺部实质性感染，主要病原体有肺炎链球菌、肺炎杆菌、金黄色葡萄球菌、流感嗜血杆菌等。②非典型肺炎，是指自周围环境中吸入致病原引起的肺炎，主要致病原有军团杆菌、支原体、衣原体、病毒和真菌等。两者特征比较见表15-1。

表 15-1　典型和非典型肺炎的临床特征

项目	典型肺炎	非典型肺炎
发病机制	上气道菌株吸入	环境中吸入微生物
病原学	化脓性细菌（肺炎链球菌、流感杆菌最常见）	非化脓性细菌（军团杆菌、支原体、病毒及真菌）
临床特征	突发病，咳嗽，有痰，局限性肺部病灶	前驱症状常见，干咳，可为弥漫性病变
诊断	痰革兰染色查到细菌，血培养阳性	痰革兰染色未发现致病菌，痰特异性染色有诊断价值，血清学回顾诊断
治疗	细胞壁活性抗生素	非细胞壁活性抗生素

按解剖可分为：①大叶性肺炎，是指肺段的一部分、整个肺段或肺叶呈炎性实变，常见病原体主要有肺炎链球菌，其他有葡萄球菌、结核分枝杆菌及革兰阴性杆菌。②小叶性肺炎，主要指细支气管、终末细支气管和肺泡的炎症，为两肺小片状分布，有融合的趋势，也称为支气管肺炎。常见病原体主要有肺炎链球菌、葡萄球菌、腺病毒、流感病毒、肺炎支原体、肺炎衣原体等。③间质性肺炎，病变位于肺泡壁及支持组织，包括支气管壁、支气管周围的间质组织，伴细胞增生、间质水肿，可由细菌和病毒引起。

按患病环境可分为：①社区获得性肺炎（CAP），是指在社区环境中机体受微生物的感染而发生的肺炎。②医院获得性肺炎（HAP），是指患者在住院48小时后发生的肺炎，目前在医院获得性感染中占首位。两者特征比较见表15-2。

表 15-2　社区获得性肺炎与医院获得性肺炎的比较

项目	社区获得性肺炎	医院获得性肺炎
促发因素	酗酒，呼吸道病毒感染	气管插管，胃管，抗酸剂
主要致病原	①肺炎链球菌、流感嗜血杆菌（健康人）；②革兰阴性杆菌（慢性病、老年）；③支原体、衣原体和病毒	革兰阴性杆菌（大肠埃希菌、肺炎克雷伯杆菌、沙雷菌、假单胞菌），军团菌，金黄色葡萄球菌以及其他病原体（同CAP）
临床特征	发热，咳嗽，白细胞升高X线提示肺炎，有高度特异性	类似于前者，但特异性低
病原学分析	痰有优势菌，血培养及PSB和BAL定量培养特异性，敏感性好	痰革兰染色，培养及血培养无特异性，PSB和BAL定量培养，特异性和敏感性在70%左右
治疗	有时为经验治疗，青霉素600万~1000万U（肺炎链球菌），其他感染用头孢菌素、氟喹诺酮类、大环内酯类等	多为经验治疗，广谱β-内酰胺类+氨基糖苷类，部分合用万古霉素、大环内酯类、氟喹诺酮类等内酯类等

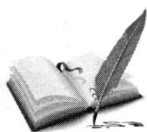

第二节　肺炎链球菌肺炎

肺炎链球菌肺炎（streptococus pneumonia）是由肺炎链球菌引起的肺实质炎症。约占社区获得性肺炎中的半数以上。发病以冬季和初春为多，多见于青壮年，临床上以起病急骤的寒战、高热、咳嗽、铁锈色痰及胸痛为特征。因抗生素的广泛使用，近年来不典型者增多。

一、临床表现

常有受凉淋雨、过度疲劳、醉酒或上呼吸道病毒感染等诱因。

1. 症状　典型症状为起病急骤，寒战、高热，全身肌肉酸痛，体温增高高峰在下午和晚上，可呈稽留热型，咳嗽、咳黏液脓性痰，早期量少，典型者咳铁锈色痰。常累及胸膜，此时有患侧胸痛，可放射到肩部或上腹部。若病变范围广泛，可引起呼吸困难和发绀。部分患者有呕吐、腹胀、腹泻等消化道症状。严重感染可发生神志模糊、烦躁不安、昏迷等。少数早期伴发休克（休克性肺炎）。本病自然病程大致 1～2 周，发病 5～10 天体温可减退。若使用有效抗菌药物可使体温在 1～3 天内恢复正常，病情好转。

2. 体征　急性热病容，面颊绯红，可出现口周单纯性疱疹，严重者可有气促、发绀、心动过速、心律不齐等。早期肺部可无明显异常，肺实变范围较大时有典型肺实变体征，病变侧胸廓扩张度减弱，语颤增强，叩诊浊音，闻及异常支气管呼吸音，消散期可闻及湿啰音，累及胸膜时可闻及胸膜摩擦音。

3. 并发症　可并发感染性休克、急性呼吸窘迫综合征、胸膜炎、脓胸、心包炎等。近年来已很少见。

> **考点提示**
>
> 肺炎链球菌肺炎的临床表现。

二、诊断与鉴别诊断

（一）诊断

1. 根据典型症状和体征，结合胸部 X 线检查可以做出初步诊断。痰液细菌学检查可确定病原菌，做出病因诊断。

2. 实验室和其他检查

（1）血白细胞计数　白细胞计数增高可达（10～30）× 10^9/L 和中性粒细胞增高（>80%），并有核左移或中毒性变化。

（2）细菌学检查　合格痰标本涂片、革兰染色及夹膜染色镜检发现革兰染色阳性、带夹膜的成对或短链状球菌，具有诊断参考意义。痰液细菌培养分离出肺炎链球菌是诊断本病的依据。PCR 检测及荧光标记抗体检可提高病原学诊断率。使用抗菌药物前血培养，20% 可呈阳性。

（3）X 线检查　X 线检查可显示呈叶、段分布的炎性浸润阴影或实变，在实变阴影中可见支气管气道征。肋膈角可有少量胸腔积液。

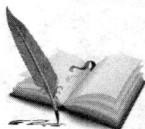

（二）鉴别诊断

应与其他原因的肺部感染（如干酪性肺炎、葡萄球菌肺炎、革兰阴性杆菌肺炎、急性肺脓肿）和肺癌并阻塞性肺炎相鉴别。

考点提示

肺炎链球菌肺炎的诊断依据。

三、病因、发病机制与病理

肺炎链球菌为革兰阳性球菌，常成对或呈链状排列，有荚膜。至今已确认的有 86 种荚膜型亚型。引起成人致病的大多数为 1～9 型和 12 型，其中 3 型毒力最强。肺炎链球菌为健康人上呼吸道正常菌群，当健康人受到上呼吸道感染或淋雨、疲劳、醉酒、精神刺激等因素影响时，使呼吸道防御功能受损，细菌被吸入下呼吸道在肺泡内繁殖。由于其高分子多糖荚膜对组织有侵袭作用，引起肺泡壁充血水肿，迅速出现白细胞、红细胞及大量浆液性渗出，含菌渗出液经 Cohn 孔蔓延至几个肺段或整个肺叶而致肺炎。因病变开始于肺的外周，故易累及胸膜。经过充血期、红色肝变期、灰色肝变期和消散期等病理过程。因肺炎链球菌不产生毒素，故不引起原发性组织坏死和空洞形成，炎症消散后肺组织结构多无破坏，不留纤维瘢痕。极个别可因肺泡内纤维蛋白吸收不完全，形成机化性肺炎。

四、处理措施

（一）抗生素物治疗

一经诊断应立即给予抗生素治疗，青霉素为首选。剂量、给药途径视病情而定。轻症用 80 万 U，每日肌内注射 3 次；重症加大剂量分次静脉滴注。对青霉素过敏者，轻症可改用红霉素、阿奇霉素，重症用第一代或第二代头孢菌素。抗生素疗程一般为 5～7 天，或在退热后 3 天停药。

考点提示

肺炎链球菌肺炎的处理措施。

（二）对症疗法

中等或重症患者（呼吸困难或 $PaO_2 < 60$ mmHg）者应给予氧疗，高热或失水者应静脉补液，纠正水电解质的紊乱。

（三）处理并发症

出现感染性休克、呼吸衰竭、心力衰竭等危及生命的并发症时，要及时发现、尽早治疗。

第三节　葡萄球菌肺炎

葡萄球菌肺炎（staphylococcus pneumonia）是由葡萄球菌引起的急性肺化脓性炎症。临床可分为原发性（吸入性）和血源性。前者多见于儿童患流感或麻疹后，成人原有支气管-肺疾病、免疫功能缺陷（糖尿病、血液病、肝病、营养不良、酒精中毒、艾滋病）或手术后患者，葡萄球菌经呼吸道侵入而引起肺炎；后者多见于有皮肤感染灶（痈、疖、伤口感染）者，葡萄球菌经血循环抵达肺部，引起多处肺实变、化脓及组织破坏。脓肿可溃

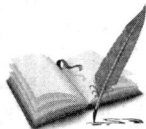

破而引起气胸、脓胸或脓气胸，偶可伴发化脓性心包炎、脑膜炎等。

一、临床表现

1. 症状　起病多急骤，寒战、高热、大汗淋漓、全身肌肉关节酸痛、体质衰弱、精神萎靡等明显毒血症状，咳嗽，咯大量脓性或脓血性痰，胸痛、呼吸困难和发绀亦较常见，病情严重者可早期出现周围循环衰竭。院内感染者通常起病较隐袭，体温逐渐上升，咳少量脓痰。

考点提示

葡萄球菌肺炎的临床表现。

2. 体征　早期无特殊体征，其后出现两肺散在湿啰音，病变融合则呈肺实变体征（如叩诊呈浊音，呼吸音减弱或消失），气胸或脓气胸则有相关体征。血源性感染者应注意肺外病灶。

二、诊断与鉴别诊断

（一）诊断

1. 诊断要点　进行诊断的依据如下。

（1）全身毒血症状、咳嗽、脓血痰。

（2）白细胞计数增高、中性粒细胞比例增加、核左移并有中毒性颗粒。

考点提示

葡萄球菌肺炎的诊断依据。

（3）痰液检查或血培养有革兰阳性球菌，尤其是白细胞内有吞噬的球菌。

（4）X线表现见片状阴影，可伴有空洞及液平，病灶有多变、多样和易变的特征。

2. 实验室和其他检查

（1）血常规　WBC 增高可达（30～50）×10^9/L，中性粒细胞增高（多 >90%），并有核左移或中毒性颗粒。

（2）痰液检查或血培养　可见革兰阳性球菌，白细胞内有吞噬球菌具诊断价值。

（3）胸部 X 线检查　肺段或肺叶实变，或呈小叶浸润。原发吸入感染多为上叶后段及下叶基底段，呈片状密度增高阴影，血源性感染呈双肺多发性小片云团状阴影。X 线有多变性、多样性和易变性，表现为一处炎性浸润消失而在另一处出现新的病灶，或很小的单一病灶发展为大片阴影，并在短期内出现空洞液平（肺脓肿），易形成张力性肺气囊肿，也可出现液（气）胸。治疗有效时，病变消散，阴影密度逐渐减低，2～4 周后病变完全消失，偶可遗留少许条索状阴影或肺纹理增多等。

（二）鉴别诊断

主要与其他细菌性肺炎和肺脓肿早期鉴别。

三、病因、发病机制与病理

葡萄球菌为革兰染色阳性球菌，有凝固酶阳性的葡萄球菌（金黄色葡萄球菌，简称金葡菌）及凝固酶阴性的葡萄球菌（如表皮葡萄球菌）两类。感染多由致病力强的金葡菌引起，致病物质主要为毒素和酶，具有溶血、坏死、杀白细胞和致血管痉挛等作用。金葡菌

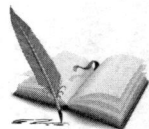

凝固酶为阳性，是化脓性感染的主要原因。医院获得性肺炎中葡萄球菌感染的比例较高，耐甲氧西林金葡菌（MRSA）感染者治疗更困难，病死率高。

四、处理措施

（一）一般治疗

同肺炎球菌肺炎，尤其应加强支持疗法。

（二）控制感染

用药前尽早送痰（血）培养及药敏试验，以利选用有效抗菌药。多数金黄色葡萄球菌尤其医院内感染者均对青霉素耐药，故宜选用耐青霉素酶的 β - 内酰胺类抗菌药物，如苯唑西林或萘夫西林，或头孢唑啉、头孢拉定静脉滴注，可联合应用氨基糖苷类、氟奎诺酮类抗菌药物；住院患者若怀疑医院获得性葡萄球菌肺炎，首选糖肽类抗菌药如万古霉素、去甲万古霉素、替考拉宁等。疗程一般 4 周以上。

> **考点提示**
>
> 葡萄球菌肺炎的处理措施。

（三）引流排脓

并发深部脓肿、脓胸或其他部位积脓者，应尽早引流排脓。

第四节 革兰阴性杆菌肺炎

革兰阴性杆菌肺炎（gram negative bacillary pneumonia）是医院内获得性肺炎中最常见的一种。多见于老年人，或有基础疾病，接受抗菌药物、激素、细胞毒性药物治疗，或气管插管、气管切开、应用机械通气等治疗，呼吸道防御功能降低而发生。常见感染细菌有铜绿假单胞菌、肺炎克雷伯杆菌、流感嗜血杆菌、大肠埃希菌、变形杆菌及不动杆菌等。

一、临床表现

1. 症状 多起病隐袭，有发热、乏力、精神不振等全身症状；咳嗽、咳痰，咳绿色脓痰见于铜绿假单胞菌感染；咳砖红色胶冻状痰见于克雷伯杆菌感染。

2. 体征 病变范围大者可有肺部实变体征，两肺下方及背部可闻及湿啰音。

> **考点提示**
>
> 革兰阴性杆菌肺炎的临床表现。

3. 并发症 中毒症状重，可早期出现休克、肺脓肿、心包炎等并发症。

二、诊断与鉴别诊断

（一）根据基础病因和患病环境，结合痰液和血液的病原学检查，以及胸部 X 线表现的特点，多能明确诊断。

（二）实验室和其他检查

（1）血常规 白细胞升高或不升高，中性粒细胞增多，有核左移现象。

（2）胸部 X 线 显示两肺下方散在片状浸润阴影，可有小脓肿形成。

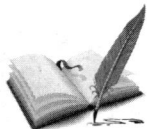

（3）痰培养 可检出致病菌，培养两次以上阳性，结合临床表现可确定诊断。

本组肺炎可早期出现并发症，且患者多伴有各种严重的基础疾病及不同程度脏器功能衰竭，加之多数患者使用过抗生素，使致病菌复杂，且多耐药，因此治疗困难，预后差，病死率高（达30%~50%）。

（二）鉴别诊断

需与其他感染性肺炎和肺脓肿等鉴别。

> **考点提示**
> 革兰阴性杆菌肺炎的诊断依据。

三、处理措施

（一）控制感染

原则为大剂量、长疗程、联合用药。以静脉滴注为主，雾化吸入治疗为辅。治疗前应做细菌的药敏试验，以便选用有效药物。在未明确病菌之前，可试用氨基糖苷类抗生素加半合成青霉素或头孢菌素。对感染严重者可选用第三代头孢菌素或喹诺酮类药物。

> **考点提示**
> 革兰阴性杆菌肺炎的处理措施。

（二）支持及对症处理

加强营养，充足液体量，保证痰液引流通畅。同时积极治疗基础疾病。

第五节 肺炎支原体肺炎

肺炎支原体肺炎（mycoplasmal pneumonia）是由肺炎支原体引起的呼吸道和肺组织的炎症。发病率约占非细菌性肺炎的1/3以上，或各种原因引起的肺炎的10%。常于秋、冬季发病，以儿童和青少年多见。

一、临床表现

1. 症状 潜伏期2~3周，起病缓慢，有咽痛、畏寒、低中度发热（少数高热）、头痛、乏力、肌痛等，突出症状为顽固而持久的刺激性呛咳，咳少量黏痰，可有胸骨后疼痛。

2. 体征 体征多不明显，咽部充血，少数有颈、颌下淋巴结肿大压痛、皮肤斑丘疹或紫癜。可有肺部干湿啰音。

> **考点提示**
> 肺炎支原体肺炎的临床表现。

3. 并发症 少数可伴有血液（急性溶血、血小板减少性紫癜）或神经（周围性神经炎、脑膜炎）、胸膜炎等并发症或雷诺现象。儿童可并发鼓膜炎和中耳炎。

二、诊断与鉴别诊断

（一）诊断

主要依据是：①起病缓和，先有鼻咽炎，有一般感染症状，多有头痛常较剧烈。②较顽固持久的刺激性咳嗽。③体征X线分离现象，即X线有明显肺炎性阴影而少有体征。

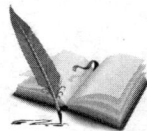

④冷凝集素阳性和滴度递增，链球菌 MG 抗体阳性，支原体抗体阳性。

（二）实验室和其他检查

1. 血液检查 外周血白细胞计数正常或稍高。血清学检查是确诊肺炎支原体感染最常用的检测手段。如补体结合试验、间接血细胞凝集试验、酶联免疫吸附试验及间接荧光抗体试验等均具有特异性诊断价值。另外，抗原检测可以早期快速诊断，如单克隆抗体、聚合酶链反应（PCR）等。

2. 胸部 X 线检查 显示肺部多种形态的浸润影，呈节段性分布，肺下野多见，有的从肺门附近向外伸展。

（三）鉴别诊断

应与病毒性肺炎、军团菌肺炎、嗜酸性粒细胞肺浸润相鉴别。

> **考点提示**
>
> 肺炎支原体肺炎的诊断依据。

三、病因、发病机制与病理

（一）病因和发病机制

支原体是介于细菌与病毒之间，能独立生存的最小微生物，已知支原体有 30 余种，其中仅肺炎支原体对人致病。培养菌落在光镜下呈圆形煎蛋状，无细胞壁，只有细胞膜。由患者口鼻分泌物经空气飞沫传播；支原体侵入呼吸道生长繁殖可产生过氧化物损害气道黏膜，其代谢产物可致机体过敏，引起咽炎；气管 - 支气管炎和间质性肺炎。由于支原体常在支气管纤毛上皮细胞之间生长，不易清除，故可引起顽固而持久的咳嗽。

（二）病理

基本病理改变为细支气管和肺间质炎症。支气管黏膜充血水肿，以单核细胞为主的浸润并可有上皮细胞脱落；肺泡壁和肺间隔有炎症细胞浸润渗出，呈间质性肺炎或融合为支气管肺炎；约 20% 并发纤维素性或浆液性胸膜炎。常有鼻咽充血伴鼓膜炎症。

四、处理措施

本病有自限性，多不经治疗可自愈。首选红霉素，轻症 0.3 g，每日 4 次口服，较重者 1.5 ~ 2.0 g/d，静脉滴注，早期使用可减轻症状和缩短病程，也可用罗红霉素或阿奇霉素，疗程应不少于 10 天，一般 2 ~ 3 周。咳嗽剧烈者，可适当给予镇咳药对症处理。几种常见细菌性肺炎的特点与抗生素选择见表 15 - 3。

> **考点提示**
>
> 肺炎支原体肺炎的处理措施。

表 15 - 3　几种常见细菌性肺炎的特点与抗生素选择

致病菌	症状、体征	X 线征象	首选抗生素	其他选择
肺炎链球菌	急起病、寒战、高热、锈色痰、胸痛、肺实变体征	肺叶或肺段变，无空洞	青霉素	红霉素、林克霉素、一代头孢菌素（头孢噻吩、头孢唑林钠）、氟喹诺酮类（氧氟沙星、环丙沙星）

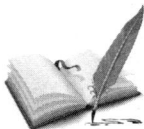

续表

致病菌	症状、体征	X线征象	首选抗生素	其他选择
葡萄球菌	急起病、寒战、高热、脓血痰、毒血症状明显	肺叶或小叶浸润、多变、早期空间、脓胸、肺气囊肿	耐酶青霉素（苯唑西林、氯唑西林）加氨基糖苷类	青霉素、头孢唑林钠、头孢噻吩、头孢呋辛钠、克林霉素、万古霉素、红霉素、多黏菌素B、阿莫西林-克拉维酸钾
克雷伯杆菌	急起病、寒战、高热、全身衰弱、痰稠、可呈砖红色、胶冻状	肺小叶实变、蜂窝状脓肿、叶间隙下坠	氨基糖苷类加半合成广谱青霉素（如哌拉西林）	第二代头孢菌素、第三代头孢菌素、氟喹诺酮类
铜绿假单胞菌	院内感染、毒血症状明显、脓痰、可呈蓝绿色	弥漫性支气管肺炎、早期脓肿	同上	头孢哌酮钠、头孢他啶、氟喹诺酮类、亚胺培南-西拉司丁钠
大肠埃希菌	原有慢性病、发热、脓痰、呼吸困难	支气管肺炎、脓腔、脓胸	同上	氟喹诺酮类、第三代头孢菌素、多黏菌素B
流感嗜血杆菌	似急性肺炎、高热、呼吸困难、衰竭	支气管肺炎、肺叶实变、无空洞	氨苄西林	阿莫西林、第二代头孢菌素、第三代头孢菌素（如头孢呋辛钠）、氯霉素加氨基糖苷类、氧氟沙星、阿莫西林-克拉维酸钾
军团菌	高热、肌痛、相对缓脉	肺下叶斑片状浸润、进展迅速、无空洞	红霉素	利福平、四环素、SMZ-TMP、多西环素
厌氧菌	吸入感染、高热、痰臭、毒血症状明显	支气管肺炎、脓胸、脓气胸、多发性肺脓肿	青霉素	克林霉素、甲硝唑、阿莫西林
支原体	缓慢起病、可小流行、发热、乏力、肌痛	下叶间质性、支气管肺炎，3~4周自行消散	红霉素	四环素类
念珠菌、曲菌	久用广谱抗生素、免疫抑制剂史，起病缓、黏痰	两肺中下野纹理加深、空洞内可有曲菌球	氟康唑、两性霉素B	氟胞嘧啶、酮康唑

第六节　病毒性肺炎

病毒性肺炎（viral pneumonia）是由上呼吸道病毒感染向下蔓延所致的肺部炎症。可发生在免疫功能正常或抑制的儿童和成人。本病大多发生于冬春季节，暴发或散发流行。密切接触的人群或有心肺疾病者容易罹患。社区获得性肺炎住院患者约8%为病毒性肺炎。婴幼儿、老人、原有慢性心肺疾病者或妊娠妇女，病情较重，甚至导致死亡。

一、临床表现

1. 症状　好发于病毒疾病流行季节，临床症状通常较轻，与支原体肺炎的症状相似，但起病较急，发热、头痛、全身酸痛、倦怠等较突出，常在急性流感症状尚未消退时，即出现咳嗽、少痰或白色黏液痰、咽痛等呼吸道症状。小儿或老年人易发生重症病毒性肺炎，表现为呼吸困难、发绀、嗜睡、精神萎靡，甚至发生休克、心力衰竭和呼吸衰竭等合并症，也可发生急性呼吸窘迫综合征。

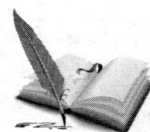

2. 体征　本病常无显著的胸部体征，病情严重者有呼吸浅速、心率增快、发绀、肺部干湿啰音。

3. 并发症　可并发感染性休克、呼吸衰竭、心力衰竭等。

考点提示

病毒性肺炎的临床表现。

二、诊断与鉴别诊断

（一）诊断

1. 诊断依据　根据临床症状及 X 线改变，并排除由其他病原体引起的肺炎。确诊则有赖于病原学检查，包括病毒分离、血清学检查以及病毒抗原的检测。呼吸道分泌物中细胞核内的包涵体可提示病毒感染，但并非一定来自肺部，需进一步收集下呼吸道分泌物或肺活检标本作培养分离病毒。血清学检查常用的方法是检测特异性 IgG 抗体，如补体结合试验、血凝抑制试验、中和试验，但仅能作为回顾性诊断，并无早期诊断价值。

2. 实验室和其他检查

（1）白细胞计数正常、稍高或偏低，血沉通常在正常范围，痰涂片所见的白细胞以单核细胞居多，痰培养常无致病细菌生长。

（2）胸部 X 线检查可见肺纹理增多，小片状浸润或广泛浸润，病情严重者显示双肺弥漫性结节性浸润，但大叶实变及胸腔积液者均不多见。病毒性肺炎的致病原不同，其 X 线征象亦有不同的特征。

考点提示

病毒性肺炎的诊断依据。

（二）鉴别诊断

需排除其它病原体引起的肺炎。

三、病因、发病机制与病理

（一）病因和发病机制

引起成人肺炎的常见病毒为甲型流感病毒、乙型流感病毒、腺病毒、副流感病毒、呼吸道合胞病毒和冠状病毒等。免疫抑制宿主为疱疹病毒和麻疹病毒的易感者；骨髓移植和器官移植受者易患巨细胞病毒和疱疹病毒性肺炎。患者可同时受一种以上病毒感染，并常继发细菌感染，免疫抑制宿主还常继发真菌感染。呼吸道病毒可通过飞沫与直接接触传播，且传播迅速、传播面广。病毒性肺炎为吸入性感染。

（二）病理

病毒侵入细支气管上皮引起细支气管炎。感染可波及肺间质与肺泡而致肺炎。气道上皮广泛受损，黏膜发生溃疡，其上覆盖纤维蛋白被膜。气道防御功能降低，易导致细菌感染。单纯病毒性肺炎多为间质性肺炎，肺泡间隔有大量单核细胞浸润。肺泡水肿，被覆含蛋白及纤维蛋白的透明膜，使肺泡弥散距离加宽。肺炎多为局灶性或弥漫性，偶呈实变。肺泡细胞及巨噬细胞内可见病毒包涵体。炎性介质释出，直接作用于支气管平滑肌，致使支气管痉挛，临床上表现为支气管反应性增高。病变吸收后可留有肺纤维化。

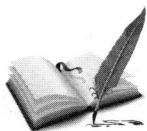

四、处理措施

以对症治疗为主，卧床休息，居室保持空气流通，注意隔离消毒，预防交叉感染。给予足量维生素及蛋白质，多饮水及少量多次进软食，酌情静脉输液及吸氧。保持呼吸道通畅，及时消除上呼吸道分泌物等。

原则上不宜应用抗菌药物预防继发性细菌感染，一旦明确已合并细菌感染，应及时选用敏感的抗菌药物。

目前已证实较有效的病毒抑制药物有：①利巴韦林具有广谱抗病毒活性，包括呼吸道合胞病毒、腺病毒、副流感病毒和流感病毒。0.8~1.0 g/d，分3~4次服用；静脉滴注或肌注每日10~15 mg/kg，分2次。亦可用雾化吸入，每次10~30 mg，加蒸馏水30 ml，每日2次，连续5~7天。②阿昔洛韦具有广谱、强效和起效快的特点。临床用于疱疹病毒、水痘病毒感染。尤其对免疫缺陷或应用免疫抑制剂者应尽早应用。每次5 mg/kg，静脉滴注，一日3次，连续给药7天。③更昔洛韦可抑制DNA合成。主要用于巨细胞病毒感染，7.5~15 mg/（kg·d），连用10~15天。④奥司他韦为神经氨酸酶抑制剂，对甲型流感病毒、乙型流感病毒均有很好作用，耐药发生率低，150 mg/d，每天2次，连用5天。⑤阿糖腺苷具有广泛的抗病毒作用。多用于治疗免疫缺陷患者的疱疹病毒与水痘病毒感染，5~15 mg/（kg·d），静脉滴注，每10~14天为1疗程。⑥金刚烷胺有阻止某些病毒进入人体细胞及退热作用。临床用于流感病毒等感染。成人量每次100 mg，晨晚各1次，连用3~5天。

五、健康教育

向患者宣传肺炎的基本知识，强调预防的重要性。平时应注意锻炼身体，加强营养，保证充足的休息时间，以增强机体对感染的抵抗能力。戒烟，避免受寒、过劳、酗酒，老年人及慢性病患者应随时增减衣物，预防上呼吸道感染。年老体弱、免疫功能减退（如糖尿病、慢性肺疾病、慢性肝病、脾切除等）的病人，可注射肺炎链球菌免疫疫苗，预防再次感染。

积极防治流感、麻疹等急性传染病，加强口腔护理，切忌挤压疮疖，防止金黄色葡萄球菌入侵。重视病室空气和医疗器械，尤其是呼吸治疗器械的严格消毒，防止医源性感染，雾化吸入、吸氧、机械通气、导管留置、内镜检查、口咽部手术等检查治疗均应严格无菌操作。对接受放疗、化疗、免疫抑制剂等免疫低下者及已有创伤性疾病或长程使用广谱抗生素者应加强监护，预防金黄色葡萄球菌感染。长期卧床患者应勤翻身，并辅以胸部叩击，促进排痰，可采用摇动床进行连续转动体位治疗，减轻肺下垂部位分泌物潴留，避免肺炎的发生。

本章小结

肺炎是肺实质的炎症，最常见的原因是感染，特别是细菌感染肺炎，好发于免疫力较低者。可按病因学、解剖学和患病环境分类。典型症状为急起畏寒、高热，随后咳嗽、咳

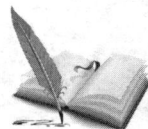

痰、胸痛、气急及全身中毒症状等，典型体征为病变部语颤增强，叩诊浊音和闻及异常支气管呼吸音。胸部 X 线检查可发现肺部炎症的部位、形态、范围等特点。痰涂片镜检及痰培养可帮助明确病原体。治疗主要是抗感染、对症和支持治疗、预防并处理并发症。

扫码"练一练"

目标检测

一、选择题

1. 医院获得性肺炎描述正确的是
    A. 入院时存在或处于潜伏期 　　　　　　B. 多见于健康人
    C. 病死率低 　　　　　　D. 病原体主要是肺炎球菌
    E. 常为混合感染

2. 社区获得性肺炎最常见的病原菌是
    A. 立克次体 　　　　　　B. 葡萄球菌
    C. 溶血性链球菌 　　　　　　D. 衣原体
    E. 肺炎链球菌

3. 肺炎球菌肺炎时产生的铁锈色痰最主要的原因是
    A. 痰内有大量红细胞 　　　　　　B. 痰内含大量脓细胞
    C. 白细胞破坏时所产生的溶蛋白酶 　　　　D. 红细胞破坏释放出含铁血黄素
    E. 红细胞碎屑被巨噬细胞吞噬

4. 胸部 X 线检查见云絮状、边缘不清阴影特征的病变是
    A. 急性渗出性炎症 　　　　　　B. 慢性增生性炎症
    C. 慢性炎症愈合期 　　　　　　D. 坏死组织吸收期
    E. 肺组织坏死液化

5. 患者，男，30 岁。平素体健，淋雨后发热，体温 39℃，头痛，全身肌肉酸痛、咳嗽 2 天，咳铁锈色痰，应考虑为
    A. 自发性气胸 　　　　　　B. 肺炎球菌性肺炎
    C. 肺结核 　　　　　　D. 肺炎支原体肺炎
    E. 支气管炎

6. 有关痰液在各种肺部疾病中的表现，下列组合错误的是
    A. 慢性支气管炎咳白色泡沫痰
    B. 支气管扩张咳大量脓痰
    C. 肺炎球菌肺炎咳铁锈色痰
    D. 肺炎克雷伯杆菌肺炎咳粉红色泡沫痰
    E. 肺炎支原体肺炎咳少许黏痰

7. 肺炎球菌肺炎的抗生素治疗首选
    A. 头孢菌素 　　　　　　B. 青霉素 G
    C. 红霉素 　　　　　　D. 阿米卡星（丁胺卡纳霉素）
    E. 庆大霉素

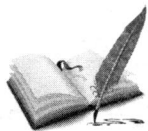

8. 肺炎支原体肺炎治疗的首选抗生素是

    A. 青霉素　　　　　　　　　　　　B. 红霉素

    C. 氨基糖苷类抗生素　　　　　　　D. 头孢菌素

    E. 环丙沙星

9. 患者，女，25 岁。以突然畏寒、高热，伴恶心、呕吐就诊。查体：右下肺呼吸音低，可闻及湿性啰音，体温 39.8℃，脉搏 122 次/分，呼吸 28 次/分，血压 60/40 mmHg。血常规检查中白细胞增高，中性粒细胞 0.9，诊断为休克性肺炎。对该病人的治疗中，首先应采取的措施是

    A. 补充血容量　　　　　　　　　　B. 选用氨基糖苷类抗生素

    C. 尽早使用退热药　　　　　　　　D. 尽早进行胃镜检查

    E. 进行体位引流

（10～11 题共用题干）患者，女，27 岁。因寒战、高热、咳嗽、胸痛入急诊。胸部 X 线显示左上肺有云絮状阴影，查痰肺炎球菌（＋）。

10. 该患者血象检查的结果可能是

    A. 嗜酸性粒细胞增加　　　　　　　B. 淋巴细胞减少

    C. 中性粒细胞增加　　　　　　　　D. 单核细胞增加

    E. 嗜碱性粒细胞增加

11. 患者的热型常呈

    A. 稽留热　　　　　　　　　　　　B. 弛张热

    C. 间歇热　　　　　　　　　　　　D. 波状热

    E. 不规则热

二、思考题

1. 什么叫社区获得性肺炎和医院获得性肺炎？

2. 简述肺炎球菌肺炎、葡萄球菌肺炎、克雷伯杆菌肺炎及支原体肺炎的临床特征、X 线征象和抗菌药物的选用。

（刘　永）

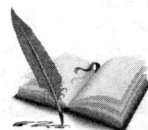

第十六章 肺脓肿

学习目标

1. **掌握** 肺脓肿的概念、急慢性肺脓肿的临床表现、诊断、鉴别诊断、治疗。

2. **熟悉** 肺脓肿的原因、发病机制及检查方法。

3. **了解** 肺脓肿的预防。

4. 能运用所学知识对各种急慢性肺脓肿做出正确的判断和初步诊断，并给予适当的治疗处理。

5. 具备高度的责任感和牺牲精神，能根据患者的病情进行有效的医患沟通，得到其理解和配合。

扫码"学一学"

案例导入

患者，男，42 岁。甲状腺瘤术后 5 日，突然出现寒战、高热，体温 39.2℃，咳嗽，右胸痛，1 周后脓痰量增多，有臭味。查体：T 38.7℃，气管居中，右下肺叩诊呈浊音，可闻及支气管呼吸音和湿啰音。血 WBC 21×10^9/L，N 0.9。胸片示右下肺大片浓密阴影，边缘模糊，内有空洞（2.5 cm×1.5 cm）及气液平面。

问题：

1. 最可能的诊断是什么？

2. 还需进行哪些检查？

3. 列出治疗原则。

肺脓肿（lung abscess）是由多种病原菌引起肺实质坏死的肺部化脓性感染。早期为肺组织感染灶炎症，继而坏死、液化，外周有肉芽组织包围，从而形成脓肿。临床特征为高热、咳嗽、咳大量脓臭痰，典型 X 线显示肺实质圆形空腔伴含气液平面。自抗菌药物广泛使用以来，发病率已显著降低。

一、临床表现

（一）急性肺脓肿

1. 吸入性肺脓肿 起病急，多数口鼻咽部有感染病灶或手术、劳累受凉史；有引起误吸诱因（意识障碍、咽部神经功能障碍和吞咽障碍）；畏寒、高热、乏力、食欲减退等全身中毒症状明显，咳嗽、咯黏液痰或黏液脓痰，可有胸痛、气短等；发病 10～14 天咳出大量脓臭痰（可伴咯血）后，体温下降，感染

考点提示

发病 10～14 天咳出大量脓臭痰，是急性肺脓肿主要临床特点。

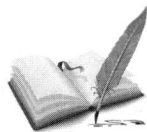

中毒症状减轻。脓肿溃破到胸腔，可出现突发的气急、胸痛。体征：病变小，肺部多无异常体征，病变较大，可有叩诊浊音、呼吸音减弱或湿啰音，如空洞较大或靠近体表可闻及支气管呼吸音，胸膜受累及时，常可听到胸膜摩擦音，脓肿溃破到胸腔，可有液气胸体征。

2. 血源性肺脓肿　多有肺外原发化脓性病灶，先有原发病灶引起的畏寒、发热等全身毒血症状，经数日或数周后出现呼吸道症状，且相对较轻，痰量不多，极少咯血，肺部多无异常体征。

考点提示

　　血源性肺脓肿多有肺外原发化脓性病灶。

（二）慢性

急性吸入性肺脓肿在急性期未能及时有效治疗，病程迁延至 3~6 个月甚至以上转为慢性肺脓肿。表现为：反复不规则发热、慢性咳嗽、咳脓痰，反复咯血，贫血、消瘦。体检可见胸膜增厚体征，多有杵状指（趾）。

（三）继发性肺脓肿

除有基础疾病的临床表现外，一般起病缓慢，突然咯出大量脓臭痰的典型病例少见。

二、诊断与鉴别诊断

（一）诊断

1. 吸入性肺脓肿　有引起误吸的诱因，突发畏寒、高热、咳嗽、咳大量脓痰，白细胞总数及中性粒细胞增高，X 线片示大片浓密炎性阴影中有脓腔及气液平面。

2. 血源性肺脓肿　有皮肤创口感染、疖、痈等化脓性病灶者，出现持续发热、咳嗽、咳痰，X 线片见一肺或双肺周边有多发的散在小片状炎性阴影。

（二）检查

1. 血象　急性肺脓肿白细胞总数达 $(20~30) \times 10^9/L$，中性粒细胞（90% 以上）明显升高，核左移，常见中毒性颗粒，慢性者变化较轻，常有血红蛋白减少。

2. 细菌学检查　有助于确定病原菌和选择有效抗生素。为避免受口腔细菌的污染，可做痰细菌定量培养或经环甲膜穿刺、经纤维支气管镜防污染毛刷采痰染色检查和厌氧、需氧培养。脓胸时，抽胸液做细菌培养，血源性肺脓肿行血培养检查多可发现致病菌。

3. X 线检查　吸入性肺脓肿早期，病变肺段呈大片浓密，边界模糊的浸润性阴影，脓肿形成后可见有气液平面的空洞。慢性肺脓肿空洞壁增厚，内壁不规则，周围有纤维化及胸膜增厚改变，并有不同程度的肺叶萎缩，纵隔向患侧移位。血源性肺脓肿表现为一肺或双肺周边有多发的散在小片状炎性阴影，其中有空洞及气液平面。胸部 CT 能更加准确定位和发现体积较小的脓肿，对肺脓肿的诊断、鉴别诊断和确定治疗原则有重要价值。

4. 纤维支气管镜检查　有助于诊断（发现病因、确定病原、病理检查）和治疗（吸引脓液、局部注药），提高疗效，缩短病程。

考点提示

　　肺脓肿最重要的检查是胸部 X 线片。特点是大片状阴影内有空洞。

（三）鉴别诊断

诊断肺脓肿应注意与肺炎球菌性肺炎、空洞性肺结核继发感染、肺癌、肺囊肿继发感染相鉴别。

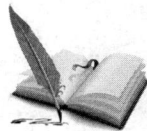

1. 肺炎球菌性肺炎 肺炎球菌肺炎和肺脓肿早期症状、X线表现相似，但前者有铁锈色痰、肺实变体征，而无大量脓痰，X线检查很少有空洞形成。

2. 空洞性肺结核继发感染 发热、咳脓痰，X线空洞性病变均相似肺脓肿。但先期有低热或结核病史，X线胸片在空洞周围有纤维、硬结病变，或播散病灶的存在，可做鉴别；如一时难以分辨，则按肺脓肿积极抗感染治疗，反复痰菌检查，待感染控制后，痰结核菌常阳性，且X线检查复现结核原有特点。

3. 肺癌 ①肺癌合并阻塞性化脓性肺炎，亦有脓痰与空洞形成，但若发病年龄在40岁以上时，起病缓慢。脓痰量较少，抗生素治疗效果不佳，应疑诊肺癌。②肺鳞癌病灶中心部可因缺血坏死液化形成空洞，极似肺脓肿。但病灶特点为空洞偏心，壁厚薄不均、内壁凹凸不平，周围亦少炎性浸润，痰脱落细胞与CT检查、纤维支气管镜检查可确诊。

4. 肺囊肿继发感染 两者X线均见伴有液平面的空洞病变，但囊肿周围炎性病变无或较轻，与既往胸片对比可分辨；控制感染后，复现边缘整齐的囊肿壁，即可明确。

三、病因和发病机制

按感染途径，肺脓肿分以下三种。

（一）吸入性肺脓肿

吸入性肺脓肿最常见，约占60%。病原体为口腔及上呼吸道常存的细菌，多为混合性感染，包括厌氧、需氧和兼性感染，其中厌氧菌占85%～94%。当昏迷、醉酒、麻醉时，呼吸道防御能力与免疫功能降低，鼻、咽、口腔各种分泌物误吸至下呼吸道，吸入后造成细支气管阻塞，细菌繁殖形成化脓性炎症，小血管炎性栓塞，中心部位缺血，炎性坏死液化后排出，脓腔形成。吸入性肺脓肿多为单发，发病部位与解剖结构和体位有关。右侧多于左侧，仰卧位时好发于右上叶后段和下叶背段，坐位时好发于下叶后基底部，右侧位时好发于右上叶前段或后段。

> **考点提示**
> 吸入性肺脓肿最常见的致病菌为厌氧菌。

（二）继发性肺脓肿

继发性肺脓肿可继发于支气管扩张症、肺脓肿、肺癌、肺结核空洞等，并可由邻近部位化脓性病变穿破至肺而形成，如膈下脓肿、肾周围脓肿、脊柱脓肿或食管病变穿破至肺，支气管异物阻塞是引起小儿肺脓肿的重要因素。

（三）血源性肺脓肿

疖、痈、皮肤外伤感染、脊髓炎所致的败血症，脓毒菌栓经血行播散到肺，引起小血管栓塞，炎症坏死，形成多发性脓肿，病原菌以金黄色葡萄球菌多见，病变常为多发性，常发生于两肺的外周边缘部。

> **考点提示**
> 血源性肺脓肿最常见的致病菌为金黄色葡萄球菌。

四、处理措施

治疗原则是控制感染和引流排痰。

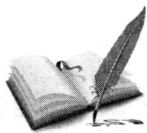

（一）控制感染

1. 全身用药　首选青霉素 240 万 ~ 1000 万 U/d 静滴。对厌氧菌感染，于治疗初期加用甲硝唑 0.4 g；对青霉素过敏者，改用克林霉素 1.2 g/d，疗程 8 ~ 12 周，直到临床症状完全消失，胸部 X 线检查显示脓腔及炎性病变完全消失。

2. 局部用药　在全身用药基础上经环甲膜穿刺、经鼻导管滴入抗生素，或经纤维支气管镜注入药物。

（二）促进痰液排出

给予祛痰药物、雾化吸入、体位引流，靠近胸壁的肺脓肿且排液不畅者可行胸壁穿刺排脓。

（三）手术治疗

经有效的抗菌药物治疗，大多可痊愈。少数肺脓肿，反复感染或大咯血者，伴支气管胸膜瘘或脓胸其他治疗无效者可手术治疗。

五、健康教育

1. 加强口腔卫生宣教，积极防治口腔及上呼吸道感染病灶。

2. 口腔或全麻手术前应注意保持口腔清洁，术中注意清除口腔及上呼吸道分泌物，术后鼓励及早咳嗽、深呼吸。

3. 对有意识障碍患者加强口腔护理。

4. 积极治疗皮肤疖、痈、骨髓炎等感染灶。

考点提示

经验性治疗，抗生素可首选青霉素，对青霉素过敏者，改用克林霉素。痰细菌培养及药敏试验是抗生素选择最重要的依据。

考点提示

肺脓肿，经足量多种抗生素治疗 4 个月，仍有发热、咳脓痰。胸片示空洞壁增厚，周围有明显纤维条索状阴影，进一步治疗应选择手术切除。

本章小结

肺脓肿（lung abscess）是由多种病原菌引起的肺实质坏死的肺部化脓性感染，早期为肺组织感染灶炎症，继而坏死、液化，外周有肉芽组织包围，从而形成脓肿。临床特征为高热、咳嗽、咳大量脓臭痰，典型 X 线显示肺实质圆形空腔伴含气液平面。治疗原则是控制感染和引流排痰。

目标检测

一、选择题

1. 患者，女，49 岁。平素健康，突然发冷，发热、咳嗽，用青霉素热不退。10 天后，咳大量脓臭痰，诊断可能为

　　A. 肺结核　　　　　　　　　　B. 支气管扩张症

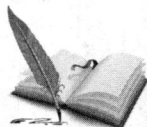

扫码"练一练"

C. 肺炎球菌肺炎   D. 急性肺脓肿

E. 支气管胸膜瘘

2. 患者，男，38 岁。半月前拔牙，次晨畏寒、发热、咳嗽，痰量逐渐增多，呈脓性，有臭味。胸部 X 线片示左下大片阴影，有空洞，最可能的诊断是

A. 左下肺炎   B. 左下肺脓肿

C. 左下肺结核   D. 肺癌

E. 左下肺支气管扩张症

3. 某患者诊断为吸入性肺脓肿，经足量多种抗生素治疗 4 个月，仍有发热、咳脓痰。胸片示空洞壁增厚，周围有明显纤维条索状阴影。进一步治疗应选择

A. 更换广谱抗生素甲硝唑   B. 体位引流气管内滴入抗生素

C. 手术切除   D. 纤支镜吸脓引流及局部注药

E. 局部穿刺，脓肿腔内注药

4. 患者，女，21 岁。患红皮病，皮肤瘙痒，近 1 周来寒战，高热、咳嗽、咯血痰，呼吸急促。查体：两肺散在湿性啰音，左下皮肤有破口结痂。胸片示双肺外侧散在小片状阴影。WBC $32 \times 10^9/L$，中性粒细胞 0.90，最可能的诊断是

A. 血源性肺脓肿   B. 血行播散型肺结核

C. 细叶性肺炎   D. 肺转移癌

E. 肺结节病

5. 患者，男，33 岁。颜面部疖肿 2 周，近 3 天高热、咳嗽，咳血痰、脓性痰少量。查体：双肺散在干湿啰音。WBC $27 \times 10^9/L$，中性粒细胞 0.92。为该患者确定肺部的病变最重要的检查是

A. 胸部 X 线片   B. 血肝功能检查

C. 肾功能检查   D. 放射性核素肺扫描

E. 纤维支气管镜检查

6. 患者，男，33 岁。颜面部疖肿 2 周，近 3 天高热，咳嗽，咳血痰、脓性痰少量。查体：双肺散在干湿啰音。WBC $27 \times 10^9/L$，中性粒细胞 0.92。该患者最可能的致病菌是

A. 肺炎链球菌   B. 化脓性链球菌

C. 金黄色葡萄球菌   D. 肺炎克雷伯杆菌

E. 大肠埃希菌

7. 患者，男，33 岁。颜面部疖肿 2 周，近 3 天高热，咳嗽，咳血痰、脓性痰少量。查体：双肺散在干湿啰音。WBC $27 \times 10^9/L$，中性粒细胞 0.92。该患者应选用的抗生素是

A. 链霉素   B. 氟康唑

C. 甲硝唑   D. 万古霉素

E. 克林霉素

8. 患者，男，34 岁。突然寒战高热、咳嗽，两周后咳大量脓臭痰。查体：右肺背侧肩胛下部可闻及湿啰音，WBC $21 \times 10^9/L$，中性粒细胞 0.88。此患者 X 线胸片可能出现的变化是

A. 右肺下叶背段均匀一致的片状阴影

B. 右肺下叶背段大片状阴影内可见有液平面空洞

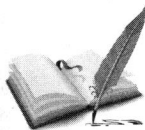

C. 片状阴影内有厚壁空洞，内壁凹凸不平

D. 空洞形成，同侧或对侧有小片状条索状阴影

E. 两肺纹理增强呈卷发状阴影

9. 患者，男，34 岁。突然寒战、高热、咳嗽，两周后咳大量脓臭痰。查体：右肺背侧肩胛下部可闻及湿啰音，WBC 21×10^9/L，中性粒细胞 0.88。为了正确使用抗生素，要进一步进行的检查是

A. 肝功能检查　　　　　　　　　B. 肾功能检查

C. 尿常规　　　　　　　　　　　D. 痰细菌培养及药敏试验

E. 血钾钠氯测定

10. 患者，男，34 岁。突然寒战、高热、咳嗽，两周后咳大量脓臭痰。查体：右肺背侧肩胛下部可闻及湿啰音，WBC 21×10^9/L，中性粒细胞 0.88。该患者要立即采取的治疗措施最重要的是

A. 解热镇痛剂　　　　　　　　　B. 祛痰止咳药

C. 青霉素静脉滴注　　　　　　　D. 卡那霉素

E. 甲硝唑

11. 下列符合肺脓肿描述的是

A. 胸片大片致密影呈肺叶或肺段分布

B. 胸片大片状阴影内有空洞

C. 胸片有空洞形成，壁较厚，内壁凹凸不平

D. 两肺纹理增强呈卷发样阴影

E. 有空洞形成，同侧或对侧有小片状条索状阴影

二、思考题

简述肺脓肿的临床表现与处理措施。

（易敏春）

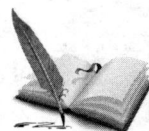

第十七章　肺结核

学习目标

1. **掌握**　肺结核的临床表现、结素试验及其意义。
2. **熟悉**　结核病的分型。
3. **了解**　结核感染与肺结核的发生发展情况。
4. 能运用所学知识进行肺结核的诊断及治疗。
5. 具有尊重关心肺结核患者的意识。

案例导入

患者，男，17岁，学生。因乏力、咳嗽1个月，咯血2天入院。

近1个月感到疲乏，轻度咳嗽，左上胸隐痛，未感发热、无寒战及盗汗。认为系近段复习功课紧张所致，未介意。2天前感咽部不适，即之整口咯出，呈鲜红色、泡沫状，混有痰液，每日100~200 ml，在校医院输注"氧氟沙星"，肌内注射"卡巴克洛"治疗无效。既往体健，无慢性咳痰、喘与咯血史。无皮肤、黏膜出血史。家中无支气管及肺疾病患者，无肺结核密切接触史。T 37.8℃，BP 100/70 mmHg，P 80次/分。浅表淋巴结无肿大。皮肤黏膜无皮疹、出血点及瘀斑。鼻腔、咽部无血迹，亦无活动性出血。肺部听诊左上肺闻及少许湿性啰音，心脏检查无异常发现。腹软，无压痛，无包块，肝脾无肿大，肠鸣音正常。血常规：Hb 106 g/L，WBC 7.8×10^9/L，N 0.70，L 0.30，PLT 194×10^9/L，血沉35 mm/1h。出、凝血时间正常，大便潜血试验阴性。肝、肾功能正常。胸片示左上肺斑片状浸润阴影，侧位片示病灶位于左上叶后段。心电图正常。

问题：

1. 诊断及诊断依据是什么？
2. 要明确诊断，还需做哪些检查？
3. 治疗原则是什么？

肺结核（pulmonary tuberculosis）是结核分枝杆菌引起的肺部慢性传染病。肺结核的排菌患者是传染源。临床特点为起病缓慢，病程较长，少数可急剧发病；常有低热、乏力、食欲缺乏、盗汗等全身症状和咳嗽、咯血等表现。20世纪50年代以来，我国结核病的发病率明显下降，但近年来我国结核病的发病与全球一样有明显上升趋势，已成为全国十大死亡原因之一。

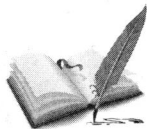

一、临床表现

1. 症状　多数患者起病缓慢，常有低热（常为午后低热）、盗汗、乏力、食欲不振、体重下降等全身症状，呼吸系统症状为咳嗽（多为干咳或咳少量黏液痰）、咯

考点提示

肺结核的临床表现。

血、胸痛及呼吸困难。急性发病如Ⅱ型（急性）、干酪性肺炎、Ⅳ型结核可有高热、头痛、腹痛、腹胀等症状。胸痛可为Ⅳ型结核首发或主要症状。女性患者可有月经失调、闭经等。

2. 体征　可无阳性体征或仅在锁骨上下、肩胛间区闻湿啰音。肺实变范围大而浅表者，叩诊呈浊音。胸膜粘连增厚时可有胸廓塌陷，纵隔、气管向病侧移位。

知识链接

糖尿病合并肺结核

糖尿病患者是结核病的危险人群，其肺结核患病率比一般人群高3~6倍。流行病学资料表明，糖尿病患者数在增长。我国是结核病高疫情国家，两病并发问题更值得重视。糖尿病合并肺结核（尤其在糖尿病控制不良者），起病较重、呈亚急性临床经过，易误诊为急性肺炎或肺化脓症。下肺野病变发生率较高，可达20%~30%。以浸润、渗出、干酪样坏死性病变为主，易于融合，形成空洞，治疗效果较差，又易于复发，糖尿病控制不好者尤明显。

3. 并发症　脓气胸、肺气肿、支气管扩张症和慢性肺心病、呼吸衰竭等。

二、诊断与鉴别诊断

（一）诊断

1. 根据临床表现、X线表现和痰结核菌检查可作诊断。即使无明显症状，结合胸片、痰结核菌检查及其他资料也可诊断。

2. 实验室和其他检查

（1）血常规　多无异常，重症者可出现贫血、血沉加快等。

（2）痰结核菌检查　痰结核菌检查是确诊肺结核最特异的方法，以涂片抗酸染色镜检最常用，必要时留取24 h痰作浓缩细菌检查。结核菌培养费时较长，但精确可靠，特异性高，并可做药敏试验和菌型鉴定。新近开展基因诊断，聚合酶链反应（PCR）检测结核菌更为敏感、快速。痰中找到结核菌是确诊肺结核主要依据，说明病灶开放排菌，有传染性；痰菌转阴为判断肺结核疗效的最主要指标。

（3）影像学检查　胸部X线检查是肺结核的必备检查，用于诊断、分型、指导治疗及了解病情变化。胸部CT有助于发现微小病灶及隐蔽区病灶，并对病变的鉴别诊断有帮助。

（4）结核菌素（结素）试验　有结素（OT）和结素纯蛋白衍化物（PPD）两种，目前多采用PPD（特异性强，不产生非特异性反应）。通常1：2000 OT 0.1 ml（5结素单位为5 IU）或PPD 5 IU左前臂屈侧皮内注射，经48~72小时测量局部皮肤硬结直径<5 mm为阴性，5~9 mm为弱阳性，10~19 mm为阳性，≥20 mm或虽<20 mm但局部有水泡、坏死为强阳

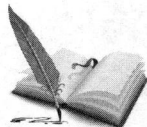

性。其意义为：阳性表示结核菌感染，不一定患病。3 岁以下强阳性反应视有新近感染的活动性结核病。成人如用高稀释度（1 IU）作皮试呈强阳性，提示体内有活动性结核病灶。阴性提示未受结核菌感染外，还可见于以下几种情况。①感染在 4~8 周内机体变态反应尚未充分建立；②淋巴细胞系统免疫缺陷；③营养不良、各种危重患者；④应用糖皮质激素、抗肿瘤药者和老年人；⑤严重结核病（待病情好转可转阳）。

（5）纤维支气管镜检查　经支气管镜对支气管或肺内病灶活检，可进行病理学诊断，也可收集分泌物涂片做抗酸染色或结核菌培养，获得病原以提高确诊率。

3. 分型　包括：Ⅰ型，原发型肺结核；Ⅱ型，血行播散型肺结核；Ⅲ型，继发型肺结核；Ⅳ型，结核性胸膜炎；Ⅴ型，其他肺外结核病。

> **考点提示**
>
> 肺结核的诊断依据。

肺结核的临床诊断包括结核类型、病变范围及部位、痰结核菌检查、化疗史。

（1）病变范围及部位　按右、左侧，分上、中、下肺野记述，以第 2 和第 4 前肋下缘内端水平将两肺分为上、中、下肺野。

（2）痰结核菌检查　以（＋）或（－）分别代表痰菌阳性或阴性，涂片法和培养法分别以"涂"或"培"表示。患者无痰或未查痰，应注明"无痰"或未查。

（3）化疗史　有下列情况之一者谓初治：①既往从未化疗；②正在进行标准化疗方案用药但疗程未满；③不规则化疗不满 1 个月。

有下列情况之一者为复治：①初治失败；②不规则化疗满 1 个月；③规则用药满疗程后痰菌又为阳性；④慢性排菌。

临床诊断举例：继发性肺结核双上涂（＋），复治。

（二）鉴别诊断

需与肺癌、肺炎、肺脓肿、慢性阻塞性肺疾病、支气管扩张症和其他发热性疾病如败血症、白血病、伤寒等鉴别。

三、病因、发病机制与病理

（一）传染源

主要是排菌肺结核患者（尤其是未经治疗痰涂片阳性者）的痰。

> **知识链接**
>
> **结核菌**
>
> 1. 一般特征　结核菌属放线菌目、分枝杆菌科、分枝杆菌属，抗酸染色呈红色细长稍弯。菌体成分与下列机体反应相关：类脂质—细胞增殖反应形成结核结节，蛋白质—过敏反应，多糖类—某些免疫反应（如凝集反应）。
>
> 2. 分型　分为人型、牛型、非洲型和鼠型，人型为人结核病主要病原菌。
>
> 3. 菌群　A 群不断繁殖菌，B 群细胞内菌，C 群偶然繁殖菌，D 群休眠菌。A 群致病力强、传染性大，易为抗结核药杀灭；B 群和 C 群，是结核日后复发根源；D 群可被吞噬细胞杀灭。

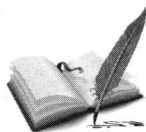

（二）传播途径

主要是呼吸道，吸入含菌飞沫；其次是消化道。

（三）机体反应性

1. 免疫反应　主要是细胞免疫。淋巴细胞致敏、增殖，巨噬细胞聚集、吞噬并杀灭细菌，变为类上皮细胞与郎格汉斯细胞，形成结核结节，使病变局限，对机体起保护作用。

2. 变态反应　结核菌侵入人体4~8周后，机体对结核菌及其代谢产物脂质和结核蛋白所产生的超敏反应，使组织炎性渗出，甚至干酪样坏死。结核菌侵入人体是否发病，取决于感染结核菌的数量、毒力，以及机体免疫力、变态反应的强弱。

3. Koch 现象　是豚鼠对初次感染与再次感染结核菌后，局部（炎症）与周身播散倾向出现不同反应的现象（前者局部反应轻，易全身播散；后者局部反应强烈，病变易局限）。用以解释儿童与成人感染结核分枝杆菌后，肺结核发生发展的不同临床经过。

（四）病理

1. 渗出为主　充血、水肿、白细胞渗出，出现于结核炎症早期或病灶恶化时，病情好转可完全吸收消散。

2. 增生为主　大单核细胞吞噬杀灭结核菌后变为类上皮细胞，聚集成团，周围大量淋巴细胞聚集形成结核结节。出现于菌量较少，机体细胞免疫占优势的情况下。

3. 坏死为主　渗出和结核结节连同原有组织结构发生凝固性坏死，状似干酪故名干酪样坏死。出现于人体抵抗力降低或菌量过多、变态反应过于强烈的情况下。

（五）结核菌感染和肺结核的发生、发展

感染结核菌后绝大多数人因免疫机制健全不发病称为结核感染，少数人患结核病。结核病有两种情况。

1. 原发型肺结核　即初次感染所致的结核病，此时机体抵抗力低，病菌常经淋巴或血液引起全身播散。

2. 继发型肺结核　多数为内源性感染，也可因再感染（外源性）而发病，因机体已具有对结核菌的反应力（免疫力、变态反应），结核菌一般不侵犯局部淋巴结，血行播散也较少见。但肺内局部炎性反应剧烈，容易发生干酪样坏死和形成空洞（图17－1）。

我国实施的结核病分类标准，将结核病分为5种类型。

1. I型（原发型肺结核）　多见于儿童和边远山区成人，为结核菌初次感染。病变多位于上叶后段、下叶背段，局部渗出性病灶反应轻，常沿淋巴管波及淋巴结，或沿血行播散到全身引起发病，也可潜伏于肺尖、骨、肾、脑等部位，成为日后复发的根源。原发病灶大多数较快吸收，或仅留细小钙化灶。临床表现：症状多轻微而短暂，有低热、轻咳等。数周好转。X线：表现典型者由原发病灶、淋巴管炎与肺门淋巴结炎性肿大，构成哑铃状阴影称原发综合征；原发病灶吸收后，留下肺门或纵隔淋巴结肿大、钙化。

2. II型（血行播散型肺结核）　儿童多见，儿童多来源于原发性肺结核；成人多继发于肺及肺外结核。当机体免疫力十分低下时，结核菌一次性或短期大量进入血液循环引起急性血行播散型肺结核。起病急骤，全身中毒症状严重，常伴结核性脑膜炎和其他脏器结核。X线胸片见双肺弥漫粟粒样病灶，其分布和密度十分均匀。当机体免疫力较强时，小

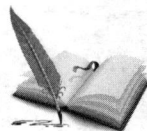

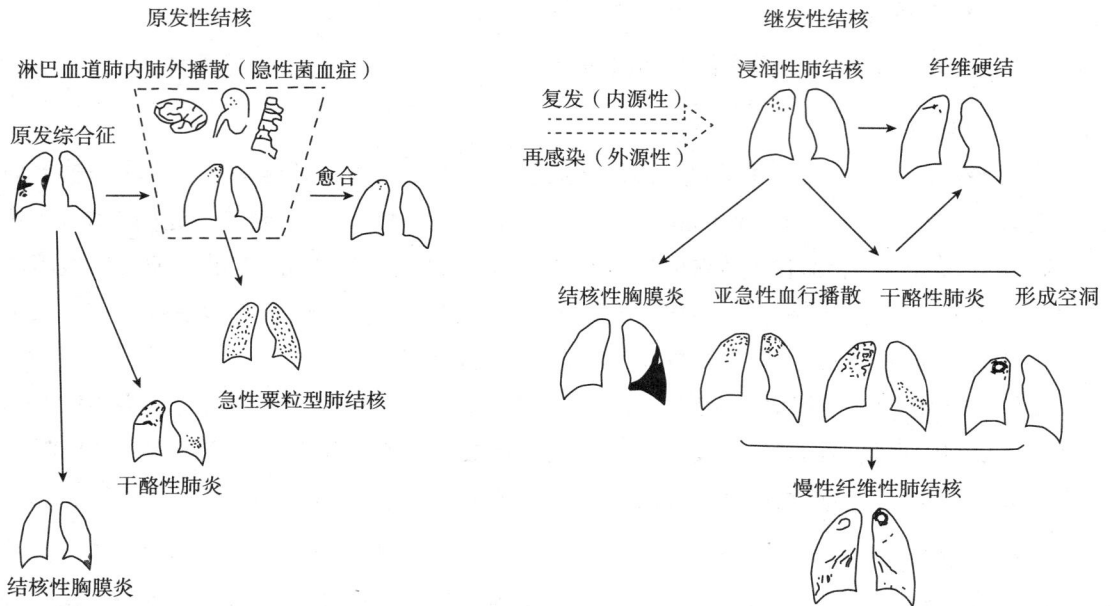

图 17 - 1　肺结核自然过程示意图

量结核菌多次，分批进入血液至肺形成慢性或亚急性血行播散型肺结核。发病缓慢，常无明显发热等毒血症症状，X 线两肺上中部对称分布大小不均、新旧密度不等的病灶。

3. Ⅲ型（继发型肺结核）　是成人肺结核最常见类型。由于初染后体内潜伏病灶中的结核菌重新活动和释放（内源性感染）而发病，极少数可为外源性再感染。继发型肺结核在病理和 X 线形态上又有渗出型浸润性、增生型、纤维干酪型肺结核、干酪性肺炎、空洞型、结核球、慢性纤维空洞型等区分。常呈慢性临床经过，但也有急性发病和急性临床过程者。病灶以渗出为主，伴有不同程度干酪坏死，称为渗出型浸润性肺结核。病灶多在上叶尖后段与下叶背段，X 线显示片状、云絮状阴影，边缘模糊。当人体过敏性很高，大量结核菌进入肺部，病灶干酪样坏死、液化，可形成空洞和病灶的支气管播散。若病灶为大片干酪样坏死呈叶、段实变时，常呈急性进展，具有高度毒血症状，称为干酪性（结核性）肺炎。干酪坏死灶部分消散后，周围形成纤维包膜，或空洞引流支气管阻塞，空洞内干酪物不能排出，凝成球状病灶，称为"结核球"。有效的化学治疗能使空洞逐渐缩小、闭合，或者空洞的组织缺损依旧存在，但其中的结核菌已全部消灭，称"空洞开放愈合"。

若肺结核未及时发现或者治疗不当，空洞长期不愈，空洞壁逐渐变厚，病灶出现广泛纤维化，随机体免疫力高低起伏，病灶吸收、修补与恶化、进展交替发生，称为慢性纤维空洞型肺结核。其病灶常有反复的支气管播散，病程迁延，症状时有起伏，痰中带有结核菌，为结核病的重要传染源。X 线显示一侧或两侧单个或多个厚壁空洞，多伴有支气管播散病灶及明显的胸膜增厚，由于肺组织纤维收缩，肺门向上牵拉，肺纹呈垂柳状阴影，纵隔向病侧牵引，该种肺结核常并发慢性支气管炎、肺气肿、支气管扩张、继发感染和肺源性心脏病；若肺组织广泛破坏，纤维组织大量增生，可导致肺叶或全肺收缩称为"毁损肺"。

4. Ⅳ型（结核性胸膜炎）　当机体处于高敏状态时，结核分枝杆菌侵入胸膜腔可引起胸膜炎。

5. Ⅴ型（其他肺外结核病）

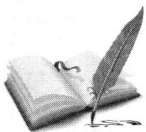

四、处理措施

（一）化学药物治疗（简称化疗）

化疗对结核病的控制起着决定性作用。

1. 化疗原则 早期、联合、适量、规律和全程治疗。早期病灶内结核菌生长代谢旺盛，局部血流丰富，药物浓度高，可发挥其最大的抗菌作用，有利于迅速控制病情，减少传播。联合用药可杀死病灶中不同生长速度的菌群，还可减少或预防耐药菌的产生。用药剂量要适当，药量不足不能有效杀菌，还会诱导继发性耐药。剂量过大，毒副作用增加。规律、全程治疗即严格按医嘱的化疗方案用药，不遗漏或中断，直至疗程结束，以达到彻底杀菌和灭菌作用，治愈结核，防止复发。

2. 适应证 活动性结核。凡临床上有结核毒性症状、痰菌阳性、X线病灶有炎性浸润渗出或空洞，病灶正在进展或好转阶段的结核。

3. 抗结核药物 杀菌剂和抑菌剂异烟肼和利福平常规剂量下在细胞内外均能达到最低抑菌浓度（MIC）10倍以上，为全杀菌剂；链霉素在偏碱环境中发挥最大作用，对细胞内菌（B）群无效；吡嗪酰胺可渗入细胞内，且仅于偏酸环境才有杀菌作用，故二药均为半杀菌剂。乙胺丁醇、对氨水杨酸，皆为抑菌剂。早期病菌多在细胞外（A群），异烟肼杀菌作用最强，链霉素次之；炎性病灶内pH降低，菌代谢缓慢（C群），及被吞噬入细胞内菌（B群），对利福平、吡嗪酰胺敏感，消灭这两群，可减少日后复发（图17-2）。常用药物见表17-1。

4. 化疗方案

（1）初治方案 强化期2个月/巩固期4个月。药名前数字表示用药月数，药名右下方数字表示每周用药次数。常用方案：如痰菌阳性者2HRZS（E）/4HR，或2HRZS（E）/4H_3R_3，痰菌阴性者2HRZ/4HR，或2HRZ/4H_3R_3。

（2）复治方案 强化期2个月/巩固期4~6个月。巩固期治疗4个月时，痰菌未转阴，可继续延长治疗期2个月。常用方案：2HRZSE/4~6HRE。

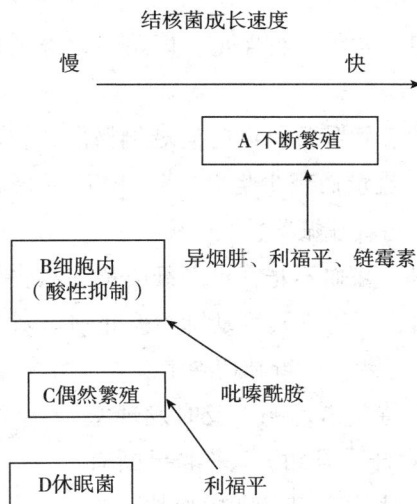

结核菌成长速度

慢 ←—————————————→ 快

A 不断繁殖

B细胞内（酸性抑制） ← 异烟肼、利福平、链霉素

C偶然繁殖 ← 吡嗪酰胺

D休眠菌 ← 利福平

图17-2 病灶中不同生长速度的菌群组成与杀菌药物作用示意图

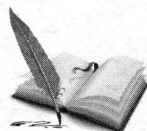

表 17 - 1　常用抗结核药物成人剂量和主要不良反应

药名	缩写	每日剂量（g）	间歇疗法 一日量（g）	制菌作用机制	主要不良反应
异烟肼	H，INH	0.3	0.6 ~ 0.8	DNA 合成	周围神经炎，偶有肝功能损害
利福平	R，RFP	0.45 ~ 0.6 *	0.6 ~ 0.9	mRNA 合成	肝功能损害，过敏反应
链霉素	S，SM	0.75 ~ 1.0 △	0.75 ~ 1.0	蛋白合成	听力障碍、眩晕、肾功能损害
吡嗪酰胺	Z，PZA	1.5 ~ 2.0	2 ~ 3	吡嗪酸抑菌	胃肠道不适、肝功能损害、高尿酸血症、关节痛
乙胺丁醇	E，EMB	0.75 ~ 1.0 * *	1.5 ~ 2.0	RNA 合成	视神经炎
对氨基水杨酸钠	P，PAS	8 ~ 12 * * *	10 ~ 12	中间代谢	胃肠道不适，过敏反应、肝功能损害
丙硫异烟胺	1321Th	0.5 ~ 0.75	0.5 ~ 1.0	蛋白合成	胃肠道不适、肝功能损害
卡那霉素	K，KM	0.75 ~ 1.0 △	0.75 ~ 1.0	蛋白合成	听力障碍、眩晕、肾功能损害
卷曲霉素	CP，CPM	0.75 ~ 1.0 △	0.75 ~ 1.0	蛋白合成	听力障碍、眩晕、肾功能损害

注：* 体重 < 50 kg 用 0.45，≥ 50 kg 用 0.6；S、Z、Th 用量亦按体重调节；* * 前 2 个月 25 mg/kg，其后减至 15 mg/kg；* * * 每日分 2 次服用（其他药均为每日一次）；△ 老年人每次 0.75 g。

（3）疗效考核　痰菌检查是主要指标。胸部 X 线检查也是监测病情转归的重要依据，结合临床表现也可对疗效作判断。

（二）对症治疗

1. 毒性症状和胸腔积液　对于干酪性肺炎、急性粟粒型肺结核、结核性脑膜炎有高热等严重中毒性症状，或胸腔积液不能很快吸收的结核性胸膜炎患者，合理化疗同时给予糖皮质激素，泼尼松 20 mg/d，以减轻炎症和变态反应。

2. 咯血

（1）小量咯血　安静休息，常能自行停止。慎用强镇静、止咳药，以免抑制呼吸中枢与咳嗽反射。

（2）中等量以上咯血　取患侧卧位，以防向健侧播散，轻轻将气管内积血咯出。垂体后叶素收缩小动脉，减少肺血流量而减少咯血。5 ~ 10 U 稀释后缓慢静推，继以 10 ~ 20 U 缓慢静滴维持。高血压、冠心病、妊娠禁忌。

（3）大咯血　除上述处理，咯血不止，可经纤支镜注入去甲肾上腺素冰盐水或用气囊导管或用凝血酶海绵进行止血，可经支气管动脉栓塞止血。对上述治疗无效的大咯血，若对侧肺无活动性病变且肺功较好者，可行肺切除术。

抢救大咯血时，要注意保持气道通畅，及时发现窒息先兆（呼吸困难、烦躁、大汗、发绀），采取果断有效措施（头低脚高位叩背、迅速除去口鼻咽中血块，或气管插管切开），以防发生咯血窒息。

考点提示

肺结核化疗及咯血治疗。

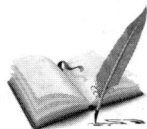

（三）预防原则和措施

控制结核病流行应抓好控制传染源、切断传染途径和增强免疫力、降低易感性三个环节。尽早发现并治愈涂片阳性排菌患者和卡介苗接种为两项主要措施，其中合理化疗治愈患者是控制结核病流行的关键。

控制传染源是肺结核预防的关键。

1. 早期发现，早期治疗（尤其是治愈涂片阳性排菌患者）。对痰菌阳性患者更应加强隔离。

2. 建立和健全各级防结核系统组织，把结核病纳入初级基层卫生保健，加强肺结核患者管理、随访、观察动态变化、监督化疗方案的切实执行，做到亲眼看着患者服药入口。

3. 化学药物预防 异烟肼成人 300 mg/d，顿服 6～8 个月。对象：排菌肺结核患者家庭结素试验阳性且与患者密切接触者，结核菌素试验新近阳转的儿童和非活动性结核患者正在接受长期大剂量糖皮质激素或免疫抑制剂治疗者。

切断传染途径 做好卫生宣教，加强消毒隔离教育，搞好环境卫生，养成不对面咳嗽，喷嚏，不随地吐痰的良好卫生习惯，牛奶要经煮沸饮用。

增强免疫力，降低人群的易感性 主要措施为接种卡介苗（BCG）。BCG 为活性无毒力牛型结核菌疫苗，效力维持 5～10 年。接种后使人体产生对结核菌的获得性免疫。目前我国规定出生后即接种卡介苗，每 5 年作结核菌素试验复查，阴性者加种，直至 15 岁为止。少数民族、边疆、山区居民进入内地城市，应先作结核菌素试验，阴性者接种卡介苗。接种成功（结核菌阳转），可减轻感染后的发病与病情，但不能预防感染。

五、健康教育

肺结核患者的教育与管理是提高疗效，提高患者生活质量的重要措施。在医生指导下患者要学会自我管理、学会控制病情。定期督导了解患者用药情况和不良反应。

指导患者科学的健康生活方式，戒烟限酒，调整饮食和睡眠。加强身体锻炼，每天坚持 30 分钟的慢跑或散步。注意室内空气流通，每周消毒房间一次。注意个人及环境卫生，勤洗被褥和内衣，勤洗澡。树立正确的人生观和战胜疾病的信心。配合治疗。按时查痰。

本章小结

肺结核是结核分枝杆菌引起的肺部慢性传染病。肺结核的排菌患者是主要传染源。临床特点为起病缓慢，病程较长，少数可急剧发病；常有低热、乏力、食欲缺乏、盗汗等全身症状和咳嗽、咯血等表现。近年来发病有上升趋势。结核病分为以下五种类型：Ⅰ型（原发型肺结核）、Ⅱ型（血行播散型肺结核）、Ⅲ型（继发型肺结核）、Ⅳ型（结核性胸膜炎）、Ⅴ型（其他肺外结核）。体征因病变程度不同而异。痰中找到结核菌是确诊肺结核的主要依据（且提示有传染性）。胸部 X 线检是肺结核的必备检查，且有利于诊断、分型及指导治疗。结核菌素试验是结核感染的佐证检查查。治疗：切实保证早期、联合、适量、规律、全程应用抗结核药物治疗是控制结核病的关键。控制传染源（早发现、早治疗）；切

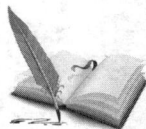

断传染途径（不随地涂痰、掩口咳嗽、打喷嚏）；增强免疫力，降低易感性（BCG 接种）是控制结核病流行的三大重要环节。

扫码"练一练"

目标检测

一、选择题

1. 继发型肺结核好发于

    A. 两肺下叶背段或右肺中叶   B. 两肺上叶尖后段或右肺中叶

    C. 两肺下叶   D. 右肺中叶

    E. 两肺上叶尖后段或两肺下叶背段

2. 肺结核初治是指既往未用过抗结核药治疗或用药时间

    A. 少于 6 个月的新发病例   B. 少于 4 个月的新发病例

    C. 少于 3 个月的新发病例   D. 少于 2 个月的新发病例

    E. 少于 1 个月的新发病例

3. 肺结核患者痰菌阳性，下列错误的是

    A. 病灶具有活动性   B. 需要抗结核治疗

    C. 需要接种卡介苗   D. 痰需要消毒处理

    E. 密切接触者定期体检

4. 患者，女，30 岁。临床诊断为继发型肺结核右上涂（＋）。初治最符合的 X 线征象是

    A. 右上肺厚壁空洞内有液平

    B. 左上肺空洞内壁不规则，凹凸不平

    C. 左上肺空洞周围大片炎性浸润

    D. 右上肺尖后段空洞，壁光滑，周围有卫星灶

    E. 右上肺厚壁偏心空洞

5. 患者，男，22 岁。低热、咳嗽 2 个月，痰血 2 天就诊。查体：T 37.5℃，双侧颈后可触及多个可活动淋巴结，右上肺锁骨上下可闻及小水泡音。胸部 X 线示右上肺云雾状阴影。最可能的诊断

    A. 原发型肺结核（Ⅰ型肺结核）   B. 继发型肺结核（Ⅲ型肺结核）

    C. 血行播散型肺结核（Ⅱ型肺结核）   D. 支气管肺癌

    E. 结核性胸膜炎（Ⅳ型肺结核）

6. 患者，男，20 岁。低热、咯血 1 个月，X 线胸片以及痰结核菌检查诊断为肺结核，拟选用短程化疗，请指出下列方案不属于短程化疗方案的是

    A. 2RHZ/4RHB   B. 2ERHZ/4RH

    C. 2SRHZ/4RH   D. 2ERHZ/4R2H2

    E. 2HSR/10HR

（7～8 题共用题干）患者，女，32 岁。咳嗽低热 3 个月，咯血 1 天，自幼身体健康，由山区来济南打工半年。

7. 为确诊，最不考虑的检查是哪项

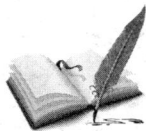

A. 胸片　　　　　　　　　　　B. PPD

C. 痰查抗酸杆菌　　　　　　　D. 血沉

E. 肺功能

8. 最可能的诊断是

A. 支气管扩张　　　　　　　　B. 结核性胸膜炎

C. 继发型肺结核　　　　　　　D. 原发型肺结核

E. 肺炎

（9～14 题共用备选答案）

A. 原发型肺结核（Ⅰ型肺结核）

B. 浸润性肺结核（Ⅲ型肺结核）

C. 急性粟粒型肺结核（Ⅱ型肺结核）

D. 慢性血行播散型肺结核（Ⅱ型肺结核）

E. 慢性纤维空洞型肺结核（Ⅲ型肺结核）

9. 以内源性感染为主的肺结核，胸片示病灶呈多样性表现的是

10. 社会重要传染源的肺结核临床类型是

11. 最常伴有脑膜炎的肺结核临床类型是

12. 初次感染结核菌所患的肺结核临床类型是

13. 成年人最常见的继发性肺结核类型是

14. 可导致肺气肿或肺心病的肺结核临床类型是

（15～17 题共用备选答案）

A. 痰菌检查　　　　　　　　　B. 结核菌素试验

C. 血沉测定　　　　　　　　　D. 纤维支气管镜检查

E. X 线检查

15. 早期发现肺结核最有效的方法是

16. 判定肺结核临床类型的主要依据是

17. 确定肺结核是否有传染性的最主要依据是

二、思考题

如何对疑诊肺结核的患者进行诊断与治疗？

（罗　彬）

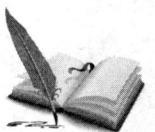

第十八章　肺血栓栓塞症

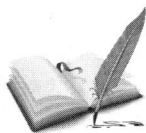
 **学习目标**

1. 掌握　肺血栓栓塞症的概念、临床表现、诊断、鉴别诊断、治疗。

2. 熟悉　肺血栓栓塞症的病因、病理生理。

3. 了解　肺血栓栓塞症临床分型及预防。

4. 能运用所学知识对肺血栓栓塞症做出正确的判断和初步诊断，并给予及时适当的治疗处理。

5. 具有尊重关心患者的意识，能根据患者的病情进行有效的医患沟通，得到其理解和配合。

案例导入

患者，女，31 岁。因呼吸困难 9 天入院。

9 天前活动后感呼吸困难，伴头晕。无咳嗽、咳痰、胸痛，无发热，曾晕厥倒地 1 次，约 5 秒钟后清醒，在当地医院治疗，用药不详。转来我院。1 天前突然抽搐 1 次，表现为牙关紧闭，四肢抽搐，伴大便失禁，3～5 秒钟后缓解，当时测血压为 80/50 mmHg，呼吸 25 次/分。使用多巴胺静脉点滴，收入院。

既往史：产后 24 天，目前阴道有少量出血。

查体：T 36.8℃，P 100 次/分，R 19 次/分，BP 91/57 mmHg。发育正常，营养可，口唇发绀，颈软，无颈静脉怒张，双肺未闻干湿啰音，心率 100 次/分，心律齐，三尖瓣听诊区可闻 3/6 级收缩期杂音。

辅助检查：血常规示 WBC 16×10^9/L，L 0.14，N 0.86，Hb 98 g/L，HCT 30.8%，PLT 215×10^9/L，D－二聚体 3.1 mg/L。心脏超声示右肺动脉内可见低密度团块影。X 线胸片：右肺纹理稀疏，心影增大，肺动脉段膨隆。血气分析示 pH 7.54，$PaCO_2$ 26.8 mmHg，PaO_2 55.3 mmHg。双下肢静脉超声示左侧股浅静脉至腘静脉内均可见管壁上附着团片状低密度回声，有效管腔变小，右侧腘静脉以下至胫后静脉内亦可见条片状絮状低密度回声附着管壁上，有效管腔亦变小，管腔内可见血流信号，其挤压试验反应减低。

问题：

1. 该患者临床诊断及依据是什么？

2. 如何治疗？

3. 治疗过程中的注意事项有哪些？

肺栓塞（pulmonary embolism，PE）是以各种栓子阻塞肺动脉系统为其发病原因的一组疾病或临床综合征的总称，包括肺血栓栓塞症、脂肪栓塞综合征、羊水栓塞、空气栓塞等。

肺血栓栓塞症（pulmonary thromboembolism，PTE）是肺栓塞的最常见类型，占 PE 中的绝大多数，通常所称的 PE 即指 PTE。PTE 为来自静脉系统或右心的血栓阻塞肺动脉或其分支所致的疾病，以肺循环和呼吸功能障碍为其主要临床和病理生理特征。

急性 PTE 造成肺动脉较广泛阻塞时，可引起肺动脉高压，至一定程度导致右心失代偿、右心扩大，出现急性肺源性心脏病。

> **考点提示**
>
> 　肺血栓栓塞症栓子来自静脉系统或右心，不来源于左心。

肺动脉发生栓塞后，若其支配区的肺组织因血流受阻或中断而发生坏死，称为肺梗死（pulmonary infarction，PI）。由于肺组织的多重供血与供氧机制，PTE 中仅约不足 15% 发生 PI。

引起 PTE 的血栓主要来源于深静脉血栓形成（deep venous thrombosis，DVT）。DVT 与 PTE 实质上为一种疾病过程在不同部位、不同阶段的表现，两者合称为静脉血栓栓塞症（venous thromboembolism，VTE）。

一、临床表现

（一）症状

PTE 的症状多种多样，但均缺乏特异性。症状的严重程度亦有很大差别，可以从无症状、隐匿，到血流动力学不稳定，甚或发生猝死。

常见症状有：①不明原因的呼吸困难及气促，尤以活动后明显，为 PTE 最多见的症状。②胸痛，包括胸膜炎性胸痛或心绞痛样疼痛。③晕厥，可为 PTE 的唯一或首发症状。④烦躁不安、惊恐，甚至濒死感。⑤咯血，常为小量咯血，大咯血少见。⑥咳嗽、心悸等。

各病例可出现以上症状的不同组合。临床上有时出现所谓"三联征"，即同时出现呼吸困难、胸痛及咯血，但仅见于约 20% 的患者。

（二）体征

1. 呼吸系统体征　呼吸急促最常见；发绀；肺部有时可闻及哮鸣音和（或）细湿啰音，肺野偶可闻及血管杂音；合并肺不张和胸腔积液时出现相应的体征。

2. 循环系统体征　心动过速；血压变化，严重时可出现血压下降甚至休克；颈静脉充盈或异常搏动；肺动脉瓣区第二心音亢进或分裂，三尖瓣区收缩期杂音。

3. 其他　可伴发热，多为低热，少数患者有 38℃ 以上的发热。

> **考点提示**
>
> 　肺血栓栓塞症体征的有发绀、肺部湿啰音、心动过速、颈静脉充盈或异常搏动。

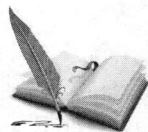

（三）DVT 的症状与体征

在考虑 PTE 诊断的同时，必须注意是否存在 DVT，特别是下肢 DVT。其主要表现为患肢肿胀、周径增粗、疼痛或压痛、皮肤色素沉着，行走后患肢易疲劳或肿胀加重。但需注意，半数以上的下肢 DVT 患者无自觉症状和明显体征。应测量双侧下肢的周径来评价其差别。进行大腿、小腿周径的测量点分别为髌骨上缘以上

15 cm 处，髌骨下缘以下 10 cm 处。双侧相差 >1 cm 即考虑有临床意义。

二、诊断与鉴别诊断

诊断 PTE 的关键是提高诊断意识，诊断程序一般包括疑诊、确诊、求因三个步骤。

（一）诊断依据

1. 根据临床情况疑诊 PTE（疑诊） 如患者出现上述临床症状、体征，特别是存在前述危险因素的病例出现不明原因的呼吸困难、胸痛、晕厥、休克，或伴有单侧或双侧不对称性下肢肿胀、疼痛等，应进行如下检查。

（1）血浆 D - 二聚体 敏感性高而特异性差。急性 PTE 时升高。酶联免疫吸附法（ELISA）是较为可靠的检测方法。

（2）动脉血气分析 常表现为低氧血症、低碳酸血症，肺泡 - 动脉血氧分压差增大，部分患者的血气结果可以正常。

（3）心电图 大多数病例表现有非特异性的心电图异常。最常见的改变为窦性心动过速。

> **考点提示**
>
> 疑诊肺血栓栓塞症时应进行的检查，可做 X 线胸片、心电图、超声心动图、血浆 D - 二聚体、下肢深静脉超声检查。

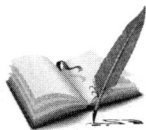

（4）X 线胸片 可显示：①肺动脉阻塞征，区域性肺纹理变细、稀疏或消失，肺野透亮度增加。②肺动脉高压症及右心扩大征，右下肺动脉干增宽或伴截断征，肺动脉段膨隆以及右心室扩大。③肺组织继发改变，肺野局部片状阴影，尖端指向肺门的楔形阴影，肺不张或膨胀不全，肺不张侧可见横膈抬高，有时合并少至中量胸腔积液。X 线胸片对鉴别其他胸部疾病有重要帮助。

（5）超声心动图 在提示诊断和除外其他心血管疾病方面有重要价值。

（6）下肢深静脉超声检查 下肢为 DVT 最多发部位，超声检查为诊断 DVT 最简便的方法，若阳性可以诊断 DVT，同时对 PTE 有重要提示意义。

2. 对疑诊病例进一步明确诊断（确诊） 在临床表现和初步检查提示 PTE 的情况下，应安排 PTE 的确诊检查，包括以下 4 项，其中 1 项阳性即可明确诊断。

（1）螺旋 CT 是目前最常用的 PTE 确诊手段。采用特殊操作技术进行 CT 肺动脉造影（CTPA），能够准确发现段以上肺动脉内的血栓。①直接征象：肺动脉内的低密度充盈缺损，部分或完全包围在不透光的血流之间（"轨道征"），或者呈完全充盈缺损，远端血管不显影。②间接征象：肺野楔形密度增高影，条带状高密度区或盘状肺不张，中心肺动脉扩张及远端血管分支减少或消失。

（2）放射性核素肺通气/血流灌注显像 是 PTE 的重要诊断方法。典型征象是呈肺段分布的肺血流灌注缺损，并与通气显像不匹配。一般可将扫描结果分为三类：①高度可能，其征象为至少 2 个或更多肺段的局部灌注缺损，而该部位通气良好或 X 线胸片无异常。②正常或接近正常。③非诊断性异常，其征象介于高度可能与正常之间。若结果呈高度可能，具有诊断意义。

（3）磁共振显像（MRI） MRI 肺动脉造影（MRPA）对段以上肺动脉内血栓的诊断敏感性和特异性均较高。另可用于肾功能严重受损、对碘造影剂过敏或妊娠患者。

（4）肺动脉造影　为诊断 PTE 的经典方法。直接征象有肺动脉内造影剂充盈缺损，伴或不伴轨道征的血流阻断；间接征象有肺动脉造影剂流动缓慢，局部低灌注，静脉回流延迟等。属有创性检查技术，有发生致命性或严重并发症的可能性，故应严格掌握其适应证。

3. 寻找 PTE 的成因和危险因素

（1）明确有无 DVT　对某一病例只要疑诊 PTE，无论其是否有 DVT 症状，均应进行体检，并行深静脉超声、放射性核素或 X 线静脉造影、CT 静脉造影（CTV）、MRI 静脉造影（MRV）、肢体阻抗容积图（IPG）等检查，以帮助明确是否存在 DVT 及栓子的来源。

（2）寻找发生 DVT 和 PTE 的诱发因素　如创伤、肿瘤、长期口服避孕药等。同时要注意患者有无易栓倾向，尤其是对于 40 岁以下的患者，应做易栓症方面的检查。对年龄小于 50 岁的复发性 PTE 或有突出 VTE 家族史的患者，应考虑易栓症的可能性。对不明原因的 PTE 患者，应对隐源性肿瘤进行筛查。

（二）临床分型

1. 急性肺血栓栓塞症

（1）大面积 PTE　临床上以休克和低血压为主要表现。

（2）非大面积 PTE　不符合以上大面积 PTE 的标准，即未出现休克和低血压的 PTE。

2. 慢性血栓栓塞性肺动脉高压　多可追溯到呈慢性、进行性发展的肺动脉高压的相关临床表现，后期出现右心衰竭；影像学检查证实肺动脉阻塞，经常呈多部位、较广泛的阻塞，可见肺动脉内贴血管壁、环绕或偏心分布、有钙化倾向的团块状物等慢性栓塞征象；常可发现 DVT 的存在；右心导管检查示静息肺动脉平均压 >25 mmHg，活动后肺动脉平均压 >30 mmHg；超声心动图检查示右心室壁增厚（右心室游离壁厚度 >5 mm），符合慢性肺源性心脏病的诊断标准。

（三）鉴别诊断

1. 冠状动脉粥样硬化性心脏病（简称冠心病）　一部分 PTE 患者因血流动力学变化，可出现冠状动脉供血不足，心肌缺氧，表现为胸闷、心绞痛样胸痛，心电图有心肌缺血样改变，易误诊为冠心病所致心绞痛或心肌梗死。冠心病有其自身发病特点，冠状动脉造影可见冠状动脉粥样硬化、管腔阻塞证据，心肌梗死时心电图和心肌酶水平有相应的特征性动态变化。需注意，PTE 与冠心病有时可合并存在。

2. 肺炎　当 PTE 有咳嗽、咯血、呼吸困难、胸膜炎样胸痛，出现肺不张、肺部阴影，尤其同时合并发热时，易被误诊为肺炎。肺炎有相应肺部和全身感染的表现，如咯脓性痰、寒战、高热、外周血白细胞显著增高、中性粒细胞比例增加等，抗菌治疗可获疗效。

考点提示

肺血栓栓塞症发生后可有胸闷、胸痛、心电图心肌缺血样改变，但心肌酶不升高，可与心肌梗死鉴别。

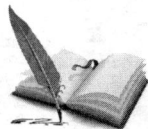

3. 特发性肺动脉高压等非血栓栓塞性肺动脉高压
特发性肺动脉高压无肺动脉腔内占位征，放射性核素肺灌注扫描正常或呈普遍放射性稀疏。

4. 主动脉夹层　PTE 可表现胸痛，部分患者可出现休克，需与主动脉夹层相鉴别。后者多有高血压，疼痛较剧烈，胸片常显示纵隔增宽，心血管超声和胸部 CT 造影检查可见主动脉夹层征象。

5. 与表现为胸腔积液的其他疾病鉴别　PTE 患者可出现胸膜炎样胸痛，合并胸腔积液，需与肺结核、肺炎、肿瘤、心功能衰竭等其他原因所致的胸腔积液相鉴别。其他疾病有其各自临床特点，胸腔积液检查常有助于做出鉴别。

6. 与表现为晕厥的其他疾病鉴别 PTE 有晕厥时，需与迷走反射性、脑血管性晕厥及心律失常等其他原因所致的晕厥相鉴别。

7. 与表现为休克的其他疾病鉴别 PTE 所致的休克属心外梗阻性休克，表现为动脉血压低而静脉压升高，需与心源性、低血容量性、血容量重新分布性休克等相鉴别。

三、危险因素、病理和病理生理

DVT 和 PTE 具有共同的危险因素，包括任何可以导致静脉血液淤滞、静脉系统内皮损伤和血液高凝状态的因素。危险因素包括原发性和继发性两类。

原发性危险因素由遗传变异引起，包括 V 因子突变、蛋白 C 缺乏、蛋白 S 缺乏和抗凝血酶缺乏等，常以反复静脉血栓形成和栓塞为主要临床表现。如患者，特别是 40 岁以下的年轻患者无明显诱因反复发生 DVT 和 PTE，或发病呈家族聚集倾向，应注意做相关原发性危险因素的检查。继发性危险因素是指后天获得的易发生 DVT 和 PTE 的多种病理和病理生理改变，包括骨折、创伤、手术、恶性肿瘤和口服避孕药等。上述危险因素既可以单独存在，也可以同时存在、协同作用。年龄是独立的危险因素，随着年龄的增长，DVT 和 PTE 的发病率逐渐增高。

临床上对于存在危险因素、特别是同时存在多种危险因素的病例，应加强预防和及时识别 DVT 和 PTE 的意识。对未发现明确危险因素的患者，应注意其中部分人存在隐藏的危险因素，如恶性肿瘤等。但即使积极地应用较完备的技术手段，临床上仍有相当比例的病例难以明确危险因素。

引起 PTE 的血栓可以来源于下腔静脉径路、上腔静脉径路或右心腔，其中大部分来源于下肢深静脉，特别是从腘静脉上端到髂静脉段的下肢近端深静脉（占 50% ~ 90%）。盆腔静脉丛亦是血栓的重要来源。颈内和锁骨下静脉内插入、留置导管和静脉内化疗，使来源于上腔静脉径路的血栓较以前增多。右心腔来源的血栓所占比例较小。

肺动脉的血栓栓塞既可以是单一部位的，也可以是多部位的。病理检查发现多部位或双侧性的血栓栓塞更为常见。一般认为栓塞更易发生于右侧和下肺叶。发生栓塞后有可能在栓塞局部继发血栓形成，参与发病过程。

栓子阻塞肺动脉及其分支达一定程度后，通过机械阻塞作用，加之神经体液因素和低氧所引起的肺动脉收缩，导致肺循环阻力增加、肺动脉高压；右心室后负荷增高，右心室壁张力增高，至一定程度引起急性肺源性心脏病，右心室扩大，可出现右心功能不全，回心血量

考点提示

静脉血液淤滞、静脉系统内皮损伤和血液高凝状态是肺血栓栓塞症主要危险因素。

考点提示

肺血栓栓塞症血栓源于下腔静脉径路、上腔静脉径路或右心腔，其中大部分来源于下肢深静脉，特别是从腘静脉上端到髂静脉段的下肢近端深静脉。

考点提示

肺动脉栓塞更易发生于右侧和下肺叶。

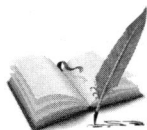

减少，静脉系统淤血；右心扩大致室间隔左移，使左心室功能受损，导致心排出量下降，进而可引起体循环低血压或休克；主动脉内低血压和右心房压升高，使冠状动脉灌注压下降，心肌血流减少，特别是心室内膜下心肌处于低灌注状态，加之 PTE 时心肌耗氧增加，可致心肌缺血，诱发心绞痛。

栓塞部位的肺血流减少，肺泡无效腔量增大；肺内血流重新分布，通气/血流比例失调；右心房压升高可引起功能性闭合的卵圆孔开放，产生心内右向左分流；神经体液因素可引起支气管痉挛；毛细血管通透性增高，间质和肺泡内液体增多或出血；栓塞部位肺泡表面活性物质分泌减少，肺泡萎陷，呼吸面积减小；肺顺应性下降，肺体积缩小并可出现肺不张；如累及胸膜，则可出现胸腔积液。以上因素导致呼吸功能不全，出现低氧血症。

由于肺组织接受肺动脉、支气管动脉和肺泡内气体弥散等多重氧供，故 PTE 时很少出现肺梗死。如存在基础心肺疾病或病情严重，影响到肺组织的多重氧供，才有可能导致肺梗死。

PTE 所致病情的严重程度取决于以上机制的综合作用。栓子的大小和数量、多个栓子的递次栓塞间隔时间、是否同时存在其他心肺疾病、个体反应的差异及血栓溶解的快慢，对发病过程和预后有重要影响。

急性 PTE 后肺动脉内血栓未完全溶解，或反复发生 PTE，则可能形成慢性血栓栓塞性肺动脉高压，继而出现慢性肺源性心脏病，右心代偿性肥厚和右心衰竭。

> **考点提示**
>
> 影响肺血栓栓塞症发病过程和预后的是栓子大小和数量、是否同时存在其他心肺疾病、个体反应的差异、血栓溶解的快慢。

四、处理措施

（一）一般处理与呼吸循环支持治疗

对高度疑诊或确诊 PTE 的患者，应进行严密监护，监测呼吸、心率、血压、静脉压、心电图及动脉血气的变化；卧床休息，保持大便通畅，避免用力，以免促进深静脉血栓脱落；可适当使用镇静、镇痛、镇咳等相应的对症治疗。采用经鼻导管或面罩吸氧，以纠正低氧血症。对于出现右心功能不全但血压正常者，可使用多巴酚丁胺和多巴胺；若出现血压下降，可增大剂量或使用其他血管加压药物，如去甲肾上腺素等。

（二）抗凝治疗

抗凝治疗为 PTE 和 DVT 的基本治疗方法，可以有效地防止血栓再形成和复发，为机体发挥自身的纤溶机制溶解血栓创造条件。抗凝药物主要有普通肝素、低分子肝素和华法林等。

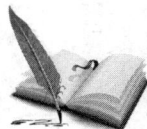

临床疑诊 PTE 时，如无禁忌证，即可开始抗凝治疗。

> **考点提示**
>
> 抗凝药物主要有普通肝素、低分子肝素和华法林。

（三）溶栓治疗

溶栓治疗主要适用于大面积 PTE 病例（有明显呼吸困难、胸痛、低氧血症等）；对于血压和右心室运动功能均正常的病例，不宜溶栓。溶栓的时间窗一般定为 14 天以内，但若近期有新发 PTE 征象可适当延长。溶栓应尽可能在 PTE 确诊的前提下慎重进行。对有明确溶栓指征的病例宜尽早开始溶栓。

溶栓治疗的绝对禁忌证有活动性内出血和近期自发性颅内出血。相对禁忌证有：2 周内的大手术、分娩、器官活检或不能压迫止血部位的血管穿刺；2 个月内的缺血性脑卒中；10 天内的胃肠道出血；15 天内的严重创伤；1 个月内的神经外科或眼科手术；难于控制的重度高血压（收缩压 >180 mmHg，舒张压 >110 mmHg）；近期曾行心肺复苏；血小板计数 <$100×10^9$/L；妊娠；细菌性心内膜炎；严重肝、肾功能不全；糖尿病出血性视网膜病变等。对于致命性大面积 PTE，上述绝对禁忌证亦应被视为相对禁忌证。

溶栓治疗的主要并发症为出血。最严重的是颅内出血，发生率为 1% ~ 2%，发生者近半数死亡。用药前应充分评估出血的危险性，必要时应配血，做好输血准备。溶栓前宜留置外周静脉套管针，以方便溶栓中取血监测，避免反复穿刺血管。

> **考点提示**
>
> 溶栓治疗的绝对禁忌证有活动性内出血和近期自发性颅内出血。溶栓治疗的主要并发症为出血，最严重的是颅内出血。

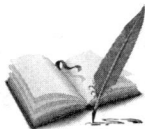

常用的溶栓药物有尿激酶（UK）、链激酶（SK）和重组组织型纤溶酶原激活剂（rt - PA）。国内多中心研究结果提示 rt - PA 50 mg 持续静脉滴注 2 小时已经取得理想的溶栓效果，而将 rt - PA 增加到 100 mg 并未能提高溶栓治疗的有效率，这与欧美的研究结果不同，因此推荐 rt - PA 50 mg 持续静注 2 小时为国人标准治疗方案。当 rt - PA 注射结束后，应继续使用肝素。

溶栓后应注意对临床及相关辅助检查情况进行动态观察，评估溶栓疗效。

（四）肺动脉血栓摘除术

风险大，病死率高，需要较高的技术条件，仅适用于经积极的内科治疗无效的紧急情况，如致命性肺动脉主干或主要分支堵塞的大面积 PTE，或有溶栓禁忌证者。

（五）肺动脉导管碎解和抽吸血栓

用导管碎解和抽吸肺动脉内巨大血栓，同时还可进行局部小剂量溶栓。适应证为肺动脉主干或主要分支的大面积 PTE，并存在以下情况者：溶栓和抗凝治疗禁忌；经溶栓或积极的内科治疗无效；缺乏手术条件。

（六）放置腔静脉滤器

为防止下肢深静脉大块血栓再次脱落阻塞肺动脉，可考虑放置下腔静脉滤器。对于上肢 DVT 病例，还可应用上腔静脉滤器。置入滤器后如无禁忌证，宜长期口服华法林抗凝，定期复查有无滤器上血栓形成。

五、健康教育

对存在发生 DVT、PTE 危险因素的病例，宜根据临床情况采用相应的预防措施。主要方法为：①机械预防措施，包括加压弹力袜、下肢间歇序贯加压充气泵和腔静脉滤器。②药物预防措施，包括皮下注射小剂量肝素、低分子肝素和口服华法林。

本章小结

　　肺血栓栓塞症是来自静脉系统或右心的血栓阻塞肺动脉或其分支所致的疾病，以肺循环和呼吸功能障碍为其主要临床和病理生理特征，常见症状有不明原因的呼吸困难及气促、胸痛、晕厥、烦躁不安、惊恐，甚至濒死感、咯血、咳嗽、心悸。呼吸急促最为常见，发绀明显，肺部有时可闻及哮鸣音和（或）细湿啰音，抗凝治疗为基本治疗方法，可以有效地防止血栓再形成和复发。

目标检测

一、选择题

1. 肺血栓栓塞症是

    A. 肺栓塞最常见的类型

    B. 来自动脉系统或左心的血栓栓塞肺动脉或其分支

    C. 以呼吸功能亢进为主要临床表现

    D. 有冠状动脉循环功能障碍

    E. 可引起心肌梗死

扫码"练一练"

2. 下列关于肺血栓栓塞症危险因素的叙述，正确的是

    A. 和羊水栓塞有一样的危险因素

    B. 包括任何可以导致动脉血液淤滞的因素

    C. 包括原发性和继发性两类

    D. 原发性危险因素由先天发育不良引起

    E. 继发性因素不能单独存在

3. 引起肺血栓栓塞症的血栓几乎不来自

    A. 下腔静脉径路   B. 上腔静脉径路

    C. 左心腔   D. 右心腔

    E. 下肢深静脉

4. 肺动脉栓塞更易发生于

    A. 右侧和下肺叶   B. 左侧和下肺叶

    C. 右侧和上肺叶   D. 左侧和上肺叶

    E. 全肺

5. 以下对肺血栓栓塞症发病过程和预后没有重要影响的是

    A. 栓子大小和数量   B. 是否同时存在其他心肺疾病

    C. 个体反应的差异   D. 血栓溶解的快慢

    E. 患者的肺活量

6. 肺血栓栓塞症溶栓治疗的禁忌证不包括

    A. 肘窝静脉穿刺   B. 预产期 3 天内

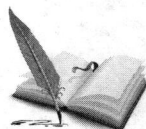

C. 1 周内大手术　　　　　　　　　　　D. 近期自发性颅内出血

E. 活动性内出血

7. 肺血栓栓塞症抗凝治疗常用药物有

A. 抗血小板药物　　　　　　　　　　　B. 尿激酶

C. 链激酶　　　　　　　　　　　　　　D. rt – PA

E. 普通肝素

8. 冠心病区别于肺血栓栓塞症的是

A. 心电图改变　　　　　　　　　　　　B. 胸闷

C. 胸痛　　　　　　　　　　　　　　　D. 心电图示心肌缺血样改变

E. 心肌酶水平标志性变化

9. 疑诊肺血栓栓塞症时应进行的检查，除了

A. X 线胸片　　　　　　　　　　　　　B. 心电图

C. 肺活检　　　　　　　　　　　　　　D. 血浆 D – 二聚体

E. 下肢深静脉超声

10. 以下不是肺血栓栓塞症体征的是

A. 发绀　　　　　　　　　　　　　　　B. 肺部湿啰音

C. 心动过速　　　　　　　　　　　　　D. 颈静脉充盈或异常搏动

E. 频发期前收缩

二、思考题

简述肺血栓栓塞症的常见病因及病理特征。

（易敏春）

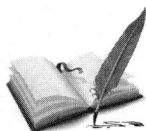

第十九章　间质性肺疾病与结节病

扫码"学一学"

案例导入

患者，女，60 岁。因进行性胸闷加重 6 年入院。

患者于 6 年前无明显诱因下出现活动后气促、胸闷，起始较轻，后症状逐渐加重，间断咳嗽，咳少许白色黏痰，无发热，无咯血，每次发作均在外院给予对症处理，症状好转。2 天前胸闷症状加重，在诊所给予抗感染治疗（头孢曲松）3 天，效果差。既往体健。家中无支气管及肺疾病患者。查体：T 36.5℃，BP 100/70 mmHg，P 80 次/分。浅表淋巴结无肿大。皮肤黏膜无皮疹、出血点及瘀斑。鼻腔、咽部无血迹，亦无活动性出血。肺部听诊双肺底可闻及吸气末爆裂音，心脏检查无异常发现。腹软，无压痛，无包块，肝脾无肿大，肠鸣音正常。血常规：Hb 106 g/L，WBC 7.8 × 10^9/L，N 0.70，L 0.30，PLT 194 × 10^9/L。出、凝血时间正常，大便潜血试验阴性。肝、肾功能正常。血气分析提示：pH 7.39，PO_2 57.9 mmHg，PCO_2 39.2 mmHg。胸片示两肺中下野弥漫性网状、索条状阴影。心电图正常。

问题：

1. 该患者诊断及诊断依据是什么？
2. 要明确诊断，还需做哪些检查？
3. 治疗原则是什么？

第一节　间质性肺疾病概述

间质性肺疾病（interstitial lung disease，ILD）亦称作弥漫性实质性肺疾病（diffuse parenchymal lung disease，DPLD），是一组以弥漫性肺实质、肺泡炎症和间质纤维化为病理基本病变，由以活动性呼吸困难、X 线胸片弥漫性浸润阴影、限制性通气功能障碍、弥散（DL_{CO}）功能降低和低氧血症为临床表现的不同种类疾病群构成的临床 - 病理实体的总称。

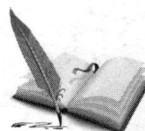

一、临床表现

1. 症状 多数隐匿起病，呼吸困难是最常见的症状，疾病早期，仅在活动时出现，随着疾病进展呈进行性加重。其次是咳嗽，多为持续性干咳。伴有皮疹、口干、眼干燥等，提示可能存在结缔组织疾病等。

知识链接

诱发间质性肺病的药物

许多药物都可以引起间质性肺疾病，如抗心律失常药物胺碘酮及抗肿瘤药物博来霉素、甲氨蝶呤、白消安等，引起的肺损害临床表现多种多样，从肺浸润、过敏性肺炎到肺纤维化均可见到，临床表现可以呈急性或慢性经过，但大多数患者无症状。

2. 体征 爆裂音或 Velcro 啰音：两肺底闻及的吸气末细小的干性爆裂音或 Velcro 啰音是 ILD 的常见体征，尤其是特发性肺纤维化（IPF）。杵状指（趾）：是 ILD 比较常见的晚期征象，多见于 IPF。ILD 进展到晚期，可以出现肺动脉高压和肺心病等征象。如出现皮疹、关节肿胀、变形等可能提示结缔组织疾病等。

3. 分类 2013 年 ATS/ERS 发布的 ILD 的最新分类方法（见图 19-1）：分为四类，分别是已知病因的 ILD（如，药物、胶原血管性疾病 CVD 等）、特发性间质性肺炎（IIP）、肉芽肿性 ILD（如，结节病）和其他 ILD（如，肺朗格汉斯组织细胞增生症）

考点提示

间质性肺疾病的临床表现。

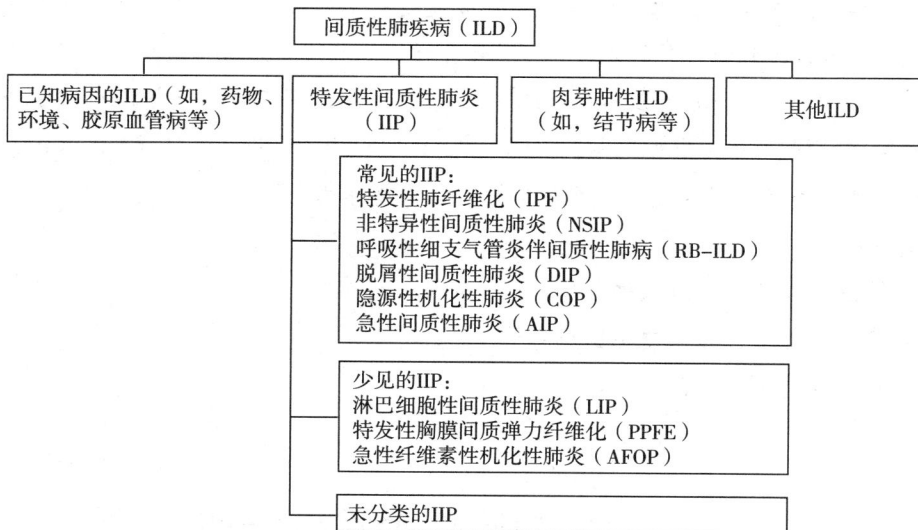

图 19-1 2013 年 ATS/ERS 的 ILD 的分类

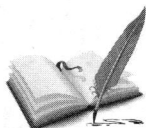

二、诊断与鉴别诊断

（一）诊断

1. 根据临床表现，胸部影像学表现、肺通气及弥散功能、病理活检及排除其他已知原因可诊断 ILD。临床诊断某一种 ILD 是一个动态的过程。

2. 实验室和其他检查

（1）常规检查　进行全血细胞学、生物化学及肝肾功能、红细胞沉降率（ESR）检查，结缔组织疾病相关的自身抗体如抗核抗体（ANA）、类风湿因子（RF）等及抗中性粒细胞胞质抗体（anti-neutrophil cytoplasmic antibodies，ANCA）检查。

（2）影像学评价　绝大多数 ILD 患者 X 线胸片显示弥漫性浸润性阴影，但胸片正常也不能除外 ILD。胸部高分辨率 CT（HRCT）表现包括弥漫性结节影、磨玻璃样变、肺泡实变、小叶间隔增厚、胸膜下线、网格影伴囊腔形成或蜂窝状改变，常伴牵拉性支气管扩张或肺结构改变。

（3）肺功能　以限制性通气功能障碍和弥散障碍为特征，限制性通气功能障碍表现为肺容量包括肺总量（TLC）、肺活量（VC）和残气量（RV）均减少。弥散障碍表现为一氧化碳弥散量（DLco）减少。

（4）支气管镜检查　纤维支气管镜检查并进行支气管肺泡灌洗（bronchoal veolar lavage，BAL）或（和）经支气管肺活检对于了解弥漫性肺部渗出性病变的性质，鉴别 ILD 具有一定的帮助。

（5）外科肺活检　外科肺活检包括开胸肺活检（open lung biopsy，OLB）和电视辅助胸腔镜肺活检（video-assisted thoracoscopy，VATS）。除了具有典型临床影像表现的 IPF 病例及诊断明确的病例外，外科肺活检对于确定临床病理类型是必要的。

（二）鉴别诊断

主要鉴别特发性或继发于结缔组织病等引起的 ILD，不同特发性 ILD 也需要进行鉴别。

三、健康教育

1. 戒烟，有些间质性肺病直接与吸烟相关，如 PLCH。
2. 职业病防护
3. 要鼓励患者树立战胜疾病的信心，积极配合治疗，并坚持治疗。
4. 加强体育锻炼，增强抗病能力，冬季应注意保暖。
5. 注意调剂饮食增加营养；吸烟者必须戒烟。
6. 由于本病的病程缓慢，医务人员应认真检查明确诊。

第二节　特发性肺纤维化

特发性肺纤维化（idiopathic pulmonary fibrosis，IPF）是一种病因不明，慢性进行性纤维化性间质性肺炎，病变局限在肺脏，好发于中老年男性。主要表现为进行性加重的呼吸困难，伴限制性通气功能障碍和气体交换障碍，导致低氧血症甚至呼吸衰竭。

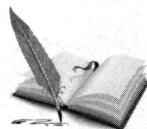

一、临床表现

1. 症状 发病年龄多在中年及以上，男性多于女性。起病隐匿，主要表现为干咳、进行性呼吸困难，活动后明显。全身症状不明显，很少发热。大多数患者表现为缓慢渐进性病程，几年内病情稳定。部分患者病情进展较为迅速，出现急性加重（acute exacerbation of IPF，AEIPF），即指在无明确诱因时出现的病情急剧恶化、呼吸困难加重和肺功能下降，导致呼吸衰竭甚至死亡。

2. 体征 大多数患者双下肺可闻及吸气末爆裂音（velcro 啰音），超过半数可见杵状指（趾）。

3. 并发症 终末期可出现肺动脉高压、肺心病和右心功能不全。

> **考点提示**
>
> 特发性肺纤维化的临床表现。

二、诊断与鉴别诊断

（一）诊断

1. IPF 诊断标准 ①ILD，但排除了其他原因（如环境、药物和结缔组织疾病等）。②HRCT表现为 UIP 型。③联合 HRCT 和外科肺活检病理表现诊断 UIP。

2. AEIPF 诊断标准 ①过去或现在诊断 IPF。②一月内发生无法解释的呼吸困难加重。③低氧血症加重或气体交换功能严重受损。④新出现的肺泡浸润影。⑤排除了肺感染、肺栓塞、气胸或心力衰竭等。

3. 实验室和其他检查

（1）血液检查 血液乳酸脱氢酶（LDH）、ESR、抗核抗体和类风湿因子可以轻度增高，但没有特异性。结缔组织疾病相关自身抗体检查有助于 IPF 的鉴别。

（2）胸部 X 线检查 通常显示双肺外带、胸膜下和基底部分布明显的网状或网结节模糊影，伴有蜂窝样变和下叶肺容积减低（图 19 – 2）。

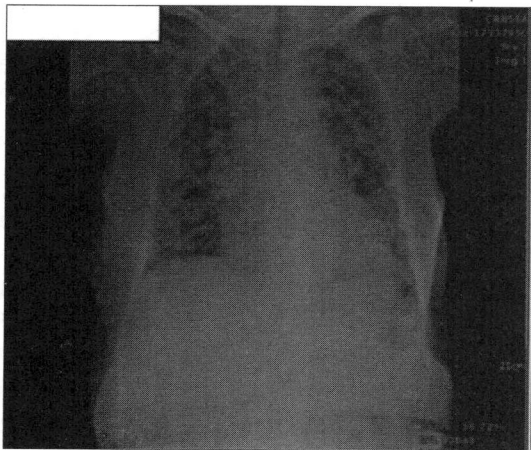

图 19 – 2 特发性肺纤维化的胸部 X 线改变
胸片显示双肺弥漫网状影，胸膜下和
基底部尤为明显

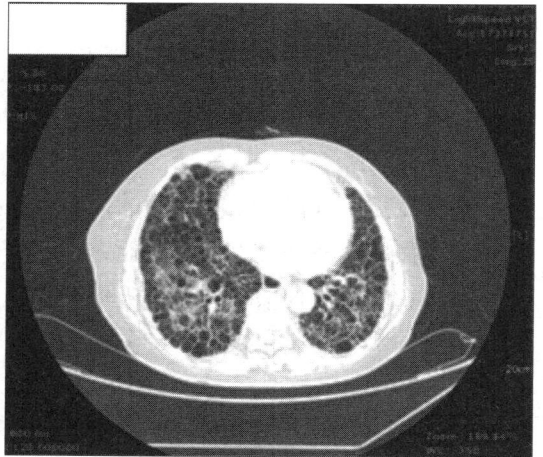

19 – 3 特发性肺纤维化的胸部 HRCT 改变胸部
HRCT 显示两肺外带胸膜下分布为主的斑片状
网状影，伴有蜂窝状改变

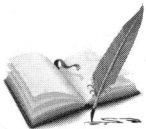

（3）胸部 HRCT 检查　可以显示 UIP 的特征性改变（图 19-3），诊断 UIP 的准确性大于 90%，已成为诊断 IPF 的重要方法，可以替代外科肺活检。典型 UIP 表现为：①病变呈网格改变、蜂窝改变伴或不伴牵拉支气管扩张。②病变以胸膜下、基底部分布为主。

（4）肺功能检查　主要表现为限制性通气功能障碍、弥散量降低伴低氧血症或 I 型呼吸衰竭。早期静息肺功能可以正常或接近正常。

（5）外科肺活检　对于 HRCT 呈不典型 UIP 改变、诊断不清楚、没有手术禁忌证的患者应该考虑外科肺活检。

（二）鉴别诊断

1. 与慢性过敏性肺炎、石棉沉着病、CTD 等进行鉴别，也可表现为 UIP。

2. IPF 与其他类型 IIP 的鉴别见表 19-1。

> **考点提示**
>
> 　特发性肺纤维化的诊断标准。

表 19-1　特发性间质性肺炎的临床、影像、病理及预后比较

临床-影像-病理诊断	IPF	NSIP	COP	DIP	RB-ILD	LIP	AIP
病程	慢性（>12个月）	亚急性/慢性（数月~数年）	亚急性（<3个月）	亚急性/慢性（数周~数月）吸烟者	慢性	慢性（>12个月）	急性（1~2周）
发病年龄（岁）	>50	50	55	40~50	40~50	40~50	50
男/女	3:2	1:1	1:1	2:1	2:1	1:5	1:1
HRCT	外周、胸膜下、基底部明显网格，蜂窝肺，牵拉性支气管/细支气管扩张，肺结构变形	外周、胸膜下、基底部，对称磨玻璃影，可有网格，实变（不常见），偶见蜂窝肺	胸膜下、支气管周围斑片实变，常常多发，伴磨玻璃影，结节	弥漫，外周、基底部明显磨玻璃影，伴网格	弥漫斑片磨玻璃影，小叶中心结节，气体陷闭，支气管和细支气管壁增厚	弥漫，基底部明显磨玻璃影，小叶中心结节，索条影，薄壁囊腔	弥漫，两侧斑片实变，主要影响重力依赖区，斑片磨玻璃影，间或有正常肺小叶，支气管扩张，肺结构变形
组织学类型	UIP	NSIP	COP	DIP	RB-ILD	LIP	DAD
组织学特征	时相不一，斑片、胸膜下纤维化，成纤维细胞灶	时相一致，轻到中度间质炎症	肺泡腔内机化，呈斑片分布，肺泡结构保持	肺泡腔巨噬细胞聚集，肺泡间隔炎症、增厚	轻度纤维化，黏膜下淋巴细胞渗出，斑片、细支气管中心分布，肺泡管内色素巨噬细胞聚集	密集的间质淋巴细胞渗出，n型肺泡上皮增生，偶见淋巴滤泡	早期：时相一致，肺泡间隔增厚，肺泡腔渗出，透明膜后期：机化，纤维化
治疗	对激素或细胞毒制剂反应差	对激素反应较好	对激素反应好	戒烟/激素效果好	戒烟/激素效果好	激素效果好	对激素的效果不清楚
预后	差，5年病死率50%~80%	中等，5年病死率<10%	好，很少死亡	好，5年病死率5%	好，5年病死率5%	中等	差，病死率>50%，且多在发病后1~2个月内死亡

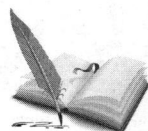

三、病因、发病机制与病理

（一）病因

有关 IPF 的病因还不清楚。危险因素包括吸烟和环境暴露（如金属粉尘、木尘等），病毒感染（如 EB 病毒）与胃食管反流（gastroesophage – akeflUX，GER）可能与 IPF 发病有关。也存在一定的遗传易感性。

（二）发病机制

目前认为 IPF 起源于肺泡上皮反复发生微小损伤后的异常修复。反复的微小损伤导致肺泡上皮凋亡，上皮异常激活产生多种生长因子和趋化因子诱导固有成纤维细胞增生，趋化循环纤维细胞到肺脏损伤部位，刺激上皮基质转化（epithelial mesenchymal transition，EMT）和成纤维细胞分化为肌成纤维细胞，促进成纤维细胞和肌成纤维细胞灶的形成。肌成纤维细胞增生分泌过量细胞外基质（ECM），导致纤维瘢痕形成、蜂窝囊形成、肺结构破坏和功能丧失。

（三）病理

IPF 的组织病理类型是 UIP，其诊断标准为：①明显纤维化或结构变形，伴或不伴蜂窝肺，胸膜下、间质分布。②斑片肺实质纤维化。③成纤维细胞灶。

四、处理措施

目前除肺移植外，尚无有效治疗 IPF 的药物。

（一）药物治疗

1. 酌情使用的药物　IPF 尚无肯定显著有效的治疗药物。①吡非尼酮：具有抗炎、抗纤维化和抗氧化特性，能够显著地延缓用力呼气肺活量下降速率，可能在一定程度上降低病死率。②尼达尼布：能够显著地减少 IPF 患者 FVC 下降的绝对值，一定程度上缓解疾病进程。③N – 乙酰半胱氨酸：单药治疗可以改善 IPF 患者的咳痰症状。

2. 不推荐使用药物　糖皮质激素、糖皮质激素 + 免疫抑制剂、糖皮质激素 + 免疫抑制剂 + N – 乙酰半胱氨酸（N – acetylcysteine，NAC）、干扰素 –71b、波生坦以及华法林治疗。

3. AEIPF 的治疗　临床上仍然应用激素冲击（甲泼尼龙 500 ~ 1000 mg/d）治疗，也可以联用免疫抑制剂，如环磷酰胺、环孢素 A 等。氧疗、机械通气和对症治疗是 IPF 急性加重患者的主要治疗手段。

（二）非药物治疗

1. 氧疗　氧疗可以改善患者的缺氧状况。

2. 机械通气　无创正压通气可能改善部分 IPF 患者的缺氧，延长生存时间，对于预后不良的终末期肺纤维化患者，气管插管机械通气治疗不能降低病死率。

3. 肺康复　尽可能进行肺康复训练，内容包括呼吸生理治疗、肌肉训练（全身性运动和呼吸肌锻炼）、营养支持、精神治疗。

4. 肺移植　是目前 IPF 最有效的治疗方法，合适的患者应该积极推荐肺移植。

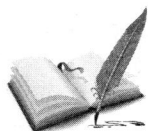

第三节 肺泡蛋白沉着症

肺泡蛋白沉着症（pulmonary alveolar proteinosis，PAP）是一种亚急性、进行性呼吸困难，肺泡内积聚富有黏蛋白物质及脂质的疾病。

一、临床表现

1. 症状 发病多隐袭，典型症状为活动后气急，逐渐进展至休息时气急，咳白色或黄色痰、乏力、消瘦。继发感染时，有发热、脓性痰。少数病例可无症状。

2. 体征 双肺无干湿性啰音，伴感染时可闻及湿啰音。杵状指（趾）很少见。临床症状与胸部影像学改变不平行是 PAP 临床特点之一。

3. 并发症 易并发细菌感染：如奴卡菌属、真菌属、组织胞质菌、分枝杆菌及巨细胞病毒等。

> **考点提示**
> 肺泡蛋白沉着症的临床表现。

二、诊断与鉴别诊断

（一）诊断

1. 结合临床与胸部影像学特征性表现可提示 PAP 的诊断，开胸肺活检病理检查是诊断 PAP 的"金标准"，病理检查发现肺泡腔内充满颗粒状或块状嗜伊红物质，PAS 染色呈阳性，是确诊 PAP 的可靠方法。

2. 实验室和其他检查

（1）血常规 多数正常，伴发感染时血白细胞可升高。其他检查中最常见的是乳酸脱氢酶（LDH）升高。绝大多数获得性 PAP 患者血清中存在特异性抗 GM - CSF 自身抗体，可作为获得性 PAP 的一种较好的血清学诊断指标。

（2）胸部影像学检查 胸片与胸部 HRCT 上的表现呈多样化，主要表现为地图样分布、铺路石征、间质纤维化样、肺实变样改变等（图 19 - 4）。

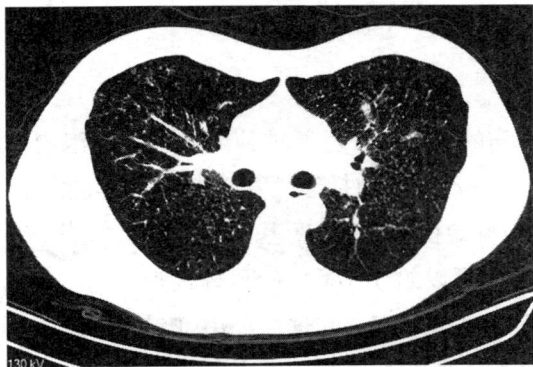

图 19 - 4 双肺散在片状阴影，主要表现为地图样分布、铺路石征

（3）肺功能检查 可评价疾病的严重程度、有无进展和对治疗的反应。最常见的生理异常为轻度限制性通气障碍（肺活量、功能残气量减少）和一氧化碳弥散能力的下降。

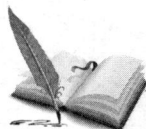

（二）鉴别诊断

需与肺泡性肺水肿、肺部特殊病原体感染、肺泡细胞癌、特发性肺纤维化等进行鉴别。

三、病因、发病机制与病理

（一）病因和发病机制

本病的病因及发病机制尚未完全阐明，根据有无关联疾病及发病机制分为 3 类。90% 以上为获得性 PAP，主要与 PAP 患者存在的体内抗粒细胞 – 巨噬细胞集落刺激因子自身抗体有关；先天性 PAP 约占 2%，为常染色体隐性遗传病；继发性 PAP 占 5% ~ 10%，可能由职业相关粉尘的吸入引起。

（二）病理改变

1. 组织学特点　特征改变为肺泡腔及细支气管腔内充满大量颗粒状、块状嗜伊红蛋白样物质，肺泡结构保持完好，小叶间隔可有水肿和淋巴细胞的浸润，也可因纤维组织增生及淋巴细胞浸润而增厚，在病变周围肺组织可出现代偿性肺气肿。

2. 支气管肺泡灌洗液　BALF 灌洗液呈乳白色，不透光豆渣样，呈米汤样外观，静置数分钟后有乳白色泥浆样物质沉着。BALF 沉渣经石蜡包埋切片后，镜下能见到片状嗜伊红性细颗粒状 PAS – D 阳性蛋白性物质及针状裂隙。

> **知识链接**
>
> ### 全肺灌洗术
>
> 全肺灌洗术是目前治疗 PAP 最有效的方法。一般在全麻下经双腔气管内导管进行全肺灌洗。先将内套囊管插入左主支气管，外套囊管位于气管内，给气囊充气膨胀，封闭呼吸道，随后排出一侧肺气体，注入生理盐水，每次灌注 500 ~ 1000 ml，然后吸出灌洗液，每次丢失量不能超过 150 ~ 200 ml。经反复灌洗，直至洗出液完全清亮为止。每侧肺需要 10 ~ 20L。约 1 周后，再次灌洗对侧肺。全肺灌洗的危险性是支气管内插管放置不当，导致灌洗液溢入通气侧肺。

四、处理措施

1. 肺灌洗　是治疗本病的有效方法。通过肺灌洗清除肺泡内的脂蛋白物质，使肺泡功能恢复，可明显缓解症状。灌洗方法包括经气管镜支气管肺泡灌洗和全肺灌洗。

2. GM – CSF 治疗　对确定由 GM – CSF 基因表达缺陷或不足引起的 PAP 患者，可以给予 GM – CSF 替代疗法，一般给予皮下注射重组人的 GM – CSF，常用剂量 5 ~ 9 μg/（kg·d），疗程 3 个月左右。部分患者雾化吸入 GM – CSF 也有效。

> **考点提示**
>
> 肺泡蛋白沉着症的处理措施。

3. 肺移植　对于晚期已发生严重肺纤维化的患者，有报道可进行肺移植，但移植肺仍可再发生 PAP。

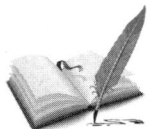

五、预后

PAP 患者的 5 年存活率接近 100%。全肺灌洗技术的应用后，80% 的 PAP 患者获得明显的改善，10%～15% 的 PAP 患者症状进行性加重，大部分死于低氧血症、继发肺部感染或肺纤维化，少数患者临床表现自行缓解。

第四节　其他间质性肺疾病

一、过敏性肺炎

过敏性肺炎（hypersensitivity pneumonitis，HP）也称外源性过敏性肺泡炎（extrinsic allergic alveolitis，EAA），是易感人群反复吸入各种具有抗原性的有机粉尘、低分子量化学物质引起的一组弥漫性间质性肉芽肿性肺病。以农民肺为代表，也可出现伺鸟者肺（如鸽子肺、鹦鹉肺）和空调器肺等。

各种病因所致过敏性肺炎临床表现相同，可以是急性、亚急性或慢性。急性形式是最常见，一般抗原接触后 4～8 小时出现畏寒、发热、全身不适伴胸闷、呼吸困难和咳嗽；亚急性形式是反复急性发作导致几周或几个月内逐渐出现持续进行性发展的呼吸困难；慢性形式是长期暴露于低水平抗原，主要表现为进行性发展的呼吸困难伴咳嗽和咳痰，肺底部可以闻及吸气末 Velcro 啰音，少数有杵状指（趾）。

根据明确的抗原接触史，典型的症状发作特点，胸部 HRCT 具有细支气管中心结节、斑片磨玻璃影间或伴实变，气体陷闭形成的马赛克征象等特征性表现，可以做出明确的诊断。

根本的治疗措施是脱离或避免抗原接触。急性重症伴有明显的肺部渗出和低氧血症，激素治疗有助于影像学和肺功能改善。

二、嗜酸性粒细胞性肺炎

嗜酸性粒细胞性肺炎（EP）是一组病因明确或尚未明确，以嗜酸性细胞浸润为特点，常伴周围血嗜酸细胞增多的疾病。病因明确如 Loeffler 综合征、热带肺嗜酸性粒细胞增多、变异性支气管肺曲霉菌病、药物或毒素诱发；又可以是原因不明的疾病，如急性嗜酸性粒细胞性肺炎、慢性嗜酸性粒细胞性肺炎、变应性肉芽肿性血管炎。

慢性嗜酸性粒细胞性肺炎（CEP）的发病原因不明，最常发生于中年女性，通常于数周或数月内出现呼吸困难、咳嗽、发热等。X 线胸片的典型表现有肺外带的致密肺泡渗出影，中心带清晰，称作"肺水肿反转征"。80% 的患者有外周血嗜酸性粒细胞增多，血清 IgE 增高也常见。典型的临床和影像学特征，BALF 嗜酸性粒细胞大于 40%，高度提示嗜酸性粒细胞性肺炎。治疗主要采用糖皮质激素。

三、肺朗格汉斯细胞组织细胞增生症

肺朗格汉斯细胞组织细胞增生症（PLCH）是一种吸烟相关的 ILD，多发生于成年人，临床罕见。特征性的病理改变为以呈细支气管中心分布的朗格汉斯细胞渗出形成肉芽肿。

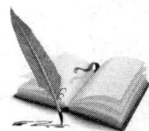

起病隐匿，表现为咳嗽和呼吸困难，部分患者因气胸就诊发现。X 线胸片显示结节或网格结节样渗出性病变。HRCT 特征性地表现为多发的管壁厚薄不等的不规则囊腔，早期多伴有细支气管周围结节，主要分布于上、中肺野。特征性影像学改变或 BALF 中朗格汉斯细胞超过 5%，高度提示 PLCH。治疗首先是戒烟，对于严重或进行性加重的患者，还需要应用糖皮质激素。

四、肺淋巴管平滑肌瘤病

肺淋巴管平滑肌瘤病（PLAM）是一种临床罕见病，可以散发，也可以伴发于遗传疾病复合型结节性硬化病。散发的 PLAM 几乎只发生于育龄妇女。病理学以肺泡壁、细支气管壁和血管壁的类平滑肌细胞呈弥漫性或结节性增生，导致局限性肺气肿或薄壁囊腔形成，最终导致广泛的蜂窝肺为特征。临床上主要表现为进行性加重的呼吸困难、反复出现的气胸和乳糜胸。肺功能呈现气流受限和气体交换障碍。胸部 HRCT 特征性地显示大小不等的薄壁囊腔，弥漫性分布于两侧肺脏。对于 PLAM 尚无有效的治疗方法。免疫抑制剂西罗莫司可以使一些患者的肺功能稳定或改善。终末期 PLAM 可以考虑肺移植。

五、特发性肺含铁血黄素沉着症

特发性肺含铁血黄素沉着症（idiopathic pulmonary hemosiderosis，IPH）的发病原因不明，多发生于儿童和青少年，以反复发作的弥漫性肺泡出血，导致咯血、呼吸困难和缺铁性贫血为临床特点。胸部 X 线的典型表现是两肺中、下肺野弥漫性分布边缘不清的斑点状阴影。主要根据反复的咯血、肺内弥漫分布的边缘不清的斑点状阴影及继发的缺铁性贫血做出初步诊断。支气管镜检查可明确有无肺泡出血。IPH 的临床过程比较轻，25% 可以自行缓解。但是弥漫性肺泡出血可导致死亡。治疗以支持治疗为主。糖皮质激素联合硫唑嘌呤或环磷酰胺治疗对于改善急性加重期的预后和预防反复出血有益，但是尚无确定的疗效判断指征。

第五节　结节病

结节病（sarcoidosis）是一种原因不明的多系统累及的肉芽肿性疾病，主要侵犯肺和淋巴系统，其次是眼部和皮肤。可有发热、不适、厌食、体重减轻、干咳、哮鸣、呼吸困难、斑点或丘疹样皮疹以及关节痛等。

一、临床表现

1. 症状和体征　结节病为全身性疾病，临床过程表现多样，与起病的急缓和脏器受累的不同以及肉芽肿的活动性有关，除心脏外，其他脏器尤其是肺、淋巴结、皮肤等均可受累。可有发热、不适、厌食、体重减轻、干咳、哮鸣、呼吸困难、斑点或丘疹样皮疹以及关节痛等。此外，眼部多表现为葡萄膜炎症；累及结膜、视网膜、泪腺者可引起视力障碍。其他如肌肉、骨骼、神经、腮腺、肝脏、

> **考点提示**
> 结节病的临床表现。

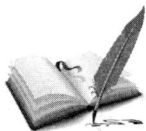

胃肠、血液、肾脏以及生殖系统等也可受累。

2. 并发症 结节病后期容易产生肺纤维化，从而引起支气管扩张、咯血、合并真菌感染等。

二、诊断与鉴别诊断

（一）诊断

1. 根据临床表现多系统受累但多无症状或很轻、病理学证实非干酪样坏死性肉芽肿改变以及除外其他肉芽肿性疾病可诊断。以下为疾病活动的标志：①表现为发热、呼吸系统症状、肺外表现等。②影像学表现：肺部病灶进展、HRCT 上出现毛玻璃影、^{67}Ga 扫描阳性、脑部 MRI 或 CT 异常。③生物学检测指标异常：血沉增快、SACE 增高、高钙血症、肺功能损害、CD4/CD8 增高、EKG 异常、肝功能异常、血液系统异常等。

2. 实验室和其他检查

（1）血液检查 活动进展期可有白细胞减少、贫血、血沉增快。部分患者血清球蛋白部分增高，以 IgG 增高者多见。血钙增高，血清尿酸增加，血清碱性磷酸酶增高。血清血管紧张素转化酶（SACE）活性在急性期增加，对诊断有参考意义，血清中白介素 - 2 受体（IL - 2R）和可溶性白介素 - 2 受体（sIL - 2R）升高，对结节病的诊断有较为重要的意义。

（2）影像学检查 胸部 X 线检查 90% 以上的患者表现 X 线胸片异常，胸片是提示诊断的敏感工具，双侧肺门淋巴结肿大（BHL）（伴或不伴右侧气管旁淋巴结肿大）是最常见的征象。临床上通常根据后前位 X 线胸片对结节病进行分期（图 19 - 5）。

0 期——肺门 X 线检查阴性，肺部清晰。

Ⅰ期——两侧肺门和（或）纵隔淋巴结肿大，常伴右主支气管旁淋巴结肿大，肺内无异常。

Ⅱ期——肺门淋巴结肿大，伴肺浸润影。

Ⅲ期——仅见肺部浸润影而无肺门淋巴结肿大。

Ⅳ期——肺纤维化，肺大疱和肺囊肿的改变。

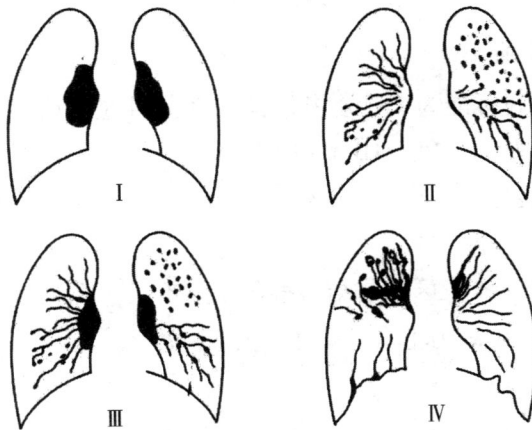

图 19 - 5 X 线胸片对结节病进行分期

目前对这种分期尚存在争议。

胸部 HRCT 典型表现为沿着支气管血管束分布的微小结节，可融合成球。其他异常有

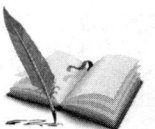

磨玻璃样变、条索状阴影、蜂窝肺、牵拉性支气管扩张以及血管或支气管的扭曲或变形。可见气管前、气管旁、主动脉旁和隆突下区的淋巴结肿大（图19-6）。

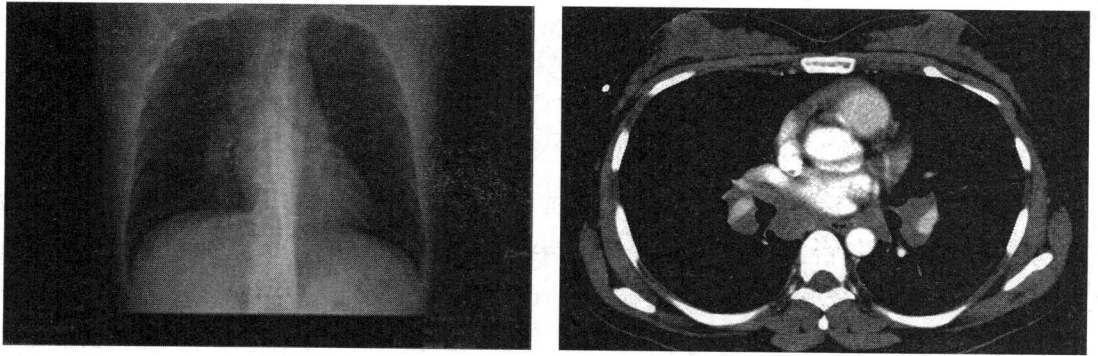

图19-6 双侧支气管旁淋巴结肿大

^{67}Ga核素显像肉芽肿活性巨噬细胞摄取^{67}Ga明显增加，肉芽肿性病变可被^{67}Ga显示，可以帮助判断结节病的活动性。

（3）肺功能试验 特征性变化是限制性通气功能障碍和弥散量降低及氧合障碍。

（4）电子支气管镜与支气管肺泡灌洗 支气管镜下可以见到因隆突下淋巴结肿大所致的气管隆嵴增宽，气管和支气管黏膜受累所致的黏膜结节。BALF检查主要显示淋巴细胞增加，CD4/CD8的比值增加（>3.5）。

（5）结核菌素试验 对PPD5TU的结核菌素皮肤试验无或弱反应是结节病的特点，可以用来鉴别结核和结节病。

（二）鉴别诊断

与肺门淋巴结结核、淋巴瘤、肺门转移性肿瘤以及其他肉芽肿病（过敏性肺炎、硅沉着病以及感染性、化学性因素所致的肉芽肿）进行鉴别。

考点提示

结节病的诊断要点。

三、病因、发病机制和病理

（一）病因、发病机制

1. 遗传因素 结节病可能为一种多基因遗传病。目前公认，白细胞组织相容性抗原（HLA）中的HLA-A1、HLA-B8、HLA-DR3与结节病的发病密切相关。

2. 感染因素 某些病毒、螺旋体、粉刺短棒菌苗、结核分枝杆菌、非结核分枝杆菌和支原体属等均有可能诱发本病。

3. 免疫机制 Th$_1$/Th$_2$失衡可能与结节病的发病有关。在大多数病例，病变局部的辅助T细胞以Th$_1$（CD4$^+$）细胞为主；只有极少数病例以Th$_2$（CD8$^+$）细胞为主。

（二）病理

结节病的特征性病理改变是非干酪样上皮样细胞性肉芽肿，主要由高分化的单核-吞噬细胞（上皮样细胞和巨噬细胞）和淋巴细胞组成。巨噬细胞可以有包涵体如舒曼小体（Schauman bodies）和星状小体（asteroid bodies）。肉芽肿的中心主要是CD4$^+$淋巴细胞，而外周主要是CD8$^+$淋巴细胞。

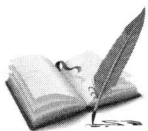

四、处理措施

无症状和肺功能正常的 I 期、无症状和病情稳定的 II 期和 III 期肺功能轻微异常的结节病均不需要治疗。出现明显的肺内或肺外症状，尤其累及心脏、神经系统等，需要使用全身糖皮质激素治疗。

（一）药物治疗

（1）糖皮质激素　常用泼尼松 0.5 mg/（kg·d），连续 4 周，随病情好转逐渐减量至维持量，通常 5～10 mg。疗程 6～24 个月。

（2）氯喹或羟氯喹　适应于皮肤损害为主的结节病，如狼疮样冻疮以及高钙血症。一般剂量为 200～400 mg/d。

（3）细胞毒药物　当糖皮质激素不能耐受或治疗无效，可考虑使用其他免疫抑制剂如甲氨蝶呤、硫唑嘌呤，甚至英夫利昔单抗（infliximab）。

（二）其他治疗

晚期结节病病人可考虑肺移植或其他受累器官的移植。结节病的复发率较高，因此，结节病治疗结束后也需要每 3～6 个月随访 1 次，至少 3 年或直至病情稳定。

五、预后

结节病的自然缓解率在 I 期是 55%～90%，II 期为 40%～70%，III 期为 10%～20%。预后与结节病的临床类型有关。急性起病者，经治疗或自行缓解，预后较好；而慢性进行性、多个脏器功能损害、肺广泛纤维化等则预后较差，总病死率为 1%～5%。死亡原因常为呼吸功能不全或心脏、中枢神经系统受累所致。

本章小结

　　间质性肺疾病是一类少见病，是以弥漫性肺实质、肺泡炎症和间质纤维化为病理基本病变，以活动性呼吸困难、影像学提示弥漫性浸润阴影、限制性通气障碍、弥散功能降低和低氧血症为临床表现的不同种类疾病群构成的临床－病理实体的总称。间质性肺病病因及发病机制复杂，临床表现各异，多表现为进行加重呼吸困难，体检两肺底闻及的吸气末细小的干性爆裂音或 Velcro 啰音，病理标本难以获取，诊断及分类困难，治疗效果不一，以激素及免疫抑制剂为主，大多数疗效差、预后不佳。

目标检测

一、选择题

1. 对间质性肺疾病最有诊断价值的检查是

  A. 肺弥散功能   B. 放射核素扫描

  C. 胸部 CT   D. 血清免疫学

  E. 肺组织活检

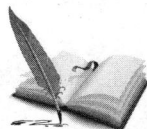

扫码"练一练"

2. 临床诊断为肺间质纤维化的患者，体格检查最可能出现的异常体征为

    A. 肺底部 Velcro 啰音　　　　　　　　B. 肺下部湿性啰音

    C. 叩诊呈过清音　　　　　　　　　　　D. 两下肺支气管呼吸音

    E. 语音传导增强

3. 对于特发性肺纤维化急性期患者最有效的治疗是

    A. 抗感染治疗　　　　　　　　　　　　B. 支气管肺泡灌洗

    C. 持续低流量吸氧　　　　　　　　　　D. 应用糖皮质激素治疗

    E. 支气管扩张剂治疗

4. 下列药物较易导致药源性肺间质纤维化的是

    A. 阿司匹林　　　　　　　　　　　　　B. 泼尼松

    C. 普萘洛尔　　　　　　　　　　　　　D. 胺碘酮

    E. 环丙沙星

5. 患者，女，50 岁。类风湿关节炎史 25 年。3 年前出现活动后气短，进行性加重，伴干咳，无痰。无其他肺部疾病史。查体：呼吸 25 次/分，口唇发绀，杵状指。双肺底可闻及高调细湿啰音。胸片示双肺中下野弥散性网状结节状影，肺功能示限制性通气障碍。患者目前肺部病变首先考虑为

    A. 继发性肺间质性纤维化　　　　　　　B. 慢性阻塞性肺疾病

    C. 慢性喘息性支气管炎　　　　　　　　D. 支气管扩张症

    E. 肺结核

6. 患者，男，60 岁。2 个月来干咳，进行加重性呼吸困难。查体：杵状指，肺底部 Velcro 啰音。胸片示双肺弥漫分布的网结状阴影，HRCT 示双下肺沿胸膜分布的蜂窝状阴影。肺功能示限制性通气障碍和弥散功能降低，BALF 示中性粒细胞比例增高。本患者最可能的诊断为

    A. 寻常性间质性肺炎　　　　　　　　　B. 非特异性间质性肺炎

    C. 急性间质性肺炎　　　　　　　　　　D. 脱屑性间质性肺炎

    E. 隐源性机化性肺炎

7. 结节病患者支气管肺泡灌洗液细胞学特征为

    A. T 淋巴细胞增多　　　　　　　　　　B. 巨噬细胞减少

    C. 中性粒细胞增多　　　　　　　　　　D. B 淋巴细胞增多

    E. 肥大细胞减少

8. 肺间质不包括

    A. 肺泡上皮与血管内皮之间的支持组织

    B. 终末气道上皮以外的支持组织

    C. 血管

    D. 淋巴管

    E. 各级支气管和肺泡

9. 特发性间质性肺炎不包括

    A. 特发性肺纤维化/寻常型间质性肺炎

    B. 非特异性间质性肺炎

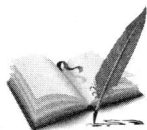

  C. 隐源性机化性肺炎/机化性肺炎

  D. 急性间质性肺炎/弥漫性肺泡损伤

  E. 结节病

10. 特发性肺纤维化的治疗不包括

  A. 抗生素

  B. N－乙酰半胱氨酸

  C. 硫唑嘌呤

  D. 环磷酰胺

  E. 糖皮质激素

二、思考题

1. 简述间质性肺疾病的临床表现。

2. 简述 IPF 的诊断要点。

3. 简述 PAP 的处理措施。

（吴国成）

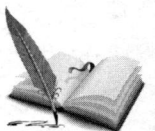

第二十章 呼吸系统肿瘤

学习目标

1. **掌握** 呼吸系统肿瘤的临床表现、辅助检查、治疗。
2. **熟悉** 呼吸系统肿瘤的鉴别诊断、病理分类。
3. **了解** 呼吸系统肿瘤的病因、分期。
4. 能运用所学知识进行呼吸系统肿瘤的诊断及治疗。
5. 具有尊重关心呼吸系统肿瘤患者的意识。

案例导入

患者，男，62岁，农民。因咳嗽、间断痰中带血、右胸痛3个月入院。

患者3个月前无明显诱因下出现咳嗽，偶出现痰中带鲜红色血丝，感右侧胸痛，无发热，无胸闷，以为咽喉破裂及胸部劳累所致，未予重视。近半月痰血增多，伴有消瘦，当地医院予以止血、止痛治疗效果不佳。既往体健，无慢性肺部疾病史。无皮肤、黏膜出血史。家族中无恶性肿瘤病史。查体：T 36.8℃，BP 130/85 mmHg，P 80次/分。皮肤黏膜无皮疹、出血点及瘀斑。右侧锁骨上可触及肿大淋巴结，约3 cm，质地硬，无压痛。鼻腔、咽、喉部未见明显异常。右前胸有压痛，双肺未闻及干湿啰音，心脏检查无异常发现。腹平、软，无压痛，无包块，肝脾无肿大，肠鸣音正常。血常规：Hb 106 g/L，WBC 8.5×10^9/L，N 0.70，PLT 154×10^9/L；CEA 25.4 ng/ml；CYFRA21-1 22.6 ng/ml；NSE 11.45 ng/ml。凝血功能正常。肝、肾功能、电解质正常。胸片示左上肺团块状阴影。肺CT提示右上肺直径约6 cm块影，边界不清，纵隔可见肿大淋巴结。心电图正常。

问题：

1. 诊断及诊断依据是什么？
2. 要明确诊断，还需做哪些检查？
3. 治疗原则是什么？

第一节 鼻咽癌

鼻咽癌（nasopharyngeal carcinoma）是原发于鼻咽部黏膜和腺体上皮的恶性肿瘤。临床特点主要表现为涕中带血、耳鸣伴听力下降、鼻塞、头痛、发现颈部包块等。鼻咽癌发病率占耳鼻喉恶性肿瘤之首。

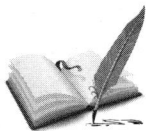

一、临床表现

（一）症状

1. 原发癌

（1）涕血和鼻出血　轻者可引起涕血，重者可致鼻出血。

（2）耳部症状　耳鸣、听力下降等，临床上不少鼻咽癌患者即是因耳部症状就诊而被发现的。

（3）鼻部症状　原发癌浸润至后鼻孔区可致机械性堵塞，位于鼻咽顶前壁的肿瘤更易引发鼻塞。

（4）头痛　常见。临床上多表现为单侧持续性疼痛，部位多在颞、顶部。

（5）眼部症状　鼻咽癌侵犯眼眶或与眼球相关的神经时虽然已属晚期，但仍有部分患者以此症状就诊。

（6）脑神经损害症状　以三叉神经、外展神经、舌咽神经、舌下神经受累较多。

（7）颈淋巴结转移　颈部肿大之淋巴结无痛、质硬，早期可活动。

（8）远处转移　个别病例以远处转移为主诉而就诊。

（9）恶病质　可因全身器官功能衰竭死亡，也有因突然大出血而死亡者。

2. 隐性鼻咽癌　颈部肿大淋巴结经病理切片证实为转移癌，但对各可疑部位多次检查或活检仍未能发现原发癌病灶，称为头颈部的隐性癌。

（二）体征

多发于鼻咽顶后壁，其次为侧壁，外形呈结节型、菜花型、浸润型、溃疡型及黏膜下型，大多数伴有颈部包块。鼻咽癌侵犯眼部常引起视力障碍（可失明）、视野缺损、复视、眼球突出及活动受限。

> **考点提示**
>
> 鼻咽癌的临床表现。

二、诊断与鉴别诊断

（一）诊断

1. 根据临床表现，硬性鼻咽镜、耳内镜检查，鼻咽部 CT、鼻咽部肿物或颈部包块活检、VCA – IgA 等可确诊。

2. 实验室及其他检查

（1）前鼻镜及硬性鼻咽镜检查　前鼻镜检查少数可发现新生物侵入后鼻孔，多呈肉芽组织状。

（2）硬性鼻咽镜或纤维鼻咽镜检查　可见鼻咽部淡红色新生物，表面呈溃疡或菜花型，触之易出血。

（3）鼻咽部或颈部肿物活检　鼻咽部肿物经鼻腔径路或口腔径路活检如为阴性应密切随访。颈部肿物可行颈部淋巴结摘除活检或细胞学穿刺涂片检查。

（4）鼻咽部 CT 检查　鼻咽部 CT 是鼻咽癌的必备检查，用于诊断、分型、指导治疗。

（5）磁共振（MRI）检查　MRI 对软组织的分辨率比 CT 高。MRI 检查可以确定肿瘤的部位、范围及对邻近结构的侵犯情况。

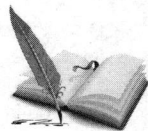

（6）EB 病毒壳抗原 - IgA 抗体检测　鼻咽癌患者血清中以 EB 病毒壳抗原 - IgA 抗体（VCA - IgA 抗体）升高最为显著。目前国内广泛应用的是免疫酶法。

（二）鉴别诊断

需与鼻咽部其他恶性肿瘤如淋巴肉瘤、鼻咽结核，鼻咽纤维血管瘤，腺样体肥大或感染，咽旁隙肿瘤，颈部及颅内肿瘤等鉴别。

> **考点提示**
>
> 鼻咽癌的诊断依据。

三、病因、发病机制与病理

（一）病因和发病机制

1. 遗传因素

（1）家族聚集现象　许多鼻咽癌患者有家族患癌病史。鼻咽癌具有垂直和水平的家族发生倾向。

（2）种族易感性　鼻咽癌主要见于黄种人，少见于白种人。

（3）地域集中性　鼻咽癌主要发生于我国南方五省，即广东、广西、湖南、福建和江西，占当地头颈部恶性肿瘤的首位。

> **知识链接**
>
> **鼻咽癌高危人群**
>
> 1. 在中国鼻咽癌的高发区域，如广东、广西、福建等区域，且年龄在 40 岁以上者应警觉鼻咽癌的发作。
>
> 2. 如在生活或工作中常常接触到一些油烟、化学毒物，并且有吸烟喝酒的习气，则应定时进行有关查看。
>
> 3. 家人或亲属有鼻咽癌患者的人群也是鼻咽癌的高发人群。
>
> 4. 出现不明缘由的头痛、鼻塞、鼻涕带血、鼻出血、耳鸣等表现，并且有些表现重复呈现时，应警觉鼻咽癌的发作。

（4）易感基因　分子遗传学研究发现，鼻咽癌肿瘤细胞发生染色体变化的主要是 1、3、11、12 和 17 号染色体，在鼻咽癌肿瘤细胞中发现多染色体杂合性缺失区（1p、9p、9q、11q、13q、14q 和 16q）可能提示鼻咽癌发生发展过程中存在多个肿瘤抑癌基因的变异。

2. 病毒感染　免疫学和生物化学研究证实 EB 病毒与鼻咽癌关系密切，其他病毒如冠状病毒等，也被认为参与了鼻咽癌的发生发展过程。

3. 环境因素　环境因素可能在鼻咽癌的发病过程中起重要作用。某些微量元素，如镍等在环境中含量超标，也有可能诱发鼻咽癌。

（二）病理

1. 原位癌　指发生于黏膜被覆上皮或隐窝被覆上皮，癌变的细胞达全层，但未穿破基底膜。

2. 微小浸润癌　指癌变的细胞穿破上皮基底膜向下早期浸润而形成。

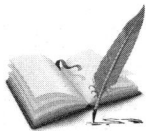

3. 鳞状细胞癌　鼻咽癌的 98% 是起源于柱状上皮的鳞状细胞。

4. 泡核状细胞癌　大部分癌细胞呈空泡状改变。

5. 未分化癌　癌组织中找不到清楚的细胞间桥和细胞角化，亦无腺腔结构。

6. 腺癌极少见　来源于鼻咽黏膜腺体或小涎腺，癌细胞呈腺性分化，有明显的腺腔结构。

（三）分类

1. 解剖划分

（1）后上壁　从软硬腭交界到颅底。

（2）侧壁　包括咽隐窝。

（3）下壁　包括软腭上面。

2. TNM 临床分期

0 期：T_{is}　N_0　M_0

Ⅰ 期：T_1　N_0　M_0

Ⅱ 期 A：T_{2a}　N_0　M_0

Ⅱ 期 B：T_1　N_1　M_0

　　　　T_{2a}　N_1　M_0

　　　　T_{2b}　N_0　N_1　M_0

Ⅲ 期：　T_1　N_2　M_0

　　　　T_{2a}　T_{2b}　N_1　M_0

　　　　T_3　N_0　N_1　N_2　M_0

Ⅳ 期 A：T_4　N_0　N_1　N_2　M_0

Ⅳ 期 B：任何 TN_3M_0

Ⅳ 期 C：任何 T_4 任何 NM_1

T：原发癌

T_x：原发肿瘤不能确定

T_0：无原发肿瘤之证据

T_{is}：原位癌

T_1：肿瘤局限在鼻咽部

T_2：肿瘤侵犯咽部软组织和（或）后鼻孔

T_{2a}：无咽旁组织侵犯

T_{2b}：咽旁组织侵犯

T_3：肿瘤侵犯骨质和（或）鼻窦

T_4：肿瘤侵犯颅内和（或）颅神经、颞下窝、喉咽或眼眶

N：区域淋巴结转移

N_x：区域淋巴结转移不能确定

N_0：无区域淋巴结转移

N_1：同侧淋巴结转移，淋巴结直径不超过 6 cm，位于锁骨上窝以上区域

N_2：双侧淋巴结转移，淋巴结直径不超过 6 cm，位于锁骨上窝以上区域

N_3：一个或数个淋巴结转移

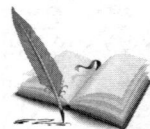

N_{3a}：淋巴结直径大于 6 cm

N_{3b}：进入锁骨上窝

M：远处转移

M_x：远处转移不确定

M_0：无远处转移

M_1：有远处转移

注：中线淋巴结视为同侧淋巴结

3. 鼻咽癌的临床分型　分成 3 种类型：上行型亦称脑神经型或 A 型，下行型亦称颈淋巴结广泛转移型或 D 型，上下行型亦称混合型或 AD 型。

四、处理措施

鼻咽癌大多对放射治疗具有中度敏感性，放射治疗是鼻咽癌的首选治疗方法，照射范围包括鼻咽部、颅底、颈及眶部。原发灶剂量为 65～70Gy，继发灶剂量为 50～60Gy，残余病灶可手术切除。但是对较高分化癌，病程较晚以及放疗后复发的病例，手术切除和化学药物治疗亦属于不可缺少的手段。

五、预后

因肿瘤易复发及早期转移，对放射线不敏感的鳞状细胞癌 5 年存活率不超过 10%，放射敏感的淋巴上皮癌 5 年存活率约 30%。

第二节　喉　癌

喉癌（laryngeal cancer）分原发性和继发性两种。原发性喉癌指原发部位在喉部的肿瘤，以鳞状细胞癌最为常见。继发性喉癌指来自其他部位的恶性肿瘤转移至喉部，较为少见。喉癌症状主要为声嘶、呼吸困难、咳嗽、吞咽困难、颈部淋巴结转移等。

一、临床表现

（一）症状

主要为声嘶、呼吸困难、咳嗽、吞咽困难、颈部淋巴结肿大等。不同原发部位症状出现顺序可不同。喉腔以声门为界分为声门上区、声门区、声门下区，解剖上以喉室为隔，被方形膜和弹性圆锥分为上、下两部分（彩图 23，图 20-2）。

1. 声门上型喉癌　多原发于会厌舌面根部。早期无任何症状，甚至肿瘤发展至相当程度时，仅有轻微或非特异性的感觉，如咽痒、异物感、吞咽不适感等，往往在肿瘤发生淋巴结转移时才引起警觉。该型肿瘤分化差，发展快，出现深层浸润时可有咽痛，向耳部放射。如肿瘤侵犯杓状软骨、声门旁或喉返神经可引起声嘶。晚期患者会出现呼吸及咽下困难、咳嗽、痰中带血、咳血等。因此，中年以上患者中出现咽喉部持续不适，应重视，及时检查以及早发现肿瘤并治疗。

2. 声门型喉癌　由于原发部位为声带，早期症状为声音的改变，如发音易疲倦，无力，

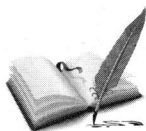

易被认为是"咽喉炎",因此40岁以上,声嘶超过2周者,应当仔细行喉镜检查。随着肿瘤的进展,可出现声嘶加重甚至失声,肿瘤体积增大可致呼吸困难。晚期随着肿瘤向声门上区或下区发展,可伴有放射性耳痛、呼吸困难、吞咽困难、咳痰困难及口臭等。最后可因大出血、吸入性肺炎或恶病质死亡。该型一般不易发生转移,但肿瘤突破声门区则很快出现淋巴转移。

3. 声门下型喉癌 该型少见,原发部位位于声带平面以下,环状软骨下缘以上。因位置隐蔽,早期症状不明显,易误诊。在肿瘤发展到相当程度时可出现刺激性咳嗽、咳血等。声门下区堵塞可出现呼吸困难。当肿瘤侵犯声带则出现声嘶。对于不明原因吸入性呼吸困难、咳血者,应当仔细检查声门下区及气管。

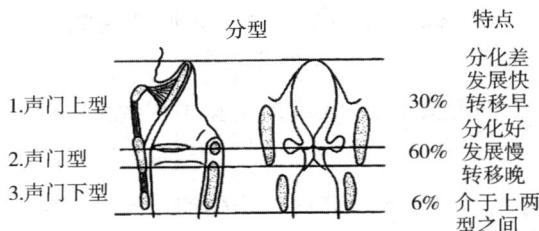

图 20-2 喉癌分型及特点示意图

(二)体征

包括对喉外形和颈淋巴结的望诊和触诊。观察喉体是否增大,对颈淋巴结触诊,应按颈部淋巴结的分布规律,从上到下,从前向后逐步检查,弄清肿大淋巴结的部位及大小。

二、诊断与鉴别诊断

(一)诊断

1. 详尽的病史和头颈部的体格检查,间接喉镜、喉断层 X 线摄片、喉部 CT、MRI 检查等可以确定喉癌肿物病变的部位、大小和范围。间接喉镜或纤维喉镜下取病理活检是确定喉癌的最重要的方法。

2. 实验室和其他检查

(1)喉镜检查 ①间接喉镜检查最为简便易行的方式,在门诊可完成,检查时需要看清喉的各部分。②直接喉镜检查对于间接喉镜下取活检困难者,可采取该检查方式,但患者痛苦较大。③纤维喉镜检查有利于看清喉腔及临近结构的全貌,利于早期发现肿瘤并取活检。④频闪喉镜检查通过动态观察声带振动情况,能够早期发现肿瘤。

(2)影像学检查 通过 X 线片、CT 及磁共振检查,能够确定喉癌侵犯周围组织器官的情况及转移情况。通过浅表超声影像检查,可观察转移淋巴结及与周围组织的关系。

(3)活检 活体组织病理学检查是喉癌确诊的主要依据。标本的采集可以在喉镜下完成,活检不宜过大过深,以免引起出血。

(二)鉴别诊断

需与喉结核、喉乳头状瘤、喉淀粉样瘤、喉梅毒、喉返神经麻痹或环杓关节炎及喉部其他恶性肿瘤等鉴别。

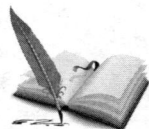

三、病因、发病机制与病理

（一）病因、发病机制

喉癌的发生目前尚无确切病因，可能是多种因素共同作用导致，主要有以下几个方面。

1. 吸烟　吸烟与呼吸道肿瘤关系非常密切。烟草燃烧产生的苯丙芘有致癌作用。

2. 饮酒　饮酒者患喉癌的危险性比非饮酒者高 1.5 ~ 4.4 倍，尤其是声门上型喉癌与饮酒关系密切。吸烟与饮酒在致癌方面有协同作用。

3. 空气污染　工业产生的粉尘、二氧化硫、铬、砷等长期吸入可能导致呼吸道肿瘤。

4. 职业因素　长期接触有毒化学物质，如芥子气、石棉、镍等。

5. 病毒感染　人乳头状瘤病毒（HPV）可引起喉乳头状瘤，目前认为是喉癌的癌前病变。

6. 性激素　临床研究发现喉癌患者睾酮水平高于正常人，雌激素降低；切除肿瘤后睾酮水平明显下降。

7. 微量元素缺乏　某些微量元素是体内一些酶的重要组成部分，缺乏可能会导致酶的结构和功能改变，影响细胞分裂生长，发生基因突变。

8. 放射线　长期放射性核素，如镭、铀、氡等接触可引起恶性肿瘤。

（二）病理

喉恶性肿瘤中 95% 以上是鳞状细胞癌，60% ~ 80% 为高、中分化鳞癌。组织学可表现为细胞角化过度，轻、中、重不典型增生，原位癌、早期浸润癌和浸润性癌的渐进过程。另外，少见病理类型包括梭形细胞癌、基底细胞样癌、神经内分泌癌和腺癌等。

四、处理措施

目前喉癌的治疗包括手术、放射治疗、化疗及生物治疗等多种治疗方式。

1. 手术治疗　根据癌肿部位的不同，可采用不同的术式。

（1）支撑喉镜下切除术　适用于喉原位癌或较轻的浸润性病变。主要适合较早期病例。

（2）喉部分切除术　包括喉裂开、声带切除术，额侧部分喉切除术，垂直半喉切除术，还有一些相应的术式改良，根据声门癌侵犯范围选择。

（3）声门上喉切除术　适用于声门上癌。

（4）全喉切除术　适用于晚期喉癌。

知识链接

喉显微 CO_2 激光手术

通过手术显微镜清晰显示喉部结构，再利用 CO_2 激光切除或汽化病变，到达清除病变、减少组织损伤、保护器官功能，使患者尽快恢复健康的微创技术。其优点有：术野清晰，更容易彻底切除病变，治愈率高，手术部位周边组织损伤小，术后恢复快，术中出血少，特别适合高龄但无手术禁忌的患者；治疗喉癌病人，颈部无切口，发声功能恢复较好，一旦局部复发还可重新选择其他治疗方案。

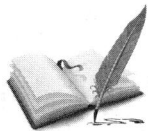

2. 放射治疗　^{60}Co 和线性加速器是目前放射治疗的主要手段。对于早期喉癌，放疗治愈率与 5 年生存率与手术治疗效果相当。可能出现味觉、嗅觉丧失及口干等症状。

3. 手术与放射治疗联合疗法　指手术加术前或术后的放射治疗，可将手术治疗的 5 年生存率提高 10%～20%。

4. 化学疗法　按作用分为诱导化疗、辅助化疗、姑息性化疗等。诱导化疗即手术或放疗前给药，此时肿瘤血供丰富，有利于药物发挥作用。辅助化疗指手术或放疗后加用化疗，以杀灭可能残存的肿瘤细胞。姑息性化疗指复发或全身转移的患者，无法手术，采用姑息性的治疗。

5. 生物治疗　疗效未肯定，包括重组细胞因子、过继转移的免疫细胞、单克隆抗体、肿瘤分子疫苗等。

第三节　肺　癌

原发性支气管肺癌（primary bronchogenic carcinoma）简称肺癌（lung cancer），为起源于支气管黏膜或腺体的恶性肿瘤。发病率为肿瘤的首位，是一种严重威胁人民健康和生命的疾病。早期表现为刺激性咳嗽、痰中带血等呼吸道症状，75% 的患者在诊断时已属晚期。随着诊断方法进步、新化疗药物以及靶向新药的出现，生存率有所提高。

一、临床表现

（一）症状

肺癌的临床表现比较复杂，与肺癌发生的部位、大小、类型、发展阶段、有无并发症或转移有关。有 5%～15% 的患者于发现时无症状，仅在常规体检、胸部影像学检查时发现。肺癌的症状按部位可分为原发肿瘤、肺外胸内扩展、胸外转移和胸外表现四类。

1. 原发肿瘤引起的症状

（1）咳嗽　为肺癌早期症状，常为无痰或少痰，以刺激性干咳为首发症状，中央型肺癌更常见。当肿瘤引起支气管阻塞后可加重咳嗽，多为持续性，呈高调金属

> **考点提示**
> 肺癌的临床表现。

音或刺激性呛咳。当支气管腔完全阻塞时，咳嗽、咳痰量可减少，但活动后胸闷、气短加重。肺泡细胞癌可有大量稀薄的痰液。继发感染时，咳嗽、咳痰量增加，多呈黏液脓性痰。

（2）痰血或咯血　多见于中央型肺癌。肿瘤向管腔内生长者可有间歇或持续性痰中带血，如侵蚀大血管，可引起大咯血，但较少见。

（3）喘鸣　肿瘤向支气管内生长，或转移至肺门致纵隔淋巴结肿大压迫主支气管或隆突或引起部分气道阻塞时，可有呼吸困难、气短、喘息，偶尔表现为喘鸣。

（4）胸闷、气急　可因肿瘤直接引起，也可由肿瘤压迫、转移、局部浸润而引起。合并慢阻肺、肺间质纤维化、阻塞性肺炎，或并发自发性气胸时，胸闷、气短则更为严重。

（5）发热　多数是由于肿瘤引起的阻塞性肺炎所致，抗生素治疗效果不佳。肿瘤坏死物亦可引起发热，一般为中、低热，抗感染治疗无效，称为"癌性发热"，可用非甾体类解热镇痛剂缓解。

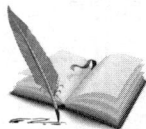

（6）体重下降　肿瘤毒素和机体消耗是消瘦的主要原因，其次为感染、疼痛所致的食欲减退，可表现为消瘦或恶病质。

2. 肿瘤局部扩展引起的症状

（1）胸痛　近半数患者可有模糊的胸痛或钝痛，可由肿瘤直接侵犯胸膜、肋骨、胸壁及肋间神经所致，阻塞性肺炎波及壁层胸膜也可引起，深呼吸和咳嗽时胸痛加重。

（2）咽下困难　癌肿直接侵犯或压迫食管，或肿大纵隔淋巴结压迫食管均可引起咽下困难，少数可引起支气管 - 食管瘘，并发肺部感染。

（3）声音嘶哑　是由于癌肿直接压迫或转移致纵隔淋巴结肿大压迫喉返神经（多见于左侧），造成声带麻痹所致。

（4）胸腔积液　约10%的患者出现有不同程度胸腔积液，通常提示肿瘤转移累及胸膜或肺淋巴回流受阻。

（5）上腔静脉阻塞综合征　癌肿直接或纵隔淋巴结压迫上腔静脉（右肺癌多见），或腔静脉内癌栓阻塞静脉，使上腔静脉回流受阻，表现为头面部、颈部和上肢水肿，颈静脉怒张，胸壁静脉曲张，头痛、头晕或眩晕，唇发绀，球结膜充血等。

（6）Horner 综合征　常由于肺尖部的肿瘤引起。位于肺尖部的肺癌称肺上沟癌（Pancoast 瘤），常压迫颈部交感神经，引起病侧眼睑下垂、瞳孔缩小、眼球内陷，同侧额部与胸壁无汗或少汗。

3. 胸外转移引起的症状　胸外转移可见于3% ~ 10%的患者，以小细胞肺癌居多。

（1）转移至中枢神经系统　可引起颅内压增高，可发生头痛、呕吐、眩晕、复视、共济失调、颅神经麻痹、一侧肢体无力甚至瘫痪等神经系统症状。

（2）转移至骨骼　大多为溶骨性病变，少数为成骨性。肿瘤转移至脊柱后可压迫椎管引起局部压迫和受阻症状。此外，也常见股骨、肱骨和关节转移，部分可出现病理性骨折。

（3）转移至腹部　部分小细胞肺癌可转移到胰腺，表现为胰腺炎症状或梗阻性黄疸。也可转移致肝脏、肾上腺、胃肠道、腹膜后淋巴结。

（4）转移至淋巴结　锁骨上淋巴结是肺癌转移的常见部位，可无症状，多无痛感。

4. 胸外表现　指肺癌非转移性胸外表现，或称之为副癌综合征（paraneoplastic syndrome），有下列几类表现。

（1）肥大性肺性骨关节病（hypertrophic pulmonary osteoarthropathy）　多侵犯上、下肢长骨远端，发生杵状指（趾）和肥大性骨关节病。杵状指（趾）多见于鳞癌。

（2）异位促性腺激素　合并异位促性腺激素的肺癌不多，大部分是大细胞肺癌，主要为男性轻度乳房发育和增生性骨关节病。

（3）分泌促肾上腺皮质激素样物（ACTH）　小细胞肺癌或支气管类癌是引起库欣综合征的最常见细胞类型。

（4）分泌抗利尿激素　其特征是低钠（血清钠 < 135 mmol/L），低渗（血浆渗透压 < 280 mOsm/kg），表现为厌食、恶心、呕吐等水中毒症状。

（5）神经肌肉综合征　包括小脑皮质变性、脊髓小脑变性、周围神经病变、重症肌无力和肌病等。多见于小细胞未分化癌。

（6）高钙血症　可由骨转移或肿瘤分泌过多甲状旁腺素相关蛋白引起，常见于鳞癌。

（7）类癌综合征　主要表现为面部、上肢躯干潮红或水肿，胃肠蠕动增强、腹泻、心

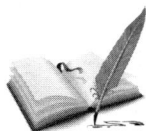

动过速、喘息，与肿瘤释放 5 - 羟色胺、缓激肽等有关。

（二）体征

1. 多数早期肺癌患者无明显相关阳性体征。

2. 患者可出现杵状指（趾）、非游走性关节疼痛、男性乳腺增生、皮肤黝黑或皮肌炎、共济失调和静脉炎等。

3. 体检发现声带麻痹、上腔静脉梗阻综合征、Horner 征、Pancoast 综合征等表现。

4. 肝大伴有结节、皮下结节、锁骨上窝淋巴结肿大等征。

二、诊断与鉴别诊断

（一）诊断

1. 一般依靠详细的病史询问、体格检查和有关的辅助检查，进行综合判断，80% ~ 90% 的病人可以得到确诊。细胞学和病理学检查仍是确诊肺癌的必要手段。肺癌驱动基因的检测对治疗方案的选择非常重要。

> **知识链接**
>
> **肺癌筛查**
>
> 1. 普及肺癌防治知识，对 40 岁以上长期重度吸烟者或有危险因素接触史者应该每年体检，特别是低剂量 CT 筛查。
>
> 2. 重点排查有高危因素的人群或有下列可疑征象者：无明显诱因的刺激性咳嗽，咳嗽持续 2~3 周，治疗无效；原有慢性呼吸道疾病，咳嗽性质改变者；持续或反复在短期内痰中带血而无其他原因可解释者；反复发作的同一部位的肺炎，特别是段性肺炎；原因不明的肺脓肿，无中毒症状、无大量脓痰、无异物吸入史，抗炎治疗效果不显著者；原因不明的四肢关节疼痛及杵状指（趾）；X 线上的局限性肺气肿或段、叶性肺不张；孤立性圆形病灶和单侧性肺门阴影增大者；原有肺结核病灶已稳定，而形态或性质发生改变者；无中毒症状的胸腔积液，尤以血性、进行性增加者。

2. 实验室和其他检查

（1）肿瘤标志物检查　癌相关抗原检查，如癌胚抗原（CEA）、神经元特异性烯醇化酶（NSE）、细胞角蛋白（CYFRA21 - 1）、糖蛋白抗原联合测定，在肺癌的辅助诊断中具有意义。联合检测，可提高肺癌诊断的准确率。

（2）影像学检查　方法主要包括：X 线胸片、CT、磁共振成像（magnetic resonance imaging，MRI）、超声、核素显像、正电子发射计算机断层扫描（positronemission tomography/computed tomography，PET/CT）等方法。

1）胸部 X 线检查　可通过透视或正侧位 X 线胸片和 CT 发现肺部阴影。

中央型肺癌向管腔内生长可引起支气管阻塞征象。阻塞不完全时呈现段、叶局限性气肿。完全阻塞时，表现为段、叶不张。肺不张伴有肺门淋巴结肿大时，下缘可表现为倒 S 状影像，是中央型肺癌特别是右上叶中央型肺癌的典型征象（图 20 - 3）。CT 支气管三维重建技术还可发现段支气管以上管腔内的肿瘤或狭窄。

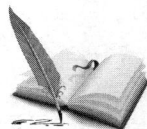

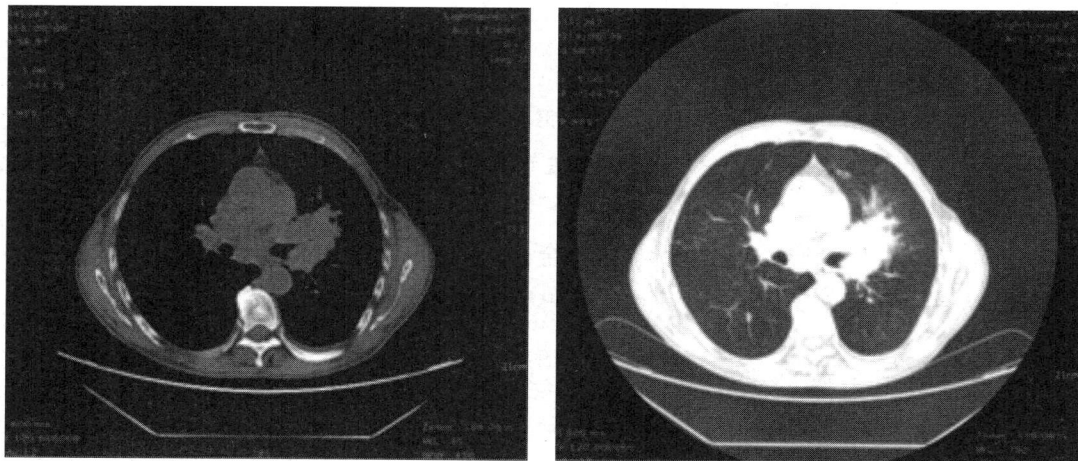

图 20 - 3　中央型肺癌不完全阻塞左上支气管，纵隔淋巴结肿大

　　周围型肺癌病灶呈圆形或类圆形，边界清楚，不规则，可有毛刺、分叶等。病灶累及胸膜，可有胸膜凹陷征，也可引起胸腔积液。如肿块中央发生坏死，可形成偏心性、厚壁、内壁不规则、凹凸不平的癌性空洞（图 20 -4）。

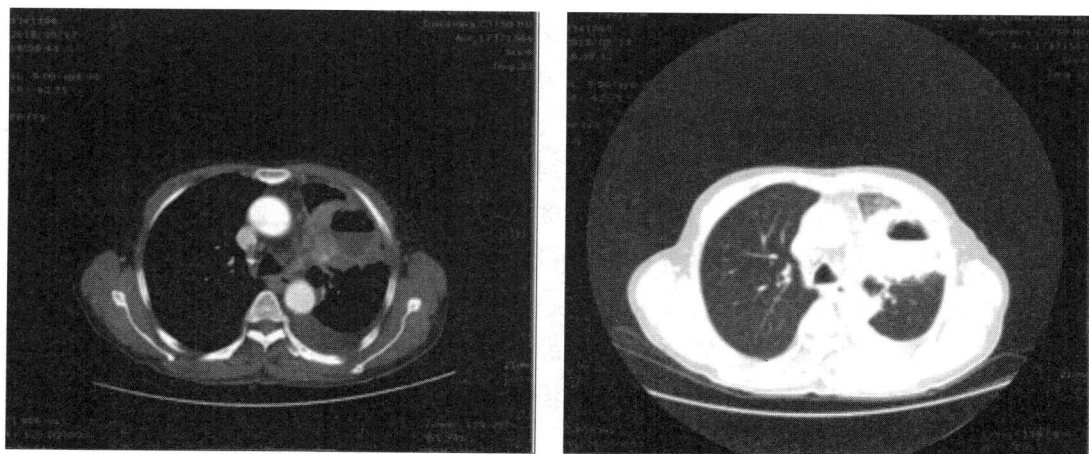

图 20 - 4　偏心、厚壁、内壁不规则、凹凸不平的癌性空洞

　　2）磁共振显像：磁共振显像与 CT 相比，在明确肿瘤与大血管之间的关系上有优越性。

　　3）单光子发射计算机断层显像（SPECT）：利用肿瘤细胞摄取放射性核素与正常细胞之间的差异，进行肿瘤定位、定性和骨转移诊断。常用方法为放射性核素肿瘤阳性显像和放射免疫肿瘤显像。

　　4）正电子发射计算机断层显像（PET）：18 - 氟 - 2 - 脱氧 - D - 葡萄糖（FDG）可相应地在肿瘤细胞内大量积聚，其相对摄入量可以反映肿瘤细胞的侵袭性及生长速度，可用于肺癌及淋巴结转移的定性诊断。

　　（3）细胞学检查

　　1）痰脱落细胞检查是最简便有效的早期诊断方法。如果痰标本收集方法得当，3 次以上的系列痰标本可使中央型肺癌诊断率提高到 80%，周围型肺癌诊断率达 50%。

　　2）浅表淋巴结针吸细胞学检查、经支气管镜针吸细胞学检查、经皮针吸细胞学检查

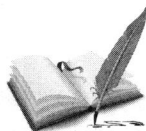

等，主要针对锁骨上或腋下肿大淋巴结、气管、支气管旁肿大的淋巴结及周围型病变进行检查。

（4）活组织检查　在肺癌的诊断中，病理学的诊断是确诊依据，并且是选择治疗方法、估计预后的依据。通过支气管镜、纵隔镜、胸腔镜、皮肺穿刺活检及开胸肺活检等获取组织标本。

（5）基因检查　对肺癌的驱动基因进行检查，包 EG-FR、KRAS、HER2、PIK3CA、BRAF、MET 基因突变和 ALK、ROS1 和 RET 基因重排等。

3. 临床分期

国际抗癌联盟制订了统一的肺癌分期以便正确地观察疗效和比较治疗结果（表 20 - 1）。

表 20 -1　肺癌 TNM 分期标准

隐性肺癌	T	N	M0
0 期	T_{is}	N_0	M_0
IA1 期	T_{1a}（mi）	N_0	M_0
	T_{1a}	N_0	M_0
IA2 期	T_{1b}	N_0	M_0
IA3 期	T_{1c}	N_0	M_0
IB 期	T_{2a}	N_0	M_0
ⅡA 期	T_{2b}	N_0	M_0
ⅡB 期	T_{1a-c}	N_1	M_0
	T_{2a}	N_1	M_0
	T_{2b}	N_1	M_0
	T_3	N_0	M_0
ⅢA 期	T_{1a-c}	N_2	M_0
	T_{2a-b}	N_2	M_0
	T_3	N_1	M_0
	T_4	N_{0-1}	M_0
ⅢB 期	T_{1a-c}	N_3	M_0
	T_{2a-b}	N_3	M_0
	T_{3-4}	N_2	M_0
ⅢC 期	T_{3-4}	N_3	M_0
ⅣA 期	任何 T	任何 N	M_{1a-1b}
ⅣB 期	任何 T	任何 N	Mc

（1）T 分期

T_X：未发现原发肿瘤，或通过痰细胞学或支气管灌洗发现癌细胞，但影像学及支气管镜无法发现。

T_0：无原发肿瘤证据

T_{is}：原位癌

T_1：肿瘤最大径≤3 cm，周围包绕肺组织及脏层胸膜，支气管镜见肿瘤位于叶支气管开口远端，未侵及主支气管

T_{1a}（mi）：微侵袭腺癌

T_{1a}：肿瘤最大径≤1 cm

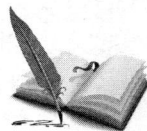

T_{1b}：肿瘤最大径 $>1\ cm$，$\leq 2\ cm$

T_{1c}：肿瘤最大径 $>2\ cm$，$\leq 3\ cm$

T_2：肿瘤最大径 $>3\ cm$，$\leq 5\ cm$；侵犯主支气管，但未侵及隆突；侵及脏层胸膜；有阻塞性肺炎或者部分或全肺不张。符合以上任何一个即归为 T2

T_{2a}：肿瘤最大径 $>3\ cm$，$\leq 4\ cm$

T_{2b}：肿瘤最大径 $>4\ cm$，$\leq 5\ cm$

T_3：肿瘤最大径 $>5\ cm$，$\leq 7\ cm$；侵及以下任何一个器官，包括：胸壁、膈神经、心包；同一肺叶出现孤立性癌结节。符合以上任何一个即归为 T3

T_4：肿瘤最大径 $>7\ cm$；无论大小，侵及以下任何一个器官，包括：纵隔、心脏、大血管、隆突、喉返神经、主气管、食管、椎体、膈肌；同侧不同肺叶出现孤立癌结节

（2）N 分期

N_x：淋巴结转移情况无法判断

N_0：无区域淋巴结转移

N_1：转移至同侧支气管周围淋巴结和（或）同侧肺门淋巴结，包括原发肿瘤的直接侵犯

N_2：转移到同侧纵隔和（或）隆突下淋巴结

N_3：转移到对侧纵隔、对侧肺门、同侧或对侧斜角肌或锁骨上淋巴结

M 分期

M_x：无法评价有无远处转移

M_0：无远处转移

M_{1a}：胸膜播散（恶性胸腔积液、心包积液或胸膜结节），原发肿瘤对侧肺叶内有孤立的肿瘤结节

M_{1b}：远处单个器官单发转移

M_{1c}：多个器官或单个器官多处转移

（二）鉴别诊断

肺癌常与某些肺部疾病共存，或其影像学形态表现与某些疾病相类似，应与肺结核、肺炎、肺脓肿、肺部良性肿瘤、纵隔淋巴瘤及结核性胸膜炎进行鉴别。

三、病因、发病机制与病理

（一）病因、发病机制

1. 吸烟　研究表明，吸烟是肺癌死亡率进行性增加的首要原因。烟雾中的尼古丁、苯并芘、亚硝胺和少量放射性元素钋等均有致癌作用，尤其易致鳞状上皮细胞癌和未分化小细胞癌。

2. 空气污染　包括室内小环境和室外大环境污染。室内被动吸烟、燃烧燃料和烹调过程中均可产生致癌物。在重工业城市大气中，存在着 3，4－苯并芘、氧化亚砷、放射性物质、镍、铬化合物以及不燃的脂肪族碳氢化合物等致癌物质。

3. 职业性致癌因素　已被确认的致人类肺癌的职业因素包括石棉、砷、铬、镍、铍、

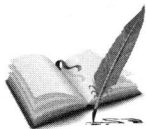

煤焦油、芥子气、三氯甲醚、氯甲甲醚、烟草的加热产物以及铀、镭等放射性物质衰变时产生的氡和氡子气，电离辐射和微波辐射等。这些因素可使肺癌发生危险性增加 3~30 倍。

4. 既往肺部疾病史　肺结核、慢性支气管炎、肺间质纤维化、支气管扩张等疾病，与肺癌并发的概率比无肺部疾病的人群高，因此认为肺癌的发生与肺部的基本状况有关。

5. 电离辐射　大剂量电离辐射可引起肺癌，不同射线产生的效应不同。

6. 饮食与营养　一些研究已表明，较少食用含 β-胡萝卜素的蔬菜和水果，肺癌发生的危险性升高。

7. 其他诱发因素　病毒感染、真菌毒素（黄曲霉素）、机体免疫功能低下、内分泌失调及家族遗传等因素对肺癌的发生也可能起一定的综合作用。

8. 遗传和基因改变　与肺癌关系密切的癌基因主要有 *ras* 和 *myc* 基因家族等，相关的抑癌基因包括 *p53* 基因等。

（二）病理

1. 解剖部位分类

（1）中央型肺癌　指发生在段及段以上支气管至主支气管的癌肿，约占 3/4，以鳞状上皮细胞癌和小细胞未分化癌较多见。

（2）周围型肺癌　指发生在段支气管以下的癌肿，约占 1/4，以腺癌多见。

2. 组织学病理分类与临床特点　按细胞分化程度和形态特征分为两大类，非小细胞肺癌（non-small cell lung cancer，NSCLC）（包括鳞癌、腺癌、大细胞癌等）和小细胞肺癌（small cell lung cancer，SCLC）。

（1）非小细胞肺癌

1）鳞状上皮细胞癌（简称鳞癌）：包括乳头状型、透明细胞型、小细胞型和基底细胞样型。典型的鳞癌显示细胞角化、角化珠形成和（或）细胞间桥。以中央型肺癌多见，早期常引起肺不张或阻塞性肺炎。癌组织易变性、坏死，形成空洞或癌性肺脓肿。

2）腺癌：包括腺泡状腺癌、乳头状腺癌、支气管肺泡癌（或称肺泡细胞癌）伴黏液产生的实性腺癌及腺癌混合亚型。典型的腺癌呈腺管或乳头状结构，细胞大小比较一致，圆形或椭圆形，胞质丰富，常含有黏液，核大，染色深，常有核仁，核膜比较清楚。腺癌早期即可侵犯血管、淋巴管，常在原发瘤引起症状前即已转移。有人认为肺泡细胞癌是分化好的腺癌之一，发生在细支气管或肺泡壁。

3）大细胞癌：大细胞癌是一种未分化细胞癌，细胞较大，但大小不一，常呈多角形或不规则形，呈实性巢状排列，常见大片出血性坏死；典型的大细胞癌细胞核大，核仁明显，胞质量中等，核分裂象常见，可分巨细胞型和透明细胞型。

4）其他：如腺鳞癌、类癌、肉瘤样癌、唾液腺型癌（腺样囊性癌、黏液表皮样癌）等。

（2）小细胞肺癌　包括燕麦细胞型、中间细胞型、复合燕麦细胞型。

典型的小细胞癌细胞小，圆形或卵圆形，类似于淋巴细胞。核呈细颗粒状或深染，核仁不明显，分裂象常见，胞质极稀少，某些病例细胞拉长呈纺锤形。燕麦细胞型和中间型可能起源于神经外胚层的 Kulchitsky 细胞或嗜银细胞。细胞质内含有神经内分泌颗粒，具有内分泌和化学受体功能，能分泌 5-羟色胺、儿茶酸胺、组胺、激肽等肽类物质，可引起类

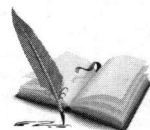

癌综合征（carcinoid syndrome）。

四、处理措施

治疗原则：应当采取多学科综合治疗与个体化治疗相结合的原则，有计划、合理地应用手术、化疗、放疗和分子靶向治疗等手段，以期达到提高治愈率和病人生活质量的目的。

（一）手术治疗

解剖性肺切除术是早期肺癌的主要治疗手段，也是目前临床治愈肺癌的重要方法，可提高肺癌患者的 5 年生存率。肺癌手术分为完全性切除、不完全性切除和不确定性切除。

1. 手术原则 全面的治疗计划和必要的影像学检查均应当在手术治疗前完成；尽可能做到肿瘤和区域淋巴结的完全性切除，同时尽量保留有功能的正常肺组织，争取临床治愈。

2. 手术适应证

（1）I、II 期和部分 IIIA 期（$T_{1-2}N_2M_0$；$T_3N_{1-2}M_0$；$T_4Nv_{0-1}M_0$ 可完全性切除）NSCLC 和 I 期 SCLC（$T_{1-2}N_0M_0$）。

（2）部分 IV 期 NSCLC，有单发对侧肺转移，单发脑或肾上腺转移者。

（3）临床高度怀疑肺癌的肺内结节，经各种检查无法定性诊断，可手术探查。

3. 手术禁忌证 全身状况不佳，心、肺、肝、肾等重要脏器功能不能耐受手术者；绝大部分诊断明确的 IV 期、大部分 IIIB 期和部分 IIIA 期 NSCLC。

（二）放射治疗（简称放疗）

1. 放射线对癌细胞有杀伤作用 常用 ^{60}Co、电子束 β 射线和直线加速器等。放疗可分为根治性放疗、姑息性放疗、辅助放疗和预防性放疗等。由于各型肺癌对放疗的敏感性有很大差异，小细胞癌最敏感，其次鳞癌，腺癌较差，故后者放射量应增大。

2. 放疗适应证 放疗可用于因身体原因不能手术治疗的早期 NSCLC 患者的根治性治疗、可手术患者的术前及术后辅助治疗、局部晚期病灶无法切除患者的局部治疗和晚期不可治愈患者的重要姑息治疗手段。放化疗综合治疗是局限期 SCLC 的标准治疗。

3. 放疗并发症 有白细胞减少、消化道症状、放射性肺炎、放射性食管炎和肺纤维化，应严密观察及时处理。

（三）化学治疗（简称化疗）

是当前治疗肿瘤的一种全身治疗手段。小细胞未分化癌对化疗最敏感。化疗药物种类很多，应结合细胞类型及细胞动力学合理选择药物。

1. 小细胞肺癌对化疗的敏感性强，推荐以化疗为主的综合治疗延长患者生存期。许多化疗药物对未经治疗或复发的 SCLC 均有较好的疗效。一线治疗可以应用的化疗药物包括足叶乙甙、伊立替康、顺铂、卡铂。常使用的联合方案是足叶乙甙加顺铂或卡铂，3 周一次，共 4~6 个周期。治疗后进展或无反应的患者应该调换新的化疗药物。复发 SCLC 可以应用的化疗药物包括紫杉醇、多西他赛、托泊替康、伊立替康、异环磷酰胺、环磷酰胺、多柔比星等。国内几种对小细胞肺癌比较有效的治疗方案如下。

（1）EP 方案 足叶乙苷 100 mg/（$m^2 \cdot d$）静脉滴注第 1~3 天；顺铂 75~80 mg/（$m^2 \cdot d$）静脉注射第 1 天，注意水化。每 21 天为 1 周期。

（2）EC 方案 足叶乙苷 100 mg/（$m^2 \cdot d$）静脉滴注第 1~3 天；卡铂静脉注射第 1

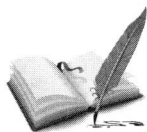

天。每 21 天为 1 周期。

（3）IP 方案 伊立替康 60 mg/（m²·d）静脉滴注，第 1、8、15 天；顺铂 75~80 mg/（m²·d）静脉注射第 1 天，注意水化。每 21 天为 1 周期。

（4）IC 方案 伊立替康 60 mg/（m²·d）静脉滴注，第 1、8、15 天；卡铂静脉注射第 1 天。每 21 天为 1 周期。

2. 非小细胞肺癌对化疗的敏感性较小细胞肺癌差。分为姑息化疗、辅助化疗和新辅助化疗，应当严格掌握治疗的适应证。常用的有效药物是顺铂、足叶乙甙、紫杉醇（TXL）、吉西他滨（GEM）、长春瑞滨、多西他赛、培美曲塞等。常用化疗方案如下。

（1）NP 方案长春瑞滨 25 mg/（m²·d）第 1、8 天静脉注射；DDP 75~80 mg/m² 第 1 天静脉滴注。每 21 天为 1 周期。4~6 个周期。注意水化及预防引起静脉炎。

（2）GP 方案 吉西他滨 1000 mg/（m²·d）第 1、8 天静脉注射；DDP 75 mg/m² 第 1 天静脉滴注。每 21 天为 1 周期。4~6 个周期。

（3）TP 方案紫杉醇 135~175 mg/m²，第 1 天静脉注射；DDP 75 mg/m² 第 1 天静脉滴注。每 21 天为 1 周期。4~6 个周期。特别注意 TXL 的过敏反应和心脏毒性。

（4）DP 方案 多西他赛 75 mg/m²，第 1 天静脉注射；DDP 75 mg/m² 第 1 天静脉滴注。每 21 天为 1 周期。4~6 个周期。

（5）AP 方案 培美曲塞 500 mg/m²，第 1 天静脉注射；DDP 75 mg/m² 第 1 天静脉滴注。每 21 天为 1 周期。4~6 个周期。

（四）靶向治疗

分子靶向治疗是以肿瘤细胞具有的特异性（或相对特异）的分子为靶点，包括以表皮生长因子受体为靶点的靶向治疗，代表药物为表皮生长因子受体－酪氨酸激酶抑制剂（EGFR-TKI）和单克隆抗体（MAb）如吉非替尼、厄洛替尼和国产埃克替尼等，对于 EGFR 基因突变检测阳性的患者，一线治疗也可选择 EGFR-TKI。针对存在棘皮动物微管相关类蛋白 4/间变淋巴瘤激酶（EMI4-ALK）融合基因的患者，ALK 抑制剂克唑替尼（crizotinib）被推荐用于该类患者的靶向治疗。此外是以肿瘤血管生成为靶点的靶向治疗，其中贝伐单抗（bevacimmab，重组人源化抗血管内皮生长因子单克隆抗体，rhuMAb-VEGF）联合化疗能明显提高晚期 NSCLC 的化疗效果。

> **考点提示**
>
> 肺癌的治疗。

（五）中医中药

主要用于肿瘤化疗的辅助用药，具有抗癌、提高免疫功能等作用，能有效减少化疗副反应，改善生存质量，延长生存期。临床上华蟾素、鸦胆子、康莱特、艾迪、康艾等在临床上也有较多应用。

（六）肺癌的预防措施

1. 避免接触与肺癌发病有关的因素如吸烟和大气污染。

2. 加强职业接触中的劳动保护，可减少肺癌发病危险。

3. 目前尚无有效的肺癌化学预防措施，不吸烟和及早戒烟可能是预防肺癌最有效方法。

4. 有家族癌症史的人群，应每年定期去医院做检查，以预防肺癌的发生。

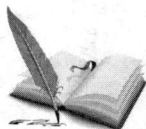

五、预后

肺癌的预后取决于早发现、早诊断、早治疗。由于早期诊断不足致使肺癌预后差，86%的患者在确诊后 5 年内死亡，只有 15% 的患者在确诊时病变局限，5 年生存率可达 50% 。随着以手术、化疗、靶向治疗和放疗为基础的综合治疗进展，近 30 年肺癌总体 5 年生存率几乎翻了一倍。

六、健康教育

1. 戒烟吸烟与肺癌的发生密切相关已众所周知，故应广泛宣传不吸烟。提倡戒烟，对预防呼吸系统肿瘤的发生有重要意义。

2. 控制和降低环境污染，加强劳动保护，以防止致癌因子入侵机会。

3. 普及防癌知识，出现有关症状及早就诊检查，防结核、职业病防治网与防癌相结合，以期做到早期发现、早期诊断。尤其对高发地区，有关职业、高发人群应定期查体，发现可疑迹象应进一步检查。

4. 保持乐观，生活充实，避免精神创伤和长期郁闷。

本章小结

呼吸系统肿瘤是最常见肿瘤之一，其中肺癌是发病率和死亡率最高的恶性肿瘤，是一种严重威胁人民健康和生命的疾病。长期大量吸烟与呼吸系统肿瘤的发生有非常密切的关系。临床表现比较复杂，症状和体征的有无、轻重以及出现的早晚，取决于肿瘤发生部位、病理类型、有无转移、并发症，以及患者的反应程度和耐受性的差异。鳞癌是常见的肿瘤类型，肺癌按细胞分化程度和形态特征分为非小细胞肺癌和小细胞肺癌。各种内镜检查是呼吸系统肿瘤重要的检查方法，同时配合肿瘤标志物、影像学、细胞学及组织学等。治疗上是以手术、放疗、化疗、靶向治疗和中医中药治疗等方式的综合治疗。

目标检测

一、选择题

1. 下列肺癌的描述中，正确的是

    A. 腺癌最多见   B. 小细胞癌多呈弥散型

    C. 鳞状细胞癌多有吸烟史   D. 细支气管肺泡细胞癌多为中央型

    E. 小细胞肺癌首选手术治疗

2. 下列肺癌对放射线较敏感的是

    A. 腺癌   B. 鳞癌

    C. 未分化癌   D. 肺泡细胞癌

    E. 转移性肺癌

3. 副癌综合征不包括

扫码"练一练"

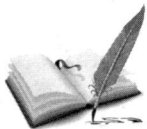

A. 肥大性肺性骨关节病   B. Cushing 综合征

C. 利尿激素分泌不当综合征   D. 神经肌肉综合征

E. 高镁血症

4. 患者，男，50岁。刺激性干咳，持续痰中带血2个月。无发热及咳脓痰史。查体：无发绀，但杵状指（趾）明显。最可能的诊断是

     A. 慢性肺脓肿   B. 支气管扩张症

     C. 浸润型肺结核   D. 支气管肺癌

     E. 肺炎球菌肺炎

（5~6题共用题干）患者，男，60岁。因刺激性咳嗽，间断小量咯血3个月，经X线胸片检查以右侧胸腔中等量积液，原因待查收住院。既往体健，吸烟25年。

5. 该患者发生胸腔积液最可能的病因是

     A. 结核性胸膜炎   B. 右侧支气管肺癌

     C. 大叶性肺炎   D. 支气管扩张症

     E. 肺脓肿

6. 为了明确诊断，首先要做的检查是

     A. 胸部CT   B. 胸腔穿刺查癌细胞检查

     C. 支气管镜   D. 肿瘤标志物

     E. 抽胸腔积液后复查X线胸片

7. 最好发于吸烟者的肺部恶性肿瘤是

     A. 腺癌   B. 小细胞癌

     C. 肺泡细胞癌   D. 鳞状细胞癌

     E. 支气管腺癌

8. 肺癌空洞的X线表现为

     A. 薄壁空洞，内壁光滑

     B. 薄壁空洞，内壁凹凸不平

     C. 厚壁空洞，内有液平

     D. 厚壁空洞，内壁凹凸不平

     E. 以上都不是

9. 周围型肺癌的X线征象，具体表现为

     A. 可出现段或叶的局限性肺气肿

     B. 圆形或类圆形肿块，常呈分叶状，有脐样切迹或有毛刺样表现

     C. 可有阻塞性肺炎

     D. 可有囊性空洞或斑片状浸润

     E. 可有"S"形肺不张密度较高的片状阴影

10. 周围型肺癌，最常见的组织类型为

     A. 鳞状上皮癌   B. 肺泡细胞癌

     C. 未分化癌   D. 腺癌

     E. 转移癌

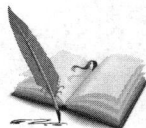

二、思考题

1. 简述鼻咽癌的处理措施。
2. 简述喉癌的分区及临床表现。
3. 简述肺癌的临床表现及辅助检查。

（吴国成）

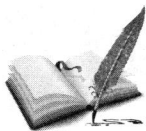

第二十一章　呼吸衰竭

学习目标

1. 掌握　呼吸衰竭的概念、急慢性呼吸衰竭的临床表现、诊断、治疗。

2. 熟悉　呼吸衰竭的原因、分类、发病机制及病理生理特点。

3. 了解　机械通气及呼气末正压通气。

4. 能运用所学知识对各种急慢性呼吸衰竭做出正确的判断和初步诊断，并给予及时适当的急救处理。

5. 具有关爱尊重呼吸衰竭患者的意识，能根据患者的病情进行有效的医患沟通，得到其理解和配合。

扫码"学一学"

案例导入

患者，男，68岁。有吸烟史31年，出现慢性咳嗽咳痰20余年，近5年来明显加重，长年不断咳嗽咳痰。伴喘息和呼吸困难，以冬季为甚。3日前受凉感冒，引起发热剧咳，痰量多，黄色脓性，急促呼吸，口唇发绀明显，今晨起出现神志模糊，烦躁不安，故送院急诊。

查体：T 39.2℃，P 122次/分，R 30次/分，BP 18.7/12 kPa。半卧位，意识模糊，唇颊发绀；球结膜充血，皮肤温暖有杵状指；胸呈桶状，双侧语颤减弱，叩诊过清音，可闻及哮鸣音及湿啰音。心尖搏动不明显，心律尚齐，心尖部听到Ⅱ级收缩期吹风样杂音。肝肋下能及2 cm，质软；脾未触及。

实验室检查：红细胞计数 5.5×10^{12}/L，血红蛋白含量160 g/L，白细胞计数 13×10^9/L，N 92%。动脉血氧分压6.9 kPa，CO_2分压8 kPa。

问题：

1. 诊断及诊断依据是什么？

2. 还需做的检查项目有哪些？

3. 主要与其他哪些疾病鉴别？

4. 如何治疗？

第一节　概　　述

呼吸衰竭（respiratory failure）是指各种原因引起的肺通气和（或）换气功能严重障碍，以致在静息状态下亦不能维持足够的气体交换，导致低氧血症伴（或不伴）高碳酸血

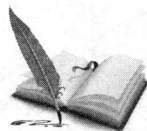

症，进而引起一系列病理生理改变和相应临床表现的综合征。明确诊断有赖于动脉血气分析：在海平面、静息状态、呼吸空气条件下，动脉血氧分压（PaO_2）＜60 mmHg，伴或不伴二氧化碳分压（$PaCO_2$）＞50 mmHg，并排除心内解剖分流和原发于心排出量降低等因素，可诊断为呼吸衰竭。

一、病因

（一）气道阻塞性病变

气管－支气管的炎症、痉挛、肿瘤、异物、纤维化瘢痕，如慢性阻塞性肺疾病（COPD）、重症哮喘等引起气道阻塞和肺通气不足，或伴有通气/血流比例失调，导致缺氧和 CO_2 潴留。

（二）肺组织病变

各种累及肺泡和（或）肺间质的病变，如肺炎、肺气肿、严重肺结核、弥漫性肺纤维化、肺水肿、硅沉着症等，均致肺泡减少、有效弥散面积减少、肺顺应性减低、通气/血流比例失调，导致缺氧或合并 CO_2 潴留。

（三）肺血管疾病

肺栓塞、肺血管炎等可引起通气/血流比例失调，或部分静脉血未经过氧合直接流入肺静脉，导致呼吸衰竭。

（四）胸廓与胸膜病变

胸部外伤造成连枷胸、严重的自发性或外伤性气胸、脊柱畸形、大量胸腔积液或伴有胸膜肥厚与粘连、强直性脊柱炎、类风湿性脊柱炎等，均可影响胸廓活动和肺扩张，造成通气减少及吸入气体分布不均。

（五）神经肌肉疾病

脑血管疾病、颅脑外伤、脑炎以及镇静催眠剂中毒，可直接或间接抑制呼吸中枢。脊髓颈段或高位胸段损伤（肿瘤或外伤）、脊髓灰质炎、多发性神经炎、重症肌无力、有机磷中毒、破伤风以及严重的钾代谢紊乱，均可累及呼吸肌，造成呼吸肌无力、疲劳、麻痹，导致呼吸动力下降而引起肺通气不足。

二、分类

在临床实践中，通常按动脉血气分析、发病急缓及发病机制进行分类。

（一）按照动脉血气分析分类

1. I型呼吸衰竭　即缺氧性呼吸衰竭，血气分析特点是 PaO_2＜60 mmHg，$PaCO_2$ 降低或正常。主要见于肺换气障碍疾病，如严重肺部感染性疾病、间质性肺疾病、急性肺栓塞等。

2. II型呼吸衰竭　即高碳酸性呼吸衰竭，血气分析特点是 PaO_2＜60 mmHg，同时伴有 $PaCO_2$＞50 mmHg。系肺泡通气不足所致。单纯通气不足，低氧血症和高碳酸血症的程度是

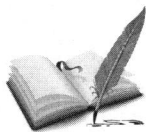

平行的，若伴有换气功能障碍，则低氧血症更为严重，如 COPD。

（二）按照发病急缓分类

1. 急性呼吸衰竭 由于某些突发的致病因素，如严重肺疾病、创伤、休克、电击、急性气道阻塞等，使肺通气和（或）换气功能迅速出现严重障碍，在短时间内引起呼吸衰竭。

2. 慢性呼吸衰竭 指一些慢性疾病，如 COPD、肺结核、间质性肺疾病、神经肌肉病变等，其中以 COPD 最常见，造成呼吸功能的损害逐渐加重，经过较长时间发展为呼吸衰竭。早期虽有低氧血症或伴高碳酸血症，但机体通过代偿适应，生理功能障碍和代谢紊乱较轻，仍保持一定的生活活动能力，动脉血气分析 pH 在正常范围（7.35~7.45）。另一种临床较常见的情况是在慢性呼吸衰竭的基础上，因合并呼吸系统感染、气道痉挛或并发气胸等情况，病情急性加重，在短时间内出现 PaO_2 显著下降和 $PaCO_2$ 显著升高，称为慢性呼吸衰竭急性加重。

（三）按照发病机制分类

呼吸衰竭可分为通气性呼吸衰竭和换气性呼吸衰竭，也可分为泵衰竭（pump failure）和肺衰竭（lung failure）。驱动或制约呼吸运动的中枢神经系统、外周神经系统、神经肌肉组织（包括神经-肌肉接头和呼吸肌）以及胸廓统称为呼吸泵，这些部位的功能障碍引起的呼吸衰竭称为泵衰竭。通常泵衰竭主要引起通气功能障碍，表现为Ⅱ型呼吸衰竭。肺组织、气道阻塞和肺血管病变造成的呼吸衰竭，称为肺衰竭。肺组织和肺血管病变常引起换气功能障碍，表现为Ⅰ型呼吸衰竭。严重的气道阻塞性疾病（如 COPD）影响通气功能，造成Ⅱ型呼吸衰竭。

三、发病机制和病理生理

（一）低氧血症和高碳酸血症的发生机制

各种病因通过引起肺泡通气不足、弥散障碍、肺泡通气/血流比例失调、肺内动-静脉解剖分流增加和氧耗量增加五个主要机制，使通气和（或）换气过程发生障碍，导致呼吸衰竭。临床上往往是多种机制并存或随着病情的发展先后参与发挥作用。

1. 肺通气不足（hypoventilation） 正常成人在静息状态下有效肺泡通气量约为 4 L/min，才能维持正常的肺泡氧分压（PaO_2）和二氧化碳分压（$PaCO_2$）。肺泡通气量减少会引起 PaO_2 下降和 $PaCO_2$ 上升，从而引起缺氧和 CO_2 潴留。呼吸空气条件下，$PaCO_2$ 与肺泡通气量（V_A）和 CO_2 产生量（V_{CO_2}）的关系可用下列公式反映：$PaCO_2 = 0.863 \times V_{CO_2}/V_A$。若 V_{CO_2} 是常数，V_A 与 $PaCO_2$ 呈反比关系。

2. 弥散障碍（diffusion abnormality） 指 O_2、CO_2 等气体通过肺泡膜进行交换的物理弥散过程发生障碍。气体弥散的速度取决于肺泡膜两侧气体分压差、气体弥散系数、肺泡膜的弥散面积、厚度和通透性，同时气体弥散量还受血液与肺泡接触时间以及心排出量、血红蛋白含量、通气/血流比例的影响。静息状态时，流经肺泡壁毛细血管的血液与肺泡接触的时间约为 0.27 秒，而

> **考点提示**
> 肺泡通气不足是Ⅱ型呼吸衰竭最主要的发生机制。慢性肺心病呼吸衰竭产生二氧化碳潴留的最主要的机制是通气不足。

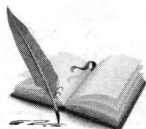

O_2 完成气体交换的时间为 0.25 ~ 0.3 秒，CO_2 则只需 0.13 秒，并且 O_2 的弥散能力仅为 CO_2 的 1/20，故在弥散障碍时，通常以低氧血症为主。

3. 通气/血流比例失调（ventilation - perfusion mis-match） 血液流经肺泡时，能否保证得到充足的 O_2 和充分地排出 CO_2，使血液动脉化，除需有正常的肺通气功能和良好的肺泡膜弥散功能外，还取决于肺泡通气量与血流量之间的正常比例。正常成人静息状态下，通气/血流比值约为 0.8。肺泡通气/血流比值失调有下述两种主要形式。①部分肺泡通气不足：肺部病变如肺泡萎陷、肺炎、肺不张、肺水肿等引起病变部位的肺泡通气不足，通气/血流比值减小，部分未经氧合或未经充分氧合的静脉血（肺动脉血）通过肺泡的毛细血管或短路流入动脉血（肺静脉血）中，故又称肺动 – 静脉样分流或功能性分流（functional shunt）。②部分肺泡血流不足：肺血管病变如肺栓塞引起栓塞部位血流减少，通气/血流比值增大，肺泡通气不能被充分利用，又称为无效腔样通气（dead space – like ventilation）。通气/血流比例失调通常仅导致低氧血症，而无 CO_2 潴留。其原因主要是：①动脉与混合静脉血的氧分压差为 59 mmHg，比 CO_2 分压差 5.9 mmHg 大 10 倍。②氧离曲线呈"S"形，正常肺泡毛细血管血氧饱和度已处于曲线的平台段，无法携带更多的氧以代偿，低 PaO_2 区的血氧含量下降。而 CO_2 解离曲线在生理范围内呈直线，有利于通气良好区对通气不足区的代偿，排出足够的 CO_2，不致出现 CO_2 潴留。然而，严重的通气/血流比例失调亦可导致 CO_2 潴留。

4. 肺内动 – 静脉解剖分流增加 肺动脉内的静脉血未经氧合直接流入肺静脉，导致 PaO_2 降低，是通气/血流比例失调的特例。在这种情况下，提高吸氧浓度并不能提高分流静脉血的血氧分压。分流量越大，吸氧后提高动脉血氧分压的效果越差；若分流量超过 30%，吸氧并不能明显提高 PaO_2。

5. 氧耗量增加 发热、寒战、呼吸困难和抽搐均增加氧耗量。氧耗量增加，肺泡氧分压下降，正常人借助增加通气量以防止缺氧。故氧耗量增加的患者，若同时伴有通气功能障碍，则会出现严重的低氧血症。

（二）低氧血症和高碳酸血症对机体的影响

呼吸衰竭时发生的低氧血症和高碳酸血症，能够影响全身各系统器官的代谢、功能甚至使组织结构发生变化。通常先引起各系统器官的功能和代谢发生一系列代偿适应反应，以改善组织的供氧，调节酸碱平衡和适应改变了的内环境。当呼吸衰竭进入严重阶段时，则出现代偿不全，表现为各系统器官严重的功能和代谢紊乱直至衰竭。

1. 对中枢神经系统的影响 中枢皮质神经元细胞对缺氧最为敏感。通常完全停止供氧 4 ~ 5 分钟即可引起不可逆的脑损害。对中枢神经影响的程度与缺氧的程度和发生速度有关。当 PaO_2 降至 60 mmHg 时，可以出现注意力不集中、智力和视力轻度减退；当 PaO_2 迅速降至 40 ~ 50 mmHg 以下时，会引起一系列神经精神症状，如头痛、不安、定向与记忆力障碍、精神错乱、嗜睡；低于 30 mmHg 时，神志丧失乃至昏迷；PaO_2 低于 20 mmHg 时，只需数分钟即可造成神经细胞不可逆性损伤。

> **考点提示**
>
> 弥散障碍是 I 型呼吸衰竭最主要的发生机制。肺弥散功能障碍最常出现 PaO_2 下降，$PaCO_2$ 正常或下降，故在弥散障碍时，通常以低氧血症为主。最常见的疾病是 ARDS。

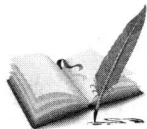

CO_2 潴留使脑脊液 H^+ 浓度增加，影响脑细胞代谢，降低脑细胞兴奋性，抑制皮质活动；但轻度的 CO_2 增加，对皮质下层刺激加强，间接引起皮质兴奋。CO_2 潴留可引起头痛、头晕、烦躁不安、言语不清、精神错乱、扑翼样震颤、嗜睡、昏迷、抽搐和呼吸抑制，这种由缺氧和 CO_2 潴留导致的神经精神障碍综合征称为肺性脑病（pulmonary encephalopathy），又称 CO_2 麻醉（carbon dioxide narcosis）。肺性脑病早期，往往有失眠、兴奋、烦躁不安等症状。除上述神经精神症状外，患者还可表现出木僵、视力障碍、球结膜水肿及发绀等。肺性脑病的发病机制尚未完全阐明，但目前认为低氧血症、CO_2 潴留和酸中毒三个因素共同损伤脑血管和脑细胞是最根本的发病机制。

缺氧和 CO_2 潴留均会使脑血管扩张，血流阻力降低，血流量增加以代偿脑缺氧。缺氧和酸中毒还能损伤血管内皮细胞使其通透性增高，导致脑间质水肿；缺氧使红细胞 ATP 生成减少，造成 $Na^+ - K^+$ 泵功能障碍，引起细胞内 Na^+ 及水增多，形成脑细胞水肿。以上情况均可引起脑组织充血、水肿和颅内压增高，压迫脑血管，进一步加重脑缺血、缺氧，形成恶性循环，严重时出现脑疝。另外，神经细胞内的酸中毒可引起抑制性神经递质 γ - 氨基丁酸生成增多，加重中枢神经系统的功能和代谢障碍，也成为肺性脑病以及缺氧、休克等病理生理改变难以恢复的原因。

2. 对循环系统的影响　一定程度的 PaO_2 降低和 $PaCO_2$ 升高，可以引起反射性心率加快、心肌收缩力增强，使心排出量增加；缺氧和 CO_2 潴留时，交感神经兴奋引起皮肤和腹腔器官血管收缩，而冠状血管主要受局部代谢产物的影响而扩张，血流量增加。严重的缺氧和 CO_2 潴留可直接抑制心血管中枢，造成心脏活动受抑和血管扩张、血压下降和心律失常等严重后果。心肌对缺氧十分敏感，早期轻度缺氧即在心电图上显示出来。急性严重缺氧可导致心室颤动或心搏骤停。长期慢性缺氧可导致心肌纤维化、心肌硬化。

3. 对呼吸系统的影响　低氧血症对呼吸的影响远较 CO_2 潴留的影响为小。低 PaO_2（<60 mmHg）作用于颈动脉体和主动脉体化学感受器，可反射性兴奋呼吸中枢，增强呼吸运动，甚至出现呼吸窘迫。当缺氧程度缓慢加重时，这种反射性兴奋呼吸中枢的作用迟钝。缺氧对呼吸中枢的直接作用是抑制作用，当 PaO_2 < 30 mmHg 时，此作用可大于反射性兴奋作用而使呼吸抑制。

CO_2 是强有力的呼吸中枢兴奋剂，$PaCO_2$ 急骤升高，呼吸加深加快；长时间严重的 CO_2 潴留，会造成中枢化学感受器对 CO_2 的刺激作用发生适应；当 $PaCO_2$ > 80 mmHg 时，会对呼吸中枢产生抑制和麻醉效应，此时呼吸运动主要靠 PaO_2 降低对外周化学感受器的刺激作用得以维持。因此对这种患者进行氧疗时，如吸入高浓度氧，由于解除了低氧对呼吸的刺激作用，可造成呼吸抑制，应注意避免。

4. 对肾功能的影响　呼吸衰竭的患者常常合并肾功能不全，若及时治疗，随着外呼吸功能的好转，肾功能可以恢复。

5. 对消化系统的影响　呼吸衰竭的患者常合并消化道功能障碍，表现为消化不良、食欲缺乏，甚至出现胃肠黏膜糜烂、坏死、溃疡和出血。缺氧可直接或间接损害肝细胞使丙氨酸氨基转移酶上升，若缺氧能够得到及时纠正，肝功能可逐渐恢复正常。

6. 呼吸性酸中毒及电解质紊乱　肺通气、弥散和肺循环功能障碍引起肺泡换气减少，血 $PaCO_2$ 增高（>45 mmHg），pH 下降（<7.35），H^+ 浓度升高（>45 mmol/L），导致呼吸性酸中毒。早期可出现血压增高，中枢神经系统受累，如躁动、嗜睡、精神错乱、扑翼

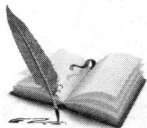

样震颤等。由于 pH 取决于 HCO_3^- 与 H_2CO_3 的比值，前者靠肾调节（需 1~3 天），而 H_2CO_3 的调节靠呼吸（仅需数小时），因此急性呼吸衰竭时 CO_2 潴留可使 pH 迅速下降。在缺氧持续或严重的患者体内，组织细胞能量代谢的中间过程如三羧酸循环、氧化磷酸化作用和有关酶的活动受到抑制，能量生成减少，导致体内乳酸和无机磷产生增多而引起代谢性酸中毒（实际碳酸氢盐 AB < 22 mmol/L）。此时患者出现呼吸性酸中毒合并代谢性酸中毒，可引起意识障碍，血压下降，心律失常，乃至心脏停搏。由于能量不足，体内转运离子的钠泵功能障碍，使细胞内 K^+ 转移至血液，而 Na^+ 和 H^+ 进入细胞，造成细胞内酸中毒和高钾血症。

慢性呼吸衰竭时因 CO_2 潴留发展缓慢，肾减少 HCO_3^- 排出以维持 pH 的恒定。但当体内 CO_2 长期增高时，HCO_3^- 也持续维持在较高水平，导致呼吸性酸中毒合并代谢性碱中毒。此时 pH 可处于正常范围，称为代偿性呼吸性酸中毒合并代谢性碱中毒。因血中主要阴离子 HCO_3^- 和 Cl^- 之和相对恒定，当 HCO_3^- 持续增加时血中 Cl^- 相应降低，产生低氯血症。当呼吸衰竭恶化，CO_2 潴留进一步加重时，HCO_3^- 已不能代偿，pH 低于正常范围则呈现失代偿性呼吸性酸中毒合并代谢性碱中毒。

> **考点提示**
> 对呼吸性酸碱失衡的判断，最有价值的指标是 $PaCO_2$。

第二节　急性呼吸衰竭

一、临床表现

急性呼吸衰竭的临床表现主要是低氧血症所致的呼吸困难和多器官功能障碍。

（一）呼吸困难

呼吸困难（dyspnea）是呼吸衰竭最早出现的症状。多数患者有明显的呼吸困难，可表现为频率、节律和幅度的改变。较早表现为呼吸频率增快，病情加重时出现呼吸困难，辅助呼吸肌活动加强，如三凹征。中枢性疾病或中枢神经抑制性药物所致的呼吸衰竭，表现为呼吸节律改变，如潮式呼吸、比奥呼吸等。

（二）发绀

发绀是缺氧的典型表现。当动脉血氧饱和度低于 90% 时，可在口唇、指甲出现发绀；另应注意，因发绀的程度与还原型血红蛋白含量相关，所以红细胞增多者发绀更明显，贫血者则发绀不明显或不出现；严重休克等原因引起末梢循环障碍的患者，即使动脉血氧分压尚正常，也可出现发绀，称作外周性发绀。而真正由于动脉血氧饱和度降低引起的发绀，称为中央性发绀。

> **考点提示**
> 呼吸困难是呼吸衰竭最早最突出的临床症状。

（三）循环系统表现

多数患者有心动过速。严重低氧血症、酸中毒可引起心肌损害，亦可引起周围循环衰竭、血压下降、心律失常、心搏停止。

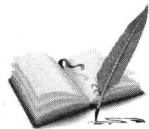

（四）消化和泌尿系统症状

严重呼吸衰竭对肝、肾功能都有影响，部分病例可出现丙氨酸氨基转移酶与血浆尿素氮升高；个别病例可出现尿蛋白、红细胞和管型。因胃肠道黏膜屏障功能损伤，导致胃肠道黏膜充血水肿、糜烂渗血或应激性溃疡，引起上消化道出血。

（五）精神神经症状

急性缺氧可出现精神错乱、躁狂、昏迷、抽搐等症状。合并急性二氧化碳潴留，可出现嗜睡、扑翼样震颤，以致呼吸骤停。

二、诊断

除原发疾病和低氧血症及 CO_2 潴留导致的临床表现外，呼吸衰竭的诊断主要依靠血气分析。而结合肺功能、胸部影像学和纤维支气管镜等检查对于明确呼吸衰竭的原因至为重要。

（一）动脉血气分析

动脉血气分析（arterial blood gas analysis）对于判断呼吸衰竭和酸碱平衡失调的严重程度及指导治疗具有重要意义。pH 可反映机体的代偿状况，有助于对急性或慢性呼吸衰竭加以鉴别。当 $PaCO_2$ 升高、pH 正常时，称为代偿性呼吸性酸中毒，若 $PaCO_2$ 升高、pH < 7.35，则称为失代偿性呼吸性酸中毒。需要指出，由于血气受年龄、海拔高度、氧疗等多种因素的影响，在具体分析时一定要结合临床情况。

（二）肺功能检测

尽管某些重症患者，肺功能检测受到限制，但通过肺功能的检测能判断通气功能障碍的性质（阻塞性、限制性或混合性）及是否合并有换气功能障碍，并对通气和换气功能障碍的严重程度进行判断。而呼吸肌功能测试能够提示呼吸肌无力的原因和严重程度。

（三）胸部影像学检查

胸部影像学检查包括普通 X 线胸片、胸部 CT 和放射性核素肺通气/灌注扫描、肺血管造影等。

（四）纤维支气管镜检查

对于明确大气道情况和取得病理学证据具有重要意义。

三、病因

呼吸系统疾病如严重呼吸系统感染、急性呼吸道阻塞性病变、重度或危重哮喘、各种原因引起的急性肺水肿、肺血管疾病、胸廓外伤或手术损伤、自发性气胸和急剧增加的胸腔积液，导致肺通气或（和）换气障碍；急性颅内感染、颅脑外伤、脑血管病变（脑出血、脑梗死）等直接或间接抑制呼吸中枢；脊髓灰质炎、重症肌无力、有机磷中毒及颈椎外伤等可损伤神经 - 肌肉传导系统，引起通气不足。上述各种原因均可造成急性呼吸衰竭。

四、处理措施

呼吸衰竭总的治疗原则是：加强呼吸支持，包括保持呼吸道通畅、纠正缺氧和改善通气等；呼吸衰竭病因和诱发因素的治疗；加强一般支持治疗和对其他重要脏器功能的监测

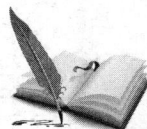

与支持。

（一）保持呼吸道通畅

对任何类型的呼吸衰竭，保持呼吸道通畅是最基本、最重要的治疗措施。气道不畅使呼吸阻力增加，呼吸功消耗增多，会加重呼吸肌疲劳；气道阻塞致分泌物排出困难将加重感染，同时也可能发生肺不张，使气体交换面积减少；气道如发生急性完全阻塞，会发生窒息，在短时间内导致患者死亡。

保持气道通畅的方法主要有：若患者昏迷应使其处于仰卧位，头后仰，托起下颌将口打开；清除气道内分泌物及异物；若以上方法不能奏效，必要时应建立人工气道。人工气道的建立一般有三种方法，即简便人工气道、气管插管及气管切开，后两者属气管内导管。

若患者有支气管痉挛，需积极使用支气管扩张药物，可选用 β_2 受体激动剂、抗胆碱药、糖皮质激素或茶碱类药物等。在急性呼吸衰竭时，主要经静脉给药。

（二）氧疗

通过增加吸入氧浓度来纠正患者缺氧状态的治疗方法即为氧疗。对于急性呼吸衰竭患者，应给予氧疗。

1. 吸氧浓度 确定吸氧浓度的原则是保证 PaO_2 迅速提高到 60 mmHg 或脉搏容积血氧饱和度（SpO_2）达 90% 以上的前提下，尽量减低吸氧浓度。I 型呼吸衰竭的主要问题为氧合功能障碍而通气功能基本正常，较高浓度（>35%）给氧可以迅速缓解低氧血症而不会引起 CO_2 潴留。对于伴有高碳酸血症的急性呼吸衰竭，往往需要低浓度给氧。

> **考点提示**
>
> I 型呼吸衰竭患者给予高浓度氧疗仍无效，其原因很可能为严重肺动 - 静脉样分流。

2. 吸氧装置

（1）鼻导管或鼻塞 主要优点为简单、方便；不影响患者咳痰、进食。缺点为氧浓度不恒定，易受患者呼吸的影响；高流量时对局部黏膜有刺激，氧流量不能大于 7 L/min。吸入氧浓度与氧流量的关系：吸入氧浓度（%）＝21＋4×氧流量（L/min）。

（2）面罩 主要包括简单面罩、带储气囊无重复呼吸面罩和文丘里（Venturi）面罩，主要优点为吸氧浓度相对稳定，可按需调节，该方法对鼻黏膜刺激小，缺点为在一定程度上影响患者咳痰、进食。

（三）增加通气量、改善 CO_2 潴留

1. 呼吸兴奋剂 呼吸兴奋剂的使用原则：必须保持气道通畅，否则会促发呼吸肌疲劳，并进而加重 CO_2 潴留；脑缺氧、水肿未纠正而出现频繁抽搐者慎用；患者的呼吸肌功能基本正常；不可突然停药。主要适用于以中枢抑制为主、通气量不足引起的呼吸衰竭，对以肺换气功能障碍为主所导致的呼吸衰竭患者，不宜使用。常用的药物有尼可刹米和洛贝林，用量过大可引起不良反应。近年来这两种药物在西方国家几乎已被淘汰，取而代之的有多沙普仑，该药对镇静催眠药过量引起的呼吸抑制和 COPD 并发急性呼吸衰竭有显著的呼吸兴奋效果。

2. 机械通气 当机体出现严重的通气和（或）换气功能障碍时，以人工辅助通气装置（呼吸机）来改善通气和（或）换气功能，即为机械通气。呼吸衰竭时应用机械通气能维

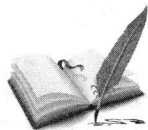

持必要的肺泡通气量，降低 $PaCO_2$；改善肺的气体交换效能；使呼吸肌得以休息，有利于恢复呼吸肌功能。

气管插管的指征因病而异。急性呼吸衰竭患者昏迷逐渐加深，呼吸不规则或出现暂停，呼吸道分泌物增多，咳嗽和吞咽反射明显减弱或消失时，应行气管插管使用机械通气。机械通气过程中应根据血气分析和临床资料调整呼吸机参数。机械通气的主要并发症为通气过度，造成呼吸性碱中毒；通气不足，加重原有的呼吸性酸中毒和低氧血症；出现血压下降、心排血量下降、脉搏增快等循环功能障碍；气道压力过高或潮气量过大可致气压伤，如气胸、纵隔气肿或间质性肺气肿；人工气道长期存在，可并发呼吸机相关肺炎（ventilator associated pneumonia，VAP）。

近年来，无创正压通气（non - invasive positive pressure ventilation，NIPPV）用于急性呼吸衰竭的治疗已取得了良好效果。经鼻/面罩行无创正压通气，无需建立有创人工气道，简便易行，与机械通气相关的严重并发症的发生率低。但患者应具备以下基本条件：清醒能够合作；血流动力学稳定；不需要气管插管保护（即患者无误吸、严重消化道出血、气道分泌物过多且排痰不利等情况）；无影响使用鼻/面罩的面部创伤；能够耐受鼻/面罩。

（四）病因治疗

如前所述，引起急性呼吸衰竭的原发疾病多种多样，在解决呼吸衰竭本身造成危害的前提下，针对不同病因采取适当的治疗措施十分必要，也是治疗呼吸衰竭的根本所在。

（五）一般支持疗法

电解质紊乱和酸碱平衡失调的存在，可以进一步加重呼吸系统乃至其他系统器官的功能障碍，并可干扰呼吸衰竭的治疗效果，因此应及时加以纠正。加强液体管理，防止血容量不足和液体负荷过大，保证血细胞比容（Hct）在一定水平，对于维持氧输送能力和防止肺水过多具有重要意义。呼吸衰竭患者由于摄入不足或代谢失衡，往往存在营养不良，需保证充足的营养及热量供给。

（六）其他重要脏器功能的监测与支持

呼吸衰竭往往会累及其他重要脏器，因此应及时将重症患者转入 ICU，加强对重要脏器功能的监测与支持，预防和治疗肺动脉高压、肺源性心脏病、肺性脑病、肾功能不全、消化道功能障碍和弥散性血管内凝血（DIC）等。

第三节　慢性呼吸衰竭

一、临床表现

慢性呼吸衰竭的临床表现与急性呼吸衰竭大致相似，但以下几个方面有所不同。

（一）呼吸困难

慢性阻塞性肺疾病所致的呼吸衰竭，病情较轻时表现为呼吸费力伴呼气延长，严重时发展成浅快呼吸。若并发 CO_2 潴留，$PaCO_2$ 升高过快或显著升高以致发生 CO_2 麻醉时，患者可由呼吸过速转为浅慢呼吸或潮式呼吸。

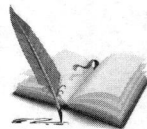

（二）循环系统症状

CO_2 潴留使外周体表静脉充盈、皮肤充血、温暖多汗、血压升高、心排出量增多而致脉搏洪大；多数患者有心率加快；因脑血管扩张产生搏动性头痛。

（三）神经症状

慢性呼吸衰竭伴 CO_2 潴留时，随 $PaCO_2$ 升高可表现为先兴奋后抑制现象。兴奋症状包括失眠、烦躁、躁动、夜间失眠而白天嗜睡（昼夜颠倒现象）。但此时切忌用镇静或催眠药，以免加重 CO_2 潴留，发生肺性脑病。肺性脑病表现为神志淡漠、肌肉震颤或扑翼样震颤、间歇抽搐、昏睡，甚至昏迷等。亦可出现腱反射减弱或消失，锥体束征阳性等。此时应与合并脑部病变鉴别。

考点提示

肺性脑病与高血压脑病鉴别的主要依据是发绀。

二、诊断

慢性呼吸衰竭的血气分析诊断标准参见急性呼吸衰竭，但在临床上 II 型呼吸衰竭患者还常见于另一种情况，即吸氧治疗后，$PaO_2 > 60$ mmHg，但 $PaCO_2$ 仍高于正常水平。

三、病因

慢性呼吸衰竭多由支气管 – 肺疾病引起，如 COPD、严重肺结核、肺间质纤维化、肺尘埃沉着症等。胸廓和神经肌肉病变如胸部手术、外伤、广泛胸膜增厚、胸廓畸形、脊髓侧索硬化症等，亦可导致慢性呼吸衰竭。

四、处理措施

治疗原发病、保持气道通畅、恰当的氧疗等治疗原则，与急性呼吸衰竭基本一致。

（一）氧疗

COPD 是导致慢性呼吸衰竭的常见呼吸系统疾病，患者常伴有 CO_2 潴留，氧疗时需注意保持低浓度吸氧，防止血氧含量过高。慢性高碳酸血症患者呼吸中枢的化学感受器对 CO_2 反应性差，呼吸主要靠低氧血症对颈动脉体、主动脉体化学感受器的刺激来维持。若吸入高浓度氧，使血氧迅速上升，解除了低氧对外周化学感受器的刺激，便会抑制患者呼吸，造成通气状况进一步恶化，CO_2 上升，严重时陷入 CO_2 麻醉状态。

（二）机械通气

根据病情选用无创机械通气或有创机械通气。COPD 急性加重早期，给予无创机械通气可以防止呼吸功能不全加重，缓解呼吸肌疲劳，减少后期气管插管率，改善预后。

（三）抗感染

慢性呼吸衰竭急性加重的常见诱因是感染，一些非感染因素诱发的呼吸衰竭也容易继发感染。

（四）呼吸兴奋剂的应用

需要时，慢性呼吸衰竭患者可服用呼吸兴奋剂阿米

考点提示

慢性呼吸衰竭用呼吸兴奋剂时的给氧给氧浓度可稍高（40%）。

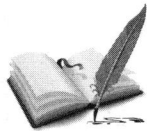

三嗪50～100 mg，2次/日。该药通过刺激颈动脉体和主动脉体的化学感受器兴奋呼吸中枢，增加通气量。

（五）纠正酸碱平衡失调

慢性呼吸衰竭常有 CO_2 潴留，导致呼吸性酸中毒。呼吸性酸中毒的发生多为慢性过程，机体常常以增加碱储备来代偿，以维持 pH 于相对正常水平。当以机械通气等方法较为迅速地纠正呼吸性酸中毒时，原已增加的碱储备会使 pH 升高，对机体造成严重危害，故在纠正呼吸性酸中毒的同时，应当注意同时纠正潜在的代谢性碱中毒，通常给予患者盐酸精氨酸和补充氯化钾。

本章小结

呼吸衰竭是指各种原因引起的肺通气和（或）换气功能严重障碍，以致在静息状态下亦不能维持足够的气体交换，导致低氧血症伴（或不伴）高碳酸血症，进而引起一系列病理生理改变和相应临床表现的综合征。明确诊断有赖于动脉血气分析：在海平面、静息状态、呼吸空气条件下，动脉血氧分压（PaO_2）＜60 mmHg，伴或不伴二氧化碳分压（$PaCO_2$）＞50 mmHg，并排除心内解剖分流和原发于心排出量降低等因素，可诊断为呼吸衰竭。治疗以氧疗、机械通气、抗感染、呼吸兴奋剂的应用及纠正酸碱平衡失调为主。

目标检测

一、选择题

1. 呼吸衰竭的动脉血气诊断指标是

    A. PaO_2＜6.65 kPa，$PaCO_2$＞8.0 kPa
    B. PaO_2＜7.32 kPa，$PaCO_2$＞7.32 kPa

    C. PaO_2＜8.0 kPa，$PaCO_2$＞6.65 kPa
    D. PaO_2＜9.3 kPa，$PaCO_2$＞5.32 kPa

    E. PaO_2＜6.32 kPa，$PaCO_2$＞9.3 kPa

扫码"练一练"

2. 呼吸衰竭最主要的临床表现是

    A. 呼吸费力伴呼气延长
    B. 呼吸频率增快

    C. 呼吸困难与发绀
    D. 神经精神症状

    E. 双肺有大量湿啰音

3. Ⅱ型呼吸衰竭最主要的发生机制是

    A. 通气/血流＞0.8
    B. 通气/血流＜0.8

    C. 弥散功能障碍
    D. 肺动－静脉样分流

    E. 肺泡通气不足

4. 引起Ⅰ型呼吸衰竭最常见的疾病是

    A. 慢性支气管炎
    B. 阻塞性肺气肿

    C. 气管异物
    D. 膈肌麻痹

    E. ARDS

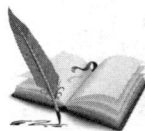

5. 慢性肺心病呼吸衰竭产生二氧化碳潴留的最主要机制是

    A. 通气不足　　　　　　　　　　　　B. 通气/血流比例失调

    C. 肺动－静脉样分流　　　　　　　　D. 弥散障碍

    E. 氧耗量增加

6. 对呼吸性酸碱失衡的判断，最有价值的指标是

    A. pH　　　　　　　　　　　　　　　B. $PaCO_2$

    C. BE　　　　　　　　　　　　　　　D. AB

    E. SB

7. 肺弥散功能障碍最常出现

    A. PaO_2 正常，$PaCO_2$ 上升　　　　B. PaO_2 下降，$PaCO_2$ 上升

    C. PaO_2 正常，$PaCO_2$ 正常　　　　D. PaO_2 正常，$PaCO_2$ 下降

    E. PaO_2 下降，$PaCO_2$ 正常或下降

8. 肺性脑病与高血压脑病鉴别的主要依据是

    A. 气短　　　　　　　　　　　　　　B. 头痛

    C. 发绀　　　　　　　　　　　　　　D. 高血压

    E. 昏迷

9. 对 Ⅰ 型呼吸衰竭患者给予高浓度氧疗仍无效。其原因很可能为

    A. 严重肺通气功能障碍　　　　　　　B. 严重肺动－静脉样分流

    C. 通气/血流比例增大　　　　　　　D. 肺弥散功能障碍

    E. 耗氧量增加

10. 慢性呼吸衰竭用呼吸兴奋剂时的给氧方法是

    A. 不必给氧　　　　　　　　　　　　B. 给高浓度氧（50% 以上）

    C. 给低浓度氧（25% ~30%）　　　　D. 间断给氧

    E. 给氧浓度可稍高（40%）

二、思考题

简述急性呼吸衰竭的临床表现与处理措施。

（易敏春）

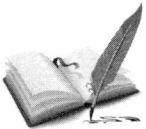

参考答案

第一章

1. C　2. D　3. C　4. D　5. C　6. C　7. E　8. C　9. E　10. B

第二章

1. D　2. C　3. C　4. B　5. D　6. C　7. C　8. D　9. C　10. E

第三章

1. D　2. B　3. A　4. A　5. C　6. E　7. B　8. B　9. E　10. C　11. E

12. A　13. E　14. E　15. A　16. C　17. B　18. B　19. D　20. D　21. C　22. C

23. B　24. B　25. E

第四章

1. A　2. B　3. C　4. A　5. A　6. C　7. D　8. C　9. B　10. B　11. C

12. D　13. E　14. C　15. D　16. A　17. E　18. D　19. D　20. D

第五章

1. B　2. A　3. D　4. A　5. E　6. B　7. B　8. C　9. E　10. C

第六章

1. B　2. C　3. B　4. D　5. D　6. C　7. A　8. E　9. D　10. D　11. D

12. B　13. C　14. D　15. B　16. C　17. C

第七章

1. D　2. A　3. D　4. E　5. B　6. B　7. C　8. C　9. B　10. A

第八章

1. C　2. D　3. B　4. C　5. E　6. A　7. A　8. B　9. B　10. B

第九章

1. A　2. B　3. D　4. A　5. C　6. E　7. B　8. D　9. A

第十章

1. B　2. D　3. E　4. B　5. A　6. E　7. E　8. D　9. A　10. E　11. D

12. B　13. A　14. C　15. E　16. B　17. C　18. C　19. A　20. E　21. B

第十一章

1. A　2. D　3. E　4. A　5. C　6. A　7. C　8. B　9. B　10. D

第十二章

1. A　2. E　3. E　4. D　5. E　6. A　7. E　8. E　9. E　10. A

第十三章

1. A　2. A　3. E　4. A　5. C　6. B　7. D　8. B　9. D　10. A

第十四章

1. D　2. D　3. A　4. B　5. A　6. D　7. E　8. A　9. E　10. B　11. C

12. A　13. C　14. B　15. B

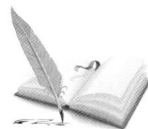

第十五章

1. E　2. E　3. D　4. A　5. B　6. D　7. B　8. B　9. A　10. C　11. A

第十六章

1. D　2. B　3. C　4. A　5. A　6. C　7. D　8. B　9. D　10. C　11. B

第十七章

1. E　2. E　3. C　4. D　5. B　6. E　7. E　8. D　9. B　10. E　11. C

12. A　13. B　14. E　15. E　16. E　17. A

第十八章

1. B　2. B　3. C　4. A　5. E　6. A　7. E　8. E　9. C　10. E

第十九章

1. E　2. A　3. D　4. D　5. A　6. A　7. A　8. E　9. D　10. A

第二十章

1. C　2. C　3. E　4. D　5. B　6. B　7. D　8. D　9. B　10. D

第二十一章

1. C　2. C　3. E　4. E　5. A　6. B　7. E　8. C　9. B　10. E

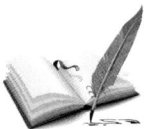

参考文献

［1］邹仲之，李继承．组织学与胚胎学．第 8 版．北京：人民卫生出版社，2013.

［2］丁文龙，刘学政．系统解剖学．第 9 版．北京：人民卫生出版社，2018.

［3］王庭槐．生理学．第 9 版．北京：人民卫生出版社，2018.

［4］杨宝峰，陈建国．药理学．第 9 版．北京：人民卫生出版社，2018.

［5］金惠铭，王健枝．病理生理学．第 7 版．北京：人民卫生出版社，2012.

［6］李玉林．病理学．第 7 版．北京：高等教育出版社，2012.

［7］万学红，卢雪峰．诊断学．第 9 版．北京：人民卫生出版社，2018.

［8］葛均波，徐永健，王辰．内科学．第 9 版．北京：人民卫生出版社，2018.

［9］王卫平，孙锟，常立文．儿科学．第 9 版．北京：人民卫生出版社，2018.

［10］陈孝平，汪建平，赵继宗．外科学．第 9 版．北京：人民卫生出版社，2018.

［11］田勇泉．耳鼻咽喉头颈外科学．第 8 版．北京：人民卫生出版社，2013.

［12］张维，张红．诊断学．第 4 版．北京：科学出版社，2016.

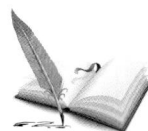

彩　　图

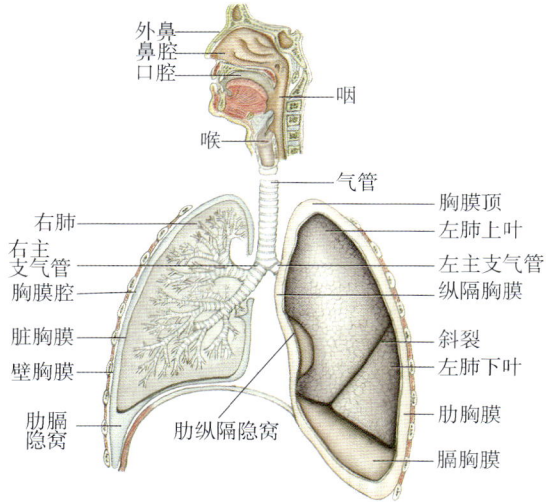

彩图 1　呼吸系统全貌

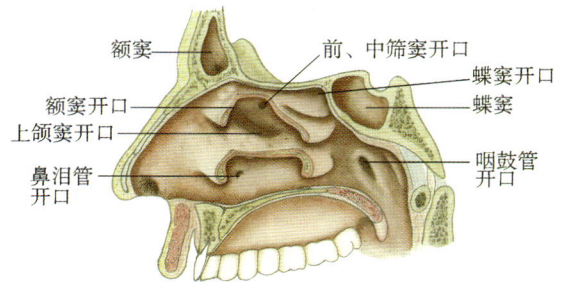

外鼻
鼻腔
口腔
咽
喉
气管
右肺
右主支气管
胸膜腔
脏胸膜
壁胸膜
肋膈隐窝
肋纵隔隐窝
胸膜顶
左肺上叶
左主支气管
纵隔胸膜
斜裂
左肺下叶
肋胸膜
膈胸膜

彩图 2　鼻旁窦开口

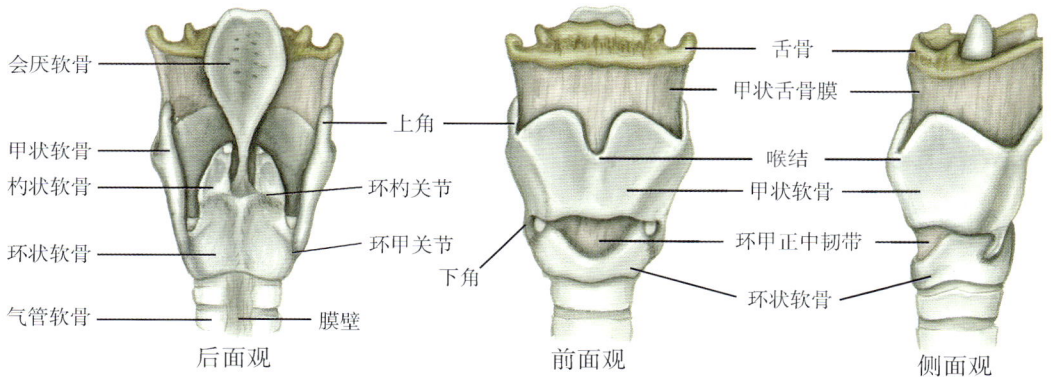

额窦
额窦开口
上颌窦开口
鼻泪管开口
前、中筛窦开口
蝶窦开口
蝶窦
咽鼓管开口

彩图 3　喉软骨及其连结

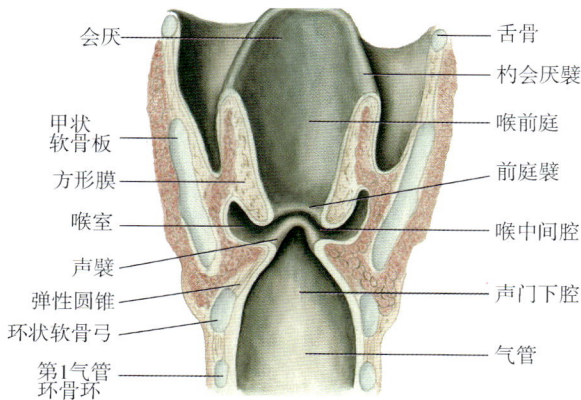

会厌软骨
甲状软骨
杓状软骨
环状软骨
气管软骨
上角
环杓关节
环甲关节
膜壁
后面观

舌骨
甲状舌骨膜
喉结
甲状软骨
环甲正中韧带
环状软骨
下角
前面观

侧面观

彩图 4　喉冠状断面

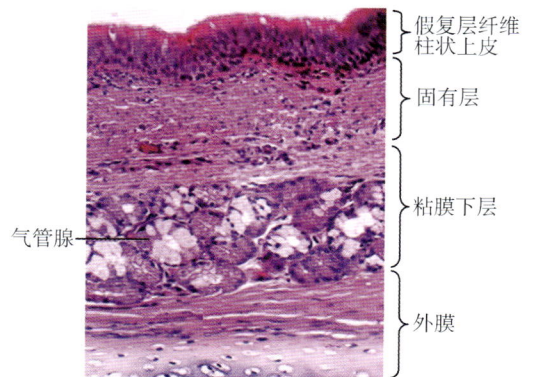

会厌
甲状软骨板
方形膜
喉室
声襞
弹性圆锥
环状软骨弓
第1气管环骨环
舌骨
杓会厌襞
喉前庭
前庭襞
喉中间腔
声门下腔
气管

彩图 5　气管组织学结构

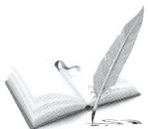

气管腺
假复层纤维柱状上皮
固有层
粘膜下层
外膜

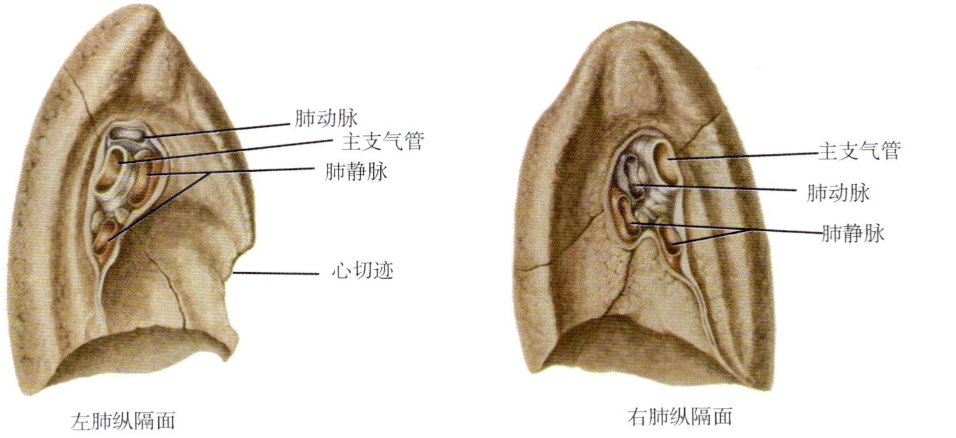
肺动脉
主支气管
肺静脉
心切迹
左肺纵隔面
主支气管
肺动脉
肺静脉
右肺纵隔面

彩图 6　肺的纵隔面

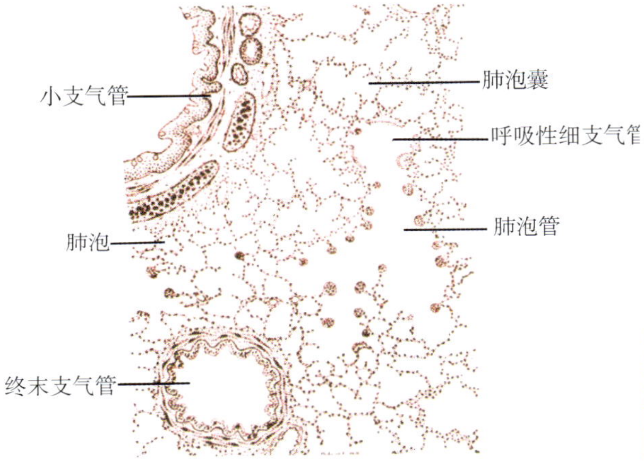
小支气管
肺泡囊
呼吸性细支气管
肺泡
肺泡管
终末支气管

彩图 7　肺组织学结构

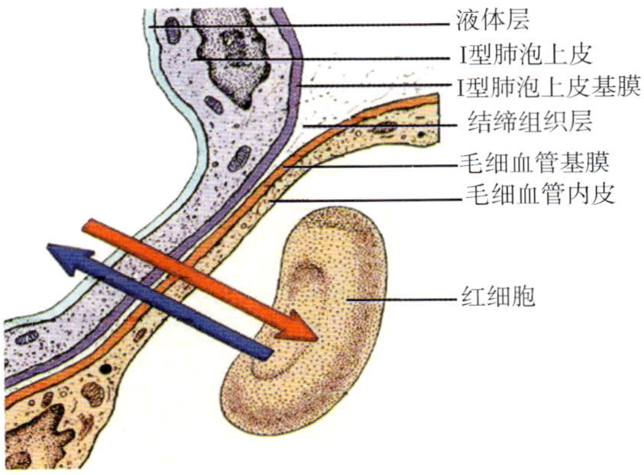
液体层
I型肺泡上皮
I型肺泡上皮基膜
结缔组织层
毛细血管基膜
毛细血管内皮
红细胞

彩图 8　气血屏障

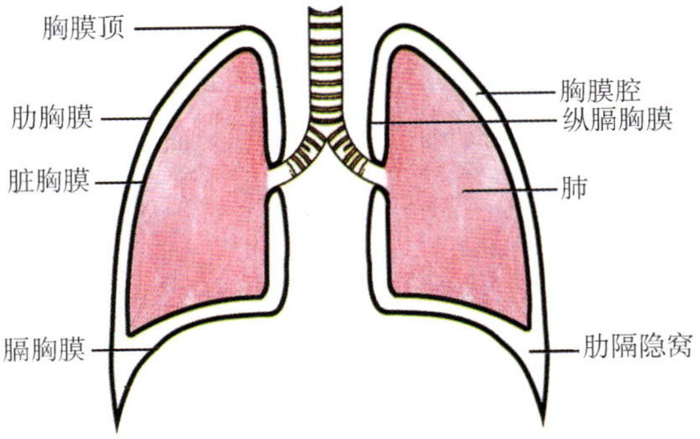
胸膜顶
肋胸膜
脏胸膜
胸膜腔
纵膈胸膜
肺
膈胸膜
肋隔隐窝

彩图 9　胸膜和胸膜腔示意图

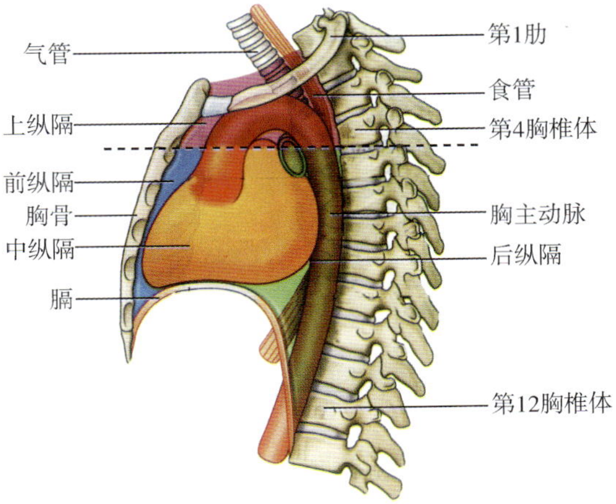
气管
上纵隔
前纵隔
胸骨
中纵隔
膈
第1肋
食管
第4胸椎体
胸主动脉
后纵隔
第12胸椎体

彩图 10　胸膜及肺的体表投影

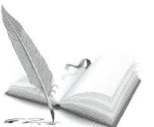

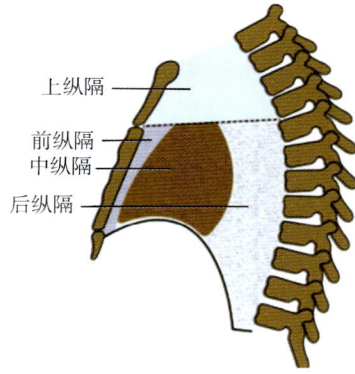

彩图 11　纵隔分部

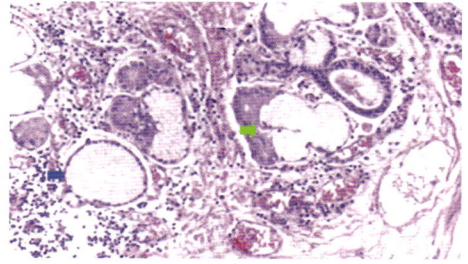

彩图 12　慢性支气管炎（镜下观）

黏液腺增生（蓝箭头），浆液腺黏液化（绿箭头），
间质血管扩张充血，慢性炎细胞浸润

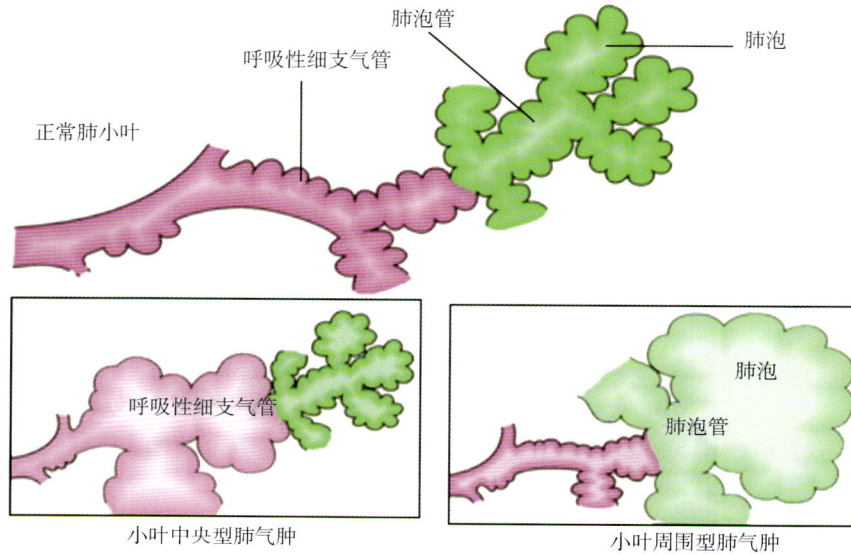

彩图 13　肺泡性肺气肿的类型

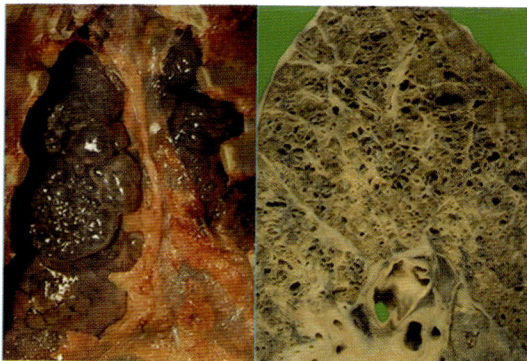

彩图 14　弥漫性阻塞性肺气肿（肉眼观）

左图肺体积显著膨大，边缘钝圆，色灰白；肺表面
可见含气大囊泡。

右图为小叶中央型肺气肿，呼吸性细支气管呈囊性扩张。

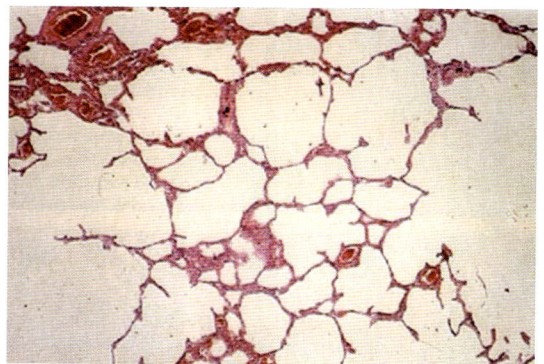

彩图 15　弥漫性阻塞性肺气肿（镜下观）

肺泡明显扩张，肺泡间隔变窄、断裂，相邻肺泡
融合成较大囊腔；间质内肺小动脉内膜纤维性增厚。

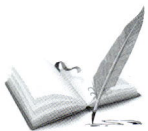

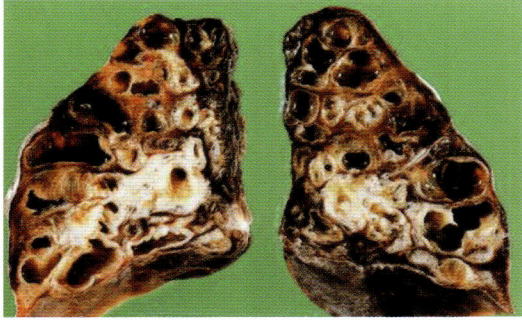

彩图 16 支气管扩张（大体观）

病变支气管呈圆柱状或囊状扩张，各段支气管受累，肺呈蜂窝状

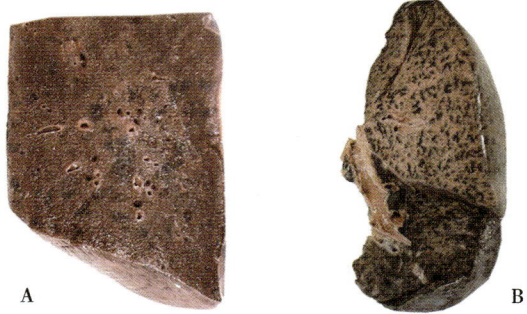

彩图 17 大叶性肺炎（大体观）

A：大叶性肺炎红色肝样变期：病变肺体积增大，切面灰红，呈细颗粒状突起，质实如肝脏。

B：大叶性肺炎灰色肝样变期：病变肺叶质实如肝，呈灰白色。

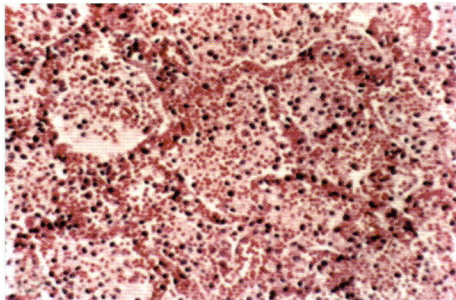
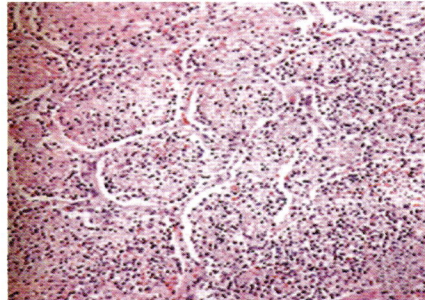

彩图 18 大叶性肺炎（镜下观）

A：大叶性肺炎红肝期 肺泡壁毛细血管扩张充血，肺泡腔大量红细胞和纤维素。

B：大叶性肺炎灰肝期 肺泡壁呈"贫血"状态，肺泡腔大量中性粒细胞和纤维素。

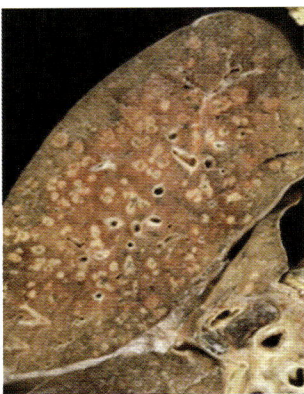
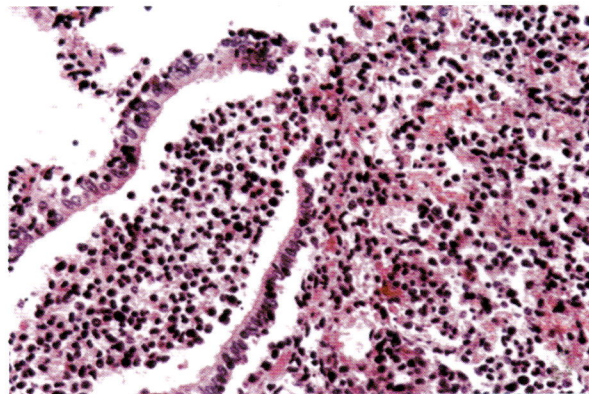

彩图 19 小叶性肺炎

A：肺切面可见散在分布灰黄、质实病灶，大小不一，部分病灶中央可见细支气管横断面。

B：灶状实变的肺组织，左边为病变细支气管，部分上皮变性坏死脱落，管腔内及其周围肺泡内充满以中性粒细胞为主的炎性渗出物。

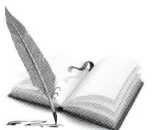

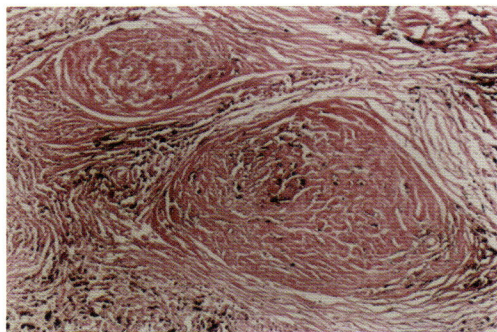

彩图 20　硅沉着病的典型硅结节

纤维性硅结节，由玻璃样变胶原纤维构成，呈漩涡状列排列。

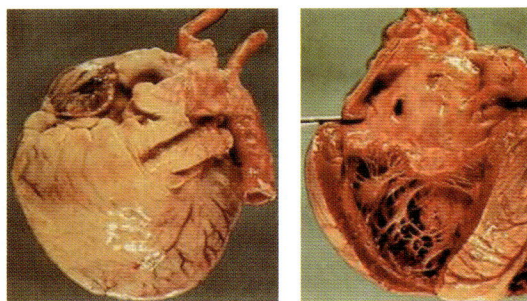

彩图 21　慢性肺源性心脏病

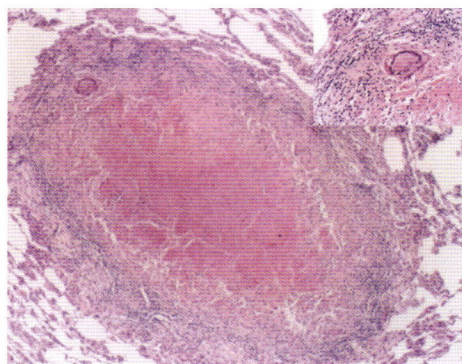

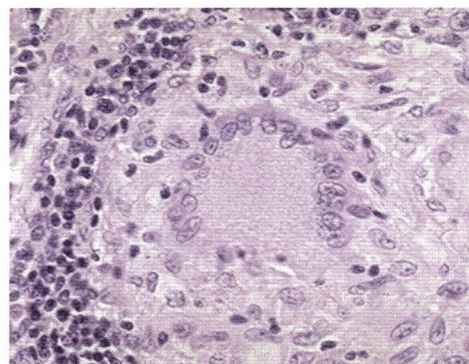

彩图 22　结核结节

左图：典型的结核结节，中间为干酪样坏死，周围有上皮样细胞以及少量淋巴细胞。

右图：中间为朗格汉斯巨细胞，周围有上皮样细胞级淋巴细胞。

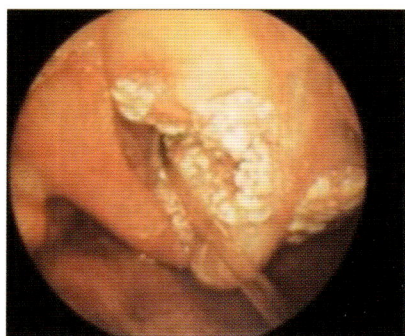

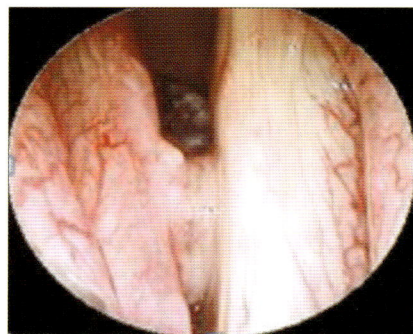

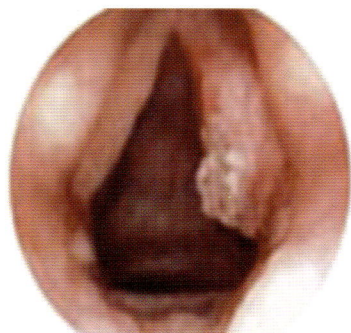

彩图 23　内镜下喉癌各型表现

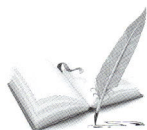